国家医师资格考试用书

口腔执业医师资格考试
全真模拟试卷与解析

模拟试卷（一）

中国健康传媒集团
中国医药科技出版社

第一单元

答题说明：每一道试题下面有 A、B、C、D、E 五个备选答案，请从中选择一个最佳答案。

1. 磨片中可见到新生线的牙是
   A. 上颌中切牙
   B. 下颌中切牙
   C. 上颌第一磨牙
   D. 下颌第二磨牙
   E. 智齿

2. 牙本质钙化过程中，钙化团之间遗留的钙化区是
   A. 原发性牙本质
   B. 罩牙本质
   C. 前期牙本质
   D. 硬化牙本质
   E. 球间牙本质

3. 下列有关结合上皮的描述，错误的是
   A. 是无角化的鳞状上皮
   B. 无上皮钉突
   C. 向根方逐渐变薄
   D. 通过桥粒附着在牙齿表面
   E. 在牙面上的位置因年龄而异

4. 下列不属于遗传性乳光牙本质病理改变的是
   A. 牙本质内小管数目减少
   B. 牙本质中出现血管组织
   C. 釉质牙本质界呈直线
   D. 牙本质基质可呈颗粒状
   E. 牙髓呈急性炎症反应

5. 关于舌背黏膜，正确的是
   A. 在功能上属于被覆黏膜，又具有咀嚼黏膜的特点
   B. 舌前 1/3 为舌体，后 2/3 为舌根
   C. 舌体的上皮来自内胚层
   D. 无黏膜下层，固有层附着在舌肌上
   E. 菌状乳头数目较多

6. 多生牙最常见的位置是
   A. 侧切牙区
   B. 前磨牙区
   C. 下前牙区
   D. 上颌中切牙之间
   E. 磨牙区

7. 在牙釉质结构中，抗龋能力较强的一层是
   A. 表层 0.3mm 以上
   B. 表层 0.1~0.2mm
   C. 表层 0.25~0.3mm
   D. 表层下
   E. 各层抗龋能力一致

8. 牙骨质与骨组织的不同之处在于
   A. 层板状排列
   B. 有陷窝
   C. 能新生
   D. 无血管
   E. 有细胞

9. 早期牙釉质龋病损区分层不包括
   A. 表层
   B. 透明层
   C. 暗层
   D. 脂肪变性层
   E. 病损体层

10. 牙周膜内的上皮剩余来源于
    A. 牙板上皮
    B. 前庭板上皮
    C. 缩余釉上皮
    D. 上皮根鞘
    E. 口腔黏膜上皮

11. 釉质发育不良，其表面上形成凹陷的原因不包括
    A. 造釉细胞分泌釉质基质障碍
    B. 牙乳头组织向造釉器突起
    C. 釉质基质不能及时矿化而塌陷
    D. 基质分泌和矿化都有缺陷
    E. 造釉细胞不能分化成高柱状细胞

12. 在脱矿层表面细菌侵入小管繁殖，小管扩张呈串珠状的是
    A. 透明层
    B. 脱矿层
    C. 细菌侵入层
    D. 坏死崩解层
    E. 暗层

13. 下列哪项不属于牙瘤组成成分
    A. 牙釉质
    B. 牙本质
    C. 牙骨质
    D. 牙周膜
    E. 牙髓

14. 以下结构中不属于牙本质反应性改变的是

A. 修复性牙本质　　　　B. 透明牙本质

C. 死区　　　　D. 骨样牙本质

E. 前期牙本质

15. 慢性根尖周肉芽肿中央缺血而坏死、液化，可形成

A. 慢性根尖周肉芽肿

B. 急性牙槽脓肿

C. 急性牙周脓肿

D. 根尖周囊肿

E. 致密性骨炎

16. 耳屏前形成的皮肤盲管可能是由于

A. 第一鳃沟发育异常

B. 第三鳃弓发育异常

C. 第三鳃沟发育异常

D. 第四鳃弓发育异常

E. 面突发育异常

17. 不属于硬腭部软组织特点的是

A. 黏膜下层前部无腺体

B. 黏膜下层后部无腭腺

C. 两侧部黏骨膜较厚

D. 中部黏骨膜缺乏弹性

E. 骨膜与黏膜、黏膜下层附着紧密

18. 唇裂发生的原因是

A. 上颌突和下颌突未联合或部分联合

B. 中鼻突和侧鼻突未联合或部分联合

C. 上颌突和侧鼻突未联合或部分联合

D. 球状突和上颌突未联合或部分联合

E. 两侧侧腭突未融合或部分融合

19. 残留的牙板上皮以上皮岛或上皮团的形式存在于颌骨或牙龈中，婴儿出生不久，偶见牙龈上出现针头大小的白色突起，称为上皮珠，俗称

A. 马牙　　　　B. 上皮隔

C. 釉小皮　　　　D. 上皮剩余

E. 牙蕾

20. 镜下有成片聚集的泡沫细胞，并见针状透明裂隙的改变见于

A. 慢性溃疡性牙髓炎

B. 慢性闭锁性牙髓炎

C. 急性牙槽脓肿

D. 慢性牙槽脓肿

E. 根尖周肉芽肿

21. 组成人体蛋白质多肽链的基本单位是

A. $L-\alpha-$氨基酸

B. $D-\alpha-$氨基酸

C. $L-\beta-$氨基酸

D. $D-\beta-$氨基酸

E. $G-\alpha-$氨基酸

22. 体内脂肪大量动员时，肝内生成的乙酰辅酶A主要生成

A. 葡萄糖　　　　B. 二氧化碳和水

C. 胆固醇　　　　D. 酮体

E. 草酰乙酸

23. 体内高能磷酸化合物的磷酸酯键水解时所释放的能量为

A. 大于11kJ/mol　　　　B. 大于16kJ/mol

C. 大于25kJ/mol　　　　D. 大于29kJ/mol

E. 大于31kJ/mol

24. 需在蛋白质合成后经化学修饰的氨基酸是

A. 半胱氨酸　　　　B. 羟脯氨酸

C. 甲硫氨酸　　　　D. 丝氨酸

E. 酪氨酸

25. 维生素C缺乏时可患

A. 坏血病　　　　B. 败血症

C. 白血病　　　　D. 痛风

E. 贫血症

26. 通过胞内受体发挥作用的激素是

A. 肾上腺素　　　　B. 胰高血糖素

C. 雌激素　　　　D. 胰岛素

E. 生长激素

27. 下列有关肝的生物转化作用的论述，正确的是

A. 增强非营养物质的极性，有利于排泄

B. 营养物质在体内的代谢过程

C. 机体的解毒反应

D. 清除自由基

E. 氧化供能

28. 最早脱落的乳牙是

A. 上颌乳中切牙　　　　B. 下颌乳中切牙

C. 上颌乳侧切牙　　　　D. 下颌乳侧切牙

E. 上颌乳尖牙

29. 下列对于乳牙与恒牙的鉴别描述中，错误的是
    A. 乳牙根分叉大
    B. 乳牙冠根分界明显
    C. 乳磨牙体积依次减小
    D. 乳牙颈嵴明显突出
    E. 乳牙体积小，色乳白

30. 外形高点位于中 1/3 处的是
    A. 切牙唇侧
    B. 切牙舌侧
    C. 尖牙舌侧
    D. 磨牙舌侧
    E. 尖牙颊侧

31. 3 条或 3 条以上的发育沟相交所形成的凹陷称为
    A. 窝
    B. 点隙
    C. 外展隙
    D. 楔状隙
    E. 邻间隙

32. 牙髓组织在显微镜下被划分为第二层的是
    A. 成牙本质细胞层
    B. 多细胞层
    C. 无细胞层
    D. 高柱状细胞层
    E. 中央区

33. 上颌第一磨牙有三个牙根，即
    A. 近中根、远中根、舌根
    B. 颊根、近中舌根、远中舌根
    C. 近中根、远中颊根、远中舌根
    D. 近中颊根、近中舌根、远中根
    E. 近中颊根、远中颊根、腭根

34. 正中关系滑向正中𬌗的长正中距离约为
    A. 0.2mm
    B. 0.5mm
    C. 0.8mm
    D. 1.2mm
    E. 1.5mm

35. 三种可重复的基本颌位是
    A. 牙尖交错位，正中关系，肌位
    B. 牙尖交错位，后退接触位，下颌姿势位
    C. 牙尖交错位，牙位，后退接触位
    D. 牙尖交错位，牙位，肌位
    E. 后退接触位，牙位，肌位

36. 关于切牙孔解剖位置的描述，错误的是
    A. 左右尖牙连线与腭中线的交点
    B. 硬腭中线前、中 1/3 交点
    C. 表面菱形腭乳头覆盖
    D. 前牙缺失以唇系带为准
    E. 前牙缺失在牙槽嵴正中间向后 0.5cm

37. 上前牙的牙体长轴向近中倾斜角度由小到大排列为
    A. 中切牙，侧切牙，尖牙
    B. 中切牙，尖牙，侧切牙
    C. 侧切牙，中切牙，尖牙
    D. 尖牙，侧切牙，中切牙
    E. 尖牙，中切牙，侧切牙

38. 牙周膜中与胶原降解有关的细胞是
    A. 成纤维细胞
    B. 成骨细胞
    C. 成牙骨质细胞
    D. 上皮剩余细胞
    E. 破骨细胞

39. 属于上颌骨解剖结构的是
    A. 额突
    B. 喙突
    C. 翼突
    D. 颞突
    E. 锥突

40. 口颌系统中垂直肌链的作用是
    A. 充当口周括约肌的作用
    B. 行使发音和吞咽功能
    C. 稳定头颈部
    D. 参与下颌运动
    E. 支持头颈部

41. 腮腺咬肌区的前界是
    A. 胸锁乳突肌的前缘
    B. 胸锁乳突肌的后缘
    C. 下颌支的后缘
    D. 咬肌的前缘
    E. 咬肌的后缘

42. 在 3|3 上颌腭侧相吻合的 2 条神经是
    A. 上牙槽神经与腭中神经
    B. 腭中神经与腭后神经
    C. 鼻腭神经与腭中神经
    D. 腭前神经与腭后神经
    E. 腭前神经与鼻腭神经

43. 汇合形成面后静脉的是
    A. 面前静脉，颞浅静脉
    B. 颞浅静脉，颌内静脉
    C. 翼静脉丛，颌内静脉

D. 面前静脉，耳后静脉

E. 翼静脉丛，耳后静脉

44. 属于舌下区内容物的是

A. 舌下襞   B. 舌下肉阜

C. 舌下神经   D. 舌下肌群

E. 二腹肌

45. 不属于下颌神经分支的是

A. 颊神经   B. 舌神经

C. 蝶腭神经   D. 耳颞神经

E. 棘孔神经

46. 颞下间隙与翼颌间隙的分界为

A. 翼内肌上缘   B. 翼外肌下缘

C. 翼外板的外侧面   D. 翼内肌下缘

E. 翼外肌上缘

47. 翼腭管的构成包括

A. 蝶骨、颧骨和腭骨

B. 颧骨、上颌骨和腭骨

C. 蝶骨、上颌骨和腭骨

D. 蝶骨、颧骨和上颌骨

E. 额骨、颧骨和上颌骨

48. 正常人腮腺及下颌下腺分泌量占总唾液分泌量的

A. 75%   B. 80%

C. 85%   D. 90%

E. 95%

49. 起于下颌骨的颏棘的肌肉是

A. 颏舌骨肌   B. 咬肌

C. 下颌舌骨肌   D. 茎突舌骨肌

E. 二腹肌

50. 有关药物的副作用，不正确的是

A. 为治疗剂量时所产生的药物反应

B. 为与治疗目的有关的药物反应

C. 为不太严重的药物反应

D. 为药物作用选择性低时所产生的反应

E. 为一种难以避免的药物反应

51. 毛果芸香碱对眼的作用表现为

A. 降低眼内压、扩瞳、调节痉挛

B. 降低眼内压、缩瞳、调节麻痹

C. 降低眼内压、缩瞳、调节痉挛

D. 升高眼内压、扩瞳、调节痉挛

E. 升高眼内压、缩瞳、调节痉挛

52. 下列对心房颤动无治疗作用的药物是

A. 强心苷   B. 奎尼丁

C. 利多卡因   D. 维拉帕米

E. 普萘洛尔

53. 对各型癫痫都有一定疗效的药物是

A. 乙琥胺   B. 苯妥英钠

C. 卡马西平   D. 丙戊酸钠

E. 苯巴比妥

54. 主要用于表面麻醉的药物是

A. 丁卡因   B. 普鲁卡因

C. 苯妥英钠   D. 利多卡因

E. 奎尼丁

55. 高血压伴心绞痛及哮喘患者，出现肾功能不全时，下列最适合的治疗药是

A. 卡托普利   B. 普萘洛尔

C. 硝苯地平   D. 氢氯噻嗪

E. 哌唑嗪

56. 属于原核细胞微生物的是

A. 念珠菌、淋球菌

B. 放线菌、破伤风梭菌

C. 链球菌、酵母菌

D. 隐球菌、大肠埃希菌

E. 小孢子菌、结核分枝杆菌

57. 抵抗力最强的细胞特殊结构是

A. 鞭毛   B. 荚膜

C. 芽孢   D. 普通菌毛

E. 性菌毛

58. 钩端螺旋体感染可引起

A. 黄疸出血症状

B. 咽峡炎

C. 关节炎及关节畸形

D. 脊髓痨及动脉瘤

E. 反复发热与缓解

59. 对病毒生物学性状的描述，不正确的是

A. 测量大小的单位为纳米（nm）

B. 含有 DNA 和 RNA 两种核酸

C. 以复制方式增殖

D. 必须寄生于活细胞内

E. 属于非细胞型微生物

60. 关于霍乱弧菌的生物学性状，错误的描述是
    A. 增菌培养基通常为碱性蛋白胨水
    B. 有菌毛和单鞭毛
    C. 悬滴观察呈"穿梭"样运动
    D. El - Tor 生物型可形成芽孢
    E. 革兰染色为阴性

61. 能引起人畜共患病的病原体是
    A. 梅毒螺旋体　　　　B. 霍乱弧菌
    C. 布氏杆菌　　　　　D. 淋球菌
    E. 白喉棒状杆菌

62. 抗原性是指抗原能够
    A. 刺激机体发生免疫应答的性能
    B. 与相应抗体特异性结合，发生免疫反应的性能
    C. 刺激机体产生抗体的性能
    D. 与相应抗体或 TCR 特异性结合，发生免疫反应的性能
    E. 与致敏淋巴细胞特异性结合，发生免疫反应的性能

63. 在免疫应答过程中，巨噬细胞能
    A. 产生抗体　　　　B. 表达 TCR
    C. 产生细胞因子　　D. 表达 CD$_3$ 分子
    E. 发生基因重排

64. 最有效地激活初始 T 细胞的抗原提呈细胞是
    A. 巨噬细胞　　　　B. 树突状细胞
    C. B 细胞　　　　　D. T 细胞
    E. 上皮细胞

65. NK 细胞是
    A. 特殊的 T 淋巴细胞
    B. 吞噬细胞
    C. 抗原递呈细胞
    D. 介导 ADCC 的细胞
    E. B 淋巴细胞

66. 与自身免疫性疾病发生无关的原因是
    A. 免疫隔离部位抗原的释放
    B. 自身抗原发生改变
    C. 交叉抗原或分子模拟
    D. 免疫球蛋白类别转换
    E. 淋巴细胞的多克隆激活

67. 免疫应答的基本过程包括

A. 识别、活化、效应三个阶段
B. 识别、活化、排斥三个阶段
C. 识别、活化、反应三个阶段
D. 识别、活化、增殖三个阶段
E. 识别、活化、应答三个阶段

68. 超急性排斥反应发生的主要原因是受者体内存在移植物特异性
    A. 抗体
    B. 细胞毒性 T 淋巴细胞
    C. NK 细胞
    D. 巨噬细胞
    E. 辅助性 T 淋巴细胞

69. 将人的心理活动分为潜意识、前意识和意识的理论是
    A. 行为主义理论　　B. 心理生理理论
    C. 认知学派理论　　D. 精神分析理论
    E. 人本主义理论

70. 心境的特点为
    A. 短时间猛烈暴发的情绪
    B. 出乎意料的紧张情况下的情绪
    C. 在智力活动中产生的情绪
    D. 比较轻微而持久的情绪
    E. 与感知有关的情绪

71. 现代医学心理学主张，心理卫生应该开始重视的发展阶段为
    A. 胎儿期　　　　　B. 婴儿期
    C. 幼儿期　　　　　D. 学龄前期
    E. 学龄期

72. 智力发展的关键期在
    A. 3 岁前　　　　　B. 4 岁前
    C. 5 岁前　　　　　D. 6 岁前
    E. 7 岁前

73. 医学伦理学中最古老、最有生命的医德范畴是
    A. 医疗保密　　　　B. 医疗公正
    C. 医疗权利　　　　D. 医疗荣誉
    E. 医疗义务

74. 尊重患者的自主权，下述提法中错误的是
    A. 尊重患者的理性决定
    B. 履行帮助、劝导，甚至限制患者的选择
    C. 提供正确、易于理解、适量、有利于增强患

者信心的信息

D. 当患者的自主选择有可能危及生命时，劝导患者作出最佳选择

E. 当患者的自主选择与他人、社会利益发生冲突时，仅仅履行对患者的义务

75. 在临床医学研究中必须尊重受试者的知情同意权，下面做法中错误的是
   A. 必须获得受试者的知情同意
   B. 无行为能力者需获得代理同意
   C. 获得同意前需要用受试者能够理解的语言向受试者提供基本的信息
   D. 禁止用欺骗的手法获得受试者同意
   E. 可以利诱受试者，让其同意

76. 下列各项中，不属于病人自主权的是
   A. 选择医生
   B. 选择医疗方案
   C. 接受或拒绝医生的规劝
   D. 同意或拒绝参与人体实验
   E. 要求对危害他人利益的隐私保密

77. 《医师法》规定对考核不合格的医师，卫生健康主管部门可以责令其暂停执业活动，并接受培训和继续医学教育，暂停期限是 3 个月至
   A. 5 个月   B. 6 个月
   C. 7 个月   D. 8 个月
   E. 9 个月

78. 在自然疫源地和可能是自然疫源地的地区兴办的大型建设项目开工前，建设单位应申请当地省级以上疾病预防控制机构对施工环境进行
   A. 环保调查   B. 卫生调查
   C. 卫生资源调查   D. 环境资源调查
   E. 危害因素调查

79. 我国对传染病防治实行的方针是
   A. 国家监督   B. 预防为主
   C. 分类管理   D. 共同参与
   E. 防治结合

80. 医疗保健机构提供婚前保健服务的内容不包括
   A. 普及有关性卫生的保健和教育
   B. 普及新婚避孕知识及计划生育指导
   C. 普及遗传病的基本知识
   D. 其他生殖健康知识

E. 胎儿生长发育的咨询指导

81. 预防医学研究的人类环境属于下列哪种
   A. 人类的城市环境
   B. 人类的农村环境
   C. 人类的生产和生活环境
   D. 人类生活的自然环境和社会环境
   E. 人类的工作环境和教育环境

82. 反映一组正态分布计量资料离散趋势的指标是
   A. 变异系数   B. 标准误差
   C. 标准差   D. 均数
   E. 极差

83. 试验研究中对照组与试验组发病率差值再除以对照组发病率，所得指标为
   A. 有效率   B. 治愈率
   C. 生存率   D. 保护率
   E. 效果指数

84. 下列哪种因素不利于钙吸收
   A. 维生素 D   B. 乳糖
   C. 酸性条件   D. 脂肪酸
   E. 氨基酸

85. 某地区某种疾病的发病率明显超过历年的散发病率水平，则认为该病
   A. 大流行   B. 散发
   C. 有季节性   D. 暴发
   E. 流行

A2 型题（86～105 题）

答题说明：每一道试题都是以一个小案例出现的，其下面有 A、B、C、D、E 五个备选答案，请从中选择一个最佳答案。

86. 汽车正在行驶中，一名儿童突然冲向马路对面。司机急刹车，汽车在发出刺耳的刹车声后停住，儿童在车前的半米处跑过。这时司机顿感心跳加快，头上冒汗，手脚无力。这种情绪状态是
   A. 心境   B. 激情
   C. 情感   D. 应激
   E. 情操

87. 某冠心病患者想接受冠状动脉搭桥治疗，但又担心术中出现意外，这属于
   A. 双趋冲突   B. 双避冲突

C. 趋避冲突　　　　D. 双重趋避冲突

E. 多重趋避冲突

88. 患者男，25 岁，硕士研究生毕业后参加工作。半年来对上级领导布置的任务总感觉不能胜任，屡屡出错，受到多次批评后内心受挫，选择了辞职。其选择所属的应激反应是

A. 认知反应　　　　B. 生理反应

C. 情绪反应　　　　D. 行为反应

E. 自我防御反应

89. 患者女，20 岁，主诉自初中毕业后，越来越不能与陌生人接触，近 1 年来发展为见到熟人也害怕与之说话，且一说话就脸红。对于该患者心理治疗首选的方法为

A. 生物反馈　　　　B. 系统脱敏

C. 自由联想　　　　D. 催眠治疗

E. 人本主义

90. 智商同为 85，其一是山区农民，结合他受教育程度和所处环境，考虑其智力基本正常；其二是某大学教授，结合其他表现，考虑有大脑退行性改变的可能。这是遵循心理测验的

A. 标准化原则　　　　B. 保密性原则

C. 客观性原则　　　　D. 统一性原则

E. 公平性原则

91. 患者男，已被确诊为糖尿病，而本人否认自己有病，此患者角色行为的改变属于

A. 角色行为冲突　　　　B. 角色行为减退

C. 角色行为强化　　　　D. 角色行为缺如

E. 角色行为异常

92. 某患者，说话快，走路快，做事效率高，但脾气暴躁，容易激动，常因与别人意见不一致而争辩。其行为类型属于

A. A 型行为　　　　B. B 型行为

C. C 型行为　　　　D. D 型行为

E. E 型行为

93. 患者女，26 岁，因右侧乳腺癌行右侧乳房全切和周围淋巴结廓清术。术中经检查证实，病人左侧乳房有腺瘤，伴有腺体增生活跃，在未征求患者及家属意见的情况下，医生又切除了患者的左侧乳房。那么，医生违背了患者的

A. 基本医疗权

B. 监督自己医疗权利的实现

C. 知情同意权

D. 保密和隐私权

E. 平等医疗权

94. 患者男，67 岁，知识分子，医生以肺部肿物待查收入院。住院后，确诊为肺癌，但尚未告诉患者和家属。而患者告诉医生自己无儿无女，仅与 66 岁的老伴相依为命，如果是肺癌，不要将病情告诉他的老伴，免得她冠心病发作；如果手术，可以自己签字。医生此时怎样做在道德上最佳

A. 对患者家属保密，而对患者不保密

B. 对患者家属不保密，对患者保密

C. 对患者和家属都保密

D. 对患者和家属都不保密

E. 对患者不保密，但如何告知家属由患者决定

95. 医疗机构篡改、伪造、隐匿、毁灭病历资料，造成严重后果的，对直接负责的主管人员和其他直接责任人员，由县级以上人民政府卫生主管部门给予或者责令给予开除的处分，对有关医务人员的处罚是

A. 由原发证部门吊销执业证书

B. 责令暂停 6 个月以上 1 年以下执业活动

C. 依法追究刑事责任

D. 责令给予降低岗位等级或撤职的处分

E. 自我批评

96. 某患者因肺部感染入院，经多种抗菌药物治疗效果不明显。主治医师刘某值夜班时发现患者病情危重，需要使用特殊使用级抗菌药物治疗。依照《抗菌药物临床应用管理办法》规定，刘某越级使用了抗菌药物，同时详细记录用药指征，并在规定时限内补办了越级使用抗菌药物的必要手续。该时限是

A. 12 小时　　　　B. 3 小时

C. 24 小时　　　　D. 6 小时

E. 2 小时

97. 患者女，36 岁，因患子宫肌瘤在县医院接受手术治疗，术后患者因对手术效果不满意诉至法院。法院经审理认为医院存在过错推定情形，判决医院败诉。该推定情形是

A. 未尽到说明义务

B. 未尽到与当时医疗水平相应的诊疗义务

C. 伪造病历资料

D. 泄露患者隐私

E. 限于当时的医疗水平难以诊疗

98. A 县张某系霍乱患者，在 B 市传染病医院隔离治疗期间，擅自出医院回到 A 县，脱离隔离治疗。为防止霍乱传播，可以协助传染病医院追回张某采取强制隔离治疗的是

 A. 卫生健康主管部门 B. 疾病预防控制中心

 C. 民政部门   D. 司法部门

 E. 公安机关

99. 李某是某医疗机构的医师，某日其在值班过程中，接诊了一名急诊车祸患者，由于情况紧急，急需大量血液，所以李某对临时应急采集的血液未进行艾滋病检测，所幸未造成严重后果。则对李某应给予的处罚是

 A. 通报批评，给予警告

 B. 降级

 C. 撤职

 D. 开除

 E. 吊销张某的执业证书

100. 某医疗保健人员未按规定报告传染病疫情，造成传染病传播、流行或者其他严重后果，尚未构成犯罪的，由卫生行政部门给予的行政处分是

 A. 警告、记过或记大过

 B. 记过、记大过或降级

 C. 记大过、降级或撤职

 D. 降级、撤职或开除

 E. 撤职、开除或拘留

101. 患者女，因不孕症、闭经，伴厌食、消瘦到妇科就诊。妇科医生对其做了各种常规检查后，决定行腹腔镜检查，通知患者准备。患者不知该检查如何做，便随医生进入处置室检查，检查中发现作了切口。患者及家属均不满意开刀，遂向院方提出了赔偿要求。该案例行腹腔镜检查应如何决定为合理

 A. 必须征得患者同意

 B. 可以征得患者同意

 C. 可以由医生决定

 D. 必须由医院决定

E. 可以由医院或科室决定

102. 患者男，50 岁，为长期使用麻醉药品的门诊癌症患者。医院为了解治疗效果和用药安全状况，要求其定期进行复诊。根据相关规定，该患者复诊间隔的最长期限是

 A. 2 个月   B. 3 个月

 C. 4 个月   D. 5 个月

 E. 6 个月

103. 患者男，20 岁，下颌前磨牙区出现一肿物约 2 年。病理检查显示肿瘤由牙骨质样组织组成。有的排列成片状，可见较多的嗜碱性反折线。细胞核浓染，其内未见核异型或核分裂。应诊断为

 A. 牙源性黏液瘤

 B. 牙源性腺瘤

 C. 牙源性钙化上皮瘤

 D. 成牙骨质细胞瘤

 E. 牙源性纤维瘤

104. 患者男，29 岁，腭前部肿胀 3 个月，X 线见腭中线前部一圆形透射区。镜下见衬里上皮为复层鳞状上皮和假复层纤毛柱状上皮。最可能的病理诊断是

 A. 鼻腭管囊肿   B. 鼻唇囊肿

 C. 球状上颌囊肿 D. 根尖周囊肿

 E. 牙源性角化囊性瘤

105. 患者女，30 岁，左腭部肿块 2 年，渐增大，表面部分呈浅蓝色，触诊为实性，无结节，压迫无退缩，无症状。最可能的诊断是

 A. 海绵状血管瘤 B. 黏液囊肿

 C. 黏液表皮样癌 D. 多形性腺瘤

 E. 炎症

A3/A4 型题（106～125 题）

> **答题说明：以下提供若干个案例，每个案例下设若干道试题。请根据案例所提供的信息，在每一道试题下面的 A、B、C、D、E 五个备选答案中选择一个最佳答案。**

（106～107 题共用题干）

 某皮鞋厂制帮车间女工，工龄 3 年，近来常有头痛、头晕、乏力、月经过多等症状，多次化验检

查白细胞计数低于 $4 \times 10^9/L$，伴血小板计数低于 $60 \times 10^9/L$。

106. 该女工应考虑患的是
    A. 慢性苯中毒   B. 急性苯中毒
    C. 慢性铅中毒   D. 急性铅中毒
    E. 苯胺中毒

107. 如果考虑是某种职业中毒，该中毒的诊断分级为
    A. 观察对象   B. 轻度中毒
    C. 中度中毒   D. 重度中毒
    E. 正常范围

(108～109 题共用题干)

某医师开展心血管疾病的危险因素调查。

108. 不属于个体因素的危险因素是
    A. 遗传   B. 生活方式
    C. 生物因素   D. 肥胖
    E. 吸烟

109. 不属于环境因素的危险因素是
    A. 微量元素   B. 病毒感染
    C. 社会心理因素   D. 寒冷
    E. 年龄

(110～111 题共用题干)

某医院门诊在较短时间内相继接诊了 50 余名患者，其主要临床表现是上腹部阵发性绞痛，继之腹泻，呈血水样，1 日 10 余次，少数人有脓血便，里急后重不明显。除恶心呕吐外，少数人有畏寒、发热、乏力、脱水等现象，所有患者均在同一宾馆就餐，初步诊断为食物中毒。

110. 患者共同的食物最有可能的是
    A. 肉类食品   B. 海产品
    C. 凉拌菜   D. 罐头食品
    E. 米饭

111. 调查处理过程中，首先应
    A. 将患者的排泄物送检
    B. 迅速向防疫站报告，并查封可疑食物
    C. 了解中毒的原因和污染源
    D. 对剩余的可疑食品进行消毒或销毁
    E. 检查该宾馆食堂的卫生状况、操作规程等

(112～114 题共用题干)

某校儿童在食堂食用色泽鲜艳的熟肉制品后出现口唇、指尖青紫，头痛、头晕和无力。

112. 应首先考虑为下列何种食物中毒
    A. 肉毒梭菌中毒
    B. 亚硝酸盐中毒
    C. 沙门菌食物中毒
    D. 真菌毒素中毒
    E. 金黄色葡萄球菌食物中毒

113. 急救时使用的急救药物为
    A. 注射大剂量亚甲蓝
    B. 口服或注射小剂量亚甲蓝
    C. 阿托品
    D. 硫代硫酸钠
    E. 肾上腺皮质激素

114. 此种食物中毒的机制是
    A. 肉毒素和活菌对肠黏膜的协同作用
    B. 毒素阻止胆碱能神经末梢释放乙酰胆碱
    C. 神经冲动传导受阻
    D. 抑制胆碱酯酶活性
    E. 使血中低铁血红蛋白氧化成高铁血红蛋白

(115～117 题共用题干)

患者女，20 岁，2 周来右上后牙遇冷热过敏。检查发现 $6^{DO}|$ 深龋，探之未穿髓，病变组织颜色较浅，易剔除。

115. 这种龋齿称为
    A. 急性龋   B. 慢性龋
    C. 静止龋   D. 继发龋
    E. 干性龋

116. 做诊断时应与之鉴别的主要疾病是
    A. 慢性闭锁性牙髓炎
    B. 慢性溃疡性牙髓炎
    C. 牙本质敏感
    D. 急性牙髓炎
    E. 牙隐裂

117. 在做鉴别诊断时，比较有价值的检查方法是
    A. X 线检查   B. 冷热诊
    C. 探诊   D. 咬诊
    E. 叩诊

(118～120 题共用题干)

患者女，48 岁，有口腔黏膜粗涩感，进刺激食物时感疼痛半年，检查发现其舌背左右各一黄豆大

小白色病损，表面乳头消失，质软。双颊自口角至颊脂垫尖处广泛白色角化网纹，基底充血发红。双舌缘舌腹也可见类似病损。

118. 询问病史及临床检查时应注意以下几点，除了
    A. 皮肤有无损害
    B. 指（趾）甲有无病损
    C. 外生殖器有无病损
    D. 有无肺结核史
    E. 发病前有无精神因素

119. 对该患者的诊断最可能是
    A. 增殖性念珠菌病
    B. 假膜型念珠菌病
    C. 皮脂腺异位
    D. 口腔扁平苔藓
    E. 口腔白斑病

120. 最恰当的治疗方案为
    A. 手术切除
    B. 长期抗真菌治疗，定期复查
    C. 不需治疗及随访
    D. 全身长期大剂量激素治疗
    E. 消除可能的诱因，局部激素治疗，定期复查

（121～123题共用题干）

患者男，50岁，1周来右侧后牙咬物不适，冷水引起疼痛。近2天来，夜间疼痛影响睡眠，并引起半侧头、面部痛，痛不能定位。检查时见右侧上、下第一磨牙均有咬合面龋洞。

121. 为确定牙位进行的一项检查是
    A. 探诊   B. 叩诊
    C. 松动度检查   D. 温度测验
    E. X线片检查

122. 患牙的诊断最可能是
    A. 深龋   B. 可复性牙髓炎
    C. 急性牙髓炎   D. 慢性牙髓炎
    E. 牙髓坏死

123. 如经检查后不能确定患牙的颌位，应做
    A. 咬诊   B. 麻醉测试
    C. 温度测验   D. 牙周袋探诊
    E. X线片检查

（124～125题共用题干）

患者男，68岁，患胃癌4年，晚期，已失去手术治疗价值，生命垂危。家属再三恳求医生，希望能满足患者心理上的渴求，收他入院。医生出于"人道"，将他破格地收入院。

124. 按医院的职能和任务要求，有关该患者的收治，下列哪项说法是错误的
    A. 医院担负治病救人的任务，应该收治这个患者
    B. 医院治病救人对所有病人都应一视同仁
    C. 治愈率、床位周转率是考核医院效益的指标，因而不能收治晚期癌症患者
    D. 患者家属已同意支持医药费，对医院经济管理无影响
    E. 在医院内，患者有安全感，心理状态好

125. 从医务人员的义务出发，下列说法错误的是
    A. 医务人员有诊治患者的责任
    B. 医务人员有解除患者痛苦的责任
    C. 医务人员有无条件忠实于患者利益的责任
    D. 晚期癌症，治好无望，不收也是符合医德要求的
    E. 对治疗无望的临危患者，应收入医院进行治疗，目的是尊重人的生命价值

B1型选择题（126～150题）

答题说明：以下提供若干组试题，每组试题共用在试题前列出的A、B、C、D、E五个备选答案，请从中选择一个与问题关系最密切的答案。每个备选答案可能被选择一次，多次或不被选择。

（126～128题共用备选答案）
    A. 绞釉   B. 釉丛
    C. 釉梭   D. 釉柱横纹
    E. 釉质生长线

126. 成牙本质细胞的胞浆突形成
127. 牙釉质基质节律沉积形成
128. 釉柱内2/3弯曲形成

（129～131题共用备选答案）
    A. 颞下颌韧带   B. 蝶下颌韧带
    C. 关节囊   D. 茎突下颌韧带
    E. 盘锤韧带

129. 限制下颌过度向前运动的是

130. 悬吊下颌并保护进入下颌孔的血管、神经的是

131. 防止下颌侧方脱位的是

（132～133 题共用备选答案）

  A. 角质栓塞   B. 低分化腺癌

  C. 角化珠   D. 胶样小体

  E. 影细胞

132. 牙源性钙化囊肿有

133. 恶性多形性腺瘤有

（134～136 题共用备选答案）

  A. 牙冠或牙根形成之后

  B. 埋伏牙

  C. 根尖周肉芽肿

  D. 牙板残余

  E. 成釉器发育的早期

  与下列囊肿发生有关的是

134. 角化囊性瘤

135. 始基囊肿

136. 含牙囊肿

（137～139 题共用备选答案）

  A. 翼下颌间隙   B. 下颌下间隙

  C. 咬肌间隙   D. 颏下间隙

  E. 颞下间隙

137. 位于下颌支内侧骨壁与翼内肌外侧面之间的是

138. 有面动脉、面前静脉通过的是

139. 位于咀嚼肌与下颌支外侧骨壁之间的是

（140～142 题共用备选答案）

  A. 釉质生长线   B. 釉板

  C. 釉丛   D. 釉梭

  E. 绞釉

140. 减少牙釉质折裂机会的结构是

141. 成牙本质细胞突起形成的结构是

142. 到达牙冠表面形成釉面横纹的是

（143～144 题共用备选答案）

  A. 腭帆张肌   B. 腭帆提肌

  C. 腭舌肌   D. 腭咽肌

  E. 腭垂肌

143. 发音时，参与腭咽闭合的主要肌肉是

144. 腭裂修复术时，需凿断翼钩，使在翼钩上滑行的哪块肌肉肌腱失去紧张软腭的作用

（145～147 题共用备选答案）

  A. 硝苯地平   B. 普萘洛尔

  C. 氢氯噻嗪   D. 呋塞米

  E. 可乐定

145. 伴有支气管哮喘的高血压患者不用

146. 伴有外周血管痉挛性疾病的高血压患者首选

147. 伴有消化性溃疡的高血压患者宜用

（148～150 题共用备选答案）

  A. 具有独立作出诊断和治疗的权利以及特殊干涉权

  B. 对患者义务和对社会义务的统一

  C. 绝对干涉权

  D. 保持和恢复健康，积极配合医疗，支持医学科学研究

  E. 自主就医权

148. 医生的权利是

149. 医务人员的道德义务是

150. 患者的道德义务是

第二单元

A1 型题（1~75 题）

答题说明：每一道试题下面有 A、B、C、D、E 五个备选答案，请从中选择一个最佳答案。

1. 预防慢性氟中毒，说法错误的是
   A. 预防工业氟污染
   B. 净化空气中的氟含量
   C. 寻找适宜氟浓度的饮水来源
   D. 消除因生活燃煤带来的氟污染
   E. 氟浓度较高的水源采取除氟措施

2. 牙周病的全身性易感因素不包括
   A. 性激素的变化
   B. 吸烟
   C. 不恰当的正畸治疗
   D. 艾滋病
   E. 精神压力过大

3. 牙龈出血记分为 0 指的是
   A. 探诊后出血   B. 除外
   C. 牙齿缺失   D. 牙龈健康
   E. 无法记录

4. 用光滑尖探针检查的项目不包括
   A. 有无牙石   B. 根面有无龋坏
   C. 有无釉珠   D. 牙周袋深度
   E. 根分叉是否暴露

5. 关于青春期龈炎的叙述，不正确的是
   A. 好发于前牙唇侧
   B. 临床上与药物性牙龈增生无明显区别
   C. 患者的发病年龄在青春期
   D. 病情不易复发
   E. 青春期过后，病情会自然缓解

6. 牙周脓肿与牙槽脓肿的鉴别之一是牙周脓肿时
   A. 牙槽骨嵴吸收   B. 脓肿范围弥散
   C. 牙髓多无活力   D. 病程较长
   E. 叩痛重

7. 对深达膜龈联合的牙周袋应采用的最佳手术治疗

方法为
   A. 牙龈切除术   B. 翻瓣术
   C. 袋壁刮治术   D. 游离龈瓣移植
   E. 侧向转位瓣术

8. 对于真性牙周袋的理解，以下正确的是
   A. 牙周探诊深度（PD）≥3mm
   B. PD≥5mm
   C. 只与结合上皮的位置向根方增殖有关
   D. PD≥3mm，未见结合上皮的位置向根方增殖
   E. 虽有骨丧失，但上皮附着可正常

9. 关于牙菌斑致病学说，以下不正确的是
   A. 是菌斑内总体微生物联合效应的结果
   B. 口腔微生物中绝大多数为正常菌群，少数具有毒力能损害防御功能的致病菌起关键作用
   C. 牙周炎是一种机会性感染
   D. 牙周炎的实质是菌群失调
   E. 牙周炎是某些致病菌引起的特异性感染

10. 牙周炎发展过程中，较明显的牙槽骨吸收出现在
   A. 始发期   B. 早期病变
   C. 病损确立期   D. 进展期
   E. 静止期

11. 牙周病预防重点集中在
   A. 牙石的控制   B. 消除菌斑
   C. 控制致病菌   D. 控制唾液菌量
   E. 控制菌斑

12. 牙石致病机制中最主要的是
   A. 压迫牙龈
   B. 妨碍口腔卫生的保持
   C. 吸附细菌毒素
   D. 粗糙表面的机械刺激
   E. 牙石表面未钙化的菌斑

13. 关于慢性龈炎时的龈沟，错误的是
   A. 龈沟探诊可达 3mm 或更多
   B. 加深的龈沟称为龈袋

C. 龈袋的上皮附着水平位于牙釉质牙骨质界以下的根面上

D. 牙周探诊深度常大于组织学上的龈沟深度

E. 龈袋的形成是因牙龈肿胀或增生所致

14. 牙周袋底位于牙釉质牙骨质界根方，从袋底到牙釉质牙骨质界的距离称为

A. 探诊深度 　　　　B. 牙周袋深度

C. 附着水平 　　　　D. 牙龈退缩程度

E. 角化龈宽度

15. 牙周袋病理形成始于

A. 牙龈上皮角化

B. 牙周膜内纤维细胞变性

C. 牙槽骨破骨细胞活跃

D. 牙龈结缔组织炎症

E. 牙骨质变性

16. 牙槽突裂植骨术的时机主要是依据

A. 单侧还是双侧

B. 裂隙宽度大小

C. 患者发育情况

D. 手术侧恒尖牙未萌，牙根形成2/3

E. 正畸治疗基本完成

17. 能形成牙周组织再生的细胞来源是

A. 结缔组织中的血管上皮细胞

B. 牙龈结缔组织细胞

C. 牙槽骨骨髓细胞

D. 牙龈上皮细胞

E. 牙周膜未分化的间充质细胞

18. 下列不属于龋病病因范畴的是

A. 细菌和牙菌斑 　　B. 食物

C. 宿主 　　　　　　D. 时间

E. 创伤

19. 急性根尖周炎最常见的典型自然排脓途径是

A. 根尖孔→根管→髓腔

B. 根尖周→骨膜下→黏膜下

C. 根尖周→骨膜下→皮肤下

D. 根尖周→牙周间隙→龈沟

E. 根尖周→骨髓腔→上颌窦

20. 急性龋的临床表现是

A. 洞内病变组织颜色较深

B. 病变组织质地松软而且湿润

C. 多见于成年人

D. 修复性牙本质多

E. 牙髓不易影响

21. 关于龋病Ⅰ类洞的原发部位描述正确的是

A. 牙的咬合面

B. 所有牙齿的发育窝沟

C. 后牙窝沟

D. 上前牙腭侧点隙

E. 上前牙腭侧窝

22. 牙体粘结修复术洞形制备的特点是

A. 前牙切角缺损不必磨除正常釉质

B. 洞缘的釉质壁不必做短斜面

C. 可不做预防性扩展

D. 不承受殆力处，可形成盒状洞形

E. 垫底时可过多覆盖牙本质

23. Ⅱ类洞制备时鸠尾峡应位于

A. 窝洞轴髓线角处

B. 窝洞轴髓线角边缘右侧

C. 窝洞轴髓线角中线侧

D. 殆面的中央

E. 窝洞的中央

24. 调制银汞合金时，若汞量过少，可造成

A. 增加蠕变 　　　　B. 可塑性增加

C. 产生过度膨胀 　　D. 修复体易变形

E. 硬而脆

25. 盖髓术的原理如下，除外

A. 牙髓牙本质复合体的功能

B. 盖髓剂的护髓作用

C. 牙髓的钙化和吸收

D. 牙髓炎症的控制

E. 诱导牙本质桥形成

26. 临床上去除龋坏组织的标准主要根据

A. 洞壁牙体组织的颜色深浅

B. 洞壁牙体组织的硬度

C. 洞底的位置

D. 预计剩余牙体组织的多少

E. 患者的敏感程度

27. 突然发生、范围广、进行速度快的龋蚀称为

A. 猖獗龋 　　　　　B. 湿性龋

C. 奶瓶龋 　　　　　D. 环状龋

E. 急性龋

28. 进行窝沟封闭时为达到理想的粘结效果，乳牙酸蚀时间是

A. 10 秒　　　　　　B. 30 秒

C. 60 秒　　　　　　D. 2 分钟

E. 5 分钟

29. 对牙本质敏感者患牙，最敏感刺激是

A. 冷　　　　　　　B. 热

C. 酸　　　　　　　D. 机械

E. 甜

30. 龈上洁治术后做脱敏治疗应选用的药物是

A. 碘化银　　　　　B. 75% 氟化钠糊剂

C. 晶体麝香草酚　　D. 氨硝酸银

E. 凝胶

31. 牙本质敏感症最可靠的诊断方法是

A. 咬诊　　　　　　B. 温度测验

C. 探诊　　　　　　D. 叩诊

E. 化学检查

32. 牙本质敏感症的发病机制被认为是

A. 体液学说　　　　B. 化学细菌学说

C. 活体学说　　　　D. 液体动力学说

E. 蛋白溶解学说

33. 平滑面龋的病损形态是

A. 三角形，顶向釉质表面

B. 浅碟状，口大底浅

C. 烧瓶状，口小底大

D. 三角形，顶向釉质牙本质界

E. 烧瓶状，口大底小

34. 咬合创伤导致患牙牙髓坏死的因素是

A. 物理因素　　　　B. 化学因素

C. 局部感染　　　　D. 免疫作用

E. 病灶感染

35. 能促进根尖周组织修复的充填材料是

A. 氢氧化钙

B. 氯仿牙胶

C. 氧化锌丁香油粘固粉

D. 桉油牙胶

E. 碘仿糊剂

36. 可复性牙髓炎临床表现的特点是

A. 患牙有深龋洞　　B. 冷水入洞后痛

C. 有阵发性自发痛　D. 热测验引起迟缓痛

E. 冷测验一过性敏感

37. 牙髓病的主要致病因素是

A. 综合因素　　　　B. 物理因素

C. 化学因素　　　　D. 免疫因素

E. 感染因素

38. 临床上急性化脓性根尖周炎的诊断可分为

A. 根尖周脓肿、骨髓炎、骨膜下脓肿

B. 根尖周肉芽肿、根尖周脓肿、根尖周囊肿

C. 急性根尖周炎、牙槽脓肿、骨膜下脓肿

D. 根尖周脓肿、骨膜下脓肿、黏膜下脓肿

E. 急性根尖周炎、慢性根尖周炎、慢性牙槽脓肿

39. 下列急性根尖周炎应急处理措施中，错误的是

A. 在局麻下进行

B. 开通髓腔，引流根管

C. 穿通根尖孔

D. 有脓肿时切开排脓

E. 输液治疗，消除炎症

40. 根尖周病的治疗原则应是

A. 无痛操作，控制感染

B. 无痛操作，封闭根管

C. 无菌操作，消灭死腔

D. 控制感染，杜绝再感染

E. 彻底清除根管内感染源

41. 牙髓塑化治疗不能用于

A. 成人后牙牙髓炎　B. 成人后牙根尖炎

C. 年轻恒牙根尖炎　D. 成人后牙弯曲根管

E. 年轻人后牙细窄根管

42. 慢性根尖周炎的最重要的临床表现是

A. 深龋洞已穿髓

B. X 线片根尖周透射区

C. 叩痛（＋）、Ⅰ度松动

D. 热测验出现迟缓反应

E. 患牙咬物不适

43. 直接盖髓术最重要的注意事项是

A. 无痛术　　　　　B. 动作轻巧

C. 去净腐质　　　　D. 无菌操作

E. 充分止血

44. 根管治疗后需立即对冠部进行有效封闭，下列说法中错误的是
   A. 平齐根管口或于根管口下 1～2mm 切断牙胶尖并垂直压实
   B. 暂封前擦净髓室内的糊剂
   C. 暂封物厚度应大于 3.5mm
   D. 氧化锌类暂封物可持续的时间一般为 2 周左右
   E. 玻璃离子水门汀可持续的时间一般为 1～3 个月

45. 青少年根尖周炎最好选用的治疗方法是
   A. 干髓术
   B. 根管治疗
   C. 塑化治疗
   D. 空管治疗
   E. 安抚治疗

46. 急性化脓性根尖周炎自然的脓液引流通道最常见的是
   A. 根尖孔→根管→龋洞
   B. 沿牙周膜间隙→龈沟
   C. 穿通骨壁→突破皮肤
   D. 穿通骨壁→突破黏膜
   E. 突破上颌窦壁→上颌窦

47. 急性根尖周炎浆液期初期特有的自觉症状是
   A. 咬合轻钝痛
   B. 牙根部发木感
   C. 根尖部不适感
   D. 紧咬时疼痛缓解
   E. 患牙浮出感觉

48. 根尖周炎的主要病因是
   A. 免疫因素
   B. 物理因素
   C. 化学因素
   D. 感染因素
   E. 特发因素

49. 急性根尖周炎疼痛缓解时的病理特点是脓肿
   A. 位于牙槽窝内
   B. 达黏膜下
   C. 达骨膜下
   D. 位于牙槽窝和牙槽骨
   E. 位于牙周膜内

50. 医学史上第一次卫生革命的主要任务是
   A. 从个体预防向群体预防发展
   B. 从疾病的躯体表面现象深入到细胞在疾病中的表现
   C. 从个体治疗到个体预防
   D. 从群体预防进入人类预防
   E. 从传染病的预防发展到慢性病的预防

51. 正态分布的数值变量资料，描述离散趋势的指标最好选用
   A. 全距
   B. 百分位数
   C. 方差
   D. 标准差
   E. 变异系数

52. 牙本质过敏症主要表现为
   A. 自发痛
   B. 咬合痛
   C. 刺激痛
   D. 放射痛
   E. 延缓痛

53. 属于环境中的二次污染物是
   A. 汞
   B. 镉
   C. 二氧化碳
   D. 光化学烟雾
   E. 二手烟

54. 确定对某传染病接触者留验检疫或医学观察的主要依据是该传染病的
   A. 临床症状期
   B. 病原携带期
   C. 传染期
   D. 恢复期
   E. 潜伏期

55. 流行病学研究对象是
   A. 患者
   B. 非患者
   C. 人群
   D. 个体
   E. 病原携带者

56. 乳牙龋行药物治疗时，具有腐蚀性的药物是
   A. 2% 氟化钠
   B. 8% 氟化钠
   C. 10% 酸性氟磷酸
   D. 38% 氟化氨银
   E. 8% 氟化亚锡溶液

57. 临床上，经过治疗也不能保存的年轻第一恒磨牙，最佳拔除时间范围宜在
   A. 6～8 岁
   B. 8～9 岁
   C. 10～12 岁
   D. 12～14 岁
   E. 15 岁以上

58. 下述牙齿萌出各项中，正确的是
   A. 早萌乳牙牙根已经形成，不易脱落
   B. 婴儿牙槽嵴上的"马牙子"应尽快去除
   C. Riga 病是有早萌牙引起的
   D. 诞生牙是婴儿出生时口腔内已有的

E. 牙齿过早萌出应尽快拔除

59. 混合牙列期的恒牙，充填修复治疗的目的是
    A. 恢复牙齿邻面触点
    B. 恢复牙冠解剖外形
    C. 恢复牙齿高度
    D. 恢复牙齿邻面触点和牙冠解剖外形
    E. 恢复牙齿邻面触点和牙齿高度

60. 乳牙牙根开始吸收在换牙前
    A. 6~8 个月   B. 9~10 个月
    C. 1~1.5 年   D. 2~3 年
    E. 4~5 年

61. 年轻恒牙的龋蚀特点中，错误的是
    A. 病变组织分界不清   B. 牙髓易受细菌影响
    C. 病变组织较软   D. 龋蚀组织染色淡
    E. 多为慢性龋

62. 固定保持器是
    A. 丝圈式保持器   B. 功能性活动保持器
    C. 舌弓保持器   D. 远中导板保持器
    E. 间隙扩展器

63. 临床上年轻恒牙异常松动的原因多为
    A. 牙根未发育完全   B. 根尖周病
    C. 牙髓炎   D. 牙龈炎
    E. 外伤

64. 药物过敏性口炎时机体产生的抗体是
    A. IgA   B. IgG
    C. IgM   D. IgD
    E. IgE

65. 口腔黏膜及皮肤表现为单侧沿神经分布的密集性疱疹的疾病是
    A. 复发性疱疹性口炎   B. 急性疱疹性龈口炎
    C. 疱疹性咽炎   D. 疱疹样阿弗他溃疡
    E. 带状疱疹

66. 创伤性溃疡和复发性阿弗他溃疡的鉴别诊断中一般不考虑
    A. 有无疼痛及疼痛程度
    B. 复发史
    C. 自限性
    D. 全身因素
    E. 好发部位

67. 复发性阿弗他溃疡治疗措施中，近期疗效最佳的是
    A. 口腔局部消炎，止痛、促愈合
    B. 手术切除
    C. 注射转移因子或口服左旋咪唑
    D. 针对与发病有关的全身和局部因素治疗
    E. 补充营养

68. 复发性阿弗他溃疡很少见于
    A. 唇   B. 颊
    C. 舌腹、舌缘   D. 硬腭
    E. 软腭、悬雍垂

69. 良性黏膜类天疱疮的临床特点是
    A. 疱壁薄而松弛
    B. 牙龈易受累
    C. 愈后不发生组织瘢痕粘连
    D. 发病急
    E. 尼氏征阳性

70. 天疱疮发病机制的核心在于
    A. 变态反应   B. 棘层松解
    C. 异常增生   D. 感染因素
    E. 创伤因素

71. 临床怀疑口腔念珠菌感染时，首先选用的辅助诊断技术为
    A. 唾液培养
    B. 唾液及血清念珠菌抗体测定
    C. 血清铁及维生素 B_{12} 测定
    D. 直接在病损区涂片镜检
    E. 活体组织检查

72. 沟纹舌的治疗应采用
    A. 清除牙菌斑
    B. 无症状者一般不需治疗
    C. 去除残根残冠
    D. 切除沟纹
    E. 服用抗生素

73. 诊断天疱疮常用的临床分型不包括
    A. 寻常型   B. 增殖型
    C. 落叶型   D. 红斑型
    E. 结节型

74. 口腔白斑病临床上可有下述表现，除了
    A. 白色或灰白色的均质斑块或呈皱纸状斑块

B. 白色不规则隆起伴有乳头状突起

C. 呈颗粒状红白间杂病损

D. 在白色斑块的基础上有溃疡形成

E. 白色凝乳状假膜

75. 不易癌变的口腔白斑病的类别是

    A. 疣状型白斑

    B. 白斑呈白皱纸状

    C. 白斑基底有浸润

    D. 发生在左侧舌腹部的白斑

    E. 无明确原因的白斑

A2 型题（76～110 题）

答题说明：每一道试题都是以一个小案例出现的，其下面有 A、B、C、D、E 五个备选答案，请从中选择一个最佳答案。

76. 患者男，24 岁，主诉：近 1 年来刷牙牙龈有时出血，不伴疼痛。检查：全口 PD 3～4mm，未及牙釉质牙骨质界。此患者最可能的诊断是

    A. 急性龈乳头炎   B. 青春期龈炎

    C. 慢性龈炎   D. 慢性牙周炎

    E. 急性坏死性溃疡性龈炎

77. 患者男，35 岁，牙龈刷牙出血 4 年余，进食时碰触亦出血，含漱后可止住。检查：牙龈红肿，探诊深度≤3mm，X 线片未见牙槽嵴顶吸收。患者最可能的诊断是

    A. 青春期龈炎   B. 慢性牙周炎

    C. 慢性龈炎   D. 坏死性龈炎

    E. 侵袭性牙周炎

78. 患者女，32 岁，牙龈肿物 3 个月。$\overline{2|7}$ 镜下可见病变由大量新生毛细血管及成纤维细胞组成，有多数炎细胞浸润，表面上皮变薄。病理上最符合

    A. 纤维性牙龈瘤

    B. 血管性牙龈瘤

    C. 妊娠期龈瘤

    D. 肉芽肿性牙龈瘤

    E. 巨细胞性牙龈瘤

79. 患者女，33 岁，经检查初步印象是广泛型侵袭性牙周炎，其右下第一磨牙探针能贯通根分叉区颊舌侧，X 线片显示根分叉区骨质完全破坏，

但各牙根较长，并且其周围仍有足量骨支持，但根分叉表面仍有牙龈覆盖。以下手术方法中，不宜采用的是

    A. 隧道形成术   B. 植骨术

    C. 分根术   D. 根向复位瓣术

    E. 半牙切除术

80. 男，33 岁，$\overline{6|67}$ 颊侧龈肿，肿胀突出，半球样，龈充血，表面光亮，自觉搏动痛，扪软而有波动，指压龈向内溢脓，牙松动明显，龈袋超过 5mm，无龋。最可能的引起原因是

    A. 龈乳头炎   B. 急性多发性龈脓肿

    C. 快速进展性牙周炎   D. 牙周脓肿

    E. 复合性牙周炎

81. 患者男，16 岁，刷牙时牙龈出血 6 个月。检查：上前牙龈乳头球形肥大，牙龈暗红、水肿，松软光亮，探诊易出血，探诊深度 4～5mm，未探到牙釉质牙骨质界。最可能的诊断为

    A. 青春期龈炎   B. 慢性龈缘炎

    C. 青少年牙周炎   D. 白血病的牙龈病损

    E. 药物性牙龈肥大

82. 患者女，30 岁，因牙龈出血就诊，口腔检查发现：口腔卫生较差，有少量龈上牙石，边缘龈红肿明显，触之易出血。对该患者正确的处理原则是口腔卫生指导以及

    A. 龈上洁治术

    B. 口服药物控制炎症

    C. 局部用药控制炎症

    D. 通过局部用药和控制炎症后行龈上洁治术

    E. 通过口服用药和控制炎症后行龈上洁治术

83. 患者女，25 岁，从小生活在晋西地区，牙齿发黄而求治。检查发现全口牙均有白垩色到褐色斑，个别牙有牙釉质实质性缺损，探缺损处质硬。最可能的诊断是

    A. 四环素牙   B. 氟牙症

    C. 牙釉质发育不全   D. 牙本质发育不全

    E. 特纳牙

84. 患者男，28 岁，右上后牙近几日咬合痛，并有患牙发麻浮出感觉，咬紧患牙，疼痛可缓解，检查发现近中邻牙牙合面龋坏，叩（++），温度测验（−），探诊（−）。可能的诊断是

    A. 急性浆液性根尖周炎

B. 慢性根尖周炎

C. 慢性闭锁性牙髓炎

D. 急性化脓性根尖周炎

E. 不可复性牙髓炎

85. 患者女，33岁，右下后牙进食痛已3个月，平时热饮痛。查 $\overline{7^0}$ 龋深，探硬，不敏感，叩痛（+），冷测验迟钝。该患牙的诊断最可能是

A. 深龋　　　　B. 牙髓坏死

C. 急性牙髓炎　　D. 慢性牙髓炎

E. 可复性牙髓炎

86. 牙髓组织切片中见血管扩张、充血，慢性炎细胞浸润。其中见胶原纤维包绕一圆形组织坏死区，内充满死亡的中性粒细胞。此病变最可能是

A. 急性化脓性牙髓炎

B. 急性浆液性牙髓炎

C. 牙髓坏死

D. 慢性闭锁性牙髓炎

E. 慢性溃疡性牙髓炎

87. 患者男，20岁，$\overline{6|}$深龋，曾有过夜间疼痛，遇冷热痛。检查：龋未穿髓，电测反应迟钝，叩诊（±）。应诊断为

A. 可复性牙髓炎

B. 慢性闭锁性牙髓炎

C. 慢性增生性牙髓炎

D. 慢性溃疡性牙髓炎

E. 牙髓坏死

88. 患者男，35岁，因下前牙急性根尖周炎行根管治疗。该患者第一次的处理必须做

A. 开髓开放　　　B. 局部麻醉

C. 开髓拔髓，通畅根管　D. 开髓封失活剂

E. 麻醉下拔除

89. 患儿男，15岁，$\overline{6|}$因急性根尖周炎进行根管治疗，在根管预备后，选择5%次氯酸钠、3% H_2O_2交替冲洗根管。选择该组冲洗液的原因不包括

A. 能溶解根管壁牙本质

B. 能产生新生氧

C. 有充分发泡作用能使根管内碎屑朝着牙冠方

向排出

D. 有很强的杀菌作用

E. 对坏死组织有溶解作用

90. 患儿女，2岁，上前牙近中邻面有表浅龋坏，患儿家长向医生咨询预防蛀牙的方法。医生的建议中，不妥当的是

A. 家长把纱布套于示指，帮患儿清洁牙齿

B. 用清水擦洗牙面

C. 选用短刷毛的小牙刷

D. 用含氟牙膏刷牙

E. 涂氟

91. 患者男，40岁，左下第一前磨牙3天来遇冷食痛，刺激去除后疼痛持续十数秒后消失。检查见该牙近中边缘嵴略透暗色，探诊龋深，未发现穿髓孔。为诊断应选用的检查方法是

A. 咬诊　　　　B. 叩诊

C. 光纤透照　　D. 温度测验

E. X线片检查

92. 患者男，35岁，温度计厂工人。主诉：易激动，易怒（示情感障碍），2年前有唇、手指等细小震颤，现发展到全身震颤，并出现书写震颤。有口腔炎反复发作。该患者的可能诊断为

A. 汞中毒　　　B. 铅中毒

C. 苯中毒　　　D. 镉中毒

E. 砷中毒

93. 患者男，55岁，机关干部，患胃溃疡多年，本次因胃出血入院，手术治疗后，病情平稳。此时，医患关系模式为

A. 共同参与型　　B. 指导-合作型

C. 被动-主动型　　D. 主动-主动型

E. 主动-被动型

94. 某一家4口，晨起先后出现恶心、呕吐、腹痛、腹泻，大便呈黄绿色水样便，有恶臭，4人伴有体温升高，其中3人为38℃左右，1人为40℃。据了解发病的前晚，晚餐进食米饭、肉炖蛋、炒青菜、肉丝榨菜蛋汤，可能引起食物中毒的细菌是

A. 沙门菌　　　B. 变形杆菌

C. 肉毒梭状芽孢杆菌　D. 副溶血性弧菌

E. 葡萄球菌

95. 对含氟牙膏的防龋效果进行研究，将若干名学生随机分成两组，一组用含氟牙膏，另一组用普通牙膏，三年后观察其防龋效果。这种研究方法为

A. 历史常规资料分析　　B. 病例对照研究

C. 横断面研究　　　　　D. 实验研究

E. 群组研究

96. 患儿男，7 岁，诉上颌前牙松动。口腔检查见：<u>Ⅰ</u>松动Ⅲ度，牙冠有深龋洞，<u>1</u>已从舌侧萌出。可诊断为

A. 乳牙滞留　　　　B. 乳牙早失

C. 乳牙根尖周炎　　D. 乳牙牙周炎

E. 乳牙外伤

97. 患者男，38 岁，吸烟 10 年，已戒烟 1 年。检查：双颊黏膜及舌背黏膜有片状白色均质的斑块，表面高低不平，质地稍硬，不能被擦掉。该患者白色病损最可能的临床诊断是

A. 白色水肿　　　　B. 假膜型念珠菌病

C. 皮脂腺异位　　　D. 口腔白斑病

E. 口腔扁平苔藓

98. 患者男，40 岁，感冒后，下唇及唇周皮肤出现成簇的针头大小的小水疱，破溃后结痂，局部灼样疼痛。该患者可能患的疾病为

A. 口角炎　　　　　B. 固定性药疹

C. 复发性阿弗他溃疡　　D. 天疱疮

E. 唇疱疹

99. 患者女，20 岁，昨晚进食一种新品种芒果后，口唇部尤其是上唇突然肿胀，有痒痛发紧的感觉。检查可见肿胀区界限不清，按之柔软有弹性，无指凹性水肿。经适当治疗后次日症状完全消失，病损区恢复如初。最可能的诊断是

A. 多形性红斑　　　B. 血管神经性水肿

C. 唇疱疹　　　　　D. 盘状红斑狼疮

E. 慢性唇炎

100. 患者男，40 岁，主诉颊黏膜白色斑块约 1 年。检查见左侧颊黏膜约 1cm×1.5cm 的白色斑块，界限清楚，微高出黏膜，表面有小结节状突起。此病的诊断可能是

A. 口腔红、白斑，上皮单纯增生

B. 口腔白斑，上皮单纯增生

C. 口腔白斑，伴上皮异常增生

D. 慢性盘状红斑狼疮，伴上皮异常增生

E. 口腔扁平苔藓，伴上皮异常增生

101. 患者女，28 岁，右上后牙突然自发痛 1 天，否认咬硬物史。临床检查：未见龋及深牙周袋。X 线：牙体未见异常。如果诊断为急性龈乳头炎，口腔检查最可能的发现是

A. 触痛不明显

B. 牙齿中度磨耗

C. 牙龈乳头出现坏死

D. 牙间乳头红肿

E. 龈缘出现溃疡

102. 患者女，50 岁，近口角处颊黏膜白色斑块近 1 年，不能擦去。组织学见上皮增生，内有中性粒细胞浸润和散在微脓肿，角化层有垂直于上皮的 PAS 阳性菌丝，结缔组织内慢性炎细胞浸润。最可能的病理诊断是

A. 口腔白斑病　　　　B. 口腔红斑

C. 口腔结核性炎　　　D. 口腔念珠菌病

E. 慢性盘状红斑狼疮

103. 患者男，50 岁，主诉：右下牙龈处粗糙感半年，伴溃疡疼痛 1 月余。检查：右下 1 牙龈处有一个 1cm×2cm 大小的白色斑块，厚而高起，表现呈小结节状突起，较硬，白色斑块的右上方有一小溃疡，有触痛。组织病理学检查上皮过度角化，棘层增厚。应诊断为

A. 白色角化病

B. 均质型口腔白斑病

C. 颗粒型口腔白斑病

D. 疣状型口腔白斑病

E. 口腔扁平苔藓

104. 患者男，36 岁，口腔内双颊处白斑。检查：口内双侧颊黏膜白色针状小丘疹。呈网状花纹样，有烧灼感，手背皮肤紫红色扁平丘疹。近期未服用过任何药物。该病应诊断为

A. 盘状红斑狼疮　　　B. 药物过敏性口炎

C. 口腔扁平苔藓　　　D. 多形性红斑

E. 口腔白斑病

105. 患者男，42 岁，出现口腔溃疡 1 周，经检查舌背有一钱币大小的孤立溃疡，表面有棕色薄痂，触之有软骨样感觉。患者承认与另一梅毒患者有性接触史。该患者的病损属于

A. 二期梅毒损害　　　B. 一期梅毒损害

C. 先天梅毒损害　　　D. 后天梅毒损害

E. 三期梅毒损害

106. 患儿女，6 岁，一年来舌背出现不定的圆形红斑。检查：舌背部有圆形乳头剥脱区，微凹陷，发红，直径约 10mm，剥脱区边缘微突起、色白。舌活动自如，味觉正常，全身无异常。该病应诊断为

A. 沟纹舌　　　　　　B. 地图舌

C. 舌乳头炎　　　　　D. 药物过敏性口炎

E. 口腔念珠菌病

107. 患儿男，8 岁，2｜深龋，探痛，叩（±），不松动，牙龈未见异常，温度测验敏感。临床治疗宜采用

A. 盖髓术　　　　　　B. 干髓术

C. 活髓切断术　　　　D. 根管治疗术

E. 根尖诱导成形术

108. 某患者，下磨牙牙髓治疗已 3 年。近 3 周咬物不适，喝热水有时痛，睡前自发钝痛。最应考虑的诊断是

A. 继发龋　　　　　　B. 残髓炎

C. 急性牙髓炎　　　　D. 急性根尖周炎

E. 慢性根尖周炎

109. 患者男，70 岁，3 周前左侧下颌前部肿痛，经消炎药治疗后现已缓解。查见残根，不松动，X 线片见根尖周透射区约 3mm×5mm，根尖部少量外吸收。当日应做的治疗为

A. 塑化治疗　　　　　B. 覆盖义齿

C. 根尖手术　　　　　D. 根管治疗

E. 拔除

110. 患者女，30 岁，半年前在某医院做过右下后牙龋洞银汞合金充填，现牙体折裂一小块，要求重新充填。检查银汞合金充填，舌侧壁牙体折裂一小块。引起折裂的最可能原因是

A. 充填材料过度收缩

B. 洞形的点、线角太钝

C. 鸠尾峡过窄

D. 食物嵌塞

E. 制洞时未去除无基釉

A3/A4 型题（111～130 题）

> **答题说明：以下提供若干个案例，每个案例下设若干道试题。请根据案例所提供的信息，在每一道试题下面的 A、B、C、D、E 五个备选答案中选择一个最佳答案。**

（111～112 题共用题干）

患儿男，2 岁，上颌乳中切牙、侧切牙、尖牙唇面和颊面龋损。患儿用奶瓶喂养，含奶瓶入睡，无刷牙习惯。

111. 本病例诊断是

A. 静止龋　　　　　　B. 猖獗龋

C. 奶瓶龋　　　　　　D. 急性龋

E. 慢性龋

112. 此患儿的防龋指导中不正确的是

A. 培养睡前刷牙习惯

B. 进行饮食指导，少吃甜食及饮料

C. 用淡盐水含漱或擦洗牙面

D. 3 个月复查一次检查治疗情况

E. 牛奶内少加糖，含奶头入睡

（113～115 题共用题干）

患者男，25 岁，口腔卫生情况不佳，患者左下第一恒磨牙有牙髓－牙周联合病变，疼痛剧烈，但患牙无松动，为了消除病痛，恢复健康。

113. 首先采取的措施是

A. 早期充填

B. 开髓引流，阻止炎症扩展

C. 消炎止痛

D. 促进牙周软组织健康

E. 使用氟化物

114. 上述治疗措施属于

A. 口腔健康教育　　　B. 特殊防护措施

C. 一级预防　　　　　D. 二级预防

E. 三级预防

115. 同时还应对其采取

A. 左下第一恒磨牙脱敏

B. 左下第一恒磨牙充填

C. 左下第一恒磨牙牙周治疗

D. 左下第一恒磨牙调𬤊

E. 左下第一恒磨牙拔除

（116～117题共用题干）

患者女，76岁，左下后牙进食酸痛，无自发痛史。临床检查：左下第一磨牙面磨耗，探诊敏感。

116. 该患者可诊断为

A. 牙周炎   B. 磨牙症

C. 牙釉质发育不全   D. 牙本质敏感症

E. 氟牙症

117. 最佳解决的方案是

A. 脱敏   B. 根管治疗

C. 调𬤊   D. 牙周治疗

E. 垫𬤊

（118～119题共用题干）

患者女，13岁，前牙唇侧牙间乳头呈球状突起，松软光亮，局部刺激物不明显，探诊未见附着丧失。

118. 造成此患者牙龈肥大的可能原因不包括

A. 口呼吸   B. 吐舌习惯

C. 激素水平的改变   D. 上唇短

E. 刷牙不认真

119. 关于此患者的治疗措施，不正确的是

A. 改正不良习惯   B. 教正确的刷牙方法

C. 调节激素水平   D. 牙周基础治疗

E. 养成上、下唇闭合习惯

（120～122题共用题干）

患者男，19岁，患病1周，牙龈乳头坏死，前牙唇侧明显，坏死形成溃疡处凹陷，表面灰白色假膜，触之出血明显，口腔有腐性口臭。体温37.8℃，颏下淋巴结肿痛，既往未出现全身明显异常现象。

120. 有辅助诊断意义的检查是

A. 白细胞分类   B. 脱落细胞检查

C. 革兰染色涂片   D. X线片

E. 组织病理

121. 预计检查后异常表现在

A. 中性粒细胞减少

B. 细胞核分化异常

C. 螺旋体和梭形杆菌数量明显增加

D. 牙槽骨不同程度吸收

E. 龈坏死表现

122. 在局部处理同时，选择全身最佳用药是

A. 四环素   B. 青霉素

C. 金霉素   D. 卡那霉素

E. 甲硝唑

（123～125题共用题干）

患儿男孩，12岁，上颌前牙变黑，无疼痛及不适。检查：$\underline{1|}$近中邻面可探及中等深度龋洞，达牙本质浅层，表面质硬，探诊无疼痛及不适，唇面完整。

123. 诊断应考虑为

A. 浅龋   B. 中龋

C. 深龋   D. 牙本质浅层龋

E. 牙本质深层龋

124. 首选采用的修复是

A. 银汞合金充填术

B. 复合树脂粘接修复术

C. 银汞合金粘接修复术

D. 复合树脂嵌体修复术

E. 磷酸锌粘固粉修复术

125. 在窝洞预备时应考虑

A. 按银汞合金修复术要求制备Ⅲ类洞

B. 按复合树脂修复术要求制备Ⅲ类洞

C. 按复合树脂修复术要求制备Ⅳ类洞

D. 尽量从唇面进入病变区

E. 可增加附加固位钉装置

（126～128题共用题干）

为研究45岁以上男性体重指数（BMI）≥25kg/m²者糖尿病患病率是否高于体重指数（BMI）＜25kg/m²的人群，某医师将糖尿病患者检测情况资料汇总如下。

体重指数（kg/m²）	检测人数	糖尿病患者数	患病率（%）
BMI≥25	2110	226	10.71
BMI＜25	7440	310	4.17

126. 若BMI≥25kg/m²者，为第1个样本；BMI＜25kg/m²者，为第2个样本，则其检验假设为

A. $H_0: P_1 = P_2$，$H_1: P_1 \neq P_2$

B. $H_0: P_1 = P_2$，$H_1: P_1 < P_2$

C. $H_0: \pi_1 = \pi_2, H_1: \pi_1 > \pi_2$

D. $H_0: \pi_1 = \pi_2, H_1: \pi_1 < \pi_2$

E. $H_0: \pi_1 = \pi_2, H_1: \pi_1 = \pi_2$

127. 若选用 Z 检验，公式为

    A. $|P - \pi| / \sigma_p$ B. $|P - \pi| / S_p$

    C. $|P_1 = P_2| / \sigma_p$ D. $|P_1 - P_2| / S_p$

    E. $|P_1 - P_2| / S_{p_1 - p_2}$

128. 若值等于 2.95，则最接近的概率 P 应

    A. > 0.05 B. $= 0.05$

    C. ≤ 0.01 D. $= 0.1$

    E. > 0.01

（129～130 题共用题干）

    患者女，34 岁，因嗓子痛自行口服磺胺类药物后，口腔黏膜烧灼疼痛水肿，唇部不仅疼痛起疱、结痂而且出血。检查可见口腔黏膜大面积充血糜烂，可见残余疱壁，唇部有厚血痂，手、足、背及腕部附近皮肤可见数个大小不等的红斑，上有水疱或丘疹。

129. 拟诊断为

    A. 原发性疱疹性口炎

    B. 药物过敏性口炎

    C. 三叉神经带状疱疹

    D. 天疱疮

    E. 血管神经性水肿

130. 下列哪种药物的使用是错误的

    A. 10% 葡萄糖酸钙加维生素 C 静脉注射

    B. 口服泼尼松

    C. 口服氯雷他定

    D. 口服氟康唑

    E. 0.05% 氯己定唇部湿敷

B1 型选择题 （131～150 题）

答题说明：以下提供若干组试题，每组试题共用在试题前列出的 **A**、**B**、**C**、**D**、**E** 五个备选答案，请从中选择一个与问题关系最密切的答案。每个备选答案可能被选择一次，多次或不被选择。

（131～132 题共用备选答案）

    A. 青少年牙周炎   B. 糖尿病型牙周炎

    C. 成人牙周炎   D. Down 综合征

    E. 掌趾角化 - 牙周破坏综合征

131. 组织愈合缓慢并经常出现牙周脓肿的是

132. 属遗传性疾病，且双亲必须均携带染色体基因才使其子女患本病的是

（133～135 题共用备选答案）

    A. 远中导板保持器

    B. 功能性活动保持器

    C. 丝圈保持器

    D. 舌弓保持器

    E. 间隙扩展装置

133. 乳磨牙缺失两个以上者，应选择

134. 第一乳磨牙早失，应选择

135. 第二乳磨牙早失，第一恒磨牙尚未萌出或萌出不足者，应选择

（136～139 题共用备选答案）

    A. 血链球菌   B. 轻链球菌

    C. 变形链球菌   D. 乳杆菌

    E. 放线菌

136. 最早出现在获得性膜上的细菌是

137. 深龋洞中能大量分离到的细菌是

138. 龈下菌群和根面龋中最常发现的细菌是

139. 目前认为致龋性最强的细菌是

（140～142 题共用备选答案）

    A. 普查   B. 抽样调查

    C. 预调查   D. 捷径调查

    E. 问卷调查

140. 在某小学进行牙病防治时用

141. 开展全国口腔健康调查时用

142. 了解人群口腔健康行为时用

（143～145 题共用备选答案）

    A. 增生性菜花状溃疡

    B. 唇周皮肤先有红斑，随后出现密集小水疱

    C. 口腔病损呈多形性改变如红斑、水疱、糜烂、渗出等，皮肤有虹膜状红斑

    D. 充血糜烂面上覆灰黄色膜

    E. 散在圆形或椭圆形溃疡，溃疡中央凹陷、周围有狭窄红晕，疼痛明显

143. 复发性疱疹性口炎的临床特征是

144. 复发性阿弗他溃疡口腔黏膜损害的临床特征是

145. 药物过敏性口炎的临床表现特点是

（146～148 题共用备选答案）

 A. 固有层散在淋巴细胞浸润

 B. 血管周围淋巴细胞浸润

 C. 固有层淋巴细胞带状浸润

 D. 结缔组织中淋巴细胞浸润并形成滤泡

 E. 血管周围上皮样细胞及淋巴细胞结节样聚集

146. 口腔扁平苔藓的病理特点为

147. 慢性盘状红斑狼疮的病理特点为

148. 肉芽肿性唇炎的病理特点为

（149～150 题共用备选答案）

 A. 贝氏溃疡 B. 李－弗溃疡

 C. 腺周口疮 D. 压疮性溃疡

 E. 结核性溃疡

149. 因使用过硬的橡皮奶头人工喂养，导致婴儿硬腭－软腭交界处黏膜出现的溃疡，称为

150. 发生于婴幼儿舌腹的创伤性溃疡，称为

第三单元

A1 型题（1~70 题）

答题说明：每一道试题下面有 A、B、C、D、E 五个备选答案，请从中选择一个最佳答案。

1. 肺炎病原体最不常见的入侵途径是
   - A. 血行播散
   - B. 邻近感染部位蔓延
   - C. 定植菌误吸
   - D. 空气吸入
   - E. 淋巴感染

2. 治疗肺心病心力衰竭的首要措施是
   - A. 卧床休息、低盐饮食
   - B. 使用小剂量强心剂
   - C. 使用小剂量作用缓和的利尿剂
   - D. 应用血管扩张剂减轻心脏负荷
   - E. 积极控制感染和改善呼吸功能

3. 确定肺结核是否为传染源的最主要依据是
   - A. 血沉检查
   - B. X 线检查
   - C. 痰结核菌检查
   - D. 结核菌素试验
   - E. 血结核抗体检查

4. 非重型再生障碍性贫血的治疗首选
   - A. 睾酮肌内注射
   - B. 造血干细胞移植
   - C. 维生素 B 肌内注射
   - D. 抗胸腺球蛋白
   - E. 肾上腺糖皮质激素口服

5. 初诊糖尿病的一般症状不包括
   - A. 体重减轻
   - B. 持续多汗
   - C. 多食
   - D. 多饮
   - E. 多尿

6. 无排卵性功能失调性子宫出血子宫内膜病理结果不会出现
   - A. 单纯型增生内膜
   - B. 复杂型增生内膜
   - C. 不典型增生内膜
   - D. 分泌期子宫内膜
   - E. 增生期子宫内膜

7. 梨型心脏可见于
   - A. 主动脉瓣狭窄
   - B. 二尖瓣狭窄
   - C. 肺动脉瓣狭窄
   - D. 三尖瓣狭窄
   - E. 动脉导管未闭

8. 肝硬化患者肝功能减退的临床表现不包括
   - A. 水肿
   - B. 脾大
   - C. 黄疸
   - D. 牙龈出血
   - E. 肝掌

9. 下列关于代谢性酸中毒的叙述，哪项是错误的
   - A. 是由体内 HCO_3^- 减少引起的
   - B. 最突出的表现是呼吸变慢、变浅
   - C. 呼气中可有酮味
   - D. 血清 pH 降低
   - E. 症状较轻者，一般不需要应用碱剂治疗

10. 关于消化性溃疡的叙述，下列哪项不正确
    - A. 在临床上，十二指肠溃疡较胃溃疡多见
    - B. 绝大多数病例病变位于胃和十二指肠
    - C. 男性发病多于女性
    - D. 全世界均多见
    - E. 童年及老年均罕见

11. 妊娠期高血压的基本病变为
    - A. 肾素－血管紧张素－前列腺素系统平衡失调
    - B. 慢性弥散性血管内凝血
    - C. 血液高度浓缩
    - D. 水、钠严重潴留
    - E. 全身小动脉痉挛

12. 下列物品中禁用高压蒸汽灭菌的是
    - A. 金属器械
    - B. 棉球敷料
    - C. 明胶海绵
    - D. 玻璃制品

E. 插入针头排气的瓶装液体

13. 不能采用戊二醛消毒的是
    A. 口镜、镊子、探针　　B. 金刚石钻针
    C. 碳钢钻针　　　　　　D. 银汞合金充填器械
    E. 可见光固化器光纤头

14. 利多卡因用于局部麻醉时，一次最大剂量是
    A. 50mg　　　　　　　B. 60～100mg
    C. 100～150mg　　　　D. 300～400mg
    E. 800～1000mg

15. 与口腔颌面部感染发生有关的主要因素是
    A. 外伤和局部血液循环
    B. 外来病原菌污染和营养状况
    C. 口腔内正常菌群和局部血液循环
    D. 机体抵抗力和有无异物存在
    E. 机体抵抗力和细菌的种类及数量

16. 下列关于口腔颌面部感染特点，叙述不正确的是
    A. 感染途径以腺源性为主
    B. 需氧菌与厌氧菌的混合感染最多见
    C. 牙源性感染极易波及颌骨与颌周软组织
    D. 口腔颌面部感染沿相应淋巴引流途径扩散，可发生区域淋巴结炎
    E. 正常时即有大量微生物存在，机体抵抗力下降时发生感染

17. 左下颌第三磨牙冠周炎并发面颊瘘的常见位置相当于左下颌
    A. 第三磨牙　　　　　B. 第二磨牙
    C. 第一磨牙　　　　　D. 第二前磨牙
    E. 第一前磨牙

18. 咬肌间隙感染如未及时切开引流，最常引起的并发症是
    A. 败血症
    B. 脓毒血症
    C. 下颌骨中央性骨髓炎
    D. 颈间隙感染
    E. 下颌骨边缘性骨髓炎

19. 新生儿颌骨骨髓炎的感染来源多为
    A. 腺源性　　　　　　B. 血源性
    C. 损伤性　　　　　　D. 牙源性
    E. 医源性

20. 颌面部硬组织损伤独具的特点是常伴有
    A. 颅脑损伤　　　　　B. 水肿反应明显
    C. 咬合关系错乱　　　D. 呼吸道阻塞
    E. 骨创感染

21. 颌面创伤清创术中，异物必须摘除的情况是
    A. 创口有急性炎症
    B. 异物位于大血管旁
    C. 深部异物不影响功能
    D. 异物与伤情无关
    E. 定位不准确

22. 唇的血供主要来自
    A. 上颌动脉　　　　　B. 面动脉
    C. 舌动脉　　　　　　D. 颞浅动脉
    E. 面横动脉

23. 引起小儿下颌下间隙感染的最多来源是
    A. 外伤性　　　　　　B. 牙源性
    C. 血源性　　　　　　D. 淋巴源性
    E. 下颌下腺源性

24. 原发性三叉神经痛封闭治疗时选用的局部麻醉药
    A. 普鲁卡因　　　　　B. 罗哌卡因
    C. 丁卡因　　　　　　D. 布比卡因
    E. 卡波卡因

25. 颌骨骨折伴发脑脊液鼻漏时不应
    A. 应用抗菌药物
    B. 局部保持清洁
    C. 进行鼻腔冲洗，协助引流
    D. 观察脑脊液量及色泽
    E. 脑脊液停止一定时间后处理颅骨骨折

26. 疑有上颌骨骨折时，最常用的X线投影方式是
    A. 上颌前部𬌗片　　　B. 华特位片
    C. 许勒位片　　　　　D. 颅底位片
    E. X线投影测量正位片

27. 唇、舌、耳、鼻及眼睑断裂伤，离体组织尚完好，应尽量将离体组织缝回原处，但一般不宜超过
    A. 1小时　　　　　　B. 2小时
    C. 4小时　　　　　　D. 6小时
    E. 8小时

28. 拔除下颌第一磨牙应采用的阻滞麻醉方法是

A. 下牙槽神经

B. 下牙槽神经、舌神经

C. 下牙槽神经、颊长神经

D. 下牙槽神经、舌神经、颏神经

E. 下牙槽神经、舌神经、颊长神经

29. 拔牙术后拔牙创内血块机化开始和最后完成的时间分别是

    A. 15分钟，1天   B. 6小时，5天

    C. 12小时，10天   D. 24小时，20天

    E. 48小时，28天

30. 手术患者术前12小时禁食，4小时禁水是为了

    A. 减少术后感染   B. 防止术后腹胀

    C. 防止吻合口瘘   D. 防止术后伤口裂开

    E. 防止麻醉或手术中呕吐

31. 判断上颌窦穿孔的正确方法是

    A. 用口镜反光检查

    B. X线片检查

    C. 用刮匙探查

    D. 捏紧两鼻孔鼓气

    E. 上颌窦开窗探查

32. 干槽症的特征性表现是

    A. 开口受限

    B. 冷热痛

    C. 术后1~3天放射性疼痛

    D. 术后3~5天肿痛未开始消退

    E. 拔牙创内无血凝块

33. 牙挺使用的原则中不包括

    A. 不可以邻牙作支点，除非邻牙一并拔除

    B. 颌水平的颊舌侧均不能作支点，除非拔除智牙或颊舌侧需去骨者

    C. 必须以手指作保护，以防牙挺滑脱

    D. 用力必须有控制，用力方向必须正确

    E. 可兼作骨凿，用于增隙和去骨

34. 下颌阻生牙拔除的适应证中不包括

    A. 反复引起冠周炎

    B. 无症状骨埋伏

    C. 满足正畸需要

    D. 可能成为颞下颌关节紊乱病的病因

    E. 可疑为原因不明疼痛的原因

35. 乳牙拔除时首要注意的是

A. 不要遗留残片   B. 牙龈有无撕裂

C. 牙槽骨有无骨折   D. 保护恒牙胚

E. 牙槽窝内血凝块的保护

36. 眶下间隙感染向颅内扩散，并发海绵窦血栓性静脉炎，其扩散途径通常是

    A. 面前静脉，颈内静脉

    B. 颞浅静脉，内眦静脉

    C. 面前静脉，颞浅静脉，颈内静脉

    D. 面前静脉，内眦静脉，眼静脉

    E. 眶内静脉，面前静脉

37. 口腔颌面部脓肿形成后，主要的治疗措施是

    A. 大剂量抗菌药物

    D. 对症治疗

    C. 大剂量激素

    D. 脓肿切开引流和应用抗菌药物

    E. 局部外敷中药

38. 颊间隙感染常见于

    A. 上下颌磨牙   B. 上下颌前磨牙

    C. 上下颌尖牙   D. 上下颌切牙

    E. 上下颌前磨牙和磨牙

39. 不属于放射性颌骨骨髓炎临床特征性表现的是

    A. 发病初期呈持续性针刺样剧痛，多数患者唾液分泌减少

    B. 病程进展缓慢，有时数月到十余年后才出现症状

    C. 继发感染后，骨面暴露并长期溢脓，经久不愈

    D. 由于肌肉组织瘢痕化，使软组织僵硬，会出现明显的张口受限

    E. 死骨与正常骨分界清楚，口腔颌面部软组织可形成洞穿性缺损畸形

40. 瘘孔中长期排脓，有时可排出死骨片的颌骨骨髓炎是

    A. 新生儿颌骨骨髓炎

    B. 中央性颌骨骨髓炎急性期

    C. 中央性颌骨骨髓炎慢性期

    D. 边缘性颌骨骨髓炎增生型

    E. 边缘性颌骨骨髓炎溶解破坏型

41. 气管切开术应切开以下哪些气管环

    A. 第1~2气管环   B. 第2~3气管环

C. 第 3～5 气管环　　D. 第 6～7 气管环

E. 第 5～6 气管环

42. 颌面部创伤后组织水肿反应快而重的原因是颌面部

A. 血供丰富　　　　B. 较早发生感染

C. 皮下脂肪丰富　　D. 神经丰富且敏感

E. 处于暴露部位

43. 上颌骨骨折下垂移位引起的呼吸困难的主要抢救措施是

A. 清除分泌物　　　B. 头低侧卧位

C. 上提并固定上颌骨　D. 拉舌至口外

E. 止血

44. 颌骨骨折最常见的重要临床体征是

A. 咬合错乱　　　　B. 张口受限

C. 常伴有软组织损伤　D. 局部肿痛

E. 流涎

45. 舌损伤缝合时，下列哪项不符合要求

A. 尽量保持舌的长度

B. 采用小针细线缝合

C. 距创缘稍远进针

D. 最好加用褥式缝合

E. 进针要深些

46. 上前牙或下前牙牙槽突骨折常用

A. 单颌牙弓夹板结扎复位固定

B. 颌间结扎牵引固定

C. 颌间结扎复位固定

D. 颌间结扎加颅颌绷带复位固定

E. 骨间固定加牙弓夹板固定

47. 口腔颌面部恶性肿瘤在我国最好发的是

A. 牙龈癌　　　　　B. 上颌窦癌

C. 腭癌　　　　　　D. 舌癌

E. 颊癌

48. 最常用的血管瘤硬化剂是

A. 无水乙醇　　　　B. 3% 鱼肝油酸钠

C. 福尔马林　　　　D. 碘化油

E. 泛影葡胺

49. 被称为"滤泡囊肿"的是

A. 始基囊肿　　　　B. 含牙囊肿

C. 角化囊性瘤　　　D. 根尖周囊肿

E. 鳃裂囊肿

50. 以下哪项不是痣样基底细胞癌综合征的表现

A. 多发性角化囊肿　B. 皮肤基底细胞痣

C. 分叉肋　　　　　D. 小脑镰钙化

E. 泛发的骨纤维异常增殖症

51. 牙槽骨中有许多骨小梁者见于

A. 固有牙槽骨　　　B. 束状骨

C. 松质骨　　　　　D. 牙槽骨外骨板

E. 类骨质

52. 肿瘤的治疗方法不包括

A. 手术　　　　　　B. 放疗

C. 化疗　　　　　　D. 理疗

E. 生物治疗

53. 对放射线不敏感的肿瘤是

A. 未分化癌　　　　B. 恶性淋巴癌

C. 鳞状细胞癌　　　D. 恶性淋巴上皮癌

E. 骨肉瘤

54. 以下口腔癌中最易发生颈部淋巴结转移的是

A. 上颌窦癌　　　　B. 腭癌

C. 牙龈癌　　　　　D. 舌癌

E. 颊癌

55. 因成釉细胞瘤需切除左半侧下颌骨，如用肋骨移植，最常选择的肋骨是

A. 左 5 肋　　　　　B. 左 7 肋

C. 左 9 肋　　　　　D. 右 7 肋

E. 右 9 肋

56. 肿瘤是唾液腺组织中最常见的疾病，其中肿瘤发病率最高的唾液腺为

A. 下颌下腺　　　　B. 舌下腺

C. 腮腺　　　　　　D. 唇腺

E. 腭腺

57. 有关治疗三叉神经痛的药物封闭疗法，错误的是

A. 适用于疼痛重的患者

B. 适用于口服药物无效者

C. 是短期治疗方法

D. 封闭药物的浓度要高于阻滞麻醉

E. 注射时应注意无菌操作

58. 淋巴管瘤的好发部位不包括

A. 腭部　　　　　　B. 舌部

C. 颊部　　　　　　D. 唇部

E. 颈部

59. 涎石病的临床特点不包括
    A. 以 20~40 岁中青年多见
    B. 病程长短不一
    C. 进食时腺体肿胀并伴有疼痛
    D. 导管口溢脓
    E. 舌下腺常见

60. 涎腺造影时造影剂外溢呈片状可见于
    A. 慢性复发性腮腺炎
    B. 慢性阻塞性涎腺炎
    C. 涎腺良性肿瘤
    D. 涎腺良性肥大
    E. 涎腺恶性肿瘤

61. 采用 ^{99m}Tc （锝 – 99m） 核素扫描时表现为瘤体内 Tc 核素高度聚集，称为 "热结节"。这种现象对哪种肿瘤有特殊诊断意义
    A. 多形性腺瘤   B. Warthin 瘤
    C. 黏液表皮样癌   D. 腺样囊性癌
    E. 肌上皮瘤

62. 预防颞下颌关节紊乱病的措施中，错误的是
    A. 保持乐观情绪   B. 注意关节保护
    C. 纠正不良咀嚼习惯   D. 多食质硬食物
    E. 避免长时间大张口

63. 关于不可复性关节盘前移位临床特征的描述，错误的是
    A. 关节弹响史继而间断性关节绞痛史
    B. 弹响消失而张口受限
    C. 开口时下颌偏向健侧
    D. 被动检查张口时开口度不能增大
    E. 开口时髁突运动受限

64. 不可复性关节盘前移位的临床特点是
    A. 往返弹响
    B. 关节运动时连续摩擦音
    C. 开口时下颌偏向健侧，有被动开口
    D. 重度开口受限，开口度 5~15mm
    E. 开口时下颌偏向患侧，无被动开口

65. 颞下颌关节外强直患者的病史中，不包括
    A. 严重创伤史
    B. 感染史
    C. 不正确外科手术史

D. 鼻咽部肿瘤放疗史
E. 化脓性颞下颌关节炎史

66. 面瘫伴舌前 2/3 味觉改变 + 唾液分泌功能障碍，提示面神经损伤部位在
    A. 核性损害
    B. 茎乳孔外
    C. 膝状神经节
    D. 鼓索与镫骨肌神经之间
    E. 镫骨肌与膝状神经节之间

67. 对三叉神经痛 "扳机点" 的检查方法不包括
    A. 扪诊   B. 压诊
    C. 叩诊   D. 揉诊
    E. 触诊

68. 异位妊娠体征不包括
    A. 阴道后穹窿饱满
    B. 直肠子宫陷凹有触痛结节
    C. 宫颈举痛
    D. 子宫漂浮感
    E. 子宫一侧有触痛包块

69. 关于烧伤包扎疗法的处理，以下哪项不正确
    A. 创面先清创
    B. 先盖一层干纱布
    C. 应敷 2~3mm 的吸收性棉垫
    D. 由肢体近端至远端包扎
    E. 包扎应露出肢端

70. 二期处理火器伤延期缝合应在清创处理后的
    A. 12h 至 1d   B. 2~3d
    C. 3~5d   D. 8~14d
    E. 14d 以后

A2 型题 （71~110 题）

> **答题说明：每一道试题都是以一个小案例出现的，其下面有 A、B、C、D、E 五个备选答案，请从中选择一个最佳答案。**

71. 患儿男，10 岁，因发热 7 天，抗生素治疗无效入院。查体：球结膜充血，口唇皲裂，杨梅舌，颈部淋巴结肿大，全身可见多形性红斑。临床治愈出院后 2 个月猝死于家中，最可能的死因是
    A. 心肌炎   B. 脑栓塞

C. 脑出血 D. 心包炎

E. 冠状动脉瘤破裂

72. 患者女，18 岁，发热伴鼻出血 5 天。查体：全身淋巴结肿大，皮肤散在出血斑，肝肋下 2cm，脾肋下 3cm，血红蛋白 80g/L，白细胞 12 × 10^9/L，血小板 40 × 10^9/L，骨髓增生活跃，原始细胞占 0.80，过氧化物酶染色阴性，非特异性酯酶阴性。首选的治疗方案是

A. HA B. DA

C. VP D. CHOP

E. MOPP

73. 肝硬化患者，腹胀，肝胆脾超声显示肝硬化、腹水、腹腔游离液体深度 5.1cm。下列有关肝硬化患者腹水形成的原因，不正确的是

A. 血浆胶体渗透压下降

B. 门静脉压力增加

C. 淋巴回流受阻

D. 醛固酮减少

E. 有效循环血量减少

74. 患者男，38 岁，间歇性水肿 10 余年，伴恶心、呕吐 1 周。查血红蛋白 80g/L，血压 20.7/14.7kPa（155/110mmHg），尿蛋白（＋＋），颗粒管型 2～3 个/HP，尿比重 1.010～1.012。可能的诊断是

A. 肝炎后肝硬化 B. 原发性高血压

C. 慢性肾盂肾炎 D. 慢性肾小球肾炎

E. 肾病综合征

75. 患者女，20 岁，近 1 年来时有右下腹疼痛伴膀胱刺激症状。体检：腹软、右下腹深压痛，右腰部轻叩痛。尿常规红细胞（＋＋）/HP，白细胞（＋）/HP。肾图检查：右侧呈梗阻型曲线。应考虑为

A. 慢性膀胱炎 B. 急性阑尾炎

C. 慢性附件炎 D. 急性肾盂肾炎

E. 右输尿管下段结石

76. 患者男，18 岁，平素体健，因偶尔碰伤后流血不止，经检查为血友病 A。该患者缺乏的凝血因子是

A. 凝血因子Ⅷ B. 凝血因子Ⅸ

C. 凝血因子Ⅺ D. 凝血因子Ⅶ

E. 凝血因子Ⅴ

77. 患者女，26 岁，妊娠 16 周，心慌、怕热、多汗、易饿 4 周。查体：BP 130/60mmHg，中等体型，皮肤潮红，手有细颤，轻度突眼，甲状腺弥漫性Ⅱ度肿大，血管杂音（＋），心率 110 次/分。下列检查对确诊该患者为甲状腺功能亢进症最有意义的是

A. 血清 TT_3 B. 血清 TT_4

C. 血清 rT_3 D. 血清 FT_3

E. ^{131}I 摄取率

78. 患者女，35 岁，现产后 3 天，出现急性腹痛伴发热 2 天，腹部包块增大，曾诊断患"子宫肌瘤"。本例应考虑的诊断是

A. 产褥感染

B. 子宫肌瘤囊性变

C. 子宫肌瘤玻璃样变

D. 子宫肌瘤红色变

E. 子宫肌瘤恶性变

79. 患者男，40 岁，因心前区剧痛 12 小时诊为急性前壁心肌梗死住院。心电监护示频发室性早搏和短阵室性心动过速。首选的抗心律失常药物是

A. 乙胺碘呋酮 B. 利多卡因

C. 溴苄胺 D. 美托洛尔

E. 盐酸美西律

80. 患者男，35 岁，因服吲哚美辛数片后感胃痛，今晨呕吐咖啡样胃内容物 400ml 来诊。既往无胃病史。首选的检查是

A. 血清胃泌素测定

B. B 型超声检查

C. X 线胃肠钡餐

D. 急诊胃镜检查

E. 胃液分析

81. 患者男，70 岁，左侧下颌部阵发性抽搐剧痛 3 天，不能吃饭。查体：双额纹对等，闭目有力，面部感觉对称存在。诊断为

A. 右面神经麻痹 B. 偏头痛

C. 左三叉神经痛 D. 右三叉神经痛

E. 左面神经麻痹

82. 患者男，2 岁，发热，咳嗽 4 天，咳喘加重 1 天。查体：双肺可闻及散在中小水泡音。血白

细胞 $10 \times 10^9/L$，中性粒细胞 0.65，淋巴细胞
0.35。最可能的诊断是

A. 支气管炎　　　　　B. 支气管肺炎

C. 毛细支气管炎　　　D. 上呼吸道感染

E. 支气管哮喘

83. 患者女，50 岁，孕 5 产 5，绝经 3 年，阴道不
规则出血 1 个月。妇科检查：外阴、阴道正常，
宫颈肥大、糜烂、触之易出血，子宫后屈、稍
小，双侧附件未见异常。该病人绝经后最可能
的出血原因是

A. 宫颈炎　　　　　　B. 宫颈癌

C. 宫内膜癌　　　　　D. 宫颈尖锐湿疣

E. 宫内膜炎

84. 某患者拔牙，注射局麻药后立即发生头晕、胸
闷、面色苍白、全身冷汗、四肢厥冷无力、脉
快而弱、恶心。其发生的局麻并发症应为

A. 晕厥　　　　　　　B. 过敏反应

C. 中毒　　　　　　　D. 神经损伤

E. 颈交感神经综合征

85. 患者女，25 岁，左侧完全性唇裂术后继发畸
形，拟行二期手术矫正。应采取的麻醉方法是

A. 局部浸润麻醉

B. 双侧眶下神经阻滞麻醉

C. 基础麻醉加局部浸润麻醉

D. 全身麻醉

E. 鼻腭神经阻滞麻醉

86. 患者女，18 岁，5 天前出现右下颌智牙冠周炎，
已行抗感染治疗 3 天。检查见开口度正常，智
牙正位，远中龈瓣覆盖部分牙面，上颌智牙正
位萌出。该患者的最佳处理方法是

A. 远中龈瓣切除

B. 拔除下颌智牙

C. 同时拔除上、下颌智牙

D. 理疗

E. 不处理

87. 患者男，50 岁，拔除下颌第一磨牙后，新鲜血
液充盈牙槽窝，但不能淹没牙根间隔。正确的
处理是

A. 缝合拔牙创　　　　B. 咬除根间隔

C. 碘仿纱布覆盖　　　D. 明胶海绵覆盖

E. 任其吸收

88. 患者男，38 岁，因颌面部皮肤癌入院手术治
疗。术中在做必要的组织切除后，出现创缘两
侧厚薄不均，为尽量使缝合后皮肤平整，最适
合的措施是

A. 采用外翻缝合

B. 做环式（皮肤－皮下－皮肤）缝合

C. 薄侧做附加切口调整后缝合

D. 厚侧先做潜行分离调整缝合

E. 缝合时组织在薄侧稍多而深些，厚侧稍少而
浅些

89. 患者男，16 岁，左颊黏膜肿物半年逐渐增大，
轻度疼痛，近来在进食时常咬颊。造成局部黏
膜糜烂。检查见左颊肿块约 $2cm \times 2cm$ 大小，
界限不清。表面黏膜糜烂，周边黏膜表面有散
在的清亮的小水泡样病变，质地硬。该患者最
可能的诊断是

A. 鳞状细胞癌　　　　B. 淋巴管瘤

C. 特异性感染　　　　D. 腺上皮恶性肿瘤

E. 良性肿瘤伴感染

90. 患者男，34 岁，下颌前份唇侧牙龈出现黑色斑
块状肿物半年余。其黑色斑块渐扩大，遂出现
双侧下颌下淋巴结肿大。最不宜采用的检查是

A. 切取活检　　　　　B. 冷冻活检

C. CT 检查　　　　　D. MRI 检查

E. PET 检查

91. 患者女，30 岁，拔牙后 3 天开口逐渐受限，下
颌下淋巴结肿大。除下颌支后缘稍丰满压痛外，
其余无阳性体征。最可能的诊断是

A. 翼下颌隙感染　　　B. 下颌下间隙感染

C. 颞间隙感染　　　　D. 咬肌间隙感染

E. 干槽症

92. 患者女，40 岁，颞侧搏动样头痛，伴恶心、呕
吐、畏光，持续 1 ~ 2 天。发作前有视物变形和
亮点。有头痛发作史 20 年。查体无异常。头痛
发作时口服药物治疗不宜选择

A. 吲哚美辛　　　　　B. 尼莫地平

C. 阿司匹林　　　　　D. 布洛芬

E. 甲芬那酸

93. 患者男，43 岁，近几年来左侧腮腺数次肿痛，
每年发作 1 ~ 2 次，抗感染治疗可控制。平常口
内有时有咸味液体流出。检查腮腺导管口有少

量分泌，尚清。该患者不宜施行的治疗是

A. 导管冲洗

B. 急性发作时全身抗感染治疗

C. 维生素 C 含服

D. 按摩腮腺腺体帮助排唾液

E. 腮腺切除术

94. 患儿男，12 岁，半年前上前牙外伤，冠折露髓未治疗，现因唇侧牙龈肿就诊。医师必须做的检查是

A. 叩诊　　　　　　B. 查松动度

C. 温度测验　　　　D. X 线片检查

E. 牙周袋探诊

95. 患者女，65 岁，上前牙区屡发针刺样短暂疼痛 3 周，定位不清，临床考虑三叉神经痛，为提高治疗的针对性，寻找扳机点部位。不属于三叉神经上颌支常见扳机点部位的是

A. 上颌结节　　　　B. 鼻翼区

C. 眶下区　　　　　D. 耳屏

E. 上唇

96. 某患者开口困难，有走马疳病史。X 线检查显示颞下颌关节正常。可能的诊断是

A. 颞下颌关节内强直　　B. 咀嚼肌痉挛

C. 破伤风牙关紧闭　　　D. 癔症性牙关紧闭

E. 颞下颌关节外强直

97. 患者女，54 岁，口眼干燥多年，双侧腮腺弥漫性肿大，Schirmer 试验 <5mm。不宜采用的治疗方法是

A. 0.5% 甲基纤维素滴眼

B. 经常用液体湿润口腔

C. 积极防治龋病

D. 中医药治疗

E. 切除腮腺，解除自身抗原

98. 患者男，16 岁，颏下舌骨前见 3cm×3cm 肿块，界限清，呈圆球形，与周围组织无粘连，可活动，质地柔韧似面团样感觉，无触痛，自颏下扪压肿物不缩小而向舌下突起，吞咽时肿物不上下移动。最可能的诊断是

A. 甲状舌管囊肿　　　B. 海绵状血管瘤

C. 舌异位甲状腺　　　D. 皮样囊肿

E. 脂肪瘤

99. 患者男，30 岁，双侧髁突高位骨折且有前牙开殆，后牙早接触。治疗上宜选用

A. 切开复位内固定

B. 切开内固定后颌间牵引

C. 颌间结扎

D. 髁突摘除术

E. 颅颌弹性绷带牵引

100. 有一颌面部损伤患者，伤后 1 周来院，临床检查发现面部伤口红肿，并有少量脓性分泌物，确诊为伤口感染。应采取如下哪种治疗措施

A. 用大量过氧化氢及盐水冲洗，再进行缝合

B. 严格清创，缝合大部分组织后，放置引流条

C. 清除所有感染组织后，缝合伤口

D. 局部湿敷，待感染控制后再行处理

E. 暴露创面，应用大剂量抗生素控制感染

101. 患者女，25 岁，初孕，妊娠第 8 周出现牙痛。检查：右下 6 牙体破坏大，需拔除，消炎后拔除的时间应为

A. 1 周内　　　　　　B. 1 周后

C. 2 周后　　　　　　D. 3 周后

E. 4 周后

102. 患者男，65 岁，因牙周病Ⅱ度松动拔除了左下颌的第一前磨牙、第二前磨牙及第一磨牙，术后 6 小时仍出现牙窝渗血，给予局部缝合、咬棉纱等处理未见好转。可能的出血原因是

A. 患者全身状况不佳

B. 拔除牙齿过多、牙窝过大

C. 术者操作粗暴，钳夹牙龈致其损伤

D. 牙窝内残留炎性肉芽组织

E. 牙窝内残留牙根

103. 某患者，右手中指受伤，2 日后到医院就诊。查：中指肿胀、发热，有波动感。下列处理最恰当的是

A. 中指侧面纵形切口引流

B. 抗菌药物静脉注射

C. 肌内注射哌替啶 25mg

D. 热盐水浸泡患指

E. 患指理疗

104. 患儿男，3 岁，体重 16kg。双下肢被开水烫伤。查体：BP 85/60mmHg，烦躁不安。双下

肢（包括臀部）Ⅱ度烧伤。尿量 15ml/h。第一个 24 小时应补充的胶体液量为

A. 296ml

B. 444ml

C. 592ml

D. 888ml

E. 1184ml

105. 患者女，35 岁，身高 162cm，体重 56kg，近 3 个月来觉口渴、多饮。查：空腹血糖 6.8mmol/L。无糖尿病家族史。为确定有无糖尿病最有意义的实验室检查是

A. 餐后 2 小时血糖

B. 血谷氨酸脱羧酶抗体

C. 口服葡萄糖耐量试验

D. 糖化血红蛋白

E. 24 小时尿糖定量

106. 患者男，68 岁，既往有慢性支气管炎病史 10 年，一周前因感冒后咳嗽加重来诊。查体：神志模糊，两肺哮鸣音，心率 110 次/分，血气分析 pH 7.30，PaO_2 50mmHg，$PaCO_2$ 80mmHg。下列治疗措施正确的是

A. 静脉滴注尼可刹米

B. 静脉注射毛花苷丙

C. 静脉滴注 4% 碳酸氢钠

D. 静脉注射呋塞米

E. 人工机械通气

107. 患者男，46 岁，右颈部无痛性淋巴结肿大 4 个月，伴上腹疼痛，食欲减退，发热、盗汗、体重减轻。行剖腹探查见胃与胰头及腹膜有粘连，周围有多个肿大的淋巴结，病理检查为非霍奇金淋巴瘤，T 细胞来源。临床分期属

A. ⅡB

B. ⅢA

C. ⅢB

D. ⅣA

E. ⅣB

108. 患者男，32 岁，3 天前淋雨，次日出现寒战、高热，继之咳嗽，咳少量黏液脓性痰，伴右侧胸痛。查体体温 39℃，急性病容，口角和鼻周有疱疹。心率 110 次/分，律齐。血白细胞 11×10^9/L。最可能的诊断是

A. 急性肺脓肿

B. 干酪性肺炎

C. 葡萄球菌肺炎

D. 支原体肺炎

E. 肺炎链球菌肺炎

109. 患者女，60 岁，右肩背部肿痛 5 天。查体：体温 39.4℃，右肩背部有多个脓栓，中央部

坏死呈火山口状。最有效的处理措施是

A. 抗菌药物

B. 理疗

C. 中药外敷

D. 沿皮纹纵行切开

E. "+" 或 "++" 形切口引流

110. 一小儿体重 7kg，身高 65cm，头围 42cm，乳牙 2 枚，能独坐一会儿，能听懂自己的名字。此小儿的月龄最可能是

A. 9 个月

B. 8 个月

C. 7 个月

D. 6 个月

E. 5 个月

A3/A4 型题（111～130 题）

> **答题说明：** 以下提供若干个案例，每个案例下设若干道试题。请根据案例所提供的信息，在每一道试题下面的 A、B、C、D、E 五个备选答案中选择一个最佳答案。

（111～112 题共用题干）

患者女，22 岁，去某医院行拔牙术，注射麻药时，患者出现头晕、恶心、胸闷，四肢无力。查：血压 90/60mmHg，脉搏 65 次/分，面部及口唇苍白。

111. 该患者的诊断是

A. 中毒

B. 过敏

C. 晕厥

D. 白血病

E. 卒中

112. 对该患者上述情况的正确处理是

A. 立即送往急诊室

B. 注射麻药完成后抢救

C. 停止注药，立即抢救

D. 继续注射，完成拔牙

E. 观察，暂不处理

（113～115 题共用题干）

患者女，18 岁，颏下无痛性缓慢生长圆球状肿物 3 年，大小 5cm×6cm×4cm，表面光滑，界清，质地似面团样，可活动，无触痛，肿物不随吞咽而活动，口底黏膜下未见异常。

113. 肿物的内容物最可能是

A. 豆渣样角化物质

B. 淡黄色透明蛋清样黏稠液体

C. 黄色透明稀薄水样液体

D. 乳白色稠粥状物质，肉眼可见含有毛发

E. 草黄色含胆固醇晶体的清亮液体，黄色透明稀薄水样液体

114. 该患者在行手术治疗时，应取的体位是
    A. 坐位头后仰
    B. 平仰位
    C. 平卧垫肩后仰位
    D. 侧卧位
    E. 平卧垫肩头转向一侧

115. 选用的手术切口是
    A. 口底黏膜避开导管口平行下颌体弧形切口
    B. 颌下皮肤距下颌骨下缘2cm与其平行的弧形切口
    C. 颌下皮肤的梭形切口
    D. 两侧下颌骨下缘下2cm，颌下正中至舌骨T形切口
    E. 口底黏膜及颌下皮肤的弧形切口

(116～118题共用题干)

患者男，26岁，左下颌下区肿块2年，肿块时大时小，进食时局部明显胀痛感。

116. 临床诊治过程中，应着重于
    A. 询问下颌下肿块发病时间
    B. 询问肿块与进食关系
    C. 检查肿块大小与活动度
    D. 检查体位移动试验时肿块的变化
    E. 进行切取活检

117. 重要的检查是
    A. 双合诊
    B. 体位移动试验
    C. 叩诊
    D. 听诊
    E. 透光试验

118. 可能的诊断是
    A. 下颌下腺囊肿
    B. 急性化脓性下颌下腺炎
    C. 涎石病致慢性下颌下腺炎
    D. 淋巴管瘤
    E. 海绵状血管瘤

(119～122题共用题干)

男婴，9个月。先天性左侧完全性唇腭裂。

119. 因唇裂形成畸形的因素中不包括
    A. 口轮匝肌的分离
    B. 异常的吸吮和表情习惯

C. 口轮匝肌的异常走行与附着
D. 正常解剖标志的移位和消失
E. 健患侧上唇生长发育的差异

120. 根据唇腭裂序列治疗的原则，行腭成形术的年龄应在
    A. 3～6个月
    B. 12～18个月
    C. 2～3岁
    D. 4～5岁
    E. 6～7岁

121. 对于这类患者，除手术治疗以外最易忽视的治疗是
    A. 心理治疗
    B. 缺牙修复
    C. 语音训练
    D. 牙正畸治疗
    E. 颌骨畸形矫正

122. 该患者行牙槽嵴裂植骨的指征不包括
    A. 腭裂的严重程度
    B. 唇裂的严重程度
    C. 年龄
    D. 牙槽嵴裂隙的宽度
    E. 患侧尖牙牙根的发育情况

(123～125题共用题干)

患者女，38岁，心脏听诊发现心尖部收缩中、晚期喀喇音。

123. 该患者最可能的心脏瓣膜病变是
    A. 二尖瓣狭窄
    B. 二尖瓣脱垂
    C. 三尖瓣狭窄
    D. 主动脉瓣狭窄
    E. 肺动脉瓣狭窄

124. 查体：体温38.6℃，睑结膜苍白，可见出血点，心率102次/分，心尖部闻及3～6级收缩期杂音，双肺未闻及干湿性啰音，脾肋下2cm。尿液检查：蛋白（＋），WBC 0～1个/HP。该患者发热最可能的原因是
    A. 肺炎
    B. 风湿活动
    C. 缺铁性贫血
    D. 泌尿系感染
    E. 感染性心内膜炎

125. 为明确发热病因必须检查
    A. 血沉
    B. 血培养
    C. 尿细胞计数
    D. 血清铁浓度
    E. 血红细胞计数

（126～127 题共用题干）

患者男，45 岁，中上腹饥饿性隐痛反复发作 15 年，伴反酸、嗳气，进食和服用抑酸剂可缓解。

126. 该患者最可能的疾病是
    A. 胃癌　　　　　B. 胰腺癌
    C. 消化性溃疡　　D. 慢性胆囊炎
    E. 慢性胰腺炎

127. 患者 3 小时前突然出现中上腹剧痛且腹痛持续存在，该患者可能发生的并发症是
    A. 胃癌并发幽门梗阻
    B. 胰腺癌并发肠梗阻
    C. 急性胰腺炎并发出血坏死
    D. 消化性溃疡并发急性穿孔
    E. 急性胆囊炎并发胆汁性腹膜炎

（128～130 题共用题干）

患者男，25 岁，车祸伤 1 小时。查体：脉搏 130 次/分，血压 86/60mmHg，烦躁不安，发绀，严重呼吸困难，皮肤湿冷，左颈胸部皮下捻发感，气管右移，左胸饱满，左肺呼吸音消失。胸片示左肺完全萎陷。

128. 最可能的诊断为
    A. 左侧进行性血胸
    B. 左侧闭合性气胸
    C. 左侧开放性气胸
    D. 左侧张力性气胸
    E. 左侧反常呼吸运动

129. 急救处理是
    A. 抗休克
    B. 气管插管
    C. 高流量吸氧
    D. 呼吸机辅助呼吸
    E. 左侧胸腔穿刺

130. 经急救处理，病情好转后又迅速恶化，此时治疗应立即
    A. 气管切开
    B. 清除呼吸道分泌物
    C. 左侧胸腔闭式引流
    D. 静脉快速输血补液
    E. 多头胸带包扎固定胸壁

B1 型题（131～150 题）

答题说明：以下提供若干组试题，每组试题共用在试题前列出的 A、B、C、D、E 五个备选答案，请从中选择一个与问题关系最密切的答案。每个备选答案可能被选择一次，多次或不被选择。

（131～133 题共用备选答案）
    A. 儿童复发性腮腺炎
    B. 舍格伦综合征
    C. 阻塞性腮腺炎
    D. 结核
    E. 腺淋巴瘤
    符合下列腮腺造影表现的病变是

131. 主导管扩张，边缘不整齐呈羽毛状，末梢导管弥漫，散在点状扩张

132. 主导管扩张呈腊肠状，分支导管扩张

133. 主导管形态正常，分支导管数目较少，末梢导管点状扩张，8 年后复查末梢导管点状扩张完全消失

（134～135 题共用备选答案）
    A. 轮轴力　　　　B. 扭转力
    C. 摇动力　　　　D. 楔力
    E. 杠杆力

134. 拔牙时应首先用

135. 牙挺在挺松牙时主要提供的作用力是

（136～138 题共用备选答案）
    A. 疖　　　　　　B. 痈
    C. 丹毒　　　　　D. 急性蜂窝织炎
    E. 脓肿

136. 多个相邻毛囊及其所属的皮脂腺或汗腺的急性化脓性感染是

137. 单个毛囊及其所属皮脂腺的急性化脓性感染是

138. 由溶血性链球菌引起的皮下和筋膜感染是

（139～140 题共用备选答案）
    A. 1～2 个月　　B. 3～6 个月
    C. 6～12 个月　　D. 1 岁以后
    E. 2 岁以后

139. 单侧唇裂整复术的最佳时间是

140. 双侧唇裂整复术的最佳时间是

(141～144 题共用备选答案)

  A. 平卧头正位   B. 平卧头侧位

  C. 平卧仰头位   D. 平卧低头位

  E. 平卧垫肩头侧位

141. 腭部手术的体位是

142. 唇部手术的体位是

143. 腮腺手术的体位是

144. 一侧颈淋巴清扫手术的体位是

(145～147 题共用备选答案)

  A. 急性肠梗阻

  B. 感染性休克

  C. 肺炎高热

  D. 慢性十二指肠瘘

  E. 急性肾衰竭

145. 低渗性缺水的常见病因是

146. 代谢性酸中毒可发生于

147. 高钾血症的常见病因是

(148～150 题共用备选答案)

  A. 乙肝疫苗

  B. 流感疫苗

  C. 麻疹疫苗

  D. 脊髓灰质炎三型混合疫苗

  E. 百白破疫苗

148. 新生儿期应接种的疫苗是

149. 生后 2 个月时应接种的疫苗是

150. 8 个月时应接种的疫苗是

第四单元

A1 型题（1～70 题）

答题说明：每一道试题下面有 A、B、C、D、E 五个备选答案，请从中选择一个最佳答案。

1. 下列不属于解剖式牙特点的是
   A. 咀嚼效率高
   B. 美观效果好
   C. 适用于牙槽嵴高而宽者
   D. 侧向力小，有利于义齿稳定
   E. 牙尖斜度为 30°或 33°

2. 无尖人工牙的特点不包括
   A. 无牙尖、有外展隙及食物溢出沟
   B. 可减小侧向力
   C. 垂直方向传递𬌗力至牙槽嵴
   D. 增强义齿的稳定性
   E. 咀嚼效率不如解剖式人工牙

3. 垂直距离是指
   A. 上下颌牙槽嵴顶之间的距离
   B. 正中𬌗位时面下 1/3 的高度
   C. 瞳孔连线到口裂间距离
   D. 息止颌位时，上下颌牙牙面间距离
   E. 鼻底到颏底间距离

4. 牙尖缺损患牙预备的抗力形是指
   A. 牙冠能抵抗𬌗力
   B. 牙周膜能抵抗𬌗力
   C. 牙槽骨能抵抗𬌗力
   D. 修复体能抵抗𬌗力
   E. 修复体能抵抗脱位

5. 关于上颌第一磨牙的位置，下面哪项说法是错误的
   A. 牙颈部略向远中倾斜
   B. 颊尖离开𬌗平面
   C. 近中舌尖排在𬌗平面上
   D. 远中舌尖离开𬌗平面
   E. 舌尖对准下颌牙槽嵴顶线

6. 基牙牙根数目与固定义齿功能直接有关的是
   A. 连接强度
   B. 固位力

7. 翼突支柱将咀嚼压力传导至颅底是通过
   A. 蝶骨翼突，上颌牙槽突的后端
   B. 上颌骨腭突，腭骨垂直部
   C. 颧牙槽嵴，上颌牙槽突的后端
   D. 腭骨垂直部，颧牙槽嵴
   E. 蝶骨翼突，上颌骨腭突

8. 全口义齿印模边缘整塑的目的是确定
   A. 托盘边缘位置
   B. 托盘边缘长度
   C. 印模密合程度
   D. 印模边缘位置与厚度
   E. 托盘与牙槽嵴的间隙

9. 下颌剩余牙槽嵴的平均吸收速度是上颌的
   A. 1.5 倍
   B. 1.8 倍
   C. 2.5 倍
   D. 2.8 倍
   E. 3～4 倍

10. 一般情况下可摘局部义齿的固位力主要是
    A. 卡环与基牙间的卡抱力
    B. 吸附力
    C. 间接固位体的平衡力
    D. 大气压力
    E. 义齿本身的重力

11. 与固定桥桥体龈面自洁性直接有关的是
    A. 龈面接触形态
    B. 牙槽嵴宽窄度
    C. 龈面横截面积
    D. 牙槽嵴吸收程度
    E. 龈面采用的材料

12. 全口义齿解剖式人工牙常规排列时，与𬌗平面不接触的是
    A. 1|1 切缘
    B. 3|3 牙尖
    C. 4|4 舌尖
    D. 5|5 颊尖
    E. 6|6 舌尖

13. 属于特殊结构的固定桥是
    A. 单端固定桥
    B. 双端固定桥

C. 支持力
D. 美观性
E. 舒适度

C. 半固定桥　　　　D. 复合固定桥

E. 粘接固定桥

14. 下列哪项不是可摘局部义齿固位体必须具备的条件

A. 无异物感

B. 对基牙不产生矫治性移位

C. 不易积存食物

D. 避免口内使用不同种类的金属

E. 取戴时，对基牙无侧方压力

15. 排列全口义齿人工牙的美观原则不包括

A. 牙弓弧度要与颌弓型一致

B. 上前牙的位置要补托出上唇丰满度

C. 前牙排成浅覆𬌗、浅覆盖

D. 要体现患者的个性

E. 上前牙的排列要参考患者的意见

16. 当固定桥两端固位力不相等时会引起

A. 一端基牙的骨吸收

B. 一端基牙的松动

C. 一端固位体的磨耗

D. 一端固位体的松动

E. 整个固定桥的弯曲

17. 可摘局部义齿间接固位体的主要作用不包括

A. 防止义齿𬌗向脱位

B. 对抗侧向力，防止义齿摆动

C. 平衡作用，防止义齿下沉

D. 支持作用，防止义齿下沉

E. 分散𬌗力，减轻负荷

18. 消除修复体引起的食物嵌塞最好的办法是

A. 粘固后视情况消除食物嵌塞的原因

B. 牙体预备时消除食物嵌塞的原因

C. 只要把邻接点恢复好

D. 试戴时消除食物嵌塞的原因

E. 加大外展隙，利于食物排溢

19. 牙列缺失影响较小的是

A. 面容　　　　　　B. 神经系统

C. 内分泌系统　　　D. 咀嚼功能

E. 颞下颌关节

20. 引起牙齿松动的原因不包括

A. 𬌗创伤

B. 牙周袋深部刮治

C. 牙周膜急性炎症

D. 牙周翻瓣术后

E. 牙槽骨吸收达 1/2 以上

21. 粘接固定桥的固位是依靠

A. 摩擦力　　　　　B. 卡环

C. 酸蚀与粘接技术　D. 吸附力

E. 粘接与卡环

22. 人造冠完全到位的标志不包括

A. 咬合基本良好　　B. 无翘动

C. 边缘密合　　　　D. 边缘达到设计位置

E. 接触点松紧度适当

23. 可摘局部义齿设计中，临床对基牙倒凹深度和坡度的要求为

A. 深度 >1mm，坡度 <20°

B. 深度 >1mm，坡度 >20°

C. 深度 <1mm，坡度 >20°

D. 深度 <1mm，坡度 <20°

E. 深度 >1mm，坡度 >30°

24. 牙体缺损的首要病因是

A. 磨损　　　　　　B. 酸蚀

C. 龋病　　　　　　D. 外伤

E. 发育异常

25. 暂时冠的作用不包括

A. 避免牙髓再度受刺激

B. 保持患牙的牙位

C. 避免𬌗面磨损

D. 保持近、远中间隙

E. 诊断作用

26. 全冠预备体的轴面聚合度不宜超过

A. 2°　　　　　　　B. 5°

C. 8°　　　　　　　D. 10°

E. 12°

27. 下列有关前牙 3/4 冠牙体预备的叙述，正确的是

A. 临床牙冠长，倒凹大者，邻面冠边缘应止于龈缘

B. 上前牙切斜面由舌侧斜向唇侧

C. 在切端斜面舌 1/3 处，做一顶角 90° 的沟

D. 舌轴壁的侧凹不必消除，可以舌隆突为界分两段预备

E. 邻沟与邻面的线角清晰，有棱角

28. 不适合做可摘局部义齿修复的有
    A. 肝炎　　　　　B. 牙周病
    C. 偏头痛　　　　D. 癫痫
    E. 高血压

29. 有关肯氏分类第一类的说法，正确的是
    A. 没有亚类
    B. 义齿鞍基在一侧基牙远中
    C. 远中一侧为游离端，另一侧为非游离端
    D. 在基牙前份的鞍基不超过中线
    E. 双侧远中为游离端

30. 上颌全口义齿基托后缘的位置是
    A. 翼上颌切迹与腭小凹后2mm连线
    B. 翼上颌切迹与腭小凹前2mm连线
    C. 翼上颌切迹与腭小凹连线
    D. 上颌结节与腭小凹后2mm连线
    E. 上颌结节与腭小凹连线

31. 以下关于局部义齿基托的表述中，正确的是
    A. 磨牙后垫处应作缓冲
    B. 黏膜支持式义齿的基托可适当缩小
    C. 塑料基托的温度传导作用好于金属基托
    D. 前牙缺失的义齿均须有唇侧基托
    E. 基托与天然牙轴面非倒凹区接触，可起卡环对抗臂作用

32. 固定桥粘固后不久，患者感到胀痛不适，主要见于
    A. 咬合过高
    B. 基牙负担过重
    C. 桥体龈端接触过紧
    D. 接触点过紧
    E. 粘固剂溢出

33. 多数上前牙缺失用活动义齿修复，在排牙时不正确的说法是
    A. 人工牙的颜色应与相邻天然牙协调
    B. 中线应与下颌前牙中线一致
    C. 人工牙的颈缘线与相邻天然牙的颈缘线在同一水平
    D. 人工牙的大小应与患者面形协调
    E. 人工牙的排列应与颌弓形状相适应

34. 固定义齿修复的最佳时间一般是

A. 拔牙后3周　　　B. 拔牙后4周
C. 拔牙后6周　　　D. 拔牙后2个月
E. 拔牙后3个月

35. 增强桩冠固位的方法不包括
    A. 尽可能利用牙冠长度
    B. 尽可能多保留残留牙冠组织
    C. 根管口预备成一个小肩台
    D. 用铸造桩增加冠桩与根管壁的密合度
    E. 根管预备成喇叭口状

36. 全口义齿侧方骀平衡时侧牙尖工作斜面
    A. 上下牙颊斜面
    B. 上下牙舌斜面
    C. 上牙舌尖颊斜面、下牙颊尖舌斜面
    D. 下牙颊斜面、上牙舌斜面
    E. 上牙颊尖远中斜面、下牙颊尖近中斜面

37. 在口腔健康调查中由于调查对象的代表性差，导致调查结果与实际情况不符，这属于
    A. 随机误差　　　B. 无应答偏倚
    C. 选择性偏倚　　D. 检查者之间偏性
    E. 检查者本身偏性

38. 不能清除牙菌斑的方法是
    A. 用牙签　　　　B. 用牙线
    C. 用牙刷　　　　D. 用水漱口
    E. 用邻间刷

39. 预防龋病的关键环节是
    A. 控制菌斑　　　B. 控制糖的摄入
    C. 氟化物的应用　D. 增强机体免疫力
    E. 增强牙的抗龋能力

40. 一般来说，人体氟的主要来源是
    A. 空气　　　　　B. 食物
    C. 饮水　　　　　D. 水果
    E. 蔬菜

41. 具有公共卫生特征的全身氟防龋措施是
    A. 自来水氟化　　B. 含氟牙膏
    C. 牛奶氟化　　　D. 氟片
    E. 氟滴剂

42. 口腔健康促进的主要任务是口腔疾病的
    A. 一级预防　　　B. 二级预防
    C. 三级预防　　　D. 综合治疗
    E. 疗效观察

43. 与口腔癌发生有关的维生素主要是
   A. 维生素 E   B. 维生素 D
   C. 维生素 C   D. 维生素 B
   E. 维生素 A

44. 母亲对婴儿的口腔保健不包括
   A. 哺乳后清洁口腔
   B. 消毒纱布轻揩牙
   C. 指套牙刷刷牙
   D. 注意哺乳姿势
   E. 教孩子刷牙

45. 口腔健康教育的最终目的是
   A. 建立口腔健康行为
   B. 增长口腔保健知识
   C. 定期口腔健康检查
   D. 了解口腔保健措施
   E. 积极治疗口腔疾病

46. 从口腔临床交叉感染的病原学考虑，最危险而又最典型的感染是
   A. 细菌感染   B. 病毒感染
   C. 真菌感染   D. 原虫感染
   E. 衣原体感染

47. 窝沟封闭成功的关键是
   A. 酸蚀时间长   B. 酸蚀面积大
   C. 光固化时间适宜   D. 涂布封闭剂气泡
   E. 酸蚀后不被唾液污染

48. 预防牙周疾病的药物漱口剂不包括
   A. 洗必泰   B. 抗菌药物
   C. 血根碱   D. 酚类化合物
   E. 季铵化合物

49. 关于护牙托说法不正确的是
   A. 护牙托的作用是保护牙齿和口内其他组织
   B. 口内成型类是应用最多的护牙托
   C. 成品护牙托是固定以及防护效果欠佳的一种护牙托
   D. 建议青少年在参加身体基础类运动项目时使用
   E. 在我国，除拳击等专业性极强的运动项目外，很少使用

50. 影响龋病流行的最主要因素之一是
   A. 钙磷摄入的比例与摄入量

B. 刷牙的时间与频率
   C. 钙的摄入量与摄入频率
   D. 糖的摄入量与摄入频率
   E. 就诊的医疗级别与次数

51. 设计可摘局部义齿就位道时，调节倒凹法不用于
   A. 基牙牙冠短，且彼此平行者
   B. 基牙向舌侧倾斜者
   C. 牙槽嵴低窄者
   D. 基牙倒凹大者
   E. 缺失间隙多者

52. 通常前牙金属烤瓷冠唇面龈边缘的最佳选择是
   A. 龈上凹形边缘
   B. 龈下肩台边缘
   C. 龈上肩台边缘
   D. 龈下凹形边缘
   E. 平龈边缘

53. 拔牙后全口义齿修复的最佳时间是
   A. 1 个月   B. 2 个月
   C. 3 个月   D. 4 个月
   E. 6 个月

54. 颞下颌关节区检查的内容不包括
   A. 𬌗关系检查
   B. 外耳道前壁检查
   C. 咀嚼肌的扣诊
   D. 颞下颌关节活动度的检查
   E. 颞下颌关节弹响的检查

55. 支持固定义齿主要依靠
   A. 固位体   B. 连接体
   C. 基牙   D. 桥体
   E. 龈面

56. 倒钩卡环适用于
   A. 前后均有缺隙的孤立前磨牙或磨牙
   B. 缺隙侧松动天然牙的邻近基牙
   C. 基牙牙冠短而稳固，相邻两牙之间有间隙或有食物嵌塞
   D. 倒凹区在支托同侧下方的基牙
   E. 最后孤立的磨牙

57. 下颌前伸𬌗位记录的目的是
   A. 确定切道斜度

B. 确定前伸髁道斜度

C. 确定侧方髁道斜度

D. 确定上下颌间的距离

E. 使上下𬌗堤均匀地接触

方向差异较大

D. 两基牙单端固定桥接受垂直载荷时，旋转运动量较单基牙单端固定桥小

E. 当缺失牙的牙周膜面积小于基牙牙周膜面积时，可采用单端固定桥设计

58. 塑料全冠修复时牙颈部制成肩台是为了

A. 有利于美观

B. 有利于边缘密合

C. 有利于保护牙髓

D. 有利于抗力

E. 有利于同位

59. 需要考虑增加固定桥基牙数目的情况是

A. 基牙为单根牙

B. 基牙轻度倾斜

C. 基牙牙周膜增宽

D. 基牙牙槽骨吸收 1/3 以上

E. 无对𬌗功能的基牙

60. 正常覆盖时，上颌前牙切缘咬在下颌前牙唇面的距离是

A. 0mm　　　　B. 3mm 以内

C. 3~5mm　　　D. 5~7mm

E. 7mm 以上

61. 与固定桥桥体所承受的𬌗力大小有关的是

A. 自洁形态　　B. 轴面形态

C. 龈面形态　　D. 颊舌向径

E. 桥体强度

62. 固定桥发生挠曲反应主要是由于

A. 基牙数选择不当

B. 基牙固位力不够

C. 连接体设计不当

D. 桥体刚性不够

E. 𬌗力过于集中

63. 采用哥特式弓描记法确定颌位关系时，下颌位于哥特式弓描记轨迹顶点时的𬌗位是

A. 正中𬌗位　　B. 侧𬌗位

C. 息止颌位　　D. 前伸𬌗位

E. 正中关系位

64. 关于单端固定桥的描述正确的是

A. 又称半固定桥

B. 适用于游离端缺失的修复

C. 适用于一侧基牙倾斜度大，或两侧基牙倾斜

65. 牙体缺损患牙预备体的抗力形是指

A. 牙冠能抵抗𬌗力

B. 牙周膜能抵抗𬌗力

C. 牙槽骨能抵抗𬌗力

D. 修复体能抵抗𬌗力

E. 修复体能抵抗脱位

66. 关于后堤区的描述，说法错误的是

A. 在硬腭后 1/3

B. 通常呈弓形

C. 根据腭穹窿的高低可分为三种

D. 能起到边缘封闭的作用

E. 前后颤动线之间称后堤区

67. 高嵌体固位主要靠

A. 环抱固位　　B. 钉洞固位

C. 鸠尾固位　　D. 倒凹固位

E. 沟固位

68. 全口义齿垂直距离恢复过高的表现不包括

A. 息止𬌗间隙过小

B. 说话时有义齿撞击音

C. 开口度过大

D. 咀嚼效率低下

E. 面部表情僵硬

69. 下颌舌侧牙槽嵴为垂直型，设计舌杆，位置应

A. 止于下前牙舌隆突上

B. 止于下前牙舌侧龈缘

C. 止于下前牙舌侧龈缘 3mm 处

D. 止于下前牙舌侧龈缘 6mm 处

E. 止于下前牙舌侧龈缘 8mm 处

70. 造成铸造全冠就位困难的原因不包括

A. 石膏代型磨损

B. 蜡型蠕变变形

C. 间隙涂料涂得过厚

D. 牙颈部肩台不整齐

E. 铸造冠缘过长

A2 型题（71～110 题）

> **答题说明：每一道试题都是以一个小案例出现的，其下面有 A、B、C、D、E 五个备选答案，请从中选择一个最佳答案。**

71. 患者男，35 岁，左侧下颌第一磨牙种植义齿修复后 3 个月，1 天前发现义齿松动。检查：牙冠面可见树脂封闭的螺丝孔，牙冠Ⅰ度松动。X 线片未见异常。义齿松动的原因可能是
    A. 种植体折断　　　B. 基台折断
    C. 种植体周围骨吸收　D. 中央螺丝松动
    E. 牙冠粘接松动

72. 患者男，50 岁，金属全冠粘固后 1 个月，咀嚼时出现咬合痛。最有可能的原因是
    A. 急性牙髓炎
    B. 创伤性根尖周炎
    C. 牙龈萎缩引起颈部过敏
    D. 慢性牙髓炎
    E. 继发龋

73. 患者男，35 岁，6̲ 远中舌侧大面积龋坏缺损，已进行根管治疗后，原银汞充填物经常脱落，现要求全冠修复。检查：无叩痛，无松动，咬合距离正常，临床牙冠较高。可用的修复治疗方法不包括
    A. 金属烤瓷全冠　　B. 烤瓷全冠
    C. 塑料全冠　　　　D. 金属全冠
    E. 嵌体

74. 某患者，初戴全口义齿时，发现下颌偏向右侧，上下颌前牙中线不一致，双侧后牙咬合接触不良。最不可能的原因是
    A. 某处压痛所致　　B. 初戴义齿不会咬合
    C. 咬合不平所致　　D. 排牙的失误
    E. 颌位记录错误

75. 患者女，46 岁，右下颌第一磨牙金属全冠修复一年余，昨日脱落，于我院求诊。检查发现金属全冠拾面存在左右孔洞，冠内基牙继发龋，无松动。分析修复体脱落的原因最可能是
    A. 金属选择不当　　B. 咀嚼过硬食物
    C. 粘接剂使用不当　D. 基牙预备间隙不足
    E. 咬合关系不正常

76. 患者男，29 岁，左上颌中切牙牙冠 2/5 缺损，已露髓，相应的检查和治疗过程不包括
    A. 前牙区牙片
    B. 患牙根管治疗
    C. 根充后观察 1～2 周
    D. 患牙桩核冠修复
    E. 盖髓后直接树脂充填

77. 患者男，43 岁，2 年前进行固定义齿修复，主诉牙齿酸痛。查：6̲ 缺失，7̲5̲ 固定桥基牙，7̲ 全冠，5̲ 为 3/4 冠，已松动，继发龋。其原因是
    A. 桥体过长　　　　B. 咬合力过大
    C. 基牙松动　　　　D. 两端固位力不均衡
    E. 边缘不密合

78. 患者女，16 岁，要求修复上颌前牙缝隙，检查上颌侧切牙为过小牙，两中切牙之间有大于 1mm 的间隙。最好的治疗方法是
    A. 行烤瓷冠修复
    B. 行桩核＋烤瓷冠修复
    C. 行 3/4 冠修复
    D. 正畸治疗
    E. 正畸后再行烤瓷冠修复过小牙

79. 患者男，30 岁，金属全冠戴用 2 天后，咀嚼时修复牙出现咬合痛，检查有明显叩痛。最可能的原因是
    A. 牙髓炎
    B. 牙周炎
    C. 咬合时有早接触点
    D. 牙龈炎
    E. 接触点过松

80. 患者女，63 岁，戴全口义齿月余，义齿仅在功能状态下易脱落。旧全口义齿无此现象。可能造成义齿固位差的原因是
    A. 咬合不平衡　　　B. 基托边缘伸展过长
    C. 后堤区处理不当　D. 基托边缘伸展不足
    E. 基托与黏膜不密合

81. 患者男，45 岁，上颌前牙因外伤折断就医。查：右上颌中切牙横向折断，断面位于牙槽嵴根面上方，唇侧龈下 2mm，根稳固，X 线片显示根管治疗完善。余之正常。在修复前还需做的适当处理是

A. 龈上洁治术　　　　B. 龈下刮治术

C. 龈切除　　　　　　D. 照咬合片

E. 牙槽骨修整

82. 患者女，55岁，因上 $\overline{76}$ 缺失，进行 $\overline{7654}$ 固定义齿修复，1年后基牙有咬合痛、松动。其主要原因为

A. 设计不合理　　　　B. 固位力不够

C. 基牙数目少　　　　D. 末端侧下沉

E. 咬合早接触

83. 患者女，28岁，因龋齿致牙冠大部分缺损，影响美观。要求固定义齿修复。查：$\underline{1}$ 残根，叩（－），X线检查，$\underline{1}$ 已行根管治疗，根充完全。在备牙时，桩冠颈缘设计不正确的作法是

A. 如为金属烤瓷冠，唇缘牙体预备形式可为135°肩台

B. 如为全瓷冠，应作90°肩台

C. 唇侧肩台宽度不少于1.0mm

D. 舌面肩台宽度不少于0.5mm

E. 各轴面肩台不必连续

84. 患者女，30岁，右上第一前磨牙全冠粘固后发生龈缘炎。其可能的原因不包括

A. 冠边缘过长　　　　B. 冠边缘不密合

C. 轴壁凸度不良　　　D. 龈沟内粘固剂残留

E. 咬合早接触

85. 患者男，55岁，戴下颌支架式可摘局部义齿3天，感疼痛厉害。查：$\overline{76|67}$ 可摘局部义齿，舌杆连接，前部牙槽嵴舌侧为斜坡型，义齿各部与组织贴合良好。舌杆下缘处黏膜溃疡，舌杆不影响口底软组织活动。造成疼痛的原因是舌杆

A. 与黏膜贴合过紧　　B. 边缘不光滑

C. 位置不当　　　　　D. 无弹性

E. 过厚

86. 患者女，78岁，使用全口义齿有20余年历史，近半年更换一副全口义齿，下颌义齿易脱落，压痛，经多次修改均无效。查：下颌义齿固位差，上颌义齿固位尚好，牙槽嵴呈刃状，黏膜上有散在性出血和压痕，全身状况较差。欲解决固位及疼痛问题，对该患者首先的治疗是

A. 继续修改　　　　　B. 重新制作

C. 自凝塑料重衬　　　D. 自凝软衬材料重衬

E. 建议做种植义齿

87. 某患者，因下颌 $\overline{76|567}$ 缺失，拟采用下颌铸造支架可摘义齿修复，若设计舌杆。则下前牙舌侧龈缘至口底的距离要大于

A. 3mm　　　　　　　B. 4mm

C. 5mm　　　　　　　D. 6mm

E. 8mm

88. 患者女，82岁，牙列缺失，牙槽嵴狭窄，全口义齿修复后咀嚼效率低。其原因不可能是

A. 年龄过大

B. 牙槽嵴狭窄，固位较差

C. 垂直距离过低

D. 咬合接触点少

E. 人工牙型号选择过小

89. 患者男，40岁，左下第一恒磨牙全冠粘固3天后出现疼痛。其可能的原因不包括

A. 牙体预备时的热刺激

B. 消毒剂刺激

C. 粘固剂刺激

D. 继发龋

E. 咬合早接触

90. 患者女，60岁，戴义齿两天，义齿松动明显，影响功能。查：$\overline{765}$ 游离可摘局部义齿，$\overline{4|}$ 上三臂卡环，$\overline{34|}$ 间通过隙卡位于 $\overline{4|}$ 上，$\overline{3|}$ 舌支托。基托伸展稍长，基托厚度约3mm，口内余留牙健康。造成义齿翘动最主要的原因是

A. 基托伸展稍长

B. 基托不贴合

C. 间接固位体距支点线过近

D. 颊侧基托未形成凹面，影响舌运动

E. 舌侧基托未形成凹面，影响舌运动

91. 某患者，戴全口义齿数天，主诉上前牙与下前牙有距离较大，后牙对𬌗不好前来就诊。查：上下前牙水平开𬌗后牙呈尖对尖关系，垂直距离过高。造成这种临床表现的原因是

A. 记录颌位关系时，下颌处于前伸位

B. 排牙所致

C. 患者咬合不恒定

D. 装盒不慎造成

E. 患者有后退咬合的不良习惯

92. 患者男，50岁，右下后牙因龋坏严重已做根管治疗。检查：$\overline{6|}$残根，叩诊（－），无松动。X线片显示根充完善。该牙如要桩冠修复，牙体预备时哪项是错误的
   A. 在不引起根管侧穿及影响根尖封闭的前提下，尽可能争取较长的冠桩长度
   B. 如髓腔完整，将髓室预备成一定洞形
   C. 去除病变组织，尽可能保存牙体组织
   D. 颈缘不需要做肩台预备
   E. 如近远中根管方向一致，可预备成平行根管

93. 患儿男，14岁，上下牙列牙釉质发育不全，此时前牙首选治疗方案是
   A. 烤瓷冠
   B. 可见光固化树脂罩面
   C. 前牙3/4冠
   D. 金－塑混合全冠
   E. 硬树脂冠

94. 患者男，50岁，$\overline{765|56}$缺失，基牙条件良好，防止义齿前后翘动最有利的措施是
   A. 扩大基托面积　　B. 设计舌支托
   C. 设计间接固位体　　D. 减少牙尖斜度
   E. 设计平衡卡环

95. 患者男，67岁，全口义齿修复后1周，固位情况良好，咀嚼时上颌义齿容易脱落。最可能的原因为
   A. 唇系带附着过高　　B. 硬区无缓冲
   C. 基托边缘过长　　D. 后堤区封闭不良
   E. 咬合不平衡

96. 试戴铸造全冠时，冠完全就位后，出现哪种状况可不必重做
   A. 边缘过短，未到达固位要求
   B. 冠与牙体组织间的缝隙，用探针可探入
   C. 冠的邻面与邻牙完全无接触
   D. 非正中𬌗有轻度早接触
   E. 冠与对𬌗牙无咬合接触

97. 患者女，45岁，可摘局部义齿初戴1周，主诉恶心，特别在行使功能时尤为厉害。查：$\overline{76|567}$ 远中游离可摘局部义齿，后腭杆位于颤动线处。义齿各部与组织贴合良好。正中𬌗、非正中𬌗均无早接触。引起恶心的原因是
   A. 后腭杆位置偏后　　B. 初戴不适应

C. 腭杆不光滑　　　　D. 基托过大
   E. 两侧基托过厚

98. 患者男，40岁，$\overline{6|}$死髓牙，经根管治疗后以PFM全冠修复，经牙体制备取模后，在全冠初戴之前，尚需做何种处理
   A. 不需做任何处理
   B. 用塑料全冠做暂时保护性修复
   C. 用金属全冠做保护性修复
   D. 制作活动义齿保持间隙
   E. 制作间隙保持器

99. 患者男，30岁，左上2近中切角缺损，牙冠变色，已做根管治疗，无不适症状，X线片未见异常，患者咬合关系正常。最佳修复设计方案为
   A. 嵌体　　　　　　B. 塑料全冠
   C. 桩核烤瓷冠　　　D. 金属塑料联合全冠
   E. 铸造全冠

100. 患者男，36岁，行双端固定桥修复后基牙出现持续性疼痛，伴夜间自发性疼痛。应做的处理是
   A. 口服止痛药
   B. 口服消炎药
   C. 拆除固定桥，行根管治疗
   D. 局部上碘酚
   E. 不做任何处理，观察

101. 患者男，32岁，$\overline{6|}$缺失，$\overline{|6}$伸长，𬌗龈间隙3mm，患者要求活动修复。以下哪种处理较恰当
   A. 义齿用铸造金属面
   B. 义齿𬌗面和支托整体铸造
   C. 义齿支架和支托整体铸造
   D. $\overline{|6}$根管治疗后截冠，常规活动义齿修复
   E. $\overline{|6}$根管治疗后截冠，常规固定桥修复

102. 某患者，戴用全口义齿后，休息时义齿稳固，但说话及张口时易脱位。最不可能的原因是
   A. 基托边缘过短
   B. 基托边缘过长
   C. 系带区基托未缓冲
   D. 人工牙排列位置不当
   E. 基托磨光面外形不好

103. 患者女，64岁，戴用下颌可摘局部义齿两周，感舌活动受限，时有咬舌。检查：双侧磨牙缺失，黏膜支持托式义齿，基托与黏膜贴合良好，固位好，双侧人工牙颊尖在牙槽嵴顶连线上。造成咬舌的原因是
    A. 患者的舌体过大
    B. 对义齿未适应
    C. 选择人工牙过大
    D. 人工牙排列偏颊侧
    E. 人工牙排列偏舌侧

104. 患者男，35岁，右下颌第一磨牙全冠修复体永久粘固后2周，主诉咬合痛。其可能原因是
    A. 继发龋　　　　　B. 咬合创伤
    C. 牙龈炎　　　　　D. 牙周炎
    E. 牙髓充血

105. 某患者，$\overline{321|35678}$ 和 $\overline{65|678}$ 缺失，戴用义齿后出现咬舌现象。原因是人工后牙
    A. 覆盖过大　　　　B. 𬌗平面偏高
    C. 舌侧覆盖过小　　D. 舌尖过锐
    E. 牙尖斜度过大

106. 1名12岁儿童由饮水含氟量0.3ppm地区迁居到饮水含氟量1.2ppm地区。氟牙症发生的可能性为
    A. 0%　　　　　　B. 25%
    C. 50%　　　　　D. 75%
    E. 100%

107. 患者男，35岁，取其唾液进行实验室检测，MSBB法计数菌落数为115个，Carioem试验结果为黄绿色。可初步诊断为
    A. 口腔卫生良好　　B. 低度龋活性
    C. 中度龋活性　　　D. 显著龋活性
    E. 唾液缓冲能力异常

108. 患者女，15岁，右上颌肿物发现3年，逐渐增大，无明显症状。切除肿物的镜下组织学表现为肿瘤细胞排列成团，外层细胞呈柱状，细胞核远离基底膜，中间细胞呈星网状。肿瘤细胞团之间的细胞为成纤维细胞样，也为肿瘤细胞成分。病理诊断应为
    A. 成釉细胞瘤
    B. 成釉细胞纤维瘤
    C. 牙源性鳞状细胞瘤
    D. 牙源性钙化上皮瘤
    E. 牙源性黏液瘤

109. 某地区12岁儿童DMFT为4.8，按照WHO对龋病流行程度的评价标准，该地区龋病流行等级为
    A. 很低　　　　　　B. 低
    C. 中　　　　　　　D. 高
    E. 很高

110. 对某学生做临床检查时发现其牙龈有颜色改变，无肿胀，探诊后出血。该学生龈沟出血指数计分为
    A. 1　　　　　　　B. 2
    C. 3　　　　　　　D. 4
    E. 5

A3/A4型题（111～135题）

答题说明：以下提供若干个案例，每个案例下设若干道试题。请根据案例所提供的信息，在每一道试题下面的A、B、C、D、E五个备选答案中选择一个最佳答案。

（111～113题共用题干）
　　口腔预防人员对一社区的居民进行口腔健康检查。

111. 若检查得到某人的牙周袋记分为0，则表示
    A. 袋深不超过3mm
    B. 袋深在4～5mm
    C. 袋深在6mm或以上
    D. 除外
    E. 牙齿缺失

112. 关于牙周健康指数以下不正确的是
    A. 检查CI-S时根据牙颈部牙石的量计分
    B. 当牙颈部有散在龈下牙石时，CI-S计分为2
    C. OHI-S只检查16、11、26、31的唇（颊）面，36、46的舌面
    D. Sihacss和löe的菌斑指数是根据菌斑覆盖面积计分
    E. 检查GI时使用钝头牙周探针，结合视诊和探诊

113. 检查者之间进行标准一致性试验，若可靠度

优，则 Kappa 值的范围是

A. 0 ~ 0.40 B. 0.41 ~ 0.50

C. 0.51 ~ 0.60 D. 0.61 ~ 0.80

E. 0.81 ~ 1.0

(114 ~ 116 题共用题干)

患者男，30 岁，6̲金属全冠粘固 1 周后脱落，咬合时常有瞬间疼痛。口腔检查见患者咬合紧，牙冠短，对𬌗牙面有银汞合金充填物，脱落的全冠完整。

114. 全冠脱落最可能的原因是

A. 修复体不密合

B. 牙体预备聚合度过大

C. 𬌗力过大

D. 粘固面积过小

E. 修复体粘接面未清洁干净

115. 出现咬合时瞬间疼痛最可能的原因是

A. 牙髓炎 B. 根尖周炎

C. 金属微电流刺激 D. 牙周炎

E. 龈缘炎

116. 铸造金属全冠的修复体设计，可不考虑的因素是

A. 全冠的边缘位置 B. 全冠面的形态

C. 粘固剂的种类 D. 患者的年龄

E. 患者的性别

(117 ~ 120 题共用题干)

某患者，654̲|678̲ 缺失，|45̲ 间有约 1.55mm 间隙，不松动。8̲舌向前倾斜，不松动，7̲|健康。3̲|3 区舌侧牙槽骨为斜坡形。

117. 所取印模应为

A. 弹性印模 B. 开口式印模

C. 解剖印模 D. 功能性印模

E. 一次性印模

118. 为防止食物嵌塞，|45̲ 上卡环的最佳设计是

A. |4̲ 三臂卡，|5̲ 隙卡

B. |45̲ 联合卡环

C. |5̲ 舌侧单臂卡环

D. |45̲ 间置隙卡

E. |5̲ 单臂卡和近中支托

119. 若用舌杆连接，舌杆的正确位置是

A. 紧挨龈缘和黏膜

B. 离开黏膜约 0.1mm，边缘距龈缘 1mm

C. 离开黏膜约 0.2mm，边缘距龈缘 2mm

D. 离开黏膜约 0.3mm，边缘距龈缘 3mm

E. 离开黏膜约 0.5mm，边缘距龈缘 5mm

120. 该义齿戴入后，不用检查

A. 支架是否完全就位

B. 基托是否与黏膜贴合

C. 唇齿音是否改变

D. 基托伸展是否适中

E. 咬合是否平衡

(121 ~ 122 题共用题干)

患者男，33 岁，全口义齿初戴后 3 天，主诉：左右侧方运动时感牙槽嵴痛。查：上下全口义齿固位较好，近中咬合无痛感，侧𬌗时有痛感。在左侧牙槽嵴颊斜面黏膜上有弥散性发红的刺激区。

121. 引起疼痛的原因是

A. 基托组织面有结节

B. 基托组织面压迫过紧

C. 咬合不平衡

D. 人工牙排列偏向颊侧

E. 压痛处黏膜较薄，对痛敏感

122. 正确的处理是

A. 缓冲基托组织面

B. 局部垫软衬材料

C. 调磨正中𬌗干扰牙尖

D. 磨除组织面小结节

E. 调磨侧方𬌗运动时的干扰牙尖

(123 ~ 125 题共用题干)

患者男，30 岁，1 个月前后牙曾作烤瓷冠修复，目前损坏，要求重新修复。口腔检查：右下第一磨牙为金属烤瓷冠修复，颊𬌗面部分瓷脱落。

123. 有关后牙金属烤瓷冠的牙体制备，描述错误的是

A. 𬌗面需磨除 2mm 的厚度

B. 颈部不作肩台制备

C. 轴面的牙体组织磨除的厚度为 1.2 ~ 1.5mm

D. 各轴壁微向𬌗方聚合 2° ~ 5°

E. 下颌牙的颊𬌗缘处及上颌牙的舌𬌗缘处必须有 2mm 的间隙

124. 在金属烤瓷冠的制作过程中，错误的说法是

A. 为保证修复体的适合性，应制作活动代型

B. 金属底层冠的蜡型须形成良好的瓷粉覆盖区

C. 须用没有受污染的金刚石磨头打磨底层冠

D. 上瓷时可反复进行烧制，以得到理想的形态

E. 为补偿瓷粉的收缩，上瓷时应将牙冠形态适当放大

125. 如患牙咬合紧，牙冠短，牙体缺损范围大，则最佳的修复设计是

    A. 3/4 冠　　　　　　B. 塑料全冠

    C. 铸造金属全冠　　　D. 金属烤瓷冠

    E. 嵌体

（126 ~ 129 题共用题干）

　　患者男，30 岁，2 年前右上后牙疼痛，经治疗痊愈，但充填物反复脱落，要求作相对永久的治疗。查 6| 叩（－），稳固，远中邻𬌗大面积龋，银汞充填，充填物完整。

126. 除上述检查外，最需要做的检查是

    A. 血常规　　　　　　B. 取研究模型

    C. X 线牙片检查　　　D. X 线全景片

    E. 牙冠高度

127. 若经检查证实根尖有感染，首先应进行的最佳治疗是

    A. 干髓术　　　　　　B. 塑化治疗

    C. 根管治疗　　　　　D. 口服抗菌药物

    E. 调𬌗降低咬合

128. 为长期保存该患牙，最佳修复方法是

    A. 全冠

    B. 嵌体

    C. 成品桩 + 银汞充填

    D. 成品桩 + 树脂充填

    E. 铸造桩 + 树脂充填

129. 若患者要求做全冠修复，应推荐生物学性能最佳的修复材料是

    A. 树脂　　　　　　　B. 镍铬合金

    C. 钴铬合金　　　　　D. 镍钛合金

    E. 金合金

（130 ~ 132 题共用题干）

　　患者男，45 岁，在某诊所作左下后牙固定修复体 3 年，近来义齿松动，口臭，左下后牙自发性疼痛，夜间明显。查 6| 缺失，|57 为桥基牙，金属全冠固位体颈缘下方可探及龋，未见破损。

130. 口腔检查的重点是

    A. 口腔卫生状况　　　B. 牙周组织状况

    C. 牙槽嵴　　　　　　D. 𬌗关系

    E. 原修复体及基牙

131. 引起疼痛最可能的原因是

    A. 咬合不平衡　　　　B. 固位体松动

    C. 继发龋引起牙髓炎　D. 牙周炎

    E. 邻接关系不良

132. 对该患者的首要治疗是

    A. 拆除固定桥后，针对情况进一步治疗

    B. 牙周洁治

    C. X 线片检查基牙有无继发龋

    D. 服止痛药、观察

    E. 在固位体𬌗面开窗观察

（133 ~ 135 题共用题干）

　　咨询活动时，一位孕妇想了解，如果生活社区的水氟浓度很低（ < 0.3mg/L ）给孩子补充氟问题。WHO 专家委员会推荐，生活社区的水氟浓度 < 0.3mg/L。

133. 出生后开始补充氟滴剂的年龄是

    A. 从出生开始　　　　B. 从 3 个月开始

    C. 从 4 个月开始　　　D. 从 5 个月开始

    E. 从 6 个月开始

134. 开始补充氟滴剂的剂量是

    A. 0.20mg/d　　　　　B. 0.23mg/d

    C. 0.25mg/d　　　　　D. 0.30mg/d

    E. 0.33mg/d

135. 此后，开始增加（调整）氟片或氟滴剂量的年龄是

    A. 1 岁　　　　　　　B. 2 岁

    C. 3 岁　　　　　　　D. 4 岁

    E. 5 岁

B1 型题（136 ~ 150 题）

答题说明：以下提供若干组试题，每组试题共用在试题前列出的 A、B、C、D、E 五个备选答案，请从中选择一个与问题关系最密切的答案。每个备选答案可能被选择一次，多次或不被选择。

(136～138题共用备选答案)

    A. 松动、脱落   B. 变色

    C. 穿孔、破裂   D. 磨损

    E. 折断

136. 全冠修复体太薄,力过于集中可能导致

137. 全冠修复与牙体不密合,侧向力过大可导致

138. 拾力大,固定桥连接体薄弱可导致

(139～141题共用备选答案)

    A. 改良鞍式桥体

    B. 改良盖嵴式桥体

    C. 悬空式桥体

    D. 船底式桥体

    E. 鞍式桥体

139. 上后牙桥体一般选用

140. 后牙牙槽骨明显吸收呈低平者可选用

141. 前牙固定桥可选用

(142～144题共用备选答案)

    A. 上颌前后颤动线之间

    B. 上颌牙槽嵴

    C. 远中颊角区

    D. 下颌牙槽嵴

    E. 下颌舌骨嵴

142. 全口义齿基托需缓冲的区域是

143. 全口义齿基托边缘不能过度伸展的区域是

144. 全口义齿基托的边缘封闭区是

(145～147题共用备选答案)

    A. 颌间距离   B. 垂直距离

    C. 息止拾间隙   D. 息止颌位

    E. 正中拾位

145. 上下牙列最广泛接触时,下颌所处的位置称为

146. 下颌处于安静状态时,上下牙列之间的距离称为

147. 上下牙列不接触,下颌处于安静状态时的位置称为

(148～150题共用备选答案)

    A. 甘油   B. 碳酸钙

    C. 藻酸盐   D. 苯甲酸盐

    E. 十二烷基硫酸钠

148. 牙膏中常用作洁净剂的是

149. 牙膏中常用作摩擦剂的是

150. 牙膏中常用作胶粘剂的是

国家医师资格考试用书

口腔执业医师资格考试全真模拟试卷与解析

模拟试卷（二）

中国健康传媒集团

中国医药科技出版社

第一单元

答题说明：每一道试题下面有 A、B、C、D、E 五个备选答案，请从中选择一个最佳答案。

1. 牙体硬组织的形成始于
   A. 帽状期早期　　　　B. 帽状期晚期
   C. 钟状期早期　　　　D. 钟状期晚期
   E. 牙板形成期

2. 关于牙槽骨生物学特性的叙述，不正确的是
   A. 可由于不断新生而影响牙齿发育
   B. 受到外界的压力，可表现为吸收
   C. 具有高度的可塑性
   D. 随牙齿的萌出而不断改建
   E. 较牙骨质更容易吸收

3. 牙本质中的胶原蛋白主要为
   A. Ⅰ型　　　　　　　B. Ⅱ型
   C. Ⅲ型　　　　　　　D. Ⅳ型
   E. Ⅴ型

4. 关于无釉柱釉质的描述，正确的是
   A. 横纹明显　　　　　B. 有机物多
   C. 矿化程度低　　　　D. 晶体相互平行排列
   E. 由托姆斯突分泌形成

5. 四环素牙的主要受累部位是
   A. 牙髓　　　　　　　B. 牙釉质
   C. 牙骨质　　　　　　D. 牙本质
   E. 牙釉质牙本质界

6. 能形成半月板的结构是
   A. 浆液性腺泡　　　　B. 黏液性腺泡
   C. 混合性腺泡　　　　D. 闰管
   E. 分泌管

7. 正常情况下，最易引起牙本质敏感症的牙釉质牙骨质界结构为
   A. 少量牙骨质覆盖在牙釉质表面
   B. 多量牙骨质覆盖在牙釉质表面
   C. 牙釉质与牙骨质端端相接

   D. 牙釉质与牙骨质分离
   E. 牙釉质少许覆盖牙骨质

8. 牙髓和牙周膜中均含有
   A. 成牙本质细胞　　　B. 成骨细胞
   C. 成釉细胞　　　　　D. 成牙骨质细胞
   E. 未分化间充质细胞

9. 以下关于过度正角化的描述，正确的是
   A. 角化层增厚，角化细胞核消失
   B. 角化层增厚，角化细胞核残留
   C. 棘细胞层出现角化
   D. 角化层未增厚，角化细胞核消失
   E. 角化层增厚，粒层不增厚

10. 关于牙釉质龋，说法错误的是
    A. 平滑面龋早期表现为牙表面白垩色不透明区
    B. 早期牙釉质龋脱矿最严重的区域在表层
    C. 窝沟龋的病变过程和组织学特征与平滑面龋相似
    D. 牙釉质晶体的脱矿溶解可从晶体的中央开始
    E. 扫描电镜下见病损区釉柱间隙和晶体间微隙均增宽

11. 牙龈的组织学特征是
    A. 没有角化层
    B. 血管丰富
    C. 无黏膜下层
    D. 缺乏颗粒层
    E. 固有层为疏松结缔组织

12. 以下结构中矿化程度最高的是
    A. 管周牙本质　　　　B. 管间牙本质
    C. 球间牙本质　　　　D. 前期牙本质
    E. 托姆斯颗粒层

13. 造成牙本质细胞变性，不能形成正常牙本质是由于缺乏
    A. 维生素 D　　　　　B. 维生素 A
    C. 维生素 C　　　　　D. 钙
    E. 磷

14. 下列有关细胞牙骨质错误的描述是
    A. 含牙骨质细胞
    B. 可同无细胞牙骨质交替排列
    C. 牙颈部往往全部由细胞牙骨质占据
    D. 常位于无细胞牙骨质表面
    E. 磨片中见陷窝和小管

15. 慢性牙髓炎的主要病理学特征是
    A. 中性粒细胞浸润　　B. 血管扩张充血
    C. 肉芽组织形成　　　D. 组织变性坏死
    E. 纤维组织增生

16. 牙髓的组织学分层由外向内正确的是
    A. 成牙本质细胞层、多细胞层、乏细胞层和髓核
    B. 成牙本质细胞层、乏细胞层、多细胞层和髓核
    C. 髓核、多细胞层、乏细胞层和成牙本质细胞层
    D. 髓核、乏细胞层、多细胞层和成牙本质细胞层
    E. 成牙本质细胞层、髓核、乏细胞层、多细胞层

17. 牙周膜的正常厚度为
    A. 0.1mm　　　　　　B. 0.15~0.38mm
    C. 0.4mm　　　　　　D. 3~4mm
    E. 1~2mm

18. 龈谷的组织学特点是
    A. 覆盖无角化上皮
    B. 上皮钉突数量少
    C. 无炎细胞浸润
    D. 含有黏膜下层
    E. 含有颗粒层

19. 复层鳞状上皮由表层向内的排列顺序为
    A. 颗粒层、角化层、棘层和基底层
    B. 角化层、颗粒层、棘层和基底层
    C. 颗粒层、棘层、角化层和基底层
    D. 基底层、棘层、颗粒层和角化层
    E. 基底层、角化层、棘层和颗粒层

20. 属于咀嚼黏膜的是
    A. 唇黏膜　　　　　　B. 颊黏膜
    C. 软腭黏膜　　　　　D. 硬腭黏膜

    E. 口底黏膜

21. 有关蛋白质二级结构的叙述，正确的是
    A. 氨基酸的排列顺序
    B. 每一氨基酸侧链的空间构象
    C. 局部主链的空间构象
    D. 亚基间相对的空间位置
    E. 每一原子的相对空间位置

22. 含有两个氨基一个羧基的碱性氨基酸是
    A. 苯丙氨酸　　　　　B. 丝氨酸
    C. 赖氨酸　　　　　　D. 亮氨酸
    E. 苏氨酸

23. 蛋白质二级结构中，α-螺旋一圈相当于氨基酸残基的数目是
    A. 2.5个　　　　　　B. 2.6个
    C. 3个　　　　　　　D. 3.5个
    E. 3.6个

24. 下列关于肽键性质和组成的叙述正确的是
    A. 由 C 和 C-COOH 组成
    B. 由 C_{α_1} 和 C_{α_2} 组成
    C. 由 C_α 和 N 组成
    D. 肽键有一定程度双键性质
    E. 肽键可以自由旋转

25. 对稳定蛋白质构象通常不起作用的化学键是
    A. 范德华力　　　　　B. 疏水键
    C. 氢键　　　　　　　D. 盐键
    E. 酯键

26. 细胞内第二信使不包括
    A. cAMP　　　　　　B. Ca^{2+}
    C. NO（一氧化氮）　　D. G-蛋白
    E. DAG

27. RNA 中的碱基互补原则是
    A. G-T　　　　　　　B. A-U
    C. A-T　　　　　　　D. C-A
    E. U-C

28. 下列哪项不属于牙的功能
    A. 发音时限定了舌的活动范围
    B. 通过咀嚼可刺激颌骨正常发育
    C. 通过咀嚼增进牙周组织健康
    D. 保持面部形态正常
    E. 保持口腔的自洁作用

29. 不属于前磨牙特点的是
    A. 咬合面的点隙及邻面均为龋齿好发部位
    B. 常作为判断颏孔位置的标志
    C. 常作为义齿修复的基牙
    D. 可能出现畸形中央尖
    E. 拔除则可用旋转力

30. 属于点角的是
    A. 中切牙的近中切角
    B. 第一磨牙远中殆角
    C. 侧切牙的近中唇面角
    D. 尖牙近远中牙尖嵴的交角
    E. 前牙的远中面、唇面与切嵴所成的角

31. 上颌尖牙的特点是
    A. 唇面似圆五边形，唇轴嵴明显
    B. 唇面近中缘和远中缘基本对称
    C. 牙根近颈部横截面呈葫芦形
    D. 舌轴嵴和边缘嵴均不明显
    E. 牙尖偏向牙体长轴的舌侧

32. 判断对刃殆时下颌应处于
    A. 正中关系   B. 息止颌位
    C. 正中殆位   D. 肌位
    E. 非正中殆关系

33. 下颌磨牙髓室底距根分叉的距离约为
    A. 1.0mm   B. 2.0mm
    C. 3.0mm   D. 4.0mm
    E. 5.0mm

34. 属于上颌中切牙特点的是
    A. 近中切角为直角，远中切角为锐角
    B. 舌窝浅，不明显
    C. 牙冠由2个生长叶组成
    D. 切嵴位于牙体长轴的唇侧
    E. 近中面稍短，较圆突

35. 符合下颌第一乳磨牙特点的是
    A. 殆面似以近中缘为底的三角形
    B. 颊面远中缘长于近中缘
    C. 近中颊颈嵴特别突出
    D. 颊面似以远中缘为底的三角形
    E. 牙根细长，分叉度小

36. 根管口是指
    A. 髓室和根管的交界处

B. 根管末端的开口处
    C. 髓腔的开口处
    D. 髓室的开口处
    E. 根管的开口处

37. 关于翼外肌起点的描述正确的是
    A. 上头起自蝶骨大翼的颞下面和颞下嵴
    B. 下头起自翼外板的内侧面和腭骨锥突
    C. 上头起自翼外板的内侧和腭骨锥突
    D. 上头起自蝶骨大翼的颞下面和颞下嵴
    E. 上头起自腭骨锥突和上颌结节

38. 关于斜嵴的解释，准确的是
    A. 上颌第一磨牙近中颊尖与远中颊尖三角嵴相连而构成
    B. 上颌第一磨牙近中颊尖与近中舌尖三角嵴相连而构成
    C. 上颌第一磨牙近中颊尖与远中舌尖三角嵴相连而构成
    D. 上颌第一磨牙近中舌尖与远中舌尖三角嵴相连而构成
    E. 上颌第一磨牙近中舌尖与远中颊尖三角嵴相连而构成

39. 上下颌弓的关系是
    A. 上、下颌弓的水平位置关系
    B. 上、下颌弓的左右位置关系
    C. 上、下颌弓的水平与垂直位置关系
    D. 上、下颌弓的前后位置关系
    E. 上、下颌弓的前后位置关系和垂直位置关系

40. 上颏棘、下颏棘分别是哪种解剖结构的起点
    A. 颏舌肌、下颌舌骨肌
    B. 颏舌肌、颏舌骨肌
    C. 下颌舌骨肌、颏舌骨肌
    D. 下颌舌骨肌、二腹肌
    E. 二腹肌、颏舌骨肌

41. 腭大孔的表面标志是
    A. 上颌第三磨牙腭侧牙龈缘至腭中缝连线的中外1/3交点上
    B. 上颌第三磨牙腭侧牙龈缘至腭中缝连线的中点上
    C. 上颌第一磨牙腭侧牙龈缘至腭中缝连线的中外1/3交点上
    D. 上颌第一磨牙腭侧牙龈缘至腭中缝连线的中

点上

E. 上颌第二磨牙腭侧牙龈缘至腭中缝连线的中

点上

42. 属于上颌动脉发出部位的是

A. 舌骨大角稍上方

B. 二腹肌后腹下缘

C. 髁突颈部后内方

D. 腮腺深部

E. 腮腺前缘

43. 上颌神经属于

A. 运动神经　　　　B. 交感神经

C. 感觉神经　　　　D. 副交感神经

E. 混合性神经

44. 二腹肌中间腱附着于

A. 颞骨乳突切迹

B. 舌骨体下缘

C. 舌骨体上缘

D. 舌骨体与舌骨大角交界处

E. 舌骨体与舌骨小角交界处

45. 提高咀嚼效率的主要因素是

A. 牙的数目多　　　　B. 牙的体积大

C. 牙排列整齐　　　　D. 牙形态正常

E. 牙接触面积大

46. 翼腭窝部位的肿瘤，常常会直接压迫

A. 翼内肌神经　　　　B. 翼外肌神经

C. 上牙槽前神经　　　　D. 上牙槽中神经

E. 上牙槽后神经

47. 属于颌内动脉发出部位的是

A. 舌骨大角稍上方　　B. 二腹肌后腹后缘外

C. 髁突颈部后内方　　D. 腮腺深部

E. 腮腺前缘

48. 殆力最小的牙是

A. 下颌中切牙　　　　B. 下颌侧切牙

C. 上颌侧切牙　　　　D. 上颌中切牙

E. 下颌第一前磨牙

49. 关于咀嚼肌的运动，不正确的是

A. 双侧咬肌收缩可使下颌向前上运动

B. 翼内肌可上提下颌骨

C. 翼外肌的主要作用是牵引髁突和关节盘向下

D. 颞肌的主要作用是将下颌骨向侧方移动

E. 单侧咬肌收缩可使下颌向受缩方移动

50. 药物的治疗指数是指

A. ED_{50}/TD_{50} 的比值　　B. TD_{10}/ED_{90} 的比值

C. LD_{50}/ED_{50} 的比值　　D. ED_{95}/LD_5 的比值

E. LD_{10}/ED_{90} 的比值

51. 术后腹气胀应选用以下哪种药

A. 阿托品　　　　B. 东莨菪碱

C. 毒扁豆碱　　　　D. 新斯的明

E. 毛果芸香碱

52. 吗啡的适应证为

A. 急性严重创伤、烧伤所致疼痛

B. 诊断未明的急腹症疼痛

C. 哺乳期妇女止痛

D. 颅脑外伤疼痛

E. 分娩止痛

53. 药物依赖是指个体对药物产生

A. 精神依赖　　　　B. 躯体依赖

C. 耐受性增加　　　　D. 精神和躯体依赖

E. 耐受性降低

54. 哌唑嗪是

A. 非选择性 α 受体阻断药

B. 可阻断血管平滑肌突触后膜 α_2 受体

C. 降压同时可使心率加快

D. 首次给药可致严重体位性低血压

E. 具有较弱降压作用

55. 利尿药初期的降压机制为

A. 降低血管壁细胞内 Ca^{2+} 的含量

B. 降低血管壁细胞内 Na^+ 的含量

C. 降低血管壁对缩血管物质的反应性

D. 排 Na^+ 利尿，降低细胞外液和血容量

E. 诱导与脉壁产生扩张血管物质

56. 细菌细胞壁特有的成分是

A. 肽聚糖　　　　B. 外膜

C. 脂蛋白　　　　D. 脂多糖

E. 脂质 A

57. 不能被噬菌体感染的微生物是

A. 念珠菌　　　　B. 螺旋体

C. 病毒　　　　D. 支原体

E. 隐球菌

58. 脊髓灰质炎病毒、甲型肝炎病毒等的病毒体结构组成是

    A. 核酸和刺突　　　　B. 衣壳和包膜

    C. 基质蛋白和衣壳　　D. 核酸和衣壳

    E. 核酸和包膜

59. 导致肠道菌群失调最主要的诱因是

    A. 黏膜表面损伤

    B. 抗菌药物的滥用

    C. 正常菌群寄居部位的改变

    D. 免疫抑制剂的应用

    E. 放疗化疗的应用

60. 在下述情况中，排除无芽孢厌氧菌的依据是

    A. 机体多个部位的脓疮

    B. 血性分泌物，恶臭或有气体

    C. 分泌物直接涂片可见细菌

    D. 在普通肉汤培养基中呈表面生长

    E. 在血平板中长出微小菌落

61. 区分甲型流感病毒亚型的依据是

    A. RNA + NA　　　　B. RNA + HA

    C. NA + NP　　　　　D. HA + NP

    E. HA + NA

62. 下列有关不完全抗原（半抗原）的说法正确的是

    A. 是蛋白质　　　　B. 有免疫原性

    C. 有抗原性　　　　D. 与抗原决定簇无关

    E. 与载体的含义相似

63. 关于 T 细胞，说法错误的是

    A. 活化需要双信号

    B. 作用受 MHC 限制

    C. 可直接识别外源抗原

    D. 可产生细胞因子

    E. 对 B 细胞有辅助作用

64. 抗体分类主要依据

    A. 重链的 C 区　　　B. 轻链的 C 区

    C. 重链的 V 区　　　D. 轻链的 V 区

    E. 抗原结合区

65. 关于 Ig 的描述，正确的是

    A. 在异种间免疫具有抗原性

    B. IgD 构成的免疫复合物可通过 C1q 激活补体

    C. IgM 中含分泌片

    D. Ig 有 κ 和 λ 两类重链

    E. 可被胃蛋白酶水解成 Fab 和 Fc 段

66. 诱导免疫耐受形成的最佳时期是

    A. 新生期　　　　　B. 幼年期

    C. 青年期　　　　　D. 中年期

    E. 老年期

67. 免疫球蛋白不具有的作用是

    A. 中和外毒素

    B. 激活补体经典途径

    C. 调理作用

    D. 介导 ADCC 作用

    E. 参与Ⅳ型超敏反应

68. 具有调理吞噬作用的补体裂解产物是

    A. C2b　　　　　　B. C3b

    C. C5b　　　　　　D. C2a

    E. C4a

69. 医学心理学的研究对象为

    A. 心理活动规律的学科

    B. 人类行为的科学发展

    C. 疾病发生发展的规律

    D. 影响健康的有关心理问题和行为

    E. 疾病的预防和治疗的原则

70. 结合自己的经验，并用概念的形式反映事物的特征为

    A. 知觉的多维性　　B. 知觉的整体性

    C. 知觉的恒常性　　D. 知觉的理解性

    E. 知觉的选择性

71. 同时刺激多种感官的游戏和运动称为

    A. 平衡的有氧运动　B. 充分的健康教育

    C. 感觉统合训练　　D. 早期语言训练

    E. 学龄前教育

72. 不属于行为疗法的心理疗法是

    A. 系统脱敏法　　　B. 厌恶疗法

    C. 代币法　　　　　D. 暗示疗法

    E. 模仿学习疗法

73. 在下列医学伦理学任务的提法中，错误的是

    A. 为医学的发展导向

    B. 反映社会对医学的需求

    C. 为符合医学道德的行为辩护

    D. 制定与预防、诊断、治疗相对应的伦理准则

E. 在医患关系中，只是竭力维护患者的权益

74. 不属于医学伦理学原则的是
    A. 有利原则　　　　B. 公正原则
    C. 不伤害原则　　　D. 克己原则
    E. 尊重原则

75. 在医患关系中，高于契约关系的是
    A. 并列关系　　　　B. 主从关系
    C. 信托关系　　　　D. 商品关系
    E. 朋友关系

76. 下列属于最优化原则内容的是
    A. 时间最早　　　　B. 痛苦最小
    C. 没有副作用　　　D. 知情同意
    E. 保守秘密

77. 在乡、民族乡、镇和村医疗卫生机构以及艰苦边远地区县级医疗卫生机构中执业的执业助理医师，可以根据医疗卫生服务情况和本人实践经验，独立从事
    A. 一般的执业活动
    B. 专科诊疗活动
    C. 挂号、收费工作
    D. 卫生院的医疗组织工作
    E. 住院部的执业活动

78. 医疗机构对限于设备或技术条件不能诊治的危重患者，应当依法采取的措施是
    A. 请求上级医院支援
    B. 立即报告卫生局
    C. 征求患者家属意见
    D. 继续实施抢救
    E. 及时转诊

79. 婚前医学检查，对确诊患有严重遗传病不宜生育者正确的处理方法是
    A. 不能结婚
    B. 可以结婚，但需要采取长效避孕措施或者实施结扎手术
    C. 可以结婚，但需提交书面声明，保证不生育
    D. 可以结婚，但必须符合晚婚规定
    E. 《婚姻法》未明确规定禁止结婚的，可以结婚

80. 《传染病防治法》规定的甲类传染病是指
    A. 病毒性肝炎　　　B. 梅毒、淋病
    C. 霍乱、鼠疫　　　D. 流行性感冒
    E. 肺结核

81. 预防医学是研究
    A. 人体健康与环境的关系
    B. 个体与群体的健康
    C. 人群的健康
    D. 社会环境与健康的关系
    E. 健康和无症状患者

82. 引起副溶血弧菌食物中毒的主要食物是
    A. 罐头食品
    B. 剩米饭、凉糕
    C. 奶及奶制品
    D. 家庭自制豆制品
    E. 海产品及盐渍食品

83. 在职业性中毒中，生产性毒物主要通过下述哪种途径进入体内
    A. 消化道　　　　　B. 皮肤
    C. 呼吸道　　　　　D. 毛囊
    E. 汗腺

84. 可以发现营养缺乏病早期征象的营养评价方法是通过
    A. 对每人每日营养素摄入量的调查
    B. 评价个人和群体膳食的质和量
    C. 病史采集
    D. 常规的体格检查
    E. 有关的实验室检查

85. 对慢性疾病进行现况调查，最适宜计算的指标为
    A. 罹患率　　　　　B. 发病率
    C. 患病率　　　　　D. 感染率
    E. 发病比

A2 型题（86～105 题）

> 答题说明：每一道试题都是以一个小案例出现的，其下面有 A、B、C、D、E 五个备选答案，请从中选择一个最佳答案。

86. 男，40 岁，某公司总经理，在公司某次业务培训会的开幕式上致辞后出现口误，宣布"会议闭幕"。此次口误背后折射出该总经理的心理活动为

A. 潜意识   B. 前意识

C. 超我   D. 意识

E. 本我

A. 生物反馈   B. 系统脱敏

C. 自由联想   D. 催眠治疗

E. 人本主义

87. 患儿男，8岁，上课反应迟钝，一般的学习任务难以完成，家长带其来心理门诊就诊。心理治疗师应首先考虑使用的心理评估工具是

A. WISC   B. SDS

C. 16PF   D. EPQ

E. SAS

88. 患者男，48岁，单位职工，平时和同事相处甚难，某同事想让其就诊心理咨询，但该职工坚决反对，心理医生也不主张这样的人来门诊治疗。是因为心理治疗的性质有

A. 学习性   B. 自主性

C. 实效性   D. 应用性

E. 操作性

89. 患者男，20岁，大学生，自述不能见马路上的汽车，当汽车经过时总感觉汽车很可能撞上自己，因此十分恐惧，来心理门诊就诊。最好采用的方法是

A. 生物反馈   B. 系统脱敏

C. 厌恶治疗   D. 自由联想

E. 梦的分析

90. 某患儿，13岁，在生活中养成不良的吸烟习惯，父母非常恼火。心理医生建议其采取的较有效的行为治疗是

A. 条件刺激和非条件刺激相结合

B. 环境因素和操作动作相结合

C. 厌恶刺激与不良行为相结合

D. 通过对不良行为的认识来矫正

E. 用转变注意力的方法来矫正

91. 某儿童，8岁，在智力测验中得分为100，则其智商（IQ）为

A. 高于平常   B. 优秀

C. 平常   D. 不能判断

E. 低于平常

92. 患者女，20岁，主诉自初中毕业后，越来越不能与陌生人接触，近1年来发展为见到熟人也害怕与之说话，且一说话就脸红。对于该患者心理治疗首选的方法为

93. 某患者要做腰穿检查，患者有恐惧感，从医德要求考虑，临床医生应向患者做的主要工作是

A. 要征得患者知情同意

B. 告其做腰穿的必要性，嘱患者配合

C. 告其做腰穿时应注意的事项

D. 因诊断需要，先动员，后检查

E. 动员家属做患者思想工作

94. 某中年男患者因心脏病发作被送到急诊室，症状及检查结果均明确提示心肌梗死。患者很清醒，但拒绝住院，坚持要回家。此时医生应该

A. 尊重患者自主权，自己无任何责任，同意他回家

B. 尊重患者自主权，但应尽力劝导患者住院，无效时办好相关手续

C. 尊重患者自主权，但应尽力劝导患者住院，无效时行使干涉权

D. 行使医生自主权，为治救病人，强行把患者留在医院

E. 行使家长权，为治病救人，强行把患者留在医院

95. 李某因要报考研究生，欲向单位请假复习，遂找到其中学同学、县医院的执业医师王某，请王某为其开具病假条。王某为李开出了"病毒性心肌炎，全休1个月"的诊断证明书。对于王某的行为，县卫生健康主管部门给予

A. 吊销其医师执业证书

B. 警告或责令其暂停执业活动3~6个月，并接受培训和继续教育

C. 责令改正，给予警告，并处1万元以上3万元以下罚款

D. 调离医师岗位

E. 给予行政或纪律处分

96. 产妇郑某住院分娩，分娩过程中由于医护人员操作错误，造成郑某大出血死亡。此后其家属进行的下列哪项行为是不恰当的

A. 要求医院方就患者死亡给出合理解释

B. 要求在死者家属在场的情况下封存病历

C. 要求将死者尸体冻存在医院停尸房，待5天

后进行尸检

   D. 要求死者生前的主治医生先行赔付

   E. 要求进行医疗损害鉴定

97. 某边远医院收治一名宫外孕破裂失血性休克的患者，需紧急输血。最恰当的处理是

   A. 向上级医院申请血源

   B. 生命第一，可以不考虑血液安全

   C. 收集家属血液

   D. 临时采集血液，并确保采血用血安全

   E. 等待安全血液，暂不处理

98. 某地相继发生多例以急性发病、高热、头痛等症状为主要临床表现的病因不明的疾病，被确定为突发公共卫生事件。当地乡卫生院以床位紧张为由，拒绝收治此类患者，情节尚不严重。县卫生局经调查核实后，决定给予乡卫生院的行政处罚是

   A. 吊销医疗机构执业许可证

   B. 责令改正、通报批评、给予警告

   C. 吊销医师执业证书

   D. 罚款

   E. 追究刑事责任

99. 某主治医师被注销执业注册满 1 年，现欲重新执业，遂向卫生健康主管部门提交了相关申请，但未获批准。其原因是

   A. 未经过医师规范化培训

   B. 刑事处罚执行完毕后不满 2 年

   C. 变更执业地点不满 2 年

   D. 未到基层医疗机构锻炼

   E. 在医疗机构的试用期不满 1 年

100. 王某是一名注册医师，2012 年因在工作中严重不负责任造成医疗事故，患者起诉至法院，王某被认定为医疗事故罪，判处有期徒刑 3 年，从 2012 年 6 月 1 日起开始服刑。关于此后他能否再次成为执业医师的说法中正确的是

   A. 他可以再次成为执业医师，而且无须再次注册，因此前注册继续有效

   B. 他终生不能再次注册成为医师

   C. 他可以在 2012 年 6 月 1 日之后的任何时间申请并获得医师注册

   D. 他可以在 2015 年 6 月 1 日之后的任何时间申请并获得医师注册

   E. 他可以在 2017 年 6 月 1 日之后的任何时间申请并获得医师注册

101. 医师胡某与一药厂达成协议，在开处方时使用了该厂生产的药品，并收受了该厂给予的提成。对于胡某的违法行为，有权决定给予行政处分并没收其违法所得的部门是

   A. 消费者权益保护协会

   B. 工商行政管理部门

   C. 药品监督管理部门

   D. 卫生健康主管部门

   E. 监察部门

102. 患者女，30 岁，因咳嗽、发热 2 天到卫生院就诊。经诊断为上呼吸道感染，给予肌内注射链霉素 0.5g。10 分钟后，患者面色苍白，呼吸急促，继而抽搐、昏迷，即行紧急抢救，40 分钟后，呼吸、心跳停止。患者死后，其家属认为该院未对患者作皮试就行注射，是院方责任。根据《医疗事故处理条例》，这是一起

   A. 医疗技术事故

   B. 医疗责任事故

   C. 严重医疗差错

   D. 医疗意外

   E. 并发症

103. 患者男，50 岁，左腮腺区无痛性肿块数年。镜下见肿瘤由上皮和淋巴样组织组成，上皮成分形成不规则囊腔，细胞排列成假复层，间质中淋巴细胞密集，并形成淋巴滤泡。病理诊断为

   A. 多形性腺瘤   B. 肌上皮瘤

   C. 基底细胞腺瘤   D. 嗜酸性腺瘤

   E. 腺淋巴瘤

104. 患者男，36 岁，近 1 个月发现右侧腭部肿块，偶有疼痛。软硬腭交界处组织病理检查显示黏膜表面形成火山口样溃疡，溃疡直达骨面。溃疡中心可见坏死。

   A. 急性唾液腺炎

   B. 慢性唾液腺炎

   C. 坏死性唾液腺化生

   D. 舍格伦综合征

   E. 唾液腺结石

105. 某高龄患者，牙周组织表现为老年性萎缩，牙

根部分暴露，无松动，牙冠磨耗严重。其原因是

A. 咬合畸形　　　　　B. 夜磨牙

C. 深覆𬌗　　　　　　D. 发育异常

E. 正常生理现象

A3/A4 型题（106～125 题）

答题说明：以下提供若干个案例，每个案例下设若干道试题。请根据案例所提供的信息，在每一道试题下面的 A、B、C、D、E 五个备选答案中选择一个最佳答案。

（106～107 题共用题干）

患者女，29 岁，右下后牙疼痛、咀嚼不适一年半，检查见右下双尖牙残冠，X 线检查见根尖部一境界清楚的圆形透光区，拔除患牙可见根尖部一绿豆大小肿物，病理学检查见根尖周组织被炎性肉芽组织替代，肉芽组织内可见上皮团块及泡沫细胞。

106. 应诊断为

A. 根尖周囊肿　　　B. 根尖周肉芽肿

C. 急性根尖周炎　　D. 根尖周脓肿

E. 根尖周致密性骨炎

107. 该病变是由于

A. 根尖周组织受病原微生物刺激肉芽组织形成，替代根尖周组织

B. 根尖周组织急性渗出性炎症引起水肿

C. 根尖周组织化脓

D. 根尖周组织瘤样增生

E. 根尖周组织变性

（108～110 题共用题干）

某牧区青年，20 岁。饮食以肉类为主，平日反复牙龈出血、鼻出血、皮下出血。

108. 从营养学角度考虑缺乏下列哪种营养素

A. 维生素 C　　　　B. 蛋白质

C. 铁　　　　　　　D. 维生素 B

E. 叶酸

109. 如果考虑药物治疗，首选哪一种

A. 维生素 C 制剂，200～400mg/d

B. 硫酸亚铁制剂，口服

C. 维生素 K，肌内注射

D. 维生素 B，肌内注射

E. 柠檬酸铁与叶酸同时补充

110. 从膳食考虑应多食用哪种食物

A. 海产品　　　　　B. 蛋类

C. 粮谷类　　　　　D. 豆类及其制品

E. 新鲜蔬菜与水果

（111～113 题共用题干）

患者男，40 岁，两周来右侧咬物不适，饮冷水可引起疼痛，近两日来夜间疼痛，影响睡眠，并引起半侧头痛，疼痛不能定位。检查：右侧上、下磨牙𬌗面均有深的龋洞。

111. 根据患者疼痛的性质，患牙最可能诊断为

A. 急性牙髓炎

B. 急性冠周炎

C. 三叉神经痛

D. 急性上颌窦炎

E. 急性中耳炎

112. 为确定患牙需进行的检查是

A. 探诊　　　　　　B. 叩诊

C. 温度测验　　　　D. X 线检查

E. 松动度检查

113. 对患牙的应急处理为

A. 拔除　　　　　　B. 开髓引流

C. 保存活髓　　　　D. 安抚治疗

E. 间接盖髓充填

（114～117 题共用题干）

患者男，40 岁，半年来左上后牙遇冷热痛，但无自发痛，近 1 月来，除冷热过敏外隐隐作痛。近 1 周出现自发痛，阵发加剧，夜间痛。检查发现左上第二磨牙近中𬌗龋深穿髓，探痛明显，叩痛（±）。

114. 该牙的确切诊断是

A. 急性根尖周炎

B. 慢性根尖周炎急性发作

C. 急性牙髓炎

D. 慢性牙髓炎急性发作

E. 慢性牙髓炎

115. 最佳治疗方法是

A. 活髓切断　　　　B. 直接盖髓

C. 干髓治疗　　　　D. 根管治疗术

E. 拔除

116. 如果患者左侧上、下颌后牙均有炎患牙，患者

不能对患牙定位。最能确定患牙位置的方法是

A. 探诊　　　　　B. 麻醉法

C. 叩诊　　　　　D. 咬诊

E. 扣诊

117. 当该患牙出现阵发剧痛一段时间后，未经治疗疼痛反而减轻，但出现咀嚼痛，其最可能的原因是

A. 对疼痛逐渐适应

B. 炎症分泌物自行引流

C. 牙髓逐渐坏死

D. 机体免疫力增强

E. 已出现根尖周炎

（118～120 题共用题干）

患者女，49 岁，自觉右颊黏膜粗糙感 1 个月，伴有刺激痛。临床检查：双颊黏膜有白色条纹，呈树枝状。

118. 下列哪项可作为本病诊断的依据

A. 眼结膜充血　　　B. 鼻黏膜充血

C. 生殖器溃疡史　　D. 皮损有 Wickham 纹

E. 月经紊乱

119. 下列哪项检查对诊断最为主要

A. 间接免疫荧光检查

B. 病损组织细胞培养

C. 脱落细胞学检查

D. 组织病理学检查

E. 甲苯胺蓝染色检查

120. 下列哪项不是该病的发病特点

A. 女性多发

B. 男性多发

C. 口腔病损多部位发生

D. 口腔病损具对称性

E. 皮损有 Wickham 纹

（121～123 题共用题干）

患者男，38 岁，上唇右侧剧烈肿痛 6 天，张口受限，影响进食及言语 3 天，头痛，畏寒，体温 39℃。检查可见：右侧上唇有 1 个直径 2cm 的紫红色炎性浸润块，可见有多个黄白色脓头，并可见脓血性分泌物溢出，中央区见多个蜂窝状腔洞。血常规检查可见白细胞和中性粒细胞数目明显升高，并可见核左移。

121. 可诊断为

A. 唇部疖

B. 糜烂性唇炎

C. 唇痈

D. 糜烂性唇扁平苔藓

E. 唇部盘状红斑狼疮

122. 最应预防发生的并发症是

A. 败血症　　　　　B. 脑膜炎

C. 脓毒血症　　　　D. 中毒性休克

E. 颅内海绵窦静脉炎

123. 下列哪项严禁进行

A. 2% 的碘酊局部外涂

B. 足量的抗生素

C. 早期可用苯酚烧灼

D. 炎症控制、肿胀局限后做保守性切开引流

E. 用高渗盐水或含抗生素的盐水纱布局部持续湿敷

（124～125 题共用题干）

某地一位司机在车祸中受重伤，被同行的人送到附近一家医院抢救。经查：病人多发性骨折，多脏器破裂，如不及时手术，就会使病人死亡。手术需要亲属签协议书。可病人的同行者谁也不敢代替家属签名。这时，主刀医师的上级医生签了协议书，表示承担责任。经过医务人员的全力抢救，病人脱险。

124. 对该上级医生的做法做出的正确伦理评价应该是

A. 正确，医生在医患关系中居主导地位，最有权力决策

B. 正确，权威医生在任何时候都可以代替病人做主

C. 正确，医生既已受到病人信托，必要时必须承担责任

D. 错误，未经家属委托

E. 错误，医生本人和医院承担的风险太大

125. 该上级医生做出自己选择的伦理依据是

A. 医患之间契约关系中医师有独立人格

B. 医患之间契约关系中患者自愿进入

C. 医患之间信托关系中患者处于弱势地位

D. 医患之间信托关系中双方不是陌生人关系

E. 医患之间信托关系中患者对医师信任无疑是

B1 型题 (126～150 题)

答题说明：以下提供若干组试题，每组试题共用在试题前列出的 A、B、C、D、E 五个备选答案，请从中选择一个与问题关系最密切的答案。每个备选答案可能被选择一次，多次或不被选择。

(126～128 题共用备选答案)

    A. 管周牙本质　　　B. 管间牙本质

    C. 球间牙本质　　　D. 前期牙本质

    E. 骨样牙本质

126. 小管数量少而弯曲、内含细胞的牙本质是

127. 刚形成尚未钙化的牙本质是

128. 矿化程度最高的牙本质是

(129～131 题共用备选答案)

    A. 朗格汉斯细胞　　B. 梅克尔细胞

    C. 角质形成细胞　　D. 组织细胞

    E. 成纤维细胞

129. 与感觉功能有关的细胞是

130. 与免疫功能有关的细胞是

131. 构成黏膜上皮的主要细胞是

(132～133 题共用备选答案)

    A. 原位癌　　　　　B. 腺鳞癌

    C. 未分化癌　　　　D. 基底细胞癌

    E. 鳞状细胞癌

132. 未穿破基底膜的是

133. 局部浸润扩展，很少发生转移的是

(134～135 题共用备选答案)

    A. S－100 蛋白　　　B. 淀粉酶

    C. 角蛋白　　　　　D. 肌球蛋白

    E. 甲状腺球蛋白

134. 鉴别腺泡细胞癌中透明细胞选用

135. 鉴别未分化癌与恶性淋巴瘤选用

(136～137 题共用备选答案)

    A. K_m 减小，V_{max} 减小

    B. K_m 增大，V_{max} 增大

    C. K_m 减小，V_{max} 增大

    D. K_m 增大，V_{max} 不变

    E. K_m 不变，V_{max} 减小

136. 竞争性抑制作用的特点是

137. 非竞争性抑制作用的特点是

(138～141 题共用备选答案)

    A. 上颌骨颧突及颧弓下缘的前 2/3 及颧弓深面

    B. 颞窝及颞深筋膜深面

    C. 翼外板内面，腭骨锥突及上颌结节

    D. 蝶骨大翼的颞下面，颞下嵴及翼外板的外侧面

    E. 上颌骨的眶下缘及额突

138. 翼外肌的起始部位为

139. 咬肌的起始部位为

140. 翼内肌的起始部位为

141. 颞肌的起始部位为

(142～144 题共用备选答案)

    A. 牙排列不紧密，前牙有间隙，并出现灵长类间隙

    B. 完全的乳牙殆建成

    C. 牙排列紧密无间隙，切缘、殆面磨耗显著

    D. 牙排列紧密无间隙，上下颌第二乳磨牙的远中面彼此平齐

    E. 有矢状曲线但无横殆曲线

142. 2.5 岁牙的特点为

143. 2.5～4 岁牙的特点为

144. 4～6 岁牙的特点为

(145～147 题共用备选答案)

    A. 去甲肾上腺素　　B. 肾上腺素

    C. 乙酰胆碱　　　　D. 多巴胺

    E. 5－羟色胺

145. 交感缩血管神经节后纤维末梢释放的递质是

146. 副交感神经节前纤维释放的递质是

147. 交感舒血管神经节后纤维末梢释放的递质是

(148～150 题共用备选答案)

    A. 知情同意　　　　B. 支持医学发展

    C. 患者利益至上　　D. 医德境界

    E. 内心信念

148. 属于患者和受试者权利的是

149. 属于患者义务的是

150. 属于医德评价方式的是

第二单元

答题说明：每一道试题下面有 A、B、C、D、E 五个备选答案，请从中选择一个最佳答案。

1. 关于不良习惯与牙周病关系的叙述，错误的是
   A. 吸烟与牙周病无关
   B. 吐舌可致前牙开𬌗
   C. 紧咬牙可增加牙周组织的负荷
   D. 磨牙症可引起食物嵌塞
   E. 口呼吸与肥大性龈炎有关

2. 关于生物学宽度的叙述，正确的是
   A. 龈沟底与牙槽嵴顶之间的恒定距离约 2mm
   B. 龈沟底与牙槽嵴顶之间的距离约 2mm，其改变可反映牙周状况
   C. 牙周炎时牙槽骨水平吸收，生物学宽度增大
   D. 牙周萎缩时生物学宽度变小
   E. 随年龄增长上皮附着根向迁移，生物学宽度变小

3. 临床常用的、较为可靠的显示牙槽骨吸收方式和程度的方法是
   A. 全口曲面体层片
   B. 根尖片
   C. X 线数字减影技术
   D. 牙周探诊
   E. 手术翻瓣显示

4. 下列关于牙菌斑生物膜的概念理解不正确的是
   A. 整体生存的微生物生态群体
   B. 凭借膜的结构黏附在一起生长，附着很紧，难以控制
   C. 它的形成是一种适应性过程，使细菌能抵抗宿主的防御功能、表面活性剂的杀灭和抗菌药物的杀灭作用
   D. 各种细菌随着时间的延长不断分化增殖，数量愈来愈多，堆积在一起，毒性增大发挥致病作用
   E. 形成过程中各种细菌长期生存，能在合适的微环境中发挥不同的致病作用

5. 下列不适于根管冲洗的溶液是
   A. 3% 过氧化氢溶液
   B. 17% EDTA
   C. 5.25% 次氯酸钠溶液
   D. 2% 氯胺 – T
   E. 葡萄糖酸钙溶液

6. 侵袭性牙周炎的病理变化不包括
   A. 组织学改变以慢性炎症为主
   B. 电镜观察到侵入组织的微生物主要是革兰阴性菌及螺旋体
   C. 以浆细胞浸润为主
   D. 与慢性牙周炎明显不同
   E. 牙龈结缔组织内产生 IgA 的细胞少于慢性牙周炎者

7. 牙周基础治疗不包括
   A. 龈上洁治术　　　B. 口腔卫生指导
   C. 龈下刮治术　　　D. 牙龈切除术
   E. 菌斑控制

8. 口腔生态系统包括
   A. 宿主和微生物　　B. 细菌与病毒
   C. 病毒与真菌　　　D. 支原体与原虫
   E. 厌氧菌和需氧菌

9. 关于牙周病的病因，下列说法正确的是
   A. 牙石本身对牙龈没有刺激作用
   B. 机体防御能力的白细胞、抗体、补体系统在早期是保护性的，但在反应过程中产生的细胞因子等更多的是起组织破坏作用
   C. 单独的𬌗创伤可以引起牙周炎
   D. 机体的内分泌失调可以引起牙周炎
   E. 营养失调可以引起牙周组织的炎症

10. 牙槽骨水平吸收时形成的牙周袋通常为
    A. 骨上袋　　　　　B. 骨下袋
    C. 复杂袋　　　　　D. 一壁骨袋
    E. 三壁骨袋

11. 局限型青少年牙周炎诊断时，可查出是
   A. 产黑色素类杆菌　　B. 螺旋体
   C. 伴放线放线杆菌　　D. 牙龈类杆菌
   E. 梭形杆菌

12. 牙周膜的主要成分是
   A. 胶原纤维　　　　　B. 上皮剩余
   C. 成骨细胞　　　　　D. 破骨细胞
   E. 成牙骨质细胞

13. 沙比纤维存在于
   A. 牙釉质　　　　　　B. 牙本质
   C. 牙骨质　　　　　　D. 骨小梁
   E. 骨松质

14. Ⅱ度根分叉病变是指
   A. 根分叉区贯通性病变
   B. 根间骨隔完全破坏
   C. 可水平探入分叉区的1/2处
   D. 探诊时不能水平探入分叉区内
   E. X线片上分叉区有明显的透射区

15. 与急性坏死性溃疡性龈炎关系最密切的细菌为
   A. 梭形杆菌、螺旋体与中间普氏菌
   B. 梭形杆菌与牙龈卟啉菌
   C. 伴放线放线杆菌与螺旋体
   D. 黏性放线菌与螺旋体
   E. 伴放线放线杆菌

16. 牙周病全身治疗的常用药物不包括
   A. 甲硝唑　　　　　　B. 四环素
   C. 羟氨苄青霉素　　　D. 螺旋霉素
   E. 多种维生素

17. 造成牙龈炎症和牙周破坏的常见原因中不包括
   A. 银汞悬突　　　　　B. 深窝沟
   C. 咬合创伤　　　　　D. 食物嵌塞
   E. 边缘不密合的全冠

18. 边缘性龈炎的治疗为
   A. 可用甲硝唑　　　　B. 牙龈切除术
   C. 根面平整　　　　　D. 龈下刮治术
   E. 龈上洁治术

19. 急性牙间龈乳头炎的病因不包括
   A. 硬食物刺伤　　　　B. 局部用药
   C. 充填物悬突　　　　D. 食物嵌塞
   E. 邻面龋

20. 牙周脓肿形成后，处理原则是
   A. 龈袋上药　　　　　B. 切开引流
   C. 龈下刮治　　　　　D. 龈瓣切除
   E. 全身支持疗法

21. Dean 分类依据中不包括
   A. 牙釉质的光泽　　　B. 牙釉质的颜色
   C. 牙釉质缺损的面积　D. 牙釉质的硬度
   E. 牙釉质的透明度

22. 以下哪种菌属在加速龋病的发展中可能起主要作用
   A. 变链菌　　　　　　B. 放线菌
   C. 韦荣菌　　　　　　D. 乳杆菌
   E. 拟杆菌

23. 下列临床表现可诊断为冠龋的是
   A. 探针可伸入底部坚硬的窝沟
   B. 着色的不平坦区
   C. 中度氟牙症的牙釉质凹陷
   D. 底部发软的窝沟
   E. 牙釉质上的白斑

24. 症状比较明显的中龋部位是
   A. 𬌗面　　　　　　　B. 舌面
   C. 颈部　　　　　　　D. 颊面
   E. 接触点

25. 龋齿的发病特点是牙体硬组织呈
   A. 急性间歇破坏　　　B. 急性进行性破坏
   C. 慢性间歇性破坏　　D. 慢性进行性破坏
   E. 持续性脱钙

26. 牙本质龋中，因色素沉着而呈棕黄色的改变见于
   A. 脂肪变性层　　　　B. 透明层
   C. 脱矿层　　　　　　D. 细菌侵入层
   E. 坏死崩解层

27. 玻璃离子粘固粉的特点中，不正确的是
   A. 有一定的防龋作用
   B. 与牙体粘接力强于复合树脂
   C. 颜色与牙体颜色相近
   D. 刺激性小
   E. 临床应用较广泛

28. 激光防龋的主要功能不包括下列哪项
   A. 促使牙釉质形成抗酸性强的玻璃样物质

B. 减少脱钙量

C. 抑制变形链球菌的生长

D. 通过解吸附作用使菌斑脱落

E. 与氟化物结合，可促进牙本质小管钙化

29. 急性龋的临床表现为

    A. 多见于中、老年人

    B. 病变进展较平稳

    C. 龋洞内腐质湿软

    D. 龋坏牙本质着色深

    E. 进展与全身情况无关

30. 用复合树脂修复的窝洞预备洞斜面的目的是

    A. 提高抗力性

    B. 去除悬釉

    C. 增加树脂的聚合收缩

    D. 减小树脂的聚合收缩

    E. 增加黏结面积

31. 不宜用作嵌体修复的材料是

    A. 复合树脂   B. 自凝塑料

    C. 烤瓷   D. 铸造陶瓷

    E. 金属

32. 后牙鸠尾峡的宽度，一般相当于所在颊舌尖间距的

    A. 1/5 ~ 1/4   B. 1/4 ~ 1/3

    C. 1/3 ~ 1/2   D. 2/3

    E. 3/4

33. 龋病病因的四联因素包括

    A. 牙齿形态、排列、大小、位置

    B. 微生物、宿主、食物、时间

    C. 微生物、唾液、蔗糖、时间

    D. 细菌、口腔卫生、牙齿排列、食物

    E. 唾液、牙齿、口腔卫生、遗传

34. 下列哪项属于酸蚀过程中的错误操作

    A. 清洁吹干后用细毛刷、小棉球或小海绵块蘸上酸蚀剂放在要封闭的牙面上

    B. 酸蚀剂使用磷酸液或含磷酸的凝胶

    C. 酸蚀面积为接受封闭的范围，一般为牙尖斜面2/3

    D. 恒牙酸蚀20 ~ 30s，乳牙酸蚀60s

    E. 酸蚀过程中擦拭酸蚀牙面

35. 氟牙症病理学改变不包括

    A. 釉柱矿化不良   B. 釉柱鞘区增宽

    C. 牙釉质生长线明显 D. 釉柱横纹明显

    E. 透明层出现

36. 年轻恒牙根尖区有局限骨致密，说明牙髓组织

    A. 慢性炎症   B. 急性炎症

    C. 坏死   D. 钙化变性

    E. 内吸收

37. 引起牙髓感染最常见的途径为

    A. 外伤   B. 牙周炎

    C. 血源感染   D. 龋病

    E. 牙体发育畸形

38. 急性化脓性牙髓炎有特点的症状是

    A. 自发痛阵发性加重

    B. 冷刺激可缓解疼痛

    C. 热刺激可缓解疼痛

    D. 痛向对侧面部放散

    E. 刺激除去痛立即消失

39. 用温度测验牙髓活力时，应利用

    A. 低于10℃或高于40℃的温度

    B. 低于10℃或高于50℃的温度

    C. 低于10℃或高于60℃的温度

    D. 低于20℃或高于40℃的温度

    E. 低于30℃或高于60℃的温度

40. 下列关于间接盖髓术的适应证，不正确的是

    A. 可复性牙髓炎   B. 慢性闭锁性牙髓炎

    C. 牙髓充血   D. 外伤冠折未露髓

    E. 深龋

41. 乳牙牙髓感染临床上多为

    A. 急性牙髓炎   B. 慢性牙髓炎

    C. 逆行性牙髓炎   D. 可复性牙髓炎

    E. 化脓性牙髓炎

42. 对于中重度牙本质敏感症首选的治疗方法有

    A. 药物脱敏   B. 牙髓治疗

    C. 牙周洁治   D. 垫底充填

    E. 树脂充填

43. 急性化脓性牙髓炎的特点不包括

    A. 自发性剧痛   B. 冷加剧疼痛

    C. 热加剧痛   D. 放散性痛

    E. 夜间发作

44. 牙髓失活法最严重的并发症是
    A. 封药后疼痛
    B. 亚砷酸烧伤牙周组织
    C. 急性牙髓炎
    D. 急性根尖周炎
    E. 牙龈乳头炎

45. 牙髓温度测验最常用的温度范围是
    A. <10℃   B. 15℃~20℃
    C. 25℃~30℃   D. 35℃~40℃
    E. 45℃~50℃

46. 急性牙髓炎的诊断步骤是
    A. 先麻醉止痛，后查患牙和问诊
    B. 先温度测验，后查患牙和问诊
    C. 先问诊，后做麻醉止痛和检查
    D. 先问诊，再查牙，后温度测验
    E. 先查患牙，后问诊做温度测验

47. 对急性牙痛患者在未明确患牙前，切忌
    A. 先问全身情况   B. 先做局麻止痛
    C. 先行温度测验   D. 先做患牙探诊
    E. 先扣诊

48. Schirmer 试验正常的判断标准是
    A. 在 2 分钟末的滤纸沾泪长度约为 5cm
    B. 在 5 分钟末的滤纸沾泪长度约为 2cm
    C. 在 2 分钟末的滤纸沾泪长度约为 2cm
    D. 在 1 分钟末的滤纸沾泪长度约为 2cm
    E. 在 3 分钟末的滤纸沾泪长度约为 2cm

49. 成人患牙三氧化二砷封药时间为
    A. 30~40 分钟   B. 24~48 小时
    C. 3 天   D. 半个月
    E. 1 个月

50. 诊断牙髓钙变的主要手段是
    A. 视诊   B. 光纤透照
    C. 温度测验   D. 电活力测验
    E. X 线片检查

51. 鉴别急性牙髓炎和三叉神经痛的要点是
    A. 阵发性痛   B. 放射性痛
    C. 扳机点的有无   D. 做过牙髓治疗
    E. 服止痛片无效

52. 平均数是用于表示一组同质观察值的
    A. 分布情况   B. 离散趋势

C. 集中趋势   D. 抽样误差
E. 个体间变化水平

53. 影响间接盖髓术预后的因素不包括
    A. 适应证的选择   B. 盖髓剂的用量
    C. 牙髓的修复能力 D. 边缘渗漏的存在
    E. 全身的健康状况

54. 根管充填应达到的标准为
    A. 恰填   B. 超填
    C. 欠填   D. 糊剂超填
    E. 牙胶尖欠填

55. 不属于临床试验设计原则的是
    A. 对照原则   B. 随机原则
    C. 重复原则   D. 编码原则
    E. 盲法原则

56. 《大医精诚》篇的作者是
    A. 李时珍   B. 华佗
    C. 张仲景   D. 孙思邈
    E. 施今墨

57. 以下哪组疾病都应以一级预防为重点
    A. 地方病、传染病、职业病
    B. 职业病、心脑血管疾病、传染病
    C. 食物中毒、肿瘤、公害病
    D. 地方病、肿瘤、职业病
    E. 公害病、心脑血管疾病、传染病

58. 以下不是 WHO 归纳的卫生系统功能的是
    A. 公平对待所有人
    B. 满足人群非卫生服务的期望
    C. 卫生服务提供
    D. 满足人群的所有卫生期望
    E. 通过提供卫生服务来促进、恢复和维护健康

59. 公共卫生措施在全体居民中实施的一级预防是指
    A. 病因学预防   B. "三早"预防
    C. 临床前期预防   D. 临床预防
    E. 病残预防

60. 恶性肿瘤的主要危险因素是
    A. 吸烟、环境污染、病毒感染
    B. 吸烟、糖尿病、高血压
    C. 吸烟、肥胖、高血压
    D. 吸烟、高血压、高血脂

E. 不合理饮食、肥胖、高血压

61. 年轻恒牙牙髓病不能采用的治疗方法是

    A. 直接盖髓术　　　　B. 活髓切断术

    C. 变异干髓术　　　　D. 根管治疗术

    E. 根尖诱导成形术

62. 牙齿固连是指

    A. 乳牙过了替换年龄仍滞留于口腔

    B. 两牙融合

    C. 牙齿与骨组织融合

    D. 牙根外露于龈黏膜外

    E. 牙萌出困难

63. 恒牙根尖发育完成的时间是

    A. 萌出时　　　　　　B. 萌出后半年

    C. 萌出后 1～2 年　　D. 萌出后 3～5 年

    E. 萌出后 6～8 个月

64. 年轻恒牙的牙根形成一般在牙萌出后的

    A. 4～6 个月　　　　B. 8～10 个月

    C. 1 年　　　　　　　D. 2～3 年

    E. 6～7 年

65. 混合牙列时期，年轻恒牙的龋齿治疗中正确的是

    A. 去净质，露髓后牙髓摘除术

    B. 尽量用高速手机去腐质和修整洞型

    C. 尽量恢复牙冠外形

    D. 干滑面浅龋可用 38% 的氟化氨银涂布

    E. 如果龋齿被龈袋覆盖应观察，待完全萌出后再治疗

66. 疱疹性龈口炎的病因是

    A. 细菌　　　　　　　B. 病毒

    C. 真菌　　　　　　　D. 衣原体

    E. 立克次体

67. 原发性疱疹性龈口炎多见于

    A. 婴幼儿　　　　　　B. 学龄前儿童

    C. 青少年　　　　　　D. 中年人

    E. 老年人

68. 轻型阿弗他溃疡好发部位是

    A. 舌背　　　　　　　B. 口角

    C. 牙龈　　　　　　　D. 唇、颊黏膜

    E. 硬腭

69. 急性疱疹性龈口炎的临床特征为

    A. 口腔黏膜散在的溃疡

    B. 口腔黏膜出现簇集的小水疱

    C. 口腔黏膜上白色凝乳状的绒膜

    D. 疱疹沿神经排列，不超过中线

    E. 口腔黏膜、手掌、足底出现水疱、丘疹等病损

70. 口角炎的治疗原则为

    A. 局部激素治疗，全身抗菌药物治疗

    B. 全身激素治疗，局部抗菌药物治疗

    C. 局部激素治疗，口服维生素

    D. 全身激素治疗，局部维生素外用

    E. 根据不同的病因选择药物或补充营养的治疗

71. 球菌性口炎又称为

    A. 鹅口疮　　　　　　B. 假膜性口炎

    C. 急性坏死性龈口炎　D. 疱疹性口炎

    E. 口炎型口疮

72. 慢性唇炎发病的重要原因是

    A. 饮食不当

    B. 心理障碍

    C. 因干燥而有舔唇不良习惯

    D. 高血压

    E. 舍格伦综合征

73. 扁平苔藓的发病部位不包括

    A. 颊黏膜　　　　　　B. 生殖器黏膜

    C. 指甲　　　　　　　D. 头皮

    E. 牙龈

74. 服用氟康唑适宜治疗

    A. 口腔结核　　　　　B. 带状疱疹

    C. 球菌性口炎　　　　D. 口腔念珠菌病

    E. 急性疱疹性龈口炎

75. 不宜用于口腔白斑病治疗的措施是

    A. 口服维生素 A　　　B. 硝酸银烧灼

    C. 戒烟　　　　　　　D. 手术切除

    E. 局部涂鱼肝油

A2 型题（76～110 题）

答题说明：每一道试题都是以一个小案例出现的，其下面有 A、B、C、D、E 五个备选答案，请从中选择一个最佳答案。

76. 患者男，38 岁，全口牙出血，咀嚼无力，且刚完成彻底的牙周系统治疗，无明显系统性疾病。口腔检查：牙周袋深度较之前增加。X 线：牙槽骨吸收有明显发展。口腔卫生情况良好。初步诊断为
A. 青少年牙周炎
B. 与糖尿病有关的牙周炎
C. 慢性牙周炎
D. 快速进展性牙周炎
E. 顽固性牙周炎

77. 患者女，24 岁，用牙线清洁牙齿时牙龈偶尔出血。检查：牙龈乳头轻度充血、水肿，PD 2 ~ 3mm，未及附着丧失。该患者最可能的诊断是
A. 边缘性龈炎
B. 牙间乳头炎
C. 青春期龈炎
D. 侵袭性牙周炎
E. 急性坏死性溃疡性龈炎

78. 患者男，35 岁，牙龈疼痛、出血 3 天。近来工作繁忙，经常加班至深夜，吸烟 20 支/天。检查：口臭明显，上下前牙区牙龈有自动出血，龈乳头尖端变平，表面覆盖有灰白色物，擦去后可见出血面。最可能的诊断是
A. 慢性龈缘炎
B. 慢性牙周炎
C. 急性龈乳头炎
D. 快速进展性牙周炎
E. 急性坏死性溃疡性龈炎

79. 患者男，17 岁，诉牙齿出血，咀嚼无力 1 个月余。口腔检查：切牙和第一磨牙松动 Ⅰ 度，切牙唇侧移位，牙周袋 5 ~ 6mm，第一磨牙牙周袋 6mm，菌斑指数和牙龈指数 1，探诊牙龈出血。初步诊断为
A. 慢性牙周炎
B. 局限型侵袭性牙周炎
C. 快速进展性牙周炎
D. 青春期龈炎
E. 广泛型侵袭性牙周炎

80. 患者女，40 岁，主诉牙龈增生 2 年，有高血压病史。检查：全口牙龈增生，覆盖牙冠的 1/3 ~ 1/2，牙龈乳头因增生而相连，牙龈表面有的呈桑葚状，牙龈质地坚实，呈暗红色。造成以上症状的原因是患者可能服用了
A. 苯巴比妥钠
B. 环孢素
C. 硝酸异山梨酯
D. 硝苯地平

E. 硝酸甘油

81. 患者女，23 岁，上前牙 2 年前不慎折断，未及时处理，现上唇肿胀，检查发现 1| 牙冠冠折 3/4，叩痛（＋＋＋），根管口暴露，探诊（－），牙体变色，前庭沟变浅，并有波动，为缓解疼痛、消除急性炎症。对该病例应及时进行的应急处理不包括
A. 根管开放引流
B. 消炎止痛
C. 拔牙引流
D. 切开排脓
E. 根管冲洗上药

82. 患者男，26 岁，2 年来牙床肿大。检查：全口牙龈肿大，以上下前牙明显，2|2 唇侧牙龈覆盖 1/2 牙冠，质硬，探不出血，龈袋深 3 ~ 6mm，X 线片示牙槽骨无吸收。患者有长期服用大仑丁史。该病应诊断为
A. 增生性牙龈炎
B. 药物性牙龈肥大
C. 青春期龈炎
D. 边缘性龈炎
E. 遗传性牙龈纤维瘤病

83. 患者女，17 岁，上前牙刷牙时牙龈易出血，经检查上前牙牙面有较多菌斑堆积，唇侧牙龈肿胀，色暗红，质地松软，诊断为慢性龈炎。关于此患者，以下说法不正确的是
A. 治疗后可消除牙龈炎症，但会遗留附着丧失
B. 患者自行控制菌斑对疾病的治疗意义重大
C. 治疗后牙龈形态仍不恢复者可行手术治疗
D. 定期复查和维护才能保持疗效
E. 此疾病可以预防，也容易复发

84. 患者男，35 岁，上中切牙因冠折 1/4（未露髓），行金属烤瓷冠修复，但粘固已 1 个多月，自诉遇冷热刺激后疼痛明显。其原因最可能是
A. 创伤性咬合
B. 根尖周炎
C. 牙髓炎
D. 牙周炎
E. 牙本质敏感

85. 某成年男性，为了防龋每天使用漱口剂，却发现舌背着色。这种漱口剂可能含有
A. 金银花
B. 大黄
C. 茶多酚
D. 氯己定
E. 乙酰甲壳胺

86. 患者男，30 岁，偶然发现右侧下颌磨牙牙面发黑，无明显疼痛症状。检查 6| 殆面窝沟深，卡

探针，底软，达牙本质浅层。冷热测验反应正常，叩（－），牙龈无异常。该患牙的诊断是

A. 牙釉质发育不全　　B. 浅龋

C. 中龋　　D. 深龋

E. 四环素牙

87. 患者男，40岁，1天来右侧后牙自发性痛，夜间加重。查见右上第二前磨牙近中深龋。确定患牙诊断的检查方法是

A. 叩诊　　B. 探诊

C. 温度测验　　D. 电活力测验

E. X线片检查

88. 患者男，40岁，主诉近3个月来左上后牙咬物痛。1天来，热水引起剧痛，并牵涉到左侧头颞部，带冷水瓶来就诊。检查：|6° 见有深龋洞，无探痛，叩痛（＋），牙龈未见异常。可诊断为

A. 可复性牙髓炎

B. 急性上颌窦炎

C. 急性化脓性根尖周炎

D. 慢性闭锁性牙髓炎

E. 急性化脓性牙髓炎

89. 患者男，24岁，因上前牙有黄黑斑块要求治疗。检查：21|12 唇面有黄褐色斑块，无缺损，表面光滑，质硬，叩（－），冷（－），当地乡亲中亦有相似情况。最可能的诊断是

A. 浅龋　　B. 氟斑牙

C. 四环素牙　　D. 牙釉质发育不全

E. 静止龋

90. 患者女，20岁，因左下后牙冷热痛而就诊，无自发痛。检查发现|6° 深龋，探痛，但未穿髓，无叩痛。在治疗该深龋时，错误的操作是

A. 由于窝洞较深，洞壁不必修直

B. 为避免穿髓，可保留少量软化牙本质

C. 用大球钻以先中央后四周的方式逐步去除腐质

D. 可疑有牙髓暴露而又不能肯定时应做安抚治疗观察

E. 接近髓角时，如患者特别敏感，应注意检查有无牙髓暴露

91. 患者男，35岁，2个月前开始右上后牙遇冷热酸痛，咀嚼不适，咬到牙齿某一点时引起剧痛，

近1周出现阵发性自发痛。检查发现6| 叩痛明显，牙齿不松动，遇冷热引起疼痛，未发现龋坏，咬诊出现定点疼痛。根据患者的症状和临床检查，引起患牙疼痛的最可能原因是

A. 牙周炎　　B. 牙隐裂

C. 牙震荡　　D. 重度磨损

E. 咬合创伤

92. 在阳光照射强烈的夏天，某交通繁忙的城市居民尤其是心脏病及肺部疾病的患者，出现了不同程度的眼睛红肿、流泪、咽喉痛、喘息、咳嗽、呼吸困难、头痛、胸闷、心脏功能障碍等症状。出现这些症状的原因可能是

A. 某种传染病流行

B. 附近火山喷发烟雾

C. 煤烟型烟雾事件

D. 一氧化碳急性中毒

E. 光化学烟雾

93. 患者女，32岁，某温度计厂烘表工，近4年来常感头痛、头昏、心烦、易怒、记忆力明显下降，近1年来出现手指震颤，在做精细活时尤为明显。其最可能接触的职业性有害因素是

A. 铅　　B. 苯

C. 锰　　D. 汞

E. 锌

94. 某冶炼厂定期安排接铅工人到职业病院进行驱铅治疗和疗养，该工作应属于

A. 一级预防　　B. 二级预防

C. 三级预防　　D. 对症治疗

E. 支持疗法

95. 患者男，25岁，某矿场采矿工。工龄约2年，主诉咳嗽、气短、胸痛就诊。检查：X线胸片呈肺纹理增加，伴有块状阴影和典型结节。患者自述工作场所条件很差，无防尘设施。此工人最可能的诊断为

A. 晚发性矽肺　　B. 肺孢子菌肺炎

C. 煤肺　　D. 尘肺

E. 速发性矽肺

96. 患儿女，6岁，口腔检查发现：右上颌第一磨牙牙合面窝沟深，探诊有粗糙感，能卡住探针，余未见异常。对该患牙最适宜的治疗方法是

A. 窝沟封闭　　B. 常规龋病治疗

C. 常规银汞合金充填　　D. 常规复合树脂充填

E. 非创伤性修复治疗

97. 患者女，24 岁，主诉：近 1 个月全口牙龈肿胀增生，牙龈质地松软脆弱，易出血。其最不可能的诊断是

A. 妊娠期龈炎　　　　　B. 牙龈纤维瘤病

C. 慢性龈炎　　　　　　D. 白血病

E. 浆细胞性龈炎

98. 某市流行性乙型脑炎逐年病死率（从 1949 年到 1995 年）为：48.9%、43.1%、27.30%、21.5%、20.0%、18.2%、12.7%。据此资料画图，应选用

A. 直条图　　　　　　　B. 构成图

C. 直方图　　　　　　　D. 半对数线图

E. 普通线图

99. 某市冬季取暖，大量燃烧富含硫的煤炭，受到二氧化硫严重污染的地区的居民何种疾病发病率升高

A. 血液系统疾病发病率升高

B. 上呼吸道感染发病率升高

C. 高血压发病率升高

D. 泌尿系统疾病发病率升高

E. 心血管系统疾病发病率升高

100. 检查某班 15 岁学生 50 名，其中龋病者 10 人，龋失补牙数为：D = 70，M = 2，F = 8；龋失补牙面数为：D = 210，M = 10，F = 15。这班学生龋面均为

A. 0.8　　　　　　　　B. 1.4

C. 1.6　　　　　　　　D. 4.2

E. 4.7

101. 流行病学实验中，需要确定实验观察期限，若欲观察氟防龋的效果，至少应持续的时间是

A. 2 周　　　　　　　　B. 半年

C. 1 年　　　　　　　　D. 1 年半

E. 2 年

102. 某研究机构研制出一种可预防某种传染病的新疫苗，为观察该疫苗的流行病学预防效果，应观察下列何种人群

A. 隐性感染率高的人群

B. 预期发病率低的人群

C. 免疫水平高的人群

D. 预期发病率高的人群

E. 预期患病率低的人群

103. 为了解某地区 50 岁中年人患牙周炎的情况，要求抽样误差为 10%，从该地区中心医院病历中随机抽取 1000 份病历进行调查，得患病率达 80%，最后发现检查结果与实际情况不符，这种误差属于

A. 随机误差　　　　　　B. 信息偏倚

C. 选择性偏倚　　　　　D. 检查者偏倚

E. 无应答偏倚

104. 患儿女，14 岁，偶然发现右下后牙颊侧牙龈有小脓包前来就诊。查：右下第二前磨牙畸形中央尖折断，I°松动，颊侧牙龈有窦道口，X 线片见根长为 9mm，根尖呈燕尾状敞开，根尖周 X 线透射区 4mm×5mm，边界模糊不清。该主诉牙的治疗应选用

A. 拔除　　　　　　　　B. 干髓治疗

C. 塑化治疗　　　　　　D. 根管治疗

E. 根尖诱导形成术

105. 患儿男，7 岁，上颌乳中切牙脱落 2 个月，恒中切牙一直未萌出。患儿发育正常，颌面部对称。此处牙床饱满，牙龈颜色正常。X 线片见有恒牙胚。临床处理宜选择

A. 切开导萌　　　　　　B. 增加营养

C. 观察　　　　　　　　D. 局部用药

E. 修复治疗

106. 患儿男，4 岁，因外伤致左上乳中切牙内陷移位，牙龈无明显撕裂伤，牙槽突无折断。X 线片示恒牙胚未受波及。正确的处理是

A. 立即复位固定　　　　B. 立即拔除

C. 定期复诊观察　　　　D. 牵引复位

E. 不做处理

107. 患者女，39 岁，几天前去郊外爬山回来后，浑身不适，乏力，有低热，右侧口唇部有疼痛、烧灼感，继而出现红斑及水疱，成簇水疱呈带状仅在右侧分布，疼痛明显。口腔内右侧唇、颊、腭黏膜糜烂面积大，溃疡疼痛较重，并出现牙痛，影响进食及工作。拟诊断为

A. 口腔单纯性疱疹　　　B. 三叉神经带状疱疹

C. 天疱疮　　　　　　　D. 多形红斑

E. 手－足－口病

108. 患者男，27 岁，口腔经常发生溃疡，此次左颊黏膜已溃疡半个多月仍疼痛不适。查：全身情况良好，口腔检查牙周无炎症，牙齿排列整齐，左颊黏膜近口角区见一深在溃疡，可探至肌层，直径 1.5cm 左右，边缘整齐，界限清晰，溃疡边缘红肿隆起，周围充血明显。拟诊断为
  A. 颊部鳞癌　　　　B. 口腔结核
  C. 重型阿弗他溃疡　D. 坏死性唾液腺化生
  E. 创伤性溃疡

109. 患者男，27 岁，口腔经常发生溃疡，此次左颊黏膜已溃疡半个多月仍疼痛不适。全身情况良好。口腔检查：牙周无炎症，牙齿排列整齐，左颊黏膜近口角区见一深在溃疡，可探至肌层，直径 1.5cm 左右，边缘整齐，界限清晰，溃疡边缘红肿隆起，周围充血明显。可诊断为
  A. 颊部鳞癌　　　　B. 口腔结核
  C. 腺周口疮　　　　D. 坏死性涎腺化生
  E. 创伤性溃疡

110. 患者男，46 岁，发现右颊黏膜白色斑块 1 月。临床检查右颊孤立白色斑块外未发现其他病损。你认为下列哪一项不足以作为本病例的发病原因
  A. 吸烟
  B. 嗜酒
  C. 唾液 pH 偏高
  D. 病损局部机械刺激因素
  E. 白色念珠菌感染

A3/A4 型题（111～130 题）

答题说明：以下提供若干个案例，每个案例下设若干道试题。请根据案例所提供的信息，在每一道试题下面的 A、B、C、D、E 五个备选答案中选择一个最佳答案。

（111～113 题共用题干）

患者男，60 岁，1 年来右侧上后牙痛，痛多在傍晚发生，并涉及右眶下部和颞部。患者数年前曾有头痛及流涕史。查 $\overline{6^05^{DO}}$ 龋深，叩痛（+），扪痛（－）。

111. 为明确诊断必须做的检查是
  A. 牙髓电活力测验　B. 牙髓温度测验
  C. 耳鼻喉科会诊　　D. X 线片检查
  E. 松动度检查

112. 该患者主诉疾病最可能是
  A. 深龋　　　　　　B. 慢性鼻窦炎
  C. 急性牙髓炎　　　D. 慢性牙髓炎
  E. 可复性牙髓炎

113. 治疗设计中最重要的是
  A. 垫底充填　　　　B. 根管治疗
  C. 盖髓治疗　　　　D. 拔除残根
  E. 耳鼻喉科就诊

（114～116 题共用题干）

患者男，36 岁，2 周前发现右下后牙龈有小包，平时无明显不适。检查见右下第一磨牙咬合面龋深，穿髓孔探无感觉，叩（±），右下第二磨牙根尖处牙龈有窦道开口，压挤少许脓液出。X 线片见右下第一磨牙近中根尖 X 线透射区不规则，边界模糊。

114. 主诉牙应诊断为
  A. 慢性牙髓炎　　　B. 慢性根尖周炎
  C. 急性牙髓炎　　　D. 牙髓坏死
  E. 慢性牙周炎

115. 为确诊牙龈瘘管的病牙，应作
  A. 瘘管探诊　　　　B. X 线片检查
  C. 牙周袋探诊　　　D. 瘘管诊断丝 X 线片
  E. 牙周袋诊断丝 X 线片

116. 主诉牙的治疗是
  A. 充填治疗　　　　B. 塑化治疗
  C. 根管治疗　　　　D. 根尖手术
  E. 拔除

（117～119 题共用题干）

患者男，32 岁，右上后牙持续胀痛不能咬物，无冷热刺激痛病史。检查发现右上第二磨牙远中牙龈红肿，探诊出血。第三磨牙伸长无对颌。

117. 初步诊断为
  A. 冠周炎　　　　　B. 牙间乳头炎
  C. 急性牙周脓肿　　D. 缘龈炎
  E. 𬌗创伤

118. 分析主要原因为

A. 食物嵌塞　　　B. 殆创伤

C. 牙石　　　　　D. 口腔卫生不良

E. 不良剔牙习惯

119. 最佳治疗方案为

A. 切开引流，局部冲洗上药，急性炎症消退后牙周治疗

B. 彻底清洁局部，冲洗上药

C. 彻底清洁局部，冲洗上药，调整咬合

D. 彻底清洁局部，冲洗上药，炎症消退后拔除第三磨牙

E. 彻底清洁局部，冲洗上药，及时修复对颌牙

（120～122题共用题干）

患者男，20岁，下颌第一恒磨牙颊沟浅龋坏，如对龋坏物质进行细菌培养。

120. 其中主要的致龋菌可能为

A. 韦永菌　　　　B. 轻链球菌

C. 奈瑟菌　　　　D. 变异链球菌

E. 乳酸杆菌

121. 如此人的龋病未治疗，发展为深龋，再次对龋坏物质进行细菌培养，发现有一种致龋菌的数量大量增加，该细菌可能是

A. 韦永菌　　　　B. 轻链球菌

C. 奈瑟菌　　　　D. 变形链球菌

E. 乳酸杆菌

122. 在作鉴别诊断时，比较有价值的检查方法是

A. X线检查　　　B. 温度测验

C. 探诊　　　　　D. 咬诊

E. 叩诊

（123～126题共用题干）

患儿男，8岁，上前牙外伤折断1小时。局部检查1｜冠斜折，切角缺损，牙髓暴露，触痛明显，松动（－）。

123. 哪项检查对确定患牙治疗方案最有帮助

A. 牙髓活力电测定

B. 根尖X线片

C. 全口曲面断层片

D. 咬合关系检查

E. 温度测验

124. 检查中，最有可能发现的情况是

A. 温度测验反应敏感

B. 牙髓坏死，探触牙髓无反应，电活力测试（－）

C. 咬合关系紊乱

D. X线片示根尖孔呈喇叭口状

E. 牙周袋很深，唇侧牙龈瘘管

125. 首选的治疗是

A. 盖髓术

B. 根管治疗＋桩冠修复

C. 牙髓摘除术

D. 根尖诱导成形术

E. 活髓切断术

126. 若治疗成功，家长要求修复缺损的牙应

A. 嵌体修复

B. 局麻备牙，全冠修复

C. 备洞，银汞充填

D. 支架固位，光敏树脂修复

E. 解释病情，待患儿成年后再做修复

（127～128题共用题干）

患儿男，14岁，上颌牙龈时常流脓多日。查2｜深龋，探无穿髓孔，松动Ⅱ度，叩（±），温度测验无反应，患牙唇侧根尖处有一瘘管。

127. 为明确诊断，需做的检查是

A. 电活力测试　　B. 涂片检查

C. 瘘管检查　　　D. X线片

E. 穿刺

128. 临床治疗宜采用

A. 活髓切断　　　B. 塑化治疗

C. 开放引流　　　D. 根管治疗

E. 干髓术

（129～130题共用题干）

患者女，43岁，左下后牙肿痛3天就诊。检查见左下第一磨牙远中颈部龋，龋深及牙髓，无探痛，Ⅲ°松动，叩痛（＋＋＋），颊侧根尖部龈红肿，扪痛，有波动感。左面下部轻度肿胀，体温38℃。

129. 诊断最可能是

A. 急性化脓性牙髓炎

B. 急性化脓性根尖周炎

C. 急性颌骨骨髓炎

D. 急性牙周脓肿

E. 急性蜂窝织炎

130. 当日就诊的处理为

A. 开髓开放、消炎镇痛

B. 开髓开放、切开引流

C. 切开引流、消炎镇痛

D. 开髓开放、切开引流、消炎镇痛

E. 拔牙、消炎镇痛

B1 型题（131～150 题）

答题说明：以下提供若干组试题，每组试题共用在试题前列出的 A、B、C、D、E 五个备选答案，请从中选择一个与问题关系最密切的答案。每个备选答案可能被选择一次，多次或不被选择。

（131～133 题共用备选答案）

A. 自发性持续胀痛

B. 疼痛有"扳机点"

C. 冷刺激一过性痛

D. 自发性阵发痛

E. 温度刺激延迟痛

131. 属于可复性牙髓炎疼痛特点的是

132. 属于龈乳头炎疼痛特点的是

133. 属于急性牙髓炎疼痛特点的是

（134～135 题共用备选答案）

A. 年轻恒牙冠折牙本质暴露

B. 年轻恒牙根折

C. 全脱位半小时的恒牙

D. 乳牙嵌入

E. 乳牙牙齿震荡

134. 需氢氧化钙护髓的牙外伤是

135. 需做再植术的情况是

（136～139 题共用备选答案）

A. 青壮年   B. 儿童及青少年

C. 20～30 岁   D. 11～18 岁

E. 老年

136. 慢性龈炎的好发年龄为

137. 急性坏死性溃疡性龈炎的好发年龄为

138. 青春期龈炎的好发年龄为

139. 急性多发性龈脓肿

（140～142 题共用备选答案）

A. 阿托品

B. 胆碱酯酶复活剂

C. 对症治疗

D. 阿托品加对症治疗

E. 阿托品加胆碱酯酶复活剂加对症治疗

140. 治疗大多数品种的有机磷农药中毒采用

141. 治疗氨基甲酸酯类农药中毒一般使用

142. 治疗拟除虫菊酯类农药中毒采用

（143～144 题共用备选答案）

A. 充填物过高，有早接触

B. 充填物悬突

C. 对牙髓状态判断错误

D. 充填材料化学刺激

E. 对颌牙有不同金属修复体

143. 龋齿充填后远期出现自发痛，可能的原因是

144. 龋齿充填后近期出现自发痛，可能的原因是

（145～147 题共用备选答案）

A. 颌间间隙   B. 灵长间隙

C. 发育间隙   D. 自由间隙

E. 剩余间隙

145. 小儿无牙期时从正中观察可见的间隙是

146. 存在于上颌乳侧切牙与乳尖牙之间，下颌乳尖牙与第一乳磨牙之间的间隙是

147. 3～4 岁乳牙列中出现的生理间隙是

（148～150 题共用备选答案）

A. 糜烂   B. 棘细胞层内疱

C. 基底层下疱   D. 基底细胞液化变性

E. 溃疡

148. 良性黏膜类天疱疮的主要病理变化之一是

149. 慢性盘状红斑狼疮的主要病理变化之一是

150. 天疱疮破溃后的病理变化之一是

第三单元

答题说明：每一道试题下面有 A、B、C、D、E 五个备选答案，请从中选择一个最佳答案。

1. 下列不符合慢性支气管炎咳痰特点的是
   A. 多为白色黏痰
   B. 可为浆液性泡沫样痰
   C. 偶有痰中带血
   D. 夜间痰量较多
   E. 急性发作期常为黏液性脓痰

2. 关于支气管哮喘的体征，叙述不正确的是
   A. 发作时胸部呈过度充气状态
   B. 有广泛的哮鸣音
   C. 吸气相延长
   D. 在轻度哮喘时哮鸣音可不出现
   E. 严重哮喘时可出现奇脉

3. 对血压显著增高多年的患者，应用降压药使血压短时间内骤降至正常水平可以
   A. 改善症状
   B. 改善心脑肾血液供应
   C. 诱发肾功能不全
   D. 诱发脑出血
   E. 须防冠状动脉血栓形成

4. 妊娠晚期心血管系统生理功能变化，错误的是
   A. 心率增快
   B. 心脏容量增加10%左右
   C. 叩诊心浊音界稍扩大
   D. 心尖部可闻及柔和吹风样收缩期杂音
   E. 增大的子宫压迫下腔静脉使血液回流受阻，心搏量减少

5. 典型溃疡性结肠炎患者的粪便特点是
   A. 稀水样便
   B. 黏液便
   C. 黏液脓血便
   D. 糊状便
   E. 蛋花汤样便

6. 血胸活动性出血的征象不包括

A. 脉快、血压下降，补液后血压不升或回升后又下降
B. 血红蛋白、血球压积持续降低
C. 胸片阴影逐渐增大
D. 穿刺液涂片红细胞与白细胞之比为100∶1
E. 闭式引流量连续3小时，每小时超过200ml

7. 肠易激综合征患者几乎都有的临床症状是
   A. 腹泻
   B. 肠瘘
   C. 腹痛
   D. 便秘
   E. 腹胀

8. 重型病毒性肝炎出血的最主要原因是
   A. 血小板减少
   B. 毛细血管脆性增加
   C. 凝血因子合成减少
   D. 肝素样物质增多
   E. 骨髓造血功能受抑制

9. 易侵犯中枢神经系统的白血病是
   A. 急性粒细胞白血病
   B. 急性单核细胞白血病
   C. 急性早幼粒细胞白血病
   D. 急性淋巴细胞白血病
   E. 慢性粒细胞白血病

10. 中央型肺癌中最常见的组织学类型是
    A. 腺癌
    B. 鳞状细胞癌
    C. 肺泡细胞癌
    D. 小细胞癌
    E. 大细胞癌

11. 以下属于人工被动免疫的是
    A. 注射菌苗
    B. 口服麻痹糖丸
    C. 接种 BCG
    D. 注射免疫球蛋白
    E. 注射类毒素

12. 小儿死亡率最高的时期是
    A. 新生儿期
    B. 婴儿期
    C. 幼儿期
    D. 学龄前期
    E. 学龄期

13. 有关碘伏的作用和用法，不正确的说法是
    A. 可杀灭各种细菌繁殖体
    B. 是碘与表面活性剂的不定型结合物

C. 对细菌芽孢、真菌和病毒杀灭作用较差

D. 可配成水或乙醇溶液使用，乙醇溶液杀菌作用更强

E. 器械消毒应以 1～2mg/ml 有效碘浓度浸泡 1～2h

14. 关于普鲁卡因的特点，错误的是

    A. 对青霉素过敏的患者慎用

    B. 毒副作用小

    C. 偶发过敏反应

    D. 适用于表面麻醉

    E. 为酯类药物

15. 下列患者拔牙后易引起感染的是

    A. 血友病   B. 高血压

    C. 糖尿病   D. 心绞痛

    E. 肝炎

16. 拔牙创的处理，错误的是

    A. 刮除拔牙创内的碎牙片、牙石和肉芽组织

    B. 与骨膜、牙龈相连的骨折片应予复位

    C. 拔牙创常规用生理盐水彻底冲洗

    D. 扩大的牙槽窝要压迫复位

    E. 复位、缝合撕裂的牙龈

17. 拔上颌磨牙时牙根完整拔除，拔牙后发现口腔上颌窦瘘，但穿孔不大时

    A. 必须做瘘口修补术   B. 使拔牙创充满血块

    C. 冲洗拔牙创   D. 填塞明胶海绵

    E. 行上颌窦根治

18. 拔除上颌第三磨牙时，牙挺的支点应置于

    A. 远中牙槽嵴

    B. 近中牙槽嵴

    C. 第二、三磨牙之间

    D. 颊侧骨板

    E. 腭侧骨板

19. 血友病患者必须拔牙时，首要的处理原则是

    A. 拔牙创内填塞止血材料

    B. 注射止血药

    C. 麻药中使用多量肾上腺素

    D. 操作轻柔，减少创伤，缝合拔牙创

    E. 术前、术后多次输新鲜血

20. 易复发可恶变的颌骨囊肿是

    A. 根端囊肿   B. 始基囊肿

C. 含牙囊肿   D. 角化囊肿

E. 外渗性囊肿

21. 颌面部创伤后抗休克治疗措施不包括

    A. 安静、止痛   B. 降低颅内压

    C. 维持血压   D. 补液

    E. 止血

22. 口腔颌面外科手术全身麻醉的特点不包括

    A. 麻醉与手术互相干扰

    B. 易于保持气道通畅

    C. 小儿与老年患者多

    D. 手术失血多

    E. 麻醉深度要求三期一级

23. 面部疖痈易发生全身并发症的原因不包括

    A. 病原菌毒力强

    B. 面部静脉多无瓣膜

    C. 颜面部血液循环丰富

    D. 颜面表情肌的活动

    E. 感染侵入面静脉时血栓形成，致静脉回流受阻

24. 关于缝合舌组织创伤的叙述，错误的是

    A. 使用较粗缝线缝合

    B. 尽量保持舌的纵行长度

    C. 边距要大，缝合要深

    D. 可将舌尖向后折转缝合

    E. 创伤累及相邻组织时，应分别缝合

25. 发生颧骨、颧弓骨折必须行手术复位的指征是

    A. 颌面肿胀   B. 开口受限

    C. 轻度复视   D. 眶下区麻木

    E. 轻度面部畸形

26. 颌面部创口初期缝合最晚时间为

    A. 6 小时   B. 12 小时

    C. 24 小时   D. 30 小时

    E. 大于 48 小时

27. 牙槽突骨折的特征性表现是

    A. 伴牙缺失

    B. 伴有唇和牙龈的肿胀和撕裂，撕裂口与牙相对应

    C. 咬合错乱

    D. 摇动损伤区某一牙时，邻近牙及骨折片随之移动

E. 伴牙折或牙脱位

28. 头皮冠状切口复位固定法最适用于

    A. 上颌骨多发陈旧骨折

    B. 鼻眶颧区多发陈旧骨折

    C. 单纯颧弓骨折

    D. 颧额缝骨折

    E. 眶下缘骨折

29. 游离皮片移植皮片越厚，则

    A. 越容易成活　　　B. 越能耐受摩擦

    C. 色泽变化越大　　D. 收缩越大

    E. 质地越脆

30. 痣样基底细胞癌综合征的表现中，不包括

    A. 多发性角化囊肿　　B. 皮肤基底细胞痣

    C. 易伴发成釉细胞瘤　　D. 小脑镰钙化

    E. 分叉肋

31. 牙龈瘤的起因多为

    A. 激素代谢紊乱

    B. 过勤地刷牙

    C. 机械及慢性炎症刺激

    D. 家族遗传史

    E. 自发性病变，无明确原因

32. 具有局部浸润性生长的肿瘤为

    A. 海绵状血管瘤　　B. 囊性水瘤

    C. 牙龈瘤　　　　　D. 成釉细胞瘤

    E. 蔓状血管瘤

33. 唾液腺炎最主要的感染途径是

    A. 血源性　　　　　B. 淋巴源性

    C. 邻近组织炎症波及　　D. 损伤

    E. 逆行性

34. 冷脓肿是指

    A. 口底蜂窝织炎　　B. 结核性淋巴结炎

    C. 化脓性淋巴结炎　　D. 化脓性下颌下腺炎

    E. 颈部转移癌坏死

35. 根治舌下腺囊肿最根本的措施是

    A. 切除舌下腺腺体

    B. 完整摘除囊肿

    C. 吸尽囊液

    D. 结扎导管

    E. 去除所有囊壁组织

36. 舍格伦综合征常合并肿大的腺体是

A. 下颌下腺　　　　　B. 舌下腺

C. 腮腺　　　　　　　D. 泪腺

E. 唇腺

37. 急性化脓性腮腺炎的主要感染途径是经

    A. 腮腺导管逆行感染

    B. 口内破损黏膜

    C. 牙源性途径

    D. 血源性途径

    E. 淋巴途径

38. 慢性阻塞性腮腺炎最常见的病因是

    A. 导管较长导致的唾液滞留

    B. 导管口黏膜损伤致导管口狭窄

    C. 导管异物

    D. 导管结石

    E. 增龄性改变，导致唾液淤滞

39. 儿童复发性腮腺炎最常见的发病年龄是

    A. 7 岁左右　　　　B. 5 岁左右

    C. 3 岁左右　　　　D. 2 岁左右

    E. 1 岁左右

40. 关于腮腺浅叶肿瘤手术切除，不正确的是

    A. 术前亚甲蓝导管注入

    B. 可行区域切除术

    C. 需行面神经解剖术

    D. 可行浅叶切除术

    E. 需行腮腺全叶切除术

41. 关于急性化脓性腮腺炎的叙述，下列哪项是错误的

    A. 病原菌主要是金黄色葡萄球菌

    B. 肿胀以耳垂为中心

    C. 腮腺导管口红肿，可挤压出脓液

    D. 患者全身中毒症状明显

    E. 局部皮肤红、热及触痛不明显

42. 决定恶性肿瘤治疗原则的因素一般不包括

    A. 患者经济状况　　B. 生长部位

    C. 分化程度　　　　D. 临床分期

    E. 组织来源

43. 腮腺区低分化黏液表皮样癌的治疗，错误的是

    A. 面神经保留不能勉强

    B. 一般不作颈淋巴清扫术

    C. 术后辅助放疗

    D. 疑有血行转移可辅以化疗

E. 涉及下颌骨时，应行下颌骨部分切除

44. 容易早期发生肺部转移的口腔颌面部肿瘤是
    A. 牙龈癌　　　　　B. 舌癌
    C. 黏液表皮样癌　　D. 颊癌
    E. 腺样囊性癌

45. 颞下颌关节紊乱病的主要致病因素是
    A. 免疫因素
    B. 关节内微小创伤与精神心理因素
    C. 两侧关节发育不对称和关节囊薄弱
    D. 夜磨牙和偏侧咀嚼
    E. 不良充填体和修复体

46. 颞下颌关节脱位，口内法复位的用力方向是
    A. 向下、后、上　　B. 向前、上、后
    C. 向下、后　　　　D. 向上、后
    E. 向下、前

47. 三叉神经第三支属于
    A. 运动神经　　　　B. 交感神经
    C. 感觉神经　　　　D. 混合神经
    E. 分泌神经

48. 确定面瘫病人是否有膝状神经节受损，应做
    A. 定分支检查　　　B. 听觉检查
    C. 味觉检查　　　　D. 泪液检查
    E. 唾液检查

49. 面瘫的贝尔征是指
    A. 用力紧闭眼睑，则眼球转向外上方
    B. 患侧口角下垂，健侧向上歪斜
    C. 不能鼓腮、吹气
    D. 睑裂过大，闭合不全
    E. 下结膜囊内常有泪液积滞

50. 不符合隐性唇裂表现的是
    A. 唇峰分离
    B. 黏膜亦出现裂陷
    C. 皮肤完好无裂开
    D. 裂侧皮肤浅沟状凹陷
    E. 皮肤下方的肌层未能联合

51. 牙颌面畸形的临床分类中，不包括
    A. 颌骨发育过度　　B. 颌骨发育不足
    C. 长面畸形　　　　D. 不对称畸形
    E. 后天性畸形

52. 成人腮腺造影，造影剂注入量一般为

A. 2.5ml　　　　　B. 2ml
C. 3ml　　　　　　D. 1.5ml
E. 0.5ml

53. 下列关于黏液表皮样癌的描述，错误的是
    A. 约2/3的黏液表皮样癌发生在腮腺
    B. 有的无包膜而向周围组织浸润
    C. 低分化型常见颈淋巴结转移
    D. 血行转移多见，且多转移至肝
    E. 高分化型生长慢，转移率低，预后较佳

54. 不属于窒息前驱症状的是
    A. 烦躁不安，出汗　B. 脉搏慢而弱
    C. "三凹"体征　　　D. 口唇发绀
    E. 血压下降

55. 三叉神经痛患者在疼痛发作时上颌的痛性抽搐
    不包括
    A. 痛区潮红　　　　B. 眼结膜充血
    C. 出汗流涎　　　　D. 流泪
    E. 患侧鼻腔黏液减少

56. 唾液腺造影检查的禁忌证为
    A. 急性化脓性腮腺炎
    B. 外伤性涎瘘
    C. 阴性涎石病
    D. 腮腺恶性肿瘤
    E. 腮腺慢性反复肿胀

57. 颌骨骨髓炎X线检查有诊断价值一般在发病后
    A. 1～3天　　　　　B. 4～9天
    C. 2～4周　　　　　D. 2个月
    E. 3个月

58. 碘酊用作口腔内消毒剂的浓度是
    A. 2.5%　　　　　　B. 2.0%
    C. 1.5%　　　　　　D. 1.0%
    E. 0.5%

59. 舍格伦综合征病理检查部位多选择
    A. 磨牙后腺　　　　B. 唇腺
    C. 舌下腺　　　　　D. 下颌下腺
    E. 腭腺

60. 不适用干热灭菌法的物品是
    A. 明胶海绵和各种粉剂
    B. 棉织品和橡胶制品
    C. 凡士林和油脂

D. 玻璃和陶瓷

E. 液状石蜡

61. 皮肤创口缝合后过度外翻是因为

A. 进针点距创缘过远

B. 两侧进针深度不一致

C. 皮肤切口两侧进针间距大于皮下间距

D. 皮肤切口两侧进针间距小于皮下间距

E. 打结过紧

62. 对过分突出的上颌结节是否要手术，不需要考虑的因素是

A. 是否两侧均突出

B. 是否妨碍取印模

C. 是否上颌前牙区牙槽嵴也向唇侧突出

D. 是否有上颌结节下垂，接近下颌磨牙后垫

E. 是否患者身体能耐受手术

63. 拔牙术后引发细菌性心内膜炎的致病菌是

A. 金黄色葡萄球菌

B. 大肠埃希菌

C. 甲型溶血性链球菌

D. 乙型溶血性链球菌

E. 肺炎链球菌

64. 血友病患者必须拔牙时，应将凝血因子Ⅷ浓度提高到正常的

A. 30%　　　　　B. 10%

C. 50%　　　　　D. 20%

E. 60%

65. 口腔颌面部损伤的"二次弹片伤"是指

A. 多于两块的弹片损伤口腔颌面部

B. 颌面损伤伴牙损伤，折断的牙碎片向邻近组织内飞散

C. 口腔颌面部受到2次弹片打击所造成的损伤

D. 弹片损伤涉及两个部位

E. 骨折致牙列变形、咬合错乱、面部畸形

66. 上颌骨骨折发生骨移位的最佳复位时间为

A. 1周之内　　　　B. 1月之内

C. 2周之内　　　　D. 2月之内

E. 骨折当时

67. 在下颌骨骨折中，影响骨折移位的主要因素是

A. 骨折线走行的方向

B. 咀嚼肌的牵引作用

C. 牙弓上有无牙

D. 暴力作用

E. 骨折的部位

68. 仅用等渗盐水纠正等渗性缺水时，可导致

A. 高钠血症　　　　B. 高氯血症

C. 水过多　　　　　D. 代谢性碱中毒

E. 低钙血症

69. 下列关于清创的原则错误的是

A. 清除伤口内异物

B. 切除失去活力的组织

C. 彻底止血

D. 根据情况缝合伤口

E. 必须放置引流

70. 低钾血症时，最早出现的临床表现是

A. 心电图改变　　　　B. 肌无力

C. 口苦、恶心　　　　D. 心脏传导阻滞

E. 心脏节律异常

A2 型题（71～110 题）

答题说明：每一道试题都是以一个小案例出现的，其下面有 A、B、C、D、E 五个备选答案，请从中选择一个最佳答案。

71. 患者男，28 岁，以前精神正常，到某地出差刚下火车，突然感到要爆发战争了，因为好多人都往出口处跑。最可能的症状是

A. 错觉　　　　　B. 幻觉

C. 感知综合障碍　　D. 原发性妄想

E. 继发性妄想

72. 患者女，22 岁，近半年来因紧张复习准备考研究生，渐出现脑力迟钝、头痛、失眠、注意力不集中、心情紧张，常无故发脾气。近 1 个月上述症状加重，伴有疲乏无力，不想活动，对事情不感兴趣，对将来没有信心，准备放弃考试。还有明显早醒，醒后不能再次入睡现象。此时心情尤其烦躁不安，思想悲观。食欲下降，体重减轻。最可能的诊断是

A. 神经衰弱　　　　B. 焦虑症

C. 强迫症　　　　　D. 抑郁症

E. 精神分裂症

73. 患者男，65 岁，有高血压、糖尿病多年。一天前发现左侧上、下肢活动受限，吐字不清，神

志清楚，无明显头痛、呕吐。检查发现左侧上、下肢肌力 3 级，左侧半身痛觉减退。头颅 CT 未见异常。临床上考虑可能性最大的疾病是

A. 脑出血

B. 脑栓塞

C. 短暂性脑缺血发作

D. 蛛网膜下隙出血

E. 脑血栓形成

74. 患者男，26 岁，因腹部外伤急诊入院。行剖腹探查见肝右叶 8cm 长裂口，较深，有不易控制的动脉性出血。术中最有效的止血方法是

A. 用纱布或绷带条压迫止血

B. 明胶海绵或氧化纤维填入裂口

C. 阻断肝门血流后止血

D. 填塞大网膜后缝合裂口

E. 全身和局部同时应用止血药物

75. 患者男，30 岁，B 超发现右肾盂结石，大小 2cm，合并轻度肾积水。首选的治疗方案是

A. 体外冲击波碎石术

B. 经皮肾镜碎石

C. 多饮水＋药物治疗

D. 肾盂切开取石

E. 服用中药排石

76. 患者男，40 岁，发作性喘息 6 年，再发 1 天就诊。查体：T 38.1℃，BP 150/80mmHg，呼吸急促，咽红 (＋)，双肺布满哮鸣音。WBC 6.3 × 10^9/L，N 78%。该患者最可能的诊断是

A. 急性咽喉炎

B. 急性左心衰竭

C. 原发性支气管肺癌

D. 支气管哮喘急性发作

E. 慢性喘息性支气管炎急性发作

77. 患者男，25 岁，活动时突感右胸部撕裂样痛。查体：大汗淋漓，惊恐状，气促，气管左偏，叩诊右胸空瓮音，右侧呼吸音消失。该患者最可能的诊断为

A. 胸腔积液　　　　　B. 大叶性肺炎

C. 干性胸膜炎　　　　D. 右侧张力性气胸

E. 肺气肿

78. 患者女，35 岁，5 年前出现痛经并逐渐加重，经量较多。妇科检查：子宫如 60 天妊娠大小，

质韧，触痛明显，活动好，盆底无触痛结节。考虑诊断为

A. 子宫肌瘤　　　　　B. 子宫肉瘤

C. 子宫内膜癌　　　　D. 子宫腺肌病

E. 子宫内膜异位症

79. 某患者，急性心肌梗死第 2 周出现发热和心包摩擦音，红细胞沉降率 30mm/h，血白细胞 6.1 ×10^9/L，中性粒细胞 55%。可能的诊断为

A. 急性心肌梗死的反应性心包炎

B. 心脏破裂

C. 急性心肌梗死后综合征

D. 伴发病毒性心包炎

E. 室壁瘤

80. 患者男，32 岁，上夜班时突发上腹部剧烈疼痛，20 分钟后疼痛波及至右下腹。检查：肝浊音界消失，上腹部腹肌紧张，右下腹有明显压痛及反跳痛。该患者最可能的诊断是

A. 胃溃疡急性穿孔　　B. 急性阑尾炎

C. 急性胆囊炎　　　　D. 急性胰腺炎

E. 急性小肠梗阻

81. 一正常小儿身高 90cm，前囟门已闭，头围 48.5cm，乳牙 20 枚，血压是 86/55mmHg。此小儿的年龄最大的可能是

A. 1 岁 6 个月　　　　B. 2 岁

C. 3 岁　　　　　　　D. 4 岁

E. 5 岁

82. 女婴，11 个月，多汗，烦躁，睡眠不安。查：可见肋膈沟，下肢轻度 "O" 型腿，血清钙稍低，血磷降低，碱性磷酸酶增高。其佝偻病应处于

A. 前驱期　　　　　　B. 初期

C. 激期　　　　　　　D. 恢复期

E. 后遗症期

83. 患者男，30 岁，腹部挤压伤后 6 小时。查体：体温 38.2℃，脉率 88 次/分，血压 110/80mmHg，腹部有压痛，无反跳痛，肠鸣音可闻及。以下处理措施中最不合理的一项是

A. 腹部 B 超检查

B. 腹部穿刺检查

C. 密切观察腹部体征及生命体征变化

D. 禁食及输液治疗

E. 尽快剖腹探查，以防延误治疗

84. 患者男，30 岁，原有风湿性心脏病史，因持续性发热、乏力、纳差来诊。经检查拟诊为亚急性感染性心内膜炎。查体时不可能出现的体征是
    A. 环形红斑
    B. 瘀点
    C. 心脏杂音变化
    D. 心率 40 次/分，心电图示三度房室传导阻滞
    E. 脾肿大伴脾区摩擦音

85. 患者女，32 岁，初产妇，G_4P_0，妊娠 35 周，因阴道无痛性中等量流血 2 天入院。查体：P 72 次/分，BP 120/80mmHg。产科检查：子宫长度 33cm，无宫缩，头先露高浮，胎心率 150 次/分。该患者最可能的诊断是
    A. 早产   B. 临产
    C. 胎盘早剥   D. 宫颈炎
    E. 前置胎盘

86. 患者女，45 岁，血性白带 2 个月。妇检阴道未受肿瘤侵犯，宫颈菜花样，宫体正常大小，宫旁明显增厚，未达盆腔，宫颈活检为鳞癌。其分期是
    A. Ⅰb 期   B. Ⅰc 期
    C. Ⅱa 期   D. Ⅱb 期
    E. Ⅲa 期

87. 患者男，46 岁，消瘦、乏力、头晕、食欲减退 3 年，近 5 个月早晨有时出现精神症状，进食后缓解。查体：BP 80/60mmHg，皮肤色素沉着，心率 60 次/分，血糖 2.7mmol/L，血钠 124mmol/L，血钾 5.2mmol/L。最可能的病因是
    A. 原发性慢性肾上腺皮质功能减退症
    B. 胰岛素瘤
    C. 营养不良
    D. 2 型糖尿病
    E. 自主神经功能紊乱

88. 患儿男，8 岁，因"发音不清"前来就诊。在进行临床检查与鉴别诊断时，应考虑的疾病中不包括
    A. 先天性腭裂致腭咽闭合不全
    B. 颌骨发育异常致发音不清
    C. 舌系带过短，卷舌音不清

D. 先天性腭咽闭合不全
E. 智力低下致讲话不清

89. 患儿女，10 岁，左侧先天性完全性唇腭裂致上颌发育不全。其临床检查除唇腭裂外，其他表现中错误的是
    A. 碟形脸   B. 上颌后缩
    C. 面中 1/3 凹陷   D. 远中咬合关系
    E. 额部突度基本正常

90. 女婴，6 个月。出生后即发现双侧上唇裂开。诊断为"先天性双侧唇裂，混合型"。其临床表现应该是双侧唇裂
    A. 合并双侧腭裂   B. 合并单侧腭裂
    C. 合并其他面裂   D. 合并双侧牙槽突裂
    E. 一侧完全，一侧不完全唇裂

91. 患者女，45 岁，突发左眼睑闭合不全口角左偏，考虑为面瘫，需鉴别属贝尔面瘫还是中枢性面瘫。两者主要的鉴别点在于
    A. 患侧口角下垂，健侧向上歪斜
    B. 患侧眼睑闭合不全
    C. 不能鼓气，鼓气时漏气
    D. 患侧鼻唇沟消失
    E. 患侧额纹消失，不能皱眉

92. 患儿男，7 岁，渐进性开口受限 2 年。检查：右面部丰满，开口度 10mm，开口型右偏，右髁突无滑动。最可能的诊断是
    A. 右喙突肥大   B. 左关节外强直
    C. 右关节内强直   D. 左髁突良性肥大
    E. 右关节盘不可复性前移位

93. 患者女，30 岁，右下颌后牙肿痛一周伴开口受限。检查开口度 25mm，右下颌智齿阻生，周围软组织肿胀。此时 X 线检查的目的是了解
    A. 有无骨膜反应性增生
    B. 有无软组织阻力
    C. 有无边缘性骨髓炎
    D. 阻生牙的牙根形态
    E. 有无瘘管形成

94. 患者女，51 岁，左上颌牙槽部肿大 3 个月余，无压痛及其他不适。临床检查触及左上颌结节区骨质明显膨隆，质地硬，无压痛，不活动，左上颌牙无松动，牙龈色泽正常。曲面体层片显示：左上颌结节区可见一骨质结构破坏区，范围约 3.0cm×3.5cm，边界清楚，病变密度均

匀，稍高于邻近正常骨质，呈 "磨砂玻璃"
样。结合以上表现，考虑以下哪种疾病

A. 骨纤维异常增殖症

B. 骨化性纤维瘤

C. 成骨性骨肉瘤

D. 良性成牙骨质细胞瘤

E. 骨瘤

95. 患者女，34 岁，右侧眉因外伤缺失，拟采用皮肤移植方法行眉再造手术。应选用的是

A. 表层皮片　　　　B. 薄中厚皮片

C. 厚中厚皮片　　　D. 全厚皮片

E. 轴型皮瓣

96. 患者男，27 岁，因外伤致面中部损伤，昏迷半小时。除面中部开放性骨折表现外，有血及脑脊液自鼻、耳流出。现神志清楚，逆行性遗忘，神经系统检查未见异常。病理反射阴性。若患者烦躁不安，使用的药物中禁忌的是

A. 地西泮　　　　　B. 苯巴比妥钠

C. 咪达唑仑　　　　D. 吗啡

E. 苯妥英钠

97. 患者女，33 岁，上颌前部被硬物撞击。经 X 线检查证实为上颌前部的牙槽突骨折伴牙龈撕伤。该患者不必进行的处理是

A. 缝合牙龈创口

B. 局麻下将牙槽突及牙复位

C. 单颌结扎固定

D. 有早接触时调磨对颌牙

E. 颌间结扎

98. 某患者，颏部被钝器打击后，出现双侧后牙早接触，前牙开𬌗，双侧颞下颌关节区肿胀疼痛。可能的诊断为

A. 双侧颞下颌关节急性前脱位

B. 双侧髁突颈部骨折

C. 双侧升颌肌群痉挛

D. 双侧关节盘穿孔破裂

E. 双侧翼外肌痉挛

99. 患者男，30 岁，因口腔颌面部创伤致舌体裂伤，出血明显，口底肿胀来院急诊。最有效合理的止血方法是

A. 注射止血针

B. 指压患侧的颈总动脉

C. 用纱布块填塞止血

D. 创口缝合止血

E. 做颈外动脉结扎术

100. 患者女，30 岁，右下智齿舌向远中倾斜，牙冠完全萌出。此牙的拔除方法宜采用

A. 冲击法拔除　　　B. 劈开，分根拔除

C. 用涡轮钻拔除　　D. 用牙挺向远中挺出

E. 翻瓣、去骨拔除

101. 患者男，20 岁，右下颌中位水平阻生第三磨牙拔除术后 4h，伤口仍出血，否认全身疾病史。分析出血的原因，不包括

A. 未完全缝合软组织切口

B. 损伤下牙槽动脉

C. 牙槽骨内小血管破裂

D. 拔牙创感染后出血

E. 患者未遵医嘱

102. 患者男，62 岁，有多年糖尿病史，左眶下间隙感染 1 周，肿胀，疼痛明显。分析疼痛的原因是

A. 毒素刺激骨膜　　B. 肿胀压迫眶下神经

C. 表情肌活动频繁　D. 面部神经末梢丰富

E. 面部血供丰富

103. 一成人烧伤面积60%，7 小时后入院，经注射吗啡，头孢类抗生素和生理盐水 1000ml，仍有休克症状。应考虑为

A. 神经性休克　　　B. 感染性休克

C. 心源性休克　　　D. 低血容量性休克

E. 中毒性休克

104. 患儿男，10 岁，有畏寒、发热、腹痛、腹泻、脓血便和里急后重。应诊断为

A. 阿米巴痢疾　　　B. 食物中毒

C. 消化不良性腹泻　D. 急性肠炎

E. 细菌性痢疾

105. 患者女，42 岁，右颈侧肿块 2 月余，如蚕豆大、可活动，无压痛，无发热及咳嗽。鼻咽部无异常。甲状腺峡部可触及直径 0.5cm 大小结节。其最可能的诊断是

A. 慢性淋巴结炎　　B. 甲状腺癌转移

C. 淋巴结结核　　　D. 肺癌转移

E. 鼻咽癌转移

106. 患者男，38 岁，因车祸致骨盆、股骨骨折急诊手术。术后 1 天逐渐出现憋气，烦躁不安，经皮血氧饱和度 （SpO_2）监测示：由98% 逐

渐下降至 87%，经面罩给氧（5 升/分）后 SpO_2 增加至 89%，但症状缓解不明显。查体：T 37.2℃，P 103 次/分，R 32 次/分，BP 90/60mmHg，意识清楚，口唇发绀，双肺呼吸音对称，双肺闻及少许湿啰音。该患者最可能的诊断是

- A. 气胸
- B. 肺血栓栓塞
- C. 腹腔内出血
- D. 急性左心衰竭
- E. 急性呼吸窘迫综合征

107. 患者女，25 岁，下腹部疼痛及阴道流血 1 天，停经 48 天。妇科检查：子宫稍大，宫口开大 2cm，胎囊堵塞于宫颈口内。本例最有可能的诊断是

- A. 先兆流产
- B. 难免流产
- C. 不全流产
- D. 稽留流产
- E. 复发性流产

108. 患者男，35 岁，左上腹被拖拉机撞伤后钝痛 1 天，突发左上腹剧痛 3 小时。查体：P 140 次/分，BP 60/45mmHg，面色苍白，四肢厥冷，上腹中度压痛，肌紧张，腹部叩诊移动性浊音（+），腹腔穿刺抽出不凝固血液。最可能的诊断是

- A. 小肠破裂
- B. 肝破裂
- C. 结肠破裂
- D. 胃破裂
- E. 脾破裂

109. 患者女，20 岁，因十二指肠溃疡所致幽门梗阻引起反复呕吐 15 天入院，测得血钾值为 3mmol/L，动脉血 pH 7.5。首选补液种类应为

- A. 乳酸、氯化钾溶液
- B. 氯化钾溶液
- C. 等渗盐水
- D. 葡萄糖盐水
- E. 葡萄糖盐水、氯化钾溶液

110. 患者男，65 岁，五个月前，无明确原因出现咳嗽、咳痰，十天来头痛呕吐，出现 2 次发作性急性障碍伴四肢抽搐。头颅 MRI 见双侧大脑半球皮质，皮质下区及脑干部位多个小类圆形低信号影。胸部 X 线示右上肺球形阴影。颅内病变最可能诊断是

- A. 脑脓肿
- B. 脑梗死
- C. 脑囊虫
- D. 脑转移瘤
- E. 脑髓鞘瘤

A3/A4 型题（111～130 题）

答题说明：以下提供若干个案例，每个案例下设若干道试题。请根据案例所提供的信息，在每一道试题下面的 A、B、C、D、E 五个备选答案中选择一个最佳答案。

（111～113 题共用题干）

患者男，70 岁，右颈部红肿、疼痛 1 周，逐渐加重，伴全身高热。体温 39.8℃。WBC 18×10^9/L，中性粒细胞百分比 90% 且出现中毒颗粒。1 天来肿胀处出现多个脓头，剧痛难忍。

111. 该患者最可能的诊断是
- A. 右颈部蜂窝织炎
- B. 右颈部丹毒合并蜂窝织炎
- C. 右颈部淋巴瘤
- D. 右颈部结核
- E. 右颈部痈

112. 该患者进一步应检查
- A. 红细胞沉降率
- B. 抗链球菌溶血素 "O"
- C. CEA
- D. 空腹血糖
- E. 结核菌素试验

113. 该患者的治疗应给予
- A. 抗感染治疗，营养支持，镇痛，切开引流
- B. 抗结核治疗，休息，营养支持
- C. 抗肿瘤化疗，营养支持，对症治疗
- D. 皮质类固醇激素治疗
- E. 休息，营养支持，服用非甾体抗炎药物

（114～117 题共用题干）

患者男，40 岁，车祸伤，有一过性昏迷病史。急诊检查发现面中份凹陷，眶周淤血，咬合错乱，后牙早接触，前牙开𬌗。

114. 首先应当做哪项辅助检查
- A. 头颅 CT
- B. 上颌骨瓦氏位片
- C. 颧弓位片
- D. 上颌咬合片
- E. 鼻颏位片

115. 根据临床检查，颌面部的骨折可能是
- A. Le Fort Ⅰ型骨折
- B. Le Fort Ⅱ型骨折
- C. Le Fort Ⅲ型骨折
- D. 上颌骨纵形骨折
- E. 颧骨、颧弓骨折

116. 检查过程中发现患者出现呼吸困难，可能的原

因是

A. 患者出现休克

B. 口内异物阻塞咽喉部

C. 血液以及涎液误吸

D. 上颌向后下移动，推软腭向后，缩小咽腔

E. 迷走神经损伤

117. 出现呼吸困难的紧急处理是

A. 手法复位，并用压舌板等吊起下移的上颌骨

B. 颌间拴结

C. 颌间拴结＋颅颌固定

D. 手术切开复位固定

E. 气管切开

(118～120题共用题干)

患儿女，13岁，正畸需要减数拔牙，术中误将左下尖牙认为第一前磨牙拔除。

118. 立即将误拔牙放入原牙窝内并做适当固定称为

A. 即刻再植　　B. 延期再植

C. 自体移植　　D. 异体移植

E. 牙种植术

119. 进行上述处理，应满足的条件中不包括

A. 根尖无病变

B. 牙周无病变

C. 牙根尚未发育完成

D. 唇面牙釉质在拔除中脱落

E. 患者年龄小

120. 这种处理术后愈合方式中不包括

A. 骨结合　　B. 牙周膜愈合

C. 骨性愈合　　D. 纤维性愈合

E. 骨性粘连

(121～122题共用题干)

患者男，58岁，晨起喝水时左侧口角漏水，照镜子发现左口角下垂，左眼不能完全闭合，遂来我院就诊。门诊除以上症状外，还发现左侧舌、颊及口底黏膜较对侧显无光泽、干燥，同侧舌前2/3味觉迟钝，听力检查明显较右侧差。

121. 患者损伤的部位是

A. 茎乳孔以外

B. 鼓索与镫骨肌神经之间

C. 镫骨肌与膝状神经节之间

D. 膝状神经节

E. 脑桥与膝状神经节之间

122. 对于该患者目前最恰当的治疗，应选择

A. 立即行面神经管减压术

B. 大剂量激素＋抗病毒药＋神经营养药

C. 尽快给予强电流刺激以促进肌肉运动

D. 大剂量激素＋神经营养药

E. 阿司匹林＋神经营养药

(123～125题共用题干)

患者女，26岁，10天来全身皮肤出血点伴牙龈出血来诊。化验 PLT 35×10^9/L，临床诊断为慢性特发性血小板减少性紫癜（ITP）。

123. 下列体征支持ITP诊断的是

A. 皮肤有略高出皮面的紫癜

B. 面部蝶形红斑

C. 口腔溃疡

D. 下肢肌肉血肿

E. 脾脏不大

124. 下列支持ITP诊断的实验室检查是

A. 凝血时间延长

B. 血块收缩良好

C. 抗核抗体阳性

D. 骨髓巨核细胞增多，产板型增多

E. 骨髓巨核细胞增多，幼稚、颗粒型增多

125. 该患者的首选治疗是

A. 糖皮质激素　　B. 脾切除

C. 血小板输注　　D. 长春新碱

E. 达那唑

(126～128题共用题干)

患者男，50岁，体重50kg，上腹隐痛不适，并不思进食已3个月，胃镜检查证实为胃体癌。化验：血红蛋白80g/L，血浆清蛋白30g/L，血清钠130mmol/L，钾4.5mmol/L，动脉血 pH 为7.35。

126. 该患者可能存在

A. 高渗性脱水　　B. 等渗性脱水

C. 低渗性脱水　　D. 高钾血症

E. 稀释性低钠血症

127. 患者在水、电解质和酸碱平衡方面的主要病理、生理变化为

A. 血浆容量减少超过组织间液的减少

B. 组织间液减少超过血浆容量的减少

C. 细胞内液减少

D. 细胞内、外液等量减少

E. 细胞内液移向细胞外间隙

128. 按血清钠浓度和公式计算需补充的钠盐量为
    A. 12×50×0.4mmol/L
    B. 12×50×0.5mmol/L
    C. 12×50×0.6mmol/L
    D. 12×50×0.7mmol/L
    E. 12×50×0.8mmol/L

(129~130题共用题干)

患者男，35岁，左下颌下区被拳击伤，随即伤区出现肿胀、瘀斑；扪诊有波动感，张口度及咬合关系正常。

129. 该患者最可能诊断为
    A. 挫裂伤
    B. 伤侧下颌下腺破裂，涎液外渗
    C. 伤侧下颌骨骨折
    D. 软组织挫伤
    E. 钝器伤

130. 该患者首先进行的局部检查是
    A. CT
    B. B超
    C. 穿刺针吸
    D. 曲面体层片
    E. 切开探查

B1型题（131~150题）

答题说明：以下提供若干组试题，每组试题共用在试题前列出的A、B、C、D、E五个备选答案，请从中选择一个与问题关系最密切的答案。每个备选答案可能被选择一次，多次或不被选择。

(131~134题共用备选答案)
    A. 下颌升支外侧
    B. 下颌升支前缘向上
    C. 下颌磨牙舌侧后下方和下颌支内侧面
    D. 乙状切迹中点与颧弓中点之间
    E. 上颌结节后上方

131. 颞肌前部触诊位置在
132. 翼内肌下部触诊位置在
133. 翼外肌上头触诊位置在
134. 翼外肌下头触诊位置在

(135~137题共用备选答案)
    A. 牙釉质
    B. 牙骨质
    C. 牙槽骨
    D. 牙周膜
    E. 骨硬板

135. X线片上显示为包绕牙根的，连续不断的高密度线条状影像
136. X线片上显示为包绕牙根的，连续不断的低密度线条状影像
137. 在牙体X线片上影像密度最高的是

(138~141题共用备选答案)
    A. 舌下腺囊肿
    B. 表皮样囊肿
    C. 皮脂腺囊肿
    D. 角化囊性瘤
    E. 含牙囊肿

138. 在缩余釉上皮与牙冠面之间出现液体渗出而形成的囊肿是
139. 穿刺抽出后的囊液呈蛋清样黏稠拉丝状的是
140. 囊肿壁与皮肤紧密粘连，中央有一小色素点的是
141. 可表现为多发囊肿的是

(142~145题共用备选答案)
    A. CIN Ⅰ
    B. CIN Ⅲ
    C. 镜下早期浸润癌
    D. 浸润癌ⅠB期
    E. 浸润癌ⅠA2期

142. 根治性子宫切除术+盆腔淋巴结清扫术适用于
143. 改良根治性子宫切除术+盆腔淋巴结清扫术适用于
144. 全子宫切除术适用于
145. 激光或冷冻治疗并随访适用于

(146~148题共用备选答案)
    A. 贫血和出血程度一致
    B. 贫血和出血程度不一致
    C. 有贫血而无出血
    D. 有出血而无贫血
    E. 无出血亦无贫血

146. 再生障碍性贫血
147. 原发免疫性血小板减少症
148. 溶血性贫血

(149~150题共用备选答案)
    A. 原发型肺结核
    B. 干酪性坏死与空洞
    C. 结核分枝杆菌侵入血管
    D. 纤维硬结及钙化病灶
    E. 结核性胸膜炎

149. 哪种结核多发生于儿童
150. 成人血行播散型肺结核的原因是

第四单元

A1 型题 （1～70 题）

> 答题说明：每一道试题下面有 A、B、C、D、
> E 五个备选答案，请从中选择一个最佳答案。

1. 下列不属于𬌗关系检查内容的是
   A. 上、下颌牙列中线是否一致
   B. 上、下颌第一磨牙是否为中性𬌗关系
   C. 息止颌位的检查
   D. 牙列检查
   E. 𬌗干扰检查

2. 两面嵌体不常用作固定桥固位体的主要原因是
   A. 固位力差 　　　　 B. 就位困难
   C. 影响美观 　　　　 D. 难于制作
   E. 机械强度低

3. 金属烤瓷全冠舌侧颈缘如以金属为冠边缘者，可预备成以下形状，除了
   A. 羽状 　　　　 B. 凹槽形
   C. 较宽的肩台 　　 D. 直角斜面形
   E. 与金属全冠边缘相同

4. 关于义齿基托磨光面的制备原则，错误的是
   A. 均应制成斜凸形斜面
   B. 上颌颊面应为向上外的斜面
   C. 上颌舌面应为向上内的斜面
   D. 下颌颊面应为向下外的斜面
   E. 下颌舌面应为向下内的斜面

5. 从口内取出可摘局部义齿印模时，一般先
   A. 取后部，再沿前牙长轴方向取下印模
   B. 取前部，再沿前牙长轴方向取下印模
   C. 前后翘动，再沿前牙长轴方向取下印模
   D. 取缺失区，再沿前牙长轴方向取下印模
   E. 取非缺失区，再沿前牙长轴方向取下印模

6. 隙卡沟底不能预备成楔形，且不能破坏相邻牙的接触点的目的是
   A. 少磨牙
   B. 有利于隙卡弯制

7. 无牙颌功能分区的缓冲区不包括
   A. 切牙乳突 　　　　 B. 上颌硬区
   C. 下颌隆突 　　　　 D. 颧突
   E. 颊棚

8. 肯氏第一类牙列缺失，如果口底至舌侧龈缘的距离为 5mm，大连接体应该采用
   A. 舌杆
   B. 舌板
   C. 唇杆
   D. 舌杆 + 前牙舌隆突上连续卡环
   E. 前牙舌隆突上连续卡环

9. 口腔修复应用材料的良好性能不包括
   A. 溶解性能 　　　　 B. 机械性能
   C. 物理性能 　　　　 D. 化学性能
   E. 生物性能

10. 理想的口腔条件应具备的条件，不包括
    A. 足够的骨组织支持牙，无尖锐的骨突或骨嵴
    B. 无妨碍义齿就位的倒凹或悬突
    C. 无影响义齿固位的瘢痕结构、增生的软组织和系带
    D. 上下牙槽嵴关系良好和足够的唇颊沟深度
    E. 腭弓宽大有益于固位的弧度

11. 影响固定修复粘接力大小的主要因素不包括
    A. 粘接材料的性质
    B. 粘接面积的大小
    C. 调拌粘接材料的速度
    D. 粘接材料的调和比例
    E. 被粘接面的表面状况

12. 可摘局部义齿人工后牙颊舌径宽度小于天然牙的目的是
    A. 减少支持组织负荷
    B. 获得平衡𬌗力

C. 防止咬颊

D. 提高咀嚼效率

E. 增加固位稳定

13. 下列情况可进行 3/4 冠修复的是

    A. 切缘有较小的缺损

    B. 邻面有较大的缺损

    C. 舌面有广泛龋

    D. 扭转前牙

    E. 死髓牙

14. 固定桥倾斜牙做基牙，如患者年轻，首选的方法是

    A. 直接预备

    B. 失活倾斜牙，大量磨改

    C. 做单侧固定桥

    D. 做半固定桥

    E. 正畸后再修复

15. 桩冠根管预备中下列不正确的操作是

    A. 先看牙片

    B. 确定桩长度

    C. 用圆钻去除根充物

    D. 用裂钻去除根充物和修整根管壁一次完成

    E. 钻进时随时校正钻入方向

16. 在牙体缺损的修复治疗中，关于对牙龈组织的保健，错误的说法是

    A. 修复体要高度磨光

    B. 人造冠龈边缘与患牙十分密合

    C. 正确恢复牙冠外形高点

    D. 修复体龈边缘必须位于龈嵴顶以下

    E. 修复体轴面形态有助于对龈组织给予功能性刺激

17. 可摘局部义齿修复时，进行基牙调整的原因是

    A. 基牙牙冠大

    B. 基牙𬌗面磨耗

    C. 基牙倾斜

    D. 增加倒凹

    E. 放置𬌗支托

18. 张口度的正确测量方法是

    A. 上下中切牙切缘之间的距离

    B. 上下磨牙𬌗面之间的距离

    C. 上下尖牙的牙尖之间的距离

D. 上下侧切牙切缘之间的距离

E. 上下前磨牙颊尖之间的距离

19. 上无牙颌的解剖标志不包括

    A. 颧突   B. 切牙乳突

    C. 唇皱   D. 翼上颌切迹

    E. 颤动线

20. 藻酸盐类印模材料的凝固原理是

    A. 生物转化   B. 物理变化

    C. 化学变化   D. 室温变化

    E. 聚合变化

21. 修复体未能恢复倾斜牙和移位牙的正常外形会引发

    A. 修复体脱落   B. 基牙松动

    C. 龈缘炎   D. 咬合痛

    E. 修复体松动

22. 杆形卡环与圆环形卡环相比较主要不足之处是

    A. 固位作用差   B. 稳定作用差

    C. 支持作用差   D. 弹性作用差

    E. 对基牙损伤大

23. 牙体修复预备过程中预防性扩展的主要目的是

    A. 自洁和防止继发龋

    B. 提供良好的固位形和抗力形

    C. 去除龋坏牙体组织

    D. 增进修复体的美学效果

    E. 促进牙周组织的健康

24. 根管治疗完成后，一般多长时间可行桩冠修复

    A. 1 天后   B. 1 周后

    C. 2 周后   D. 3 周后

    E. 1 月后

25. 形成面部的突起不包括

    A. 上颌突   B. 下颌突

    C. 侧鼻突   D. 联合突

    E. 中鼻突

26. 银汞合金修复术的窝洞制备要求是

    A. 后牙𬌗面近、远中窝都发生龋坏时，不论范围大小均应沿发育沟扩展将两窝洞相连制备成一个洞

    B. 𬌗面单洞的固位主要靠倒凹固位

    C. 点线角清晰呈直角相连

    D. 上前牙腭面洞的外形应呈三角形或圆形

E. 洞面角应在釉质侧壁做倒凹

27. 全口义齿修复时，作用于唾液与基托之间的力称为
    A. 粘固力　　　　　B. 吸引力
    C. 黏着力　　　　　D. 黏附力
    E. 附着力

28. 所谓的"临床牙冠"是指
    A. 发挥咀嚼功能的牙体部分
    B. 被牙龈覆盖的牙体部分
    C. 暴露于口腔的牙体部分
    D. 被牙本质所覆盖的牙体部分
    E. 被牙釉质所覆盖的牙体部分

29. 关于全口义齿印模的叙述中，错误的有
    A. 根据取印模的次数，可以分为一次印模法和二次印模法
    B. 根据取印模时患者张口或闭口，分为开口式印模和闭口式印模
    C. 根据取印模时是否对黏膜造成压力，分为黏膜静止式印模和黏膜运动式印模
    D. 二次印模法又称联合印模法，是指在患者口中制取两次印模后完成工作印模的方法
    E. 用成品托盘所取印模为初印模，用个别托盘所取印模为终印模

30. 取前伸颌位关系记录是为了确定
    A. 切导斜度　　　　B. 牙尖斜度
    C. 髁道斜度　　　　D. 定位平面斜度
    E. 补偿曲线曲度

31. 固定义齿中恢复缺牙间隙的结构称作
    A. 冠内固位体　　　B. 冠外固位体
    C. 固定连接体　　　D. 活动连接体
    E. 桥体

32. 不适合作为全口义齿二次印模法的终印模材料是
    A. 藻酸盐　　　　　B. 硅橡胶
    C. 印模膏　　　　　D. 聚醚橡胶
    E. 氧化锌丁香油印模材料

33. 金瓷冠的金属基底冠由瓷覆盖的部位的厚度一般为
    A. 0.5mm　　　　　B. 0.6mm
    C. 0.7mm　　　　　D. 0.8mm

E. 1.0mm

34. 三型卡环（适用于三型观测线）的特点是
    A. 固位、稳定作用好，支持作用差
    B. 固位、稳定、支持作用均好
    C. 固位、稳定、支持作用均差
    D. 固位、支持作用好，稳定性差
    E. 稳定、支持作用好，固位差

35. 全冠修复体采用龈上边缘的最主要优点是
    A. 不易附着菌斑　　B. 美观性好
    C. 边缘密合　　　　D. 对龈刺激小
    E. 不易附着牙垢

36. 以下关于箱状固位形的说法中，不确切的是
    A. 洞深和形状对其固位力影响大
    B. 洞底一定要预备成一个平面
    C. 洞深应在2mm以上
    D. 洞壁要与就位道一致
    E. 洞壁可外展2°~5°

37. 婴幼儿适宜的氟防龋措施是
    A. 氟滴剂　　　　　B. 饮水氟化
    C. 氟水漱口　　　　D. 含氟牙膏
    E. 氟离子导入

38. 某地区准备对6岁年龄组儿童进行窝沟封闭防龋效果研究，实验设计不包括
    A. 受试地区目标人群的依从性
    B. 选择窝沟龋易感儿童为受试对象
    C. 确定样本含量
    D. 确定试验组与对照组
    E. 制订统一的措施、方法与标准

39. 牙膏中起降低表面张力、增进清洁效果作用的成分是
    A. 摩擦剂　　　　　B. 洁净剂
    C. 润湿剂　　　　　D. 芳香剂
    E. 防腐剂

40. 饮水氟化预防龋病的适宜氟浓度是
    A. 0.1~0.3mg/L　　B. 0.4~0.6mg/L
    C. 0.7~1.0mg/L　　D. 1.1~1.3mg/L
    E. 1.4~1.6mg/L

41. 下列属于牙周疾病的二级预防，除了
    A. 口腔健康教育和指导
    B. 专业性洁治

C. 去除菌斑牙石

D. 龈上洁治术

E. 根面平整

42. 口腔健康教育的方法主要有

    A. 提供经济支持

    B. 提供组织保证

    C. 个别交谈和讨论会

    D. 进行口腔疾病的干预措施

    E. 实施行政干预措施

43. 下列哪项不是口腔癌的体征

    A. 口腔内溃疡 1 周以下尚未愈合

    B. 口腔黏膜有白色、红色和发暗的斑

    C. 口腔与颈部有不正常的肿胀和淋巴结肿大

    D. 口腔反复出血，出血原因不明

    E. 面部、口腔、咽部等因拔牙而出现麻木与疼痛

44. 妊娠期口腔预防的重点是

    A. 龋病　　　　　　B. 牙龈炎

    C. 牙周炎　　　　　D. 磨损

    E. 牙创伤

45. WHO 制定的口腔健康标准是

    A. 牙、牙周组织、口腔邻近部位及颌面部均无组织结构与功能性异常

    B. 牙清洁、无龋洞、无疼痛感、牙龈颜色正常、无出血现象

    C. 无龋齿、无牙周疾病

    D. 无牙体、牙周、黏膜疾病

    E. 牙清洁、无结构与功能异常

46. 口腔临床上推荐的表面消毒剂是

    A. 碘伏、次氯酸钠、酚类合成物

    B. 次氯酸钠、碘伏、乙醇

    C. 碘伏、戊二醛溶液、乙醇

    D. 碘伏、氯己定溶液、乙醇

    E. 碘伏、氯己定溶液、戊二醛溶液

47. 哪种材料为封闭剂的主要成分

    A. 树脂基质　　　　B. 稀释剂

    C. 引发剂　　　　　D. 辅助剂

    E. 凝固剂

48. 下列关于牙膏中摩擦剂的说法中，哪项不正确

    A. 摩擦剂是洁牙剂中含量最多的成分（为

    25% ~60%）

    B. 用以加强洁牙剂的摩擦作用、去污及磨光牙面

    C. 摩擦剂要有一定摩擦作用，但又不损伤牙组织

    D. 含氟牙膏多用与氟离子有相容性的不溶性偏磷酸钠、焦磷酸钙或氧化铝、二氧化硅作摩擦剂

    E. 摩擦剂内含酸性物质，有利去污和磨光

49. 预防性树脂充填的适应证不包括

    A. 窝沟有龋能卡住探针

    B. 深的窝沟有患龋倾向

    C. 窝沟有早期龋迹象

    D. 对侧牙有患龋倾向

    E. 牙𬌗面窝沟有可疑龋

50. 在自我口腔保健措施中，控制菌斑最常用的有效方法是

    A. 早晚刷牙　　　　B. 使用牙线

    C. 药物含漱　　　　D. 牙周洁治

    E. 使用牙签

51. 龋病修复性治疗时，与其相关的生物学基础为

    A. 牙是有感觉和代谢的活体组织

    B. 牙是有感觉无代谢的活体组织

    C. 牙釉质在牙体手术中可产生细胞性反应

    D. 修复性治疗与牙周组织和颞下颌关节的健康无关

    E. 切割牙本质不会引起牙髓的任何反应

52. 嵌体与银汞合金充填洞形预备原则不相同的是

    A. 作预防性扩展　　B. 底平、壁直

    C. 点、线角清楚　　D. 洞形无倒凹

    E. 利用辅助固位形

53. 非金属全冠不包括

    A. 复合树脂全冠　　B. 玻璃陶瓷全冠

    C. 烤瓷全冠　　　　D. 锤造全冠

    E. 硬质树脂全冠

54. 铜基合金与其他铸造合金相比，其缺点是

    A. 布氏硬度低，仅为 56 ~164

    B. 色泽不佳

    C. 金属的流动性差

    D. 化学稳定性较低

E. 焊接困难

C. 缺牙间隙　　D. 缺牙区牙槽嵴

E. 缺失牙的对颌牙

55. 制取无牙颌印模时，为提高全口义齿的固位和稳定，下列正确的是

A. 尽可能扩大印模面积

B. 取功能性印模

C. 不用使组织均匀受压

D. 使用弹性小的印模材料

E. 保持托盘一侧不动

63. 预备嵌体洞缘斜面的目的中不包括

A. 增加嵌体的边缘密合性

B. 增强嵌体的耐摩擦性

C. 减少微渗漏

D. 预防牙釉质折断

E. 增加嵌体与边缘的封闭作用

56. 下面关于黏膜支持式义齿的描述，正确的是

A. 𬌗力通过卡环传导到基牙上

B. 𬌗力通过基托传导到黏膜和牙槽骨上

C. 𬌗力通过𬌗支托传导到黏膜和牙槽骨上

D. 𬌗力通过基托传导到基牙上

E. 𬌗力通过𬌗支托传导到基牙上

64. 固定桥设计活动连接体主要是由于

A. 一端基牙数目少

B. 一端基牙固位力差

C. 减少一端基牙的𬌗力

D. 减少一端基牙的扭力

E. 加强两端的连接作用

57. 采用固定义齿修复的主要根据是

A. 患者的舒适度　　B. 患者的美观性

C. 牙周的储备力　　D. 基牙的咬合力

E. 牙槽嵴吸收程度

65. 对基托的要求不包括

A. 塑料基托一般厚2mm

B. 铸造基托厚约0.5mm

C. 基托不应进入基牙的倒凹区

D. 基托与硬区应紧密贴合

E. 金属网状物应放在基托应力集中处

58. 杆形卡环不具备的优点是

A. 弹性好　　　　B. 美观

C. 对基牙损伤小　　D. 损坏后宜修理

E. 基牙可保持生理运动

66. 理想冠核桩外形的要求不包括

A. 与牙根外形一致的圆锥体

B. 从根管口到根尖逐渐缩小呈锥形

C. 各部横径都不超过根径的1/3，与根部外形一致

D. 与根管壁密合

E. 冠桩直径是根径的1/4

59. 为消除可摘局部义齿不稳定，错误的方法是

A. 增加对抗平衡固位体

B. 尽力设计黏膜支持式义齿，以避免产生支点

C. 在支点或支点线的对侧加平衡力

D. 消除𬌗支托、卡环在余留牙上形成的支点

E. 消除基托下与组织形成的支点

67. 金属烤瓷冠的适应证是

A. 青少年恒牙

B. 冠部短小的磨牙

C. 轻度腭向错位的上前牙

D. 重度深覆𬌗

E. 乳牙

60. 固定义齿连接体的横截面积不小于

A. 1mm^2　　　　B. 2mm^2

C. 3mm^2　　　　D. 4mm^2

E. 5mm^2

61. 下列各类固定桥中，对基牙的牙周组织损伤最大的是

A. 双端固定桥　　B. 单端固定桥

C. 半固定桥　　　D. 粘接固定桥

E. 卫生桥

68. 肯氏三类牙列缺损，支点线和牙弓的关系是

A. 支点线横切牙弓

B. 支点线纵切牙弓

C. 支点线斜切牙弓

D. 支点线构成三角形

E. 支点线构成多边形

62. 固定义齿采用冠外固位时，与义齿固位最直接相关的组织结构是

A. 基牙临床牙冠　　B. 基牙临床牙根

69. 全口义齿戴牙后，下颌髁突明显向后上位移，

主要由于

A. 正中𬌗错位   B. 垂直距离过低

C. 垂直距离过高   D. 义齿咬合关系不佳

E. 义齿变形

70. 关于牙槽骨的吸收，正确的是

A. 上下颌骨保持原有形状和大小

B. 不同个体牙槽骨吸收结果相同

C. 同一个体不同部位牙槽骨吸收结果不同

D. 牙槽骨的吸收与全身健康情况无关

E. 牙槽骨的吸收速率与是否修复缺失牙无关

A2 型题（71～110 题）

> **答题说明：每一道试题都是以一个小案例出现的，其下面有 A、B、C、D、E 五个备选答案，请从中选择一个最佳答案。**

71. 患者男，40 岁，因上前牙折断，进行完善的根管治疗后进行桩冠修复，根管预备完毕，完成蜡型，至最后粘固前，患者的根管应处于封闭、消毒状态。根管内通常放何种棉球，以牙胶暂封

A. 95% 酒精   B. 生理盐水

C. 干棉球   D. 75% 酒精

E. 55% 酒精

72. 某患者，戴用全口义齿 2 年，一直未吃硬性食物，小心谨慎使用，但上颌义齿仍裂开。查：上颌义齿前份正中折裂，固位好，腭侧基托厚2mm，腭中缝较平。造成义齿折裂的主要原因是

A. 基托前部分厚薄不均

B. 腭侧基托较薄

C. 人工牙排列在牙槽嵴顶外

D. 腭中缝成为义齿折裂支点

E. 基托材料老化，变脆

73. 患者男，30 岁，1| 冠折 2/3，已进行根管治疗，无松动，患牙咬合紧。适宜的桩冠修复是

A. 成品桩桩冠   B. 弯制冠桩冠

C. 多桩桩冠   D. 金属舌面板桩冠

E. 1.2mm 不锈钢丝弯制桩冠

74. 患者男，55 岁，|5 缺失，近远中邻牙均向缺隙倾斜。设计固定义齿时应注意

A. 基牙的支持力   B. 义齿的固位力

C. 固定义齿类型   D. 共同就位道

E. 𬌗力的大小

75. 患者女，50 岁，1 周前因外伤折断前牙，已进行根管治疗。检查：1| 冠折，断面在龈上，无叩痛，无松动，牙片示根充完整，无根折。该牙进行桩冠修复的时间是根管治疗后

A. 1 天   B. 3 天

C. 1 周   D. 10 天

E. 2 周

76. 患者女，25 岁，21|1 缺失，间隙正常，要求固定修复，则最佳设计为

A. 3|2 做基牙的双端固定桥

B. 3|23 做基牙的双端固定桥

C. 3| 做基牙单端修复 21|，|2 做基牙单端修复 |1

D. 3| 做基牙单端修复 21|，|23 做基牙单端修复 |1

E. 43|23 做基牙的双端固定桥

77. 患者女，27 岁，1| 冠折 2/3，已做完善根管治疗，咬合关系正常。以下哪种修复方案较恰当

A. 金属桩核烤瓷冠

B. 金属舌面桩冠

C. 成品桩桩冠

D. 不锈钢丝弯制桩冠

E. 金属桩塑料冠

78. 患者男，72 岁，全口义齿修复后两周，其他情况良好，咳嗽时上颌义齿容易脱落。其主要原因为

A. 垂直距离过高   B. 硬腭区无缓冲

C. 基托边缘过长   D. 后堤区封闭不良

E. 牙槽嵴发生吸收

79. 患者男，40 岁，全口义齿戴牙后疼痛，经检查发现在牙槽嵴上有连续性压痛点，疼痛不明显。应考虑最可能原因是

A. 正中𬌗有早接触

B. 基托组织面有倒凹

C. 基托组织面有肿瘤

D. 取印模时有托盘压痕

E. 牙槽嵴上有骨突

80. 患者女，30 岁，左上颌第一前磨牙近中殆远中汞充填物部分脱落。X 线片显示根充完善。最佳修复设计方案是
    A. 塑料全冠　　　　　B. 贵金属全冠
    C. 桩核 + PFM　　　　D. 树脂 MOD 嵌体
    E. 贵金属 MOD 嵌体

81. 患者女，22 岁，6| 龋损已完成治疗，要求做金属烤瓷冠。患者的牙弓弧度和邻牙突度均正常。在恢复轴面突度时，正确的是
    A. 颊侧中 1/3　　　　B. 颊侧颈 1/3
    C. 颊侧 1/3　　　　　D. 舌侧 1/3
    E. 舌侧中 1/3

82. 患者男，46 岁，|456 缺失，余留牙健康。可摘局部义齿的支点线应设计成
    A. 斜线式　　　　　　B. 直线式
    C. 横线式　　　　　　D. 纵线式
    E. 平面式

83. 患者男，65 岁，初戴全口义齿时，发现补偿曲线曲度过小，该患者戴义齿后最容易出现的问题是
    A. 义齿后缘压痛　　　B. 义齿后缘翘动
    C. 前牙开殆　　　　　D. 发音不清
    E. 面容苍老

84. 患者男，45 岁，2|1 缺失，余牙正常。其固定义齿设计应采用
    A. 半固定桥　　　　　B. 单端固定桥
    C. 双端固定桥　　　　D. 特殊固定桥
    E. 复合固定桥

85. 无牙颌患者，戴全口义齿半个月。每天戴义齿时间较长后感觉面颊部酸胀。检查：患者鼻唇沟变浅，说话时人工牙有撞击声。导致上述问题的原因是
    A. 息止殆间隙过大　　B. 垂直距离过高
    C. 垂直距离过低　　　D. 颌间距离过大
    E. 颌间距离过小

86. 患者女，50 岁，因牙周病拔除 876|34 已有 3 月余，Ⅰ～Ⅱ度松动，|5 无可利用倒凹，余牙正常。可摘局部义齿修复时，右侧固位体应采用
    A. 联合卡环　　　　　B. 对半卡环

87. 患者女，50 岁，一侧游离缺失。在减小义齿游离鞍基水平向移动中，无效的设计是
    A. 应用双侧联合设计
    B. 设计间接固位体
    C. 选用牙尖斜度大的人工牙
    D. 设计减小基牙扭力的卡环
    E. 扩大鞍基面积

88. 患者女，56 岁，戴全口义齿 1 年，近义齿区黏膜疼痛不适，影响进食活动。检查：在上颌义齿腭侧面区域黏膜呈亮红色、水肿，有斑点状假膜，涂片见孢子和菌丝。患者同时有口角炎。该患者应诊断为
    A. 球菌性口炎
    B. 口腔白斑病
    D. 疱疹样阿弗他溃疡
    E. 义齿性口炎

89. 患者男，40 岁，下颌左侧第一前磨牙，活髓，MOD 嵌体修复。水门汀粘固后第 2 天出现自发痛。最可能的原因是
    A. 创伤　　　　　　　B. 牙髓充血
    C. 牙髓炎　　　　　　D. 根尖周炎
    E. 修复体松动

90. 患者男，65 岁，7654|4567 缺失，戴用可摘局部义齿后，自觉咀嚼无力，最可能的原因是
    A. 基托面积过大　　　B. 基托面积过小
    C. 牙尖斜度过大　　　D. 牙尖斜度过小
    E. 垂直距离过高

91. 患者男，64 岁，戴全口义齿 1 周，在休息状态时义齿容易松脱，旧义齿无此现象。查：全口义齿咬合关系好，丰满度自然，基托边缘伸展至黏膜转折，吸附力差。引起义齿松脱的原因是
    A. 基托边缘伸展不够
    B. 基托组织面与黏膜不贴合
    C. 对新义齿不习惯
    D. 人工牙排向舌侧
    E. 系带缓冲不够

92. 患者男，45 岁，6| 大面积银汞充填。检查：

MOD 大面积银汞充填体，牙冠剩余牙体组织少，仅残留颊舌侧壁，无松动，无叩痛，已行完全根管治疗。设计行桩核冠修复，牙体预备首先要

A. 全部磨除牙冠

B. 先按照全冠预备体的要求进行磨除

C. 先制备固位沟

D. 先制备箱状洞形

E. 先去除颊舌侧壁

93. 患者女，27 岁，上前牙冠修复 2 周，一直感牙龈胀痛不适。查：1| 烤瓷全冠，唇侧颈缘位于龈沟内 1mm，龈缘充血。引起胀痛最可能的原因是

A. 冠边缘过短

B. 食物刺激牙龈

C. 戴冠时损伤了牙龈

D. 粘固剂残留在龈沟内

E. 冠边缘不密合

94. 患者男，30 岁，1| 缺失，2| 残根短，32|1 为固定义齿基牙。此设计的主要理由是

A. 增加抗力形　　B. 增加义齿支持

C. 增加前牙美观　　D. 增加义齿固位

E. 提高义齿切割能力

95. 患者男，58 岁，戴用全口义齿 1 周，主诉咀嚼费力，戴用时间较长后面部酸痛。检查：义齿固位好，基托边缘伸展适度，咬合关系正常，说话时有义齿撞击声。该患者义齿存在的问题是

A. 初戴不适应　　B. 垂直距离过高

C. 垂直距离过低　　D. 息止𬌗间隙过大

E. 人工牙排列位置异常

96. 患者女，61 岁，戴上颌义齿 1 天，摘、戴义齿时摘戴困难。查：876521|125687 缺失。黏膜支持式可摘义齿。唇、颊侧基托边缘伸展至黏膜转折，前牙区牙槽骨较突。引起摘戴困难的原因是

A. 𬌗力大，义齿下沉

B. 义齿支持不足，压迫黏膜

C. 基托伸展过长，刺激黏膜转折处

D. 基托进入倒凹区

E. 基托不密合，翘动引起

97. 患者男，45 岁，右上第一磨牙缺失，右上第二磨牙向缺隙侧轻度倾斜，右上第二前磨牙远中面无倒凹，拟行活动义齿修复。为取得就位道，最佳的办法是

A. 拔除倾斜牙

B. 正畸治疗

C. 少量调磨右上第二磨牙近中倒凹

D. 设计 RPI 卡环组

E. 组合式义齿修复

98. 患者男，70 岁，戴下颌活动义齿半年，昨日咬物时折断。查：76542|24567 𬌗支托式可摘局部义齿，3 处舌侧基托纵折，两断端约 1.5mm 厚，咬合接触良好。造成基托折断的原因是

A. 基托过薄

B. 咬过硬食物

C. 习惯单侧咀嚼

D. 取戴义齿方法不正确

E. 牙槽嵴吸收，现基托与组织不密合

99. 患者女，30 岁，主诉牙不美观数十年。检查发现为重度四环素牙，多数牙呈黄褐色且伴有牙冠发育不全。不考虑经济情况，最好的治疗方案是

A. 烤瓷全冠修复　　B. 漂白后全瓷冠修复

C. 牙漂白　　D. 漂白后贴面修复

E. 全瓷冠修复

100. 患者男，22 岁，昨日与人打斗造成1| 冠折，残根位于龈下 2mm，骨内根长 19mm，余留牙正常。最佳修复设计为

A. 残根根管治疗后，将牙根牵引至合适位置后再行桩核冠修复

B. 残根拔除后，固定桥修复

C. 残根根管治疗，桩核冠修复

D. 残根根管治疗后，行上托牙修复

E. 残根拔除后行隐形义齿修复

101. 患者男，30 岁，876|678 缺失，余留牙情况良好。活动义齿可采用的设计形式是

A. 混合支持式

B. 牙支持式

C. 黏膜支持式

D. 牙支持式或黏膜支持式

E. 牙支持式或混合支持式

102. 患者男，戴用全口义齿，做侧方咬合时，平衡侧基托翘动、脱落。最可能的原因是
    A. 正中殆不平衡
    B. 侧方殆不平衡
    C. 前伸殆不平衡
    D. 垂直距离过高
    E. 义齿固位差

103. 某无牙颌患者，牙槽嵴低平，戴义齿后主诉咬合痛，检查时未发现黏膜有明显改变。合适的处理方法是
    A. 基托组织面缓冲
    B. 基托边缘磨短
    C. 加大后牙尖斜度
    D. 选磨调殆
    E. 检查戴用，逐渐适应

104. 患者男，41 岁，654│ 缺失，余留牙健康。如制作可摘局部义齿，基牙应选择
    A. 73│   B. 73│3
    C. 73│4   D. 73│37
    E. 3│45

105. 患者男，40 岁，上颌义齿戴后一周，上唇活动及前牙咬合时义齿翘动且疼痛。查：21│12 缺失，缺隙大，可摘局部义齿修复，第一前磨牙上设计间隙卡环，唇侧设计塑料基托以支撑上唇丰满。造成义齿松动的原因是
    A. 未设计间接固位
    B. 唇侧基托过厚
    C. 上唇活动力量过大
    D. 唇侧基托过长
    E. 卡环过松，固位力差

106. 对某氟牙症患者进行 Dean 氟牙症分类，其牙列中受损害最重的 3 颗牙描述如下：有 1 颗牙牙釉质有明显磨损，另 2 颗牙牙釉质白色不透明区占牙面 40%，棕染。该患者的 Dean 分类为
    A. 0.5   B. 1
    C. 2   D. 3
    E. 4

107. X 线片示左下第一磨牙近中邻面阴影，探诊不敏感，冷测一过性敏感，叩诊（−），医生将该牙腐质去净，制备 II 类洞型，单层垫底后银汞充填。医生所做的属于
    A. 龋病的一级预防
    B. 龋病的二级预防
    C. 龋病的三级预防
    D. 防止龋的并发症
    E. 易感人群的特殊防护

108. 某牙周病患者有吸烟嗜好，在进行感觉测定法检查其口臭程度前，医生叮嘱他至少多长时间内禁止吸烟
    A. 2 小时   B. 4 小时
    C. 8 小时   D. 12 小时
    E. 24 小时

109. 某学龄儿童采用 0.05% NaF 漱口水预防龋齿，其使用方法应为
    A. 每月含漱 1 次，每次 10ml，含漱 1min
    B. 每周含漱 1 次，每次 10ml，含漱 1min
    C. 每天含漱 1 次，每次 10ml，含漱 1min
    D. 隔月含漱 1 次，每次 10ml，含漱 1min
    E. 隔天含漱 1 次，每次 10ml，含漱 1min

110. 某市计划进行一次大规模的口腔健康教育，在大量的调查研究基础上制订了口腔健康目标。下列属于口腔健康目标基本内容的是
    A. 可被衡量的尺度
    B. 保证目标实现的措施和策略
    C. 口腔健康意识的变化
    D. 评估效果
    E. 环境变化

A3/A4 型题（111～135 题）

答题说明：以下提供若干个案例，每个案例下设若干道试题。请根据案例所提供的信息，在每一道试题下面的 A、B、C、D、E 五个备选答案中选择一个最佳答案。

（111～113 题共用题干）
    为了预防某小学儿童龋病的发生，拟采用一种氟化物防龋措施——氟水漱口。

111. 一般氟水漱口使用的氟化物主要是
    A. 氟化亚锡   B. 酸性磷酸氟
    C. 单氟磷酸钠   D. 氟化胺
    E. 中性或酸性氟化钠

112. 使用氟水漱口的剂量是

    A. 1ml   B. 3ml

    C. 10ml   D. 15ml

    E. 20ml

113. 每次含漱的时间是

    A. 4min   B. 3min

    C. 2min   D. 1min

    E. 0.5min

(114~116题共用题干)

    患者女，26岁，一个月前前牙折断，2周前已经在外院做"根管治疗"。现无任何不适。检查：$\overline{1}$冠折，断面与牙龈齐平，根管口暂封，无叩痛，无松动，牙龈无充血、水肿，前牙咬合较紧，其余牙无明显异常。X线片显示$\overline{1}$已做完善的根管治疗，根尖无明显阴影。

114. 行桩冠修复的时间最早为

    A. 初诊时   B. 3天后

    C. 1周后   D. 2周后

    E. 3周后

115. 如该牙用桩核冠修复，根尖部要求至少保留的充填材料是

    A. 1~2mm   B. 3~5mm

    C. 6~7mm   D. 8~9mm

    E. 10mm

116. 桩核粘固前消毒通常用

    A. CP   B. FC

    C. 碘酊棉球   D. 75%乙醇

    E. 无水乙醇

(117~119题共用题干)

    患者男，40岁，$\overline{6}$缺失3个月，$\overline{5}$残冠，已做根管充填。

117. 如果$\overline{7}$近中倾斜，采用固定桥修复的难点是

    A. 获得共同就位道

    B. 基牙支持

    C. 恢复咬合关系

    D. 桥体设计

    E. 固定桥的强度

118. 如果$\overline{78}$均近中倾斜并接触良好，采用固定桥修复时，$\overline{7}$的固位体最好设计成

    A. 铸造金属全冠   B. 金属烤瓷全冠

    C. 嵌体   D. 高嵌体

    E. 保留远中邻面的改良3/4冠

119. 如果$\overline{6}$殆向伸长，应采取的措施是

    A. 增加$\overline{4}$作基牙

    B. 设计半固定桥

    C. 减小桥体颊舌径

    D. 减小桥体厚度

    E. 调磨$\overline{6}$

(120~122题共用题干)

    患者男，46岁，3年前行固定义齿修复，目前咬合疼痛，义齿松动，要求重新固定义齿修复。检查：固定桥修复体已脱位，固位体为3/4冠，全冠，基牙Ⅰ~Ⅱ度松动。

120. 固定义齿脱落的原因是

    A. 预备体固位形差

    B. 粘固剂被溶解

    C. 固定桥强度差

    D. 共同就位道不一致

    E. 两端固位力不一致

121. 基牙松动的主要原因是

    A. 固定桥强度不够

    B. 支持力不一致

    C. 桥体跨度过长

    D. 牙周储备力不足

    E. 基牙患牙周炎

122. 正确处置基牙的方法是

    A. 拔除两端基牙

    B. 拔除松动度大的基牙

    C. 牙周病治疗

    D. 根管治疗

    E. 采用全冠修复

(123~125题共用题干)

    患者男，36岁，3个月前因外伤一上前牙脱落，今要求烤瓷修复。口腔检查：$\underline{1}$缺失，间隙正常，牙槽嵴无明显吸收。$\underline{1}$牙冠1/2缺损，已露髓，探稍敏感，叩诊阴性，无松动。$\underline{2}$牙冠良好，叩诊阴性，无松动。GI：0~2，OHI-S：0~3。余牙未见异常。

123. 下列哪项不是修复前需进行的必要的检查和治疗工作

    A. 前牙区根尖片   B. $\underline{1}$根管治疗

C. |2 根管治疗   D. 牙周洁治

E. 取研究模型

124. 最适合的治疗方案是

A. 覆盖义齿

B. 全瓷固定桥

C. 桩核及双端固定桥

D. 根内固位体固定桥

E. 嵌体固位体固位桥

125. 下列哪项对桩核中桩的描述是正确的

A. 桩可增强根管封闭

B. 桩末端距根尖孔 1mm

C. 桩末端距根尖孔 3mm

D. 桩直径一般为根横径的 1/4

E. 桩的固位力主要取决于粘固力

（126～128 题共用题干）

患者男，45 岁，上颌后牙食物嵌塞，要求进行冠修复。查：|6^MOD 大面积银汞合金充填，死髓牙，牙稳固，叩（－），近中与|5 接触较差。

126. 该病例的最佳修复设计方案是

A. 进行金属全冠修复

B. 进行 PFM 全冠修复

C. 根管治疗后嵌体修复

D. 根管治疗后铸造桩核＋全冠修复

E. 根管治疗后银汞合金充填＋全冠修复

127. 在临床上，造成食物嵌塞现象的常见原因不包括

A. 对颌牙有充填式牙尖

B. 颌面解剖外形不良

C. 颌平面与邻牙一致

D. 牙间龈乳突萎缩

E. 邻间接触不良

128. 若采用预制桩核，与铸造桩核比较，其最大优点是

A. 固位好   B. 抗力好

C. 操作简便   D. 强度合适

E. 生物相容性佳

（129～132 题共用题干）

患者男，40 岁，5|牙缺失 3 年，无义齿修复史。检查：|6近中倾斜，|4和|6牙体牙周组织正常，|6轻度伸长，缺牙区牙槽嵴无明显吸收。|8正

位萌出。

129. 该患者如固定桥修复，桥体应为

A. 悬空式桥体，龈端与黏膜保持一定间隙

B. 悬空式桥体，龈端与黏膜保持小间隙

C. 接触式桥体，龈端与黏膜接触面积较小

D. 接触式桥体，龈端与黏膜接触面积同同名牙

E. 接触式桥体，龈端应压紧黏膜

130. 如果考虑到共同就位道的因素，最好采用

A. 双端固定桥   B. 半固定桥

C. 单端固定桥   D. 复合固定桥

E. 种植固定桥

131. 如果该患者又因其他原因拔除了|7，可采用

A. 双端固定桥   B. 半固定桥

C. 单端固定桥   D. 复合固定桥

E. 粘接固定桥

132. 如果患者又拔除了|86，仍要求固定桥修复 8765|缺失，可设计

A. 双端固定桥   B. 半固定桥

C. 单端固定桥   D. 复合固定桥

E. 种植固定桥

（133～135 题共用题干）

实验流行病学研究是口腔流行病学常用的一种研究方法，现拟进行一项实验研究，在饮水中加入氟，以观察氟防龋的效果。

133. 要开始本实验，首先要确定样本量，说法不正确的是

A. 要以龋齿在一般人群中的发生率高低为依据

B. 样本量大小与检验的显著性水平有关

C. 单尾检验和双尾检验对样本量的大小要求无差别

D. 样本量过小，检验效能偏低，所得结论不可靠

E. 可以参照样本量计算公式进行计算

134. 在实验的实施过程中，一定要遵循一些必要的原则，但不包括

A. 随机   B. 随意

C. 对照   D. 盲法

E. 依从性

135. 有关这项实验，最少得持续多长时间

A. 2 周　　　　　B. 2 个月

C. 2 年　　　　　D. 5 年

E. 10 年

B1 型题（136～150 题）

> 答题说明：以下提供若干组试题，每组试题共用在试题前列出的 A、B、C、D、E 五个备选答案，请从中选择一个与问题关系最密切的答案。每个备选答案可能被选择一次，多次或不被选择。

（136～138 题共用备选答案）

　　A. 食物嵌塞　　　　B. 食物滞留

　　C. 龈缘苍白　　　　D. 龈缘变黑

　　E. 不易嚼碎食物

136. 全冠轴面外形恢复不良可产生

137. 全冠边缘过长，粘固后可出现

138. 全冠邻面接触点恢复不良可产生

（139～141 题共用备选答案）

　　A. 基牙牙冠形态　　　B. 基牙牙根形态

　　C. 桥体𬌗面形态　　　D. 桥体龈面形态

　　E. 固位体轴面形态

139. 对固定义齿基牙牙周健康有影响的是

140. 对固定义齿咀嚼功能有影响的是

141. 对固定义齿固位有影响的是

（142～144 题共用备选答案）

　　A. 卡臂尖过长抵住邻牙

　　B. 卡环体与基牙不贴合，支托、卡环在牙面成支点

　　C. 基托边缘伸展过长

D. 支托折断，义齿下沉

E. 上下颌后牙覆盖过小

142. 容易出现黏膜广泛压痛的情况是

143. 容易造成义齿不能就位、翘动、不稳定的情况是

144. 容易造成义齿弹跳的情况是

（145～146 题共用备选答案）

　　A. 息止颌位法　　　　B. 吞咽咬合法

　　C. 卷舌后舔法　　　　D. 哥特弓描记法

　　E. 前伸颌位记录

145. 确定髁导斜度采用

146. 确定垂直距离采用

（147～148 题共用备选答案）

　　A. 圈形卡环　　　　B. 回力卡环

　　C. 对半卡环　　　　D. RPI 卡环

　　E. 三臂卡环

147. 颊舌侧卡臂尖均可进入倒凹区，适合于近远中均有缺隙的孤立磨牙或前磨牙的卡环是

148. 远中游离缺失者，末端基牙支持条件较差，基牙颊侧组织倒凹明显应选用的卡环是

（149～150 题共用备选答案）

　　A. 选择性偏倚　　　　B. 无应答偏倚

　　C. 信息偏倚　　　　　D. 回忆偏倚

　　E. 报告偏倚

149. 有时调查对象对询问的问题不愿意真实回答，使结果产生误差，称为

150. 在询问疾病的既往史和危险因素时，调查对象常常因时间久远难以准确回忆，使回答不准确产生的误差，称为

国家医师资格考试用书

口腔执业医师资格考试
全真模拟试卷与解析

模拟试卷（三）

中国健康传媒集团

中国医药科技出版社

第一单元

答题说明：每一道试题下面有 A、B、C、D、E 五个备选答案，请从中选择一个最佳答案。

1. 由牙乳头形成的结构是
   A. 牙釉质和牙本质　　B. 牙本质和牙骨质
   C. 牙釉质和牙骨质　　D. 牙骨质和牙周膜
   E. 牙本质和牙髓

2. 对牙萌出的特点描述不正确的是
   A. 萌出的先后与牙胚发育基本一致
   B. 有比较恒定的萌出时间
   C. 萌出时间有性别差异
   D. 左右同名牙大致同时萌出
   E. 上颌牙萌出略早于下颌同名牙

3. 畸形中央尖最常发生的牙位是
   A. 上颌第二侧切牙　　B. 上颌第一前磨牙
   C. 上颌第二前磨牙　　D. 下颌第一前磨牙
   E. 下颌第二前磨牙

4. 牙釉质龋中，生长线和横纹变得更清楚的改变主要见于
   A. 色素沉着区　　B. 透明层
   C. 暗层　　D. 病损体部
   E. 表层

5. 关于筛状板，正确的是
   A. 即牙槽骨中的松质骨
   B. 衬于牙槽窝的内壁
   C. 是多孔的骨板，其小孔供来自牙周膜的穿通纤维通过
   D. 表面有骨膜覆盖
   E. 在根尖区与外骨板相连

6. 牙本质小管中不会含有的是
   A. 成牙本质细胞突起　　B. 神经纤维
   C. 压力感受器　　D. 神经末梢
   E. 组织液

7. 胶原纤维排列与牙本质小管平行的牙本质是

A. 小管周牙本质　　B. 小管间牙本质
C. 前期牙本质　　D. 小球间牙本质
E. 罩牙本质

8. 牙釉质牙本质界的形态特点是
   A. 直线相连接　　B. 小弧形线相连
   C. 指状镶嵌　　D. 桥粒连接
   E. 曲线相连

9. 口腔特殊黏膜是
   A. 舌腹黏膜　　B. 舌背黏膜
   C. 口底黏膜　　D. 牙槽黏膜
   E. 唇黏膜

10. 决定牙齿形态的重要结构是
    A. 成釉器　　B. 牙囊
    C. 牙乳头　　D. 缩余釉上皮
    E. 上皮根鞘

11. 牙槽骨的生物学特点是
    A. 形态结构稳定
    B. 对压力有强的耐受性
    C. 受牵拉时增生
    D. 一般不吸收
    E. 不受牙的影响

12. 根据牙釉质蛋白的电泳特征及氨基酸组成可将其分为
    A. 釉原蛋白和非釉原蛋白
    B. 蛋白和糖
    C. 蛋白和多肽
    D. 脯氨酸和组氨酸
    E. 黏蛋白和糖蛋白

13. 关于牙的发育错误的是
    A. 牙胚由牙板及邻近的外胚间充质发育而来
    B. 帽状期成釉器细胞分化为三层
    C. 多根牙的形成是由上皮隔的发育所决定的
    D. 最早形成的牙体组织为釉基质
    E. 蕾状期成釉器的细胞无明显分化

14. 上皮层中胞质内含嗜碱性透明角质颗粒的细

胞是

A. 角化层　　　　　　B. 颗粒层

C. 棘层　　　　　　　D. 基底层

E. 黑色素细胞

15. 罩牙本质位于

A. 牙釉质的最内侧

B. 牙釉质的最外侧

C. 冠部牙本质的最外侧

D. 根部牙本质的最外侧

E. 根部和冠部牙本质都有

16. 牙周膜主纤维束中数量最多的是

A. 牙槽嵴组　　　　　B. 水平组

C. 斜行组　　　　　　D. 根尖组

E. 根间组

17. 牙周袋形成，尚无明显牙槽骨吸收的病理变化见于牙周炎的

A. 始发期　　　　　　B. 早期病变

C. 病损确立期　　　　D. 进展期

E. 静止期

18. 免疫组织化学染色，淀粉酶阳性的涎腺肿瘤是

A. 多形性腺瘤　　　　B. 嗜酸性腺瘤

C. 腺样囊性癌　　　　D. 腺泡细胞癌

E. 黏液表皮样癌

19. 黏膜下层无小唾液腺分布的结构是

A. 颊　　　　　　　　B. 软腭

C. 舌腹　　　　　　　D. 唇红

E. 硬腭

20. 因致畸因子影响，面部突起联合失败而导致面部畸形的时间是胚胎

A. 第 6 周和第 7 周

B. 第 8 周和第 9 周

C. 第 10 周和第 11 周

D. 第 12 周和第 13 周

E. 第 14 周和第 15 周

21. 属于必需氨基酸的是

A. 丙氨酸　　　　　　B. 苏氨酸

C. 甘氨酸　　　　　　D. 天冬氨酸

E. 谷氨酰胺

22. 下列中哪种维生素是重要的天然抗氧化剂

A. 核黄素　　　　　　B. 维生素 D

C. 维生素 E　　　　　D. 硫胺素

E. 维生素 K

23. 下列对蛋白质变性的描述中正确的是

A. 变性蛋白质的溶液黏度下降

B. 变性的蛋白质不易被消化

C. 蛋白质沉淀不一定就是变性

D. 蛋白质变性后容易形成结晶

E. 蛋白质变性不涉及二硫键破坏

24. 肌肉组织中氨基酸脱氨基的主要方式是

A. 转氨基作用

B. 氧化脱氨基作用

C. 联合脱氨基作用

D. 嘌呤核苷酸循环

E. 非氧化脱氨基作用

25. 关于关键酶的叙述，正确的是

A. 其催化活性在酶体系中最低

B. 常为酶体系中间反应的酶

C. 多催化可逆反应

D. 该酶活性调节不改变整个反应体系的反应速度

E. 反应体系起始物常可调节关键酶

26. 与细菌毒力无关的是

A. 菌毛　　　　　　　B. 荚膜

C. 芽孢　　　　　　　D. 血浆凝固酶

E. 内毒素

27. 下列激素可直接激活三酰甘油脂肪酶，除外

A. 肾上腺素　　　　　B. 胰高血糖素

C. 胰岛素　　　　　　D. 去甲肾上腺素

E. 促肾上腺皮质激素

28. 以斜嵴为主要解剖标志的是

A. 上颌第一前磨牙　　B. 上颌第二前磨牙

C. 上颌第一磨牙　　　D. 下颌第一前磨牙

E. 下颌第二前磨牙

29. 下颌第一磨牙髓室顶最凹处约平齐于

A. 牙冠中 1/3 处　　　B. 颈缘上 2mm

C. 颈缘　　　　　　　D. 颈缘下 2mm

E. 根分叉处

30. 下颌第一磨牙的特点是

A. 𬌗面长方形，有五条发育沟

B. 舌面外形高点在𬌗 1/3 处

C. 邻面外形高点在颈 1/3 处

D. 颊面似长方形，有两个牙尖

E. 有 3 个牙根

31. 髓腔的增龄性变化，在磨牙髓腔中继发性牙本质主要沉积于

A. 髓室顶　　　　　B. 髓室底

C. 颊侧髓壁　　　　D. 舌侧髓壁

E. 根尖孔

32. 翼颌间隙感染一般不会累及

A. 颞下间隙　　　　B. 咬肌间隙

C. 眶下间隙　　　　D. 咽旁间隙

E. 颌下间隙

33. 不属于替牙期间𬌗特点的是

A. 上颌侧切牙牙根向远中倾斜

B. 前牙轻度深覆𬌗关系

C. 可能显示前牙拥挤

D. 磨牙轻度远中关系

E. 中切牙间有间隙

34. 没有咬合关系的𬌗位是

A. 正中𬌗位　　　　B. 下颌息止𬌗位

C. 正中关系　　　　D. 肌位

E. 下颌后退接触位

35. 关于"𬌗"面的描述正确的为

A. 牙冠发生接触的一面

B. 牙冠有咀嚼接触的一面

C. 牙冠上有牙尖突起的部位

D. 上、下颌牙齿在咬合时接触的部位

E. 上、下颌的后牙在咬合时发生接触的面

36. 前牙切碎食物时下列描述正确的是

A. 第三类杠杆，阻力臂长于动力臂，机械效能低

B. 第二类杠杆，阻力臂长于动力臂，机械效能高

C. 前牙所承受的咀嚼力较大，有利于维护单根前牙和其牙周组织的健康

D. 由于前牙所承受的咀嚼力较大，故前牙牙根的唇面比舌面宽

E. 前牙切咬食物时的运动距离为 3.7cm

37. 与建𬌗的动力平衡无关的是

A. 向前的动力　　　B. 向后的动力

C. 左右的动力　　　D. 上下的动力

E. 内外的动力

38. 从牙颈部横切面观根管口大而圆的是

A. 下颌第一磨牙近中根

B. 下颌第一磨牙远中根

C. 上颌第一磨牙腭侧根

D. 上颌第一磨牙近中颊侧根

E. 上颌第一磨牙远中颊侧根

39. 全身骨骼系统中变化最显著的部分是

A. 上颌骨的颧突　　B. 下颌骨的髁突

C. 下颌骨的牙槽突　D. 腭骨的蝶突

E. 下颌骨的喙突

40. 不属于口腔前庭表面解剖标志的是

A. 上唇系带　　　　B. 颊系带

C. 腮腺导管口　　　D. 颊垫尖

E. 翼下颌韧带

41. 翼下颌间隙感染一般不会累及

A. 颞下间隙　　　　B. 咬肌间隙

C. 眶下间隙　　　　D. 咽旁间隙

E. 下颌下间隙

42. 在下颌骨外侧面可见

A. 下颌切迹　　　　B. 下颌小舌

C. 下颌孔　　　　　D. 下颌隆突

E. 下颌舌骨线

43. 面神经属于

A. 运动神经　　　　B. 交感神经

C. 感觉神经　　　　D. 副交感神经

E. 混合性神经

44. 口角的正常位置相当于

A. 第二前磨牙与第一磨牙之间

B. 第一前磨牙与第二前磨牙之间

C. 第一磨牙与第二磨牙之间

D. 尖牙与第一前磨牙之间

E. 侧切牙与尖牙之间

45. 关于关节盘结构的描述，正确的是

A. 后带无滑膜层覆盖

B. 前带是穿孔好发部位

C. 中间带是关节负重区

D. 双板区上层止于髁突后斜面

E. 双板区下层止于髁突前斜面

46. 分布于口轮匝肌的面神经分支是

A. 颞支　　　　　　　　B. 颧支

C. 颊支　　　　　　　　D. 下颌缘支

E. 颈支

47. 控制下颌运动的主要因素有

A. 1 个　　　　　　　　B. 2 个

C. 3 个　　　　　　　　D. 4 个

E. 5 个

48. 咀嚼运动中的 3 种生物应力分别是

A. 咀嚼力、咀嚼压力、最大殆力

B. 牙力、咀嚼压力、殆力

C. 殆力，最大咀嚼力、最大殆力

D. 最大咀嚼力、肌力、殆力

E. 肌力、牙力、咀嚼力

49. 关于腭骨的说法，不正确的是

A. 分为水平和垂直两部分，有三个突起

B. 两侧水平部的内缘在中线处相连，形成腭翼管

C. 垂直部上缘有蝶突和眶突

D. 水平部和垂直部的连接处有锥突

E. 腭骨左右对称，呈 L 形

50. 一级消除动力学的药物特点为

A. 药物的半衰期与剂量有关

B. 为绝大多数药物的消除方式

C. 单位时间内实际消除的药量不变

D. 单位时间内实际消除的药量递增

E. 体内药物经 $2 \sim 3$ 个 $t_{1/2}$ 后，可基本清除干净

51. 用药的间隔时间主要取决于

A. 药物与血浆蛋白的结合率

B. 药物的吸收速度

C. 药物的排泄速度

D. 药物的消除速度

E. 药物的分布速度

52. 口服药物后，进入体循环有效量减少的现象是

A. 恒比消除　　　　　　B. 药物诱导

C. 首过效应　　　　　　D. 生物转化

E. 恒量消除

53. 关于酚妥拉明作用的描述，正确的是

A. 对突触前膜 α_2 受体无阻断作用

B. 降压同时对心排出量无影响

C. 首次给药可致严重体位性低血压

D. 降压同时对心率无影响

E. 主要为直接扩张血管

54. 阿托品对哪种平滑肌的松弛作用最强

A. 胃肠道　　　　　　　B. 胆管

C. 支气管　　　　　　　D. 输尿管

E. 幽门括约肌

55. 注射青霉素过敏引起的过敏性休克是

A. 副作用　　　　　　　B. 继发反应

C. 应激效应　　　　　　D. 毒性反应

E. 变态反应

56. 细菌芽孢最显著的特性是

A. 抗吞噬性　　　　　　B. 具有毒素活性

C. 耐热性　　　　　　　D. 黏附性

E. 侵袭性

57. 下列各种外毒素中，属于神经毒素的是

A. 产气荚膜梭菌 α 毒素

B. 红疹毒素

C. 肉毒毒素

D. 白喉毒素

E. 葡萄球菌中毒性休克综合征毒素

58. 严重急性呼吸综合征（SARS）的病原体是

A. 流感病毒　　　　　　B. 衣原体

C. 冠状病毒　　　　　　D. 禽流感病毒

E. 嗜肺军团菌

59. 适宜卡介苗（BCG）接种的主要对象是

A. 结核性脑膜炎患者

B. 结核菌素试验阳性者

C. 严重的结核病患者

D. 新生儿以及结核菌素试验阴性的儿童

E. 细胞免疫功能低下者

60. 镜检有异染颗粒的细菌是

A. 结核分枝杆菌　　　　B. 放线菌属

C. 诺卡菌属　　　　　　D. 白喉棒状杆菌

E. 破伤风梭菌

61. 与致病性无关的细菌合成代谢产物是

A. 热原质　　　　　　　B. 侵袭性酶

C. 内毒素　　　　　　　D. 外毒素

E. 细菌素

62. 免疫反应性是指抗原能够

A. 刺激机体发生免疫应答的性能

B. 与相应抗体特异性结合，发生免疫反应的

性能

 C. 刺激机体产生抗体的性能

 D. 与相应免疫应答产物特异性结合，发生免疫反应的性能

 E. 与致敏淋巴细胞特异性结合，发生免疫反应的性能

63. 关于免疫细胞和膜分子，错误的组合是

 A. 辅助性T细胞表面CD4抗原阳性

 B. 单核吞噬细胞表面MHC-Ⅱ类抗原阳性

 C. 细胞毒性T细胞表面CD8抗原阳性

 D. NK细胞表面CD4抗原阳性

 E. 人红细胞表面MHC-Ⅰ类抗原阴性

64. 参与替代途径激活补体的物质是

 A. IgG   B. IgM

 C. IgD   D. LPS

 E. MBL

65. 关于补体的正确叙述是

 A. 是一组具有酶促反应活性的脂类物质

 B. 主要由活化的淋巴细胞产生

 C. 参与病理免疫反应

 D. 对热稳定

 E. 血清中 C_1 含量最高

66. 能杀伤细胞的细胞因子是

 A. IL-2   B. TNF-α

 C. 干扰素   D. IL-4

 E. IL-1

67. 属于主动免疫治疗肿瘤的方法是

 A. IL-2 的注射

 B. BCG 注射

 C. IAK 的输入

 D. 抗原性疫苗的输入

 E. 抗肿瘤导向治疗

68. 关于免疫应答的叙述，错误的是

 A. 需经抗原诱导产生

 B. 分为体液和细胞免疫应答两种类型

 C. 其结局总是对机体是有益的

 D. 有多种细胞及分子参与

 E. 在外周免疫器官中发生

69. 一种比较持久微弱、具有渲染性的情绪状态是

 A. 心境   B. 激情

 C. 心情   D. 热情

 E. 应激

70. "想象"这种心理活动属于

 A. 情感过程   B. 意志过程

 C. 意识过程   D. 个性特征

 E. 认识过程

71. 知觉是人脑对客观事物

 A. 个别属性的反映

 B. 整体属性的反映

 C. 本质属性的反映

 D. 特殊属性的反映

 E. 发展属性的反映

72. C 型行为在发病中起重要作用的疾病是

 A. 高血压   B. 糖尿病

 C. 胃溃疡   D. 乳腺癌

 E. 支气管哮喘

73. 在社会主义市场经济条件下，加强医德建设，可以

 A. 使市场经济对医疗活动产生促进作用

 B. 平衡市场经济对医疗活动的正、负作用

 C. 为市场经济的改革导向

 D. 杜绝市场经济对医疗活动的负作用

 E. 消除医疗纠纷

74. 关于医务人员的同情感，错误的是

 A. 它是医务人员发自内心的情感

 B. 它是促使医务人员为患者服务的原始动力

 C. 它是医德情感内容中低层次的情感

 D. 它是责任感的基础

 E. 它比责任感具有较大的稳定性

75. 在下列各项中，不会对患者造成伤害的是

 A. 医务人员的知识和技能低下

 B. 医务人员的行为疏忽和粗枝大叶

 C. 医务人员强迫患者接受检查和治疗

 D. 医务人员对患者呼叫或提问置之不理

 E. 医务人员为治疗疾病适当地限制或约束患者的自由

76. 关于不伤害原则，正确的是

 A. 此原则是绝对的，最基本的

 B. 临床中存在的很多对患者造成伤害的情况，有些是可以避免的

 C. 对患者的不伤害只是指生理上的不伤害

 D. 对患者的不伤害是指对患者心理的不伤害

E. 如果不伤害原则与其他原则冲突，应该以满足不伤害原则为最终选择

77. 医师之间应恪守的道德规范是
    A. 彼此信任，互相协作
    B. 关心、爱护、尊重患者，保护患者隐私
    C. 努力消除歧视，促进医疗卫生资源的公平分配
    D. 努力钻研业务，更新知识，提高专业技术水平
    E. 提高道德修养水平

78. 对医师的业务水平、工作业绩和职业道德状况，依法享有考核权的单位是
    A. 县级以上人民政府
    B. 县级以上人民政府卫生行政部门
    C. 县级以上人民政府卫生健康主管部门或其委托的医疗卫生机构、行业组织
    D. 医师所在地的医学会或者医师学会
    E. 医师所在的医疗、预防、保健机构

79. 医生在诊疗过程中经常对患者使用医学专业术语，使患者难以理解，容易造成误解。这种医患交流的问题属于
    A. 回忆不良   B. 沟通障碍
    C. 信息缺乏   D. 同情不够
    E. 依从性差

80. 对《医师法》的适用范围描述最全面的一项是
    A. 依法取得执业医师资格的人
    B. 依法取得执业医师资格或者执业助理医师资格的专业医务人员
    C. 依法取得执业医师资格或者执业助理医师资格，在医疗机构中执业的专业医务人员
    D. 依法取得医师资格，经注册在医疗卫生机构中执业的专业医务人员，包括执业医师和执业助理医师
    E. 依法取得执业医师资格或者执业助理医师资格，经注册在医疗、预防、保健机构中执业的专业医务人员

81. 对急性吸入中毒患者，首要措施是
    A. 消除尚未吸收的毒物
    B. 排出已吸收的毒物
    C. 应用特殊的解毒剂
    D. 立即脱离现场及急救

E. 对症治疗

82. 由于环境污染对健康的直接损害不包括
    A. 急性中毒
    B. 机体免疫力下降
    C. 儿童佝偻病的发病率增高
    D. 变态反应
    E. 致癌作用

83. 下列气体哪个属于刺激性气体
    A. Cl_2 B. CO
    C. H_2S D. CH_4
    E. CO_2

84. 按一定比例或一定间隔抽取调查单位的抽样方法为
    A. 单纯随机抽样   B. 系统抽样
    C. 整群抽样   D. 多级抽样
    E. 分层抽样

85. 环境污染对健康影响的特点不包括
    A. 受影响人群一般很广泛
    B. 常常引起慢性中毒
    C. 污染物通过多途径进入人体
    D. 不同个体对污染物的反应不同
    E. 消除污染后健康损害即可恢复

A2 型题（86～105 题）

答题说明：每一道试题都是以一个小案例出现的，其下面有 A、B、C、D、E 五个备选答案，请从中选择一个最佳答案。

86. 某职员，竞争意识强，总想胜于他人。老觉得时间不够用，脾气暴躁，容易激动，说话快，走路快，常与他人的意见不一致。其行为类型属于
    A. A 型行为   B. B 型行为
    C. C 型行为   D. AB 混合型行为
    E. BC 混合型行为

87. 患者男，40 岁，经常盲目行动，处理问题优柔寡断，办事虎头蛇尾，半途而废，这种一贯行为特征为
    A. 行为特征   B. 理智特征
    C. 情绪特征   D. 态度特征
    E. 意志特征

88. 患者男，25 岁，5 年来一直在购买收藏女性的高跟鞋而感到满足，而且晚上要抱着高跟鞋睡觉，在心理咨询门诊诊断为"恋物癖"。对此类患者的治疗方法最好选择

   A. 人本主义　　　　B. 厌恶治疗
   C. 自由联想　　　　D. 系统脱敏
   E. 梦的分析

89. 患者女，50 岁，10 年来因丈夫有外遇，夫妻感情不佳，总想离婚，但又舍不得孩子，又怕丢面子，来到心理咨询门诊，想问心理咨询师，离婚好还是不离婚好。此时心理咨询师最应注意采用的原则是

   A. 回避原则　　　　B. 中立原则
   C. 耐心原则　　　　D. 综合原则
   E. 灵活原则

90. 某生参加高考前数月产生严重焦虑，来到咨询室后，该生讲述了其内心的恐惧与担心，治疗师只是认真地倾听，不做指令性指导。这种心理疗法的理论属于

   A. 精神分析理论　　B. 认知理论
   C. 人本主义理论　　D. 心理生理理论
   E. 行为理论

91. 患者女，45 岁，在初次心理治疗的过程中，衣着整齐，言语清晰；但语速较快、逻辑欠清晰，倾诉欲特别强，说话滔滔不绝，不带丝毫停顿。为了节省时间，尽快了解患者的主要问题，医生应对患者

   A. 解释其多话原因　　B. 训斥其说话无主题
   C. 使用封闭式提问　　D. 诊断为躁狂症
   E. 继续认真倾听

92. 一位来访者要求心理治疗师帮助她做出决定，是否该与其男友分手，但心理治疗师并没有满足其要求。这是因为

   A. 还没有考虑成熟
   B. 没有这方面的经验
   C. 保持客观中立
   D. 要帮助来访者自立
   E. 出于对来访者的尊重

93. 患者男，25 岁，外地民工，因车祸后昏迷被送某医院急诊室，诊断为多发性骨折伴出血，需马上手术。医生要求病人家属签字并缴纳手术

押金后方能手术，而病人家属并未在现场，因此延误了病人的治疗。医生的做法明显侵犯了病人的

   A. 平等权　　　　　B. 监督权
   C. 知情权　　　　　D. 隐私保密权
   E. 生命健康权

94. 某糖尿病患者，足部有严重溃疡，经治疗病情未减轻，并且有发生败血症的危险。根据会诊意见，主管医生在征得患者同意的前提下，对患者实施了截肢术。术后患者情况良好。这种处置符合

   A. 公益原则　　　　B. 公正原则
   C. 有利原则　　　　D. 不伤害原则
   E. 经济价值原则

95. 内科医生王某，在春节探家的火车上遇到一位产妇临产，因车上无其他医务人员，王某遂协助产妇分娩，在分娩过程中，因牵拉过度，导致新生儿左上肢臂丛神经损伤。王某行为的性质为

   A. 属于违规操作，构成医疗事故
   B. 属于非法行医，不属医疗事故
   C. 属于超范围执业，构成医疗事故
   D. 属于见义勇为，不构成医疗事故
   E. 属于采取紧急医疗措施，虽造成不良后果，但不属医疗事故

96. 某医疗机构在成立的时候，相关人员到卫生行政部门进行了执业登记，登记的主要事项不应该包括

   A. 名称、地址　　　　B. 主要负责人
   C. 管理机构设置　　　D. 诊疗科目、床位
   E. 注册资金

97. 孙某开办了一家个体诊所，为附近的居民进行诊治，后来他因某事而被判处了有期徒刑。下列原因中哪种可以得到卫生法律理论的支持

   A. 孙某逾期不校验《医疗机构执业许可证》仍从事诊疗活动
   B. 孙某开办的诊所并未取得《医疗机构执业许可证》，经其诊治的患者中有多人出现严重不良反应
   C. 孙某将自己的《医疗机构执业许可证》借给朋友王某使用，王某以此许可证开办个体诊所

D. 孙某应患者的要求，给其开具虚假医疗证明

E. 孙某雇佣了不懂医术的赵某帮助其治疗患者

98. 患者沈某患肠癌，对其进行手术治疗，手术中因医生误伤其动脉，患者需要输血。此时错误的说法是
   A. 使用医院储备血液，如无储备，则需从血站取血
   B. 因情况紧急，医院也可临时采血，但要符合相关规定和要求
   C. 使用血站提供的无偿献血血液，患者无须缴纳任何费用
   D. 如果医院在输血过程中尽到了注意义务，没有出现任何差错，患者仍因输血而感染某种疾病，则此事件不属于医疗事故
   E. 从血站取来的无偿献血血液，手术使用剩余部分医院不得出售给血液制品生产单位

99. 下列各项中，哪项不属于医师在执业活动中应当履行的法定义务
   A. 尊重患者，保护患者的隐私
   B. 遵守技术操作规范
   C. 参与所在机构的民主管理
   D. 恪守职业道德
   E. 宣传推广与岗位相适应的健康科普知识

100. 某医师在取得合法医师资格证书后，擅自从事婚前医学检查和产前诊断，经卫生健康主管部门制止，仍不改正，并实施终止妊娠手术。依据规定，给予
   A. 罚款   B. 没收违法所得
   C. 没收非法财物   D. 吊销其执业证书
   E. 行政拘留

101. 患者女，18岁，近几个月来常因琐事与父母发生激烈争吵，闷闷不乐，被诊断为抑郁症而入院治疗。两周后，其父母去探视，患者起初表现出既想见又不想见的矛盾心理，但最终还是决定拒绝见其父母。医生根据病情同意了患者的决定。根据《精神卫生法》，医生可以限制患者父母会见患者的理由是
   A. 医疗机构尚未做出再次诊断结论
   B. 未取得医疗机构负责人同意
   C. 为了避免妨碍治疗
   D. 患者父母要求见面的理由不充分
   E. 未取得当地卫生健康主管部门批准

102. 冯医生最近被任命为医务科的科长，其工作中的一个重要方面是处理医疗纠纷，对于处理医疗纠纷他有自己的理解。下列他的理解中哪项是正确的
   A. 因为要求病历书写要及时，所以如遇抢救危急患者未能及时书写病历时，不能根据回忆补记，仅写一份抢救患者未能记载病历的报告上交医院管理部门即可
   B. 患者要求复印病历的时候，医疗机构自行将相关内容复印之后交给患者即可
   C. 医院为患者复印病历不能向患者收取任何费用
   D. 医院方可以单独委托相关医学会对医疗事故进行鉴定
   E. 发生医疗纠纷需要封存、启封病历资料的，应当在医患双方在场的情况下进行

103. 某患者，主诉经治疗后的死髓牙有咀嚼痛。拔牙后送检物为囊壁样组织。镜下检查可见囊壁内衬无角化复层鳞状上皮，厚薄不均，有不规则上皮钉突形成；囊壁内有炎细胞浸润，主要为淋巴细胞、浆细胞、也混有中性粒细胞，部分囊壁区域可见针形裂隙。其病理诊断为
   A. 慢性牙周炎   B. 根尖周囊肿
   C. 牙槽脓肿   D. 根尖周肉芽肿
   E. 慢性根尖周脓肿

104. 患者男，50岁，左腮腺肿物4年。肉眼见肿瘤大体呈结节状或分叶状，包膜较完整；剖面呈灰白色，可见浅蓝色区及半透明胶陈样区。此表现应见于
   A. 腺淋巴瘤   B. 多形性腺瘤
   C. 基底细胞腺瘤   D. 导管乳头状瘤
   E. 嗜酸性腺瘤

105. 某患者，因右侧下颌第三磨牙水平阻生，翻瓣凿骨拔除，术后右侧下唇麻木，下颌尖牙处口内黏膜创伤性溃疡。损伤的神经是
   A. 下牙槽神经
   B. 舌神经
   C. 下牙槽神经的下颌舌骨肌支
   D. 颏神经
   E. 颊神经

A3/A4 型题（106～125 题）

> **答题说明：** 以下提供若干个案例，每个案例下设若干道试题。请根据案例所提供的信息，在每一道试题下面的 A、B、C、D、E 五个备选答案中选择一个最佳答案。

（106～108 题共用题干）

某医生拟开展一项科研工作，决定按统计工作 4 个步骤（统计设计、搜索资料、整理资料和分析资料）进行操作和实施。

106. 该医生的医学科研设计可有下列设计，除了
　　A. 调查设计　　　B. 实验设计
　　C. 临床实验设计　D. 动物实验设计
　　E. 对照设计

107. 搜索资料不包括下列哪些方面
　　A. 统计报表　　　B. 医疗卫生工作记录
　　C. 实验　　　　　D. 录入计算机
　　E. 专题调查

108. 分析资料有
　　A. 描述推断　　　B. 计算讨论
　　C. 归纳整理　　　D. 随机均衡
　　E. 对照重复

（109～111 题共用题干）

2018 年共发生 200 例某病病人，在 2018 年年初已知有 800 例病人，年内因该病死亡 40 例，年中人口数 1000 万。若该病的发生和因该病死亡的事件均匀分布在全年中。

109. 2018 年该病的发病率（1/10 万）是
　　A. 2.0　　　　　B. 8.0
　　C. 10.0　　　　 D. 1.6
　　E. 0.4

110. 2018 年期间，该病的患病率（1/10 万）是
　　A. 0.4　　　　　B. 8.0
　　C. 1.6　　　　　D. 10.0
　　E. 2.0

111. 2018 年期间，该病的死亡率（1/10 万）是
　　A. 2.0　　　　　B. 8.0
　　C. 10.0　　　　 D. 1.6
　　E. 0.4

（112～114 题共用题干）

有 5 个不同职业人群的冠心病患病率资料，若比较不同职业人群的冠心病患病率是否相同。

112. 统计学检验无效假设的是
　　A. $H_0: P_1 = P_2 = P_3 = P_4 = P_5$
　　B. $H_0: P_1 = P_2 = P_3 = P_4 > P_5$
　　C. $H_0: \pi_1 = \pi_2 = \pi_3 = \pi_4 = \pi_5$
　　D. $H_0: \pi_1 \neq \pi_2 \neq \pi_3 \neq \pi_4 \neq \pi_5$
　　E. $H_0: \pi_1 = \pi_2 \neq \pi_3 - \pi_4 = \pi_5$

113. 若图示对比不同职业人群的冠心病患病率的高低，应绘制
　　A. 普通线图　　　B. 直条图
　　C. 直方图　　　　D. 圆图
　　E. 散点图

114. 比较不同职业人群的冠心病患病率的假设检验，应计算的统计量为
　　A. t　　　　　　B. χ^2
　　C. F　　　　　　D. $\overline{X}$
　　E. P

（115～117 题共用题干）

患者女，40 岁，右上后牙痛昨夜未眠，要求诊治。查：$5^{MO}4^{DO}$ 龋深，有嵌塞食物在内，龈乳头红肿，探出血，叩诊（+），无明显松动度。

115. 为明确主诉牙诊断最应做的检查是
　　A. 松动度　　　　B. 温度测验
　　C. 牙周袋探诊　　D. 电活力测验
　　E. X 线片检查

116. 主诉最有可能的诊断是
　　A. 深龋　　　　　B. 急性牙髓炎
　　C. 牙龈乳头炎　　D. 慢性牙龈炎
　　E. 急性根尖炎

117. 主诉牙有效的处理方法是
　　A. 消炎止痛　　　B. 局部上药
　　C. 龋洞充填　　　D. 牙髓治疗
　　E. 牙周治疗

（118～119 题共用题干）

患者女，26 岁，口腔反复溃烂半年。检查见左颊黏膜有 5 个直径约 5mm 小溃疡，圆形，周界清晰，散在。溃疡中央凹陷，基底不硬，周围有充血的红晕带，上覆浅黄色假膜。患者进食疼痛。

118. 该患者可能患有的疾病是
　　A. 天疱疮　　　　B. 创伤性溃疡
　　C. 球菌性口炎　　D. 急性疱疹性龈口炎

E. 轻型阿弗他溃疡

119. 对于该病的病因描述正确的是

A. 由于机体免疫因素造成

B. 病因复杂，存在明显个体差异，目前尚不清楚

C. 由于细菌、病毒感染而致

D. 由于精神紧张造成

E. 因营养不良造成

（120～122 题共用题干）

患者女，28 岁，身体状况良好，诉近期计划怀孕，到口腔医院进行口腔检查，并咨询相关口腔保健问题。

120. 妊娠期服用可能引起胎儿唇裂或腭裂的药物有

A. 四环素　　　　　　B. 链霉素

C. 庆大霉素　　　　　D. 苯妥英钠

E. 卡拉霉素

121. 妊娠期间治疗口腔疾病，应注意

A. 妊娠前 3 个月可拍摄 X 线片

B. 待妊娠结束后再进行治疗

C. 出现口腔疾病后应注意休息，减少运动

D. 妊娠 4～6 个月是治疗口腔疾病的适宜时机

E. 妊娠期后 3 个月可行拔牙处理

122. 妊娠期口腔环境不良的加重因素是

A. 刷牙次数减少

B. 进食软食较多

C. 营养品摄入过多

D. 妊娠期间睡眠较多

E. 妊娠期间激素改变

（123～125 题共用题干）

患者男，因患严重的躁狂抑郁障碍，正在精神病专科医院住院治疗。因病情恶化，患者出现伤人毁物等行为，医院在没有其他可替代措施的情况下，对其实施了约束身体的措施，但实施后没有及时通知患者的监护人。患者的父亲作为监护人探视时，看到儿子被捆绑在病床上非常气愤。

123. 依照《精神卫生法》对患者实施的约束行为的性质属于

A. 治疗性措施　　　　B. 惩罚性措施

C. 保护性医疗措施　　D. 诊断性措施

E. 警告性措施

124. 对患者实施身体约束而未告知其监护人的做

法，侵犯的患方权利是

A. 生命权　　　　　　B. 健康权

C. 认知权　　　　　　D. 知情权

E. 名誉权

125. 该案例中所形成的医患关系模式是

A. 主动－被动型　　　B. 指导－合作型

C. 契约许可型　　　　D. 指导参与型

E. 共同参与型

B1 型选择题（126～150 题）

答题说明：以下提供若干组试题，每组试题共用在试题前列出的 A、B、C、D、E 五个备选答案，请从中选择一个与问题关系最密切的答案。每个备选答案可能被选择一次，多次或不被选择。

（126～128 题共用备选答案）

A. 成纤维细胞

B. 成牙本质细胞

C. 组织细胞

D. 未分化的间充质细胞

E. 淋巴细胞

126. 位于牙髓周围，呈柱状紧接前期牙本质排列成一层，其细胞顶端有一细长的突起伸入牙本质小管内的是

127. 牙髓中的主要细胞，呈星形，有胞质突起互相连接，核染色深，胞质淡染的是

128. 细胞比成纤维细胞小，但形态相似，在受刺激时，它可分化成牙髓中任何一种类型的细胞的是

（129～131 题共用备选答案）

A. 翼静脉丛　　　　　B. 面深静脉

C. 上颌静脉　　　　　D. 面总静脉

E. 颞浅静脉

129. 连接面静脉与翼静脉丛的静脉是

130. 与颅内静脉有广泛交通的静脉是

131. 下颌后静脉与面静脉汇合成的静脉是

（132～134 题共用备选答案）

A. 纯黏液腺

B. 纯浆液腺

C. 以黏液腺为主的混合腺

D. 以浆液腺为主的混合腺

E. 含皮脂类的腺

132. 腮腺是

133. 腭腺是

134. 磨牙后腺是

（135～136 题共用备选答案）

A. 单体酶　　　　B. 单纯酶

C. 结合酶　　　　D. 寡聚酶

E. 多功能酶

135. 由酶蛋白和辅助因子两部分组成的酶是

136. 由一条多肽链组成而具有多种不同催化功能的酶是

（137～138 题共用备选答案）

A. 链霉素　　　　B. 氯霉素

C. 林可霉素　　　D. 嘌呤霉素

E. 白喉毒素

137. 对真核及原核生物的蛋白质合成都有抑制作用的是

138. 主要抑制哺乳动物蛋白质合成的是

（139～141 题共用备选答案）

A. 上颌第一磨牙　　B. 上颌第二磨牙

C. 下颌第二磨牙　　D. 下颌第一磨牙

E. 上颌中切牙

139. 最早萌出的恒牙是

140. 殆面发育沟呈"＋"字形的牙

141. 牙冠的相对颊黏膜上是腮腺

（142～144 题共用备选答案）

A. 翼内肌附着处

B. 舌内肌附着处

C. 蝶下颌韧带附着处

D. 翼外肌附着处

E. 颞肌和咬肌附着处

142. 喙突是

143. 下颌小舌位于

144. 上颌结节位于

（145～147 题共用备选答案）

A. 四环素　　　　B. 利巴韦林

C. 妥布霉素　　　D. 氟康唑

E. 林可霉素

145. 对立克次体感染最有效的药物是

146. 能有效控制绿脓杆菌感染的药物是

147. 能抑制 DNA 病毒的药物是

（148～150 题共用备选答案）

A. 医生为病人做检查时，由于消毒观念不强造成交叉感染

B. 医生的行为使某个病人受益，但却损害了别的病人的利益

C. 医生对病人的呼叫或提问给予应答

D. 妊娠危及孕妇的生命时，医生给予引产

E. 医生满足病人的一切保密要求

148. 上述各项中属于医生违背尊重原则的是

149. 上述各项中属于医生违背不伤害原则的是

150. 上述各项中属于医生违背有利原则的是

第二单元

A1 型题（1～75 题）

答题说明：每一道试题下面有 A、B、C、D、E 五个备选答案，请从中选择一个最佳答案。

1. 关于慢性牙周炎的叙述，不正确的是
   A. 可有牙龈的炎症表现
   B. 不发生于青少年与儿童
   C. 有牙槽骨吸收
   D. 探诊可发现有附着丧失
   E. 晚期牙齿出现松动

2. 关于龈沟液的叙述，不正确的是
   A. 牙龈健康者极少有龈沟液
   B. 炎症时龈沟液明显增多
   C. 液体成分主要来源于血清
   D. 龈沟液中有免疫球蛋白具有抗特异性致病菌的作用
   E. 龈沟液中无白细胞等防御细胞

3. 以牙槽骨水平吸收为主的牙周炎是
   A. 复合性牙周炎   B. 晚期成人牙周炎
   C. 青少年牙周炎   D. 快速进展性牙周炎
   E. 牙周脓肿

4. 慢性龈炎时，自上皮下方的炎症细胞浸润层依次是
   A. 淋巴细胞、中性粒细胞
   B. 中性粒细胞、淋巴细胞
   C. 浆细胞、淋巴细胞
   D. 淋巴细胞、巨噬细胞
   E. 肥大细胞、中性粒细胞

5. 牙髓失活剂使用不当，可引起
   A. 弥散性硬化性骨髓炎
   B. 颌骨化学性坏死
   C. 牙骨质增生
   D. 牙髓钙化
   E. 牙内吸收

6. 牙周组织破坏程度与局部刺激物的量不成比例

的是
   A. 慢性牙周炎   B. 增生性龈炎
   C. 边缘性龈炎   D. 牙周脓肿
   E. 侵袭性牙周炎

7. 牙周病的局部致病因素不包括
   A. 食物嵌塞   B. 咬合创伤
   C. 牙齿扭转错位   D. 位于龈上的冠缘
   E. 银汞充填体悬突

8. 对牙周组织损伤最大的是
   A. 牵引力   B. 斜向力
   C. 垂直压力   D. 水平压力
   E. 扭力和旋转力

9. 慢性牙周炎的基础治疗不包括
   A. 口腔卫生指导
   B. 消除龈上、下菌斑及牙石
   C. 纠正食物嵌塞、𬌗创伤
   D. 牙周手术
   E. 暂时性固定松动牙

10. 地图舌的病损边缘表现为
   A. 丝状乳头片状剥脱
   B. 红色光滑区
   C. 糜烂
   D. 凹陷
   E. 高起

11. 引起牙周脓肿最常见的病原菌是
   A. 甲型溶血性链球菌   B. 类白喉棒状杆菌
   C. 无芽孢厌氧菌   D. 铜绿假单胞菌
   E. 白色念珠菌

12. 对牙周兼性厌氧菌及微需氧菌感染无效的药物是
   A. 四环素   B. 米诺环素
   C. 螺旋霉素   D. 氯己定
   E. 甲硝唑

13. 牙周脓肿的临床特点不包括
   A. 有牙周炎病史

B. 有深牙周袋

C. 牙龈呈椭圆形隆起，波动感

D. 伴明显的牙齿松动

E. 脓肿局限于龈乳头及龈缘

14. 垂直性食物嵌塞的常见原因不包括

   A. 牙尖过于高陡

   B. 不均匀的磨耗

   C. 咀嚼食物太硬

   D. 咬合时水平分力使牙齿出现暂时缝隙

   E. 两相邻牙边缘嵴高度不一致

15. 下颌前牙舌面牙石易于沉积，是因为下颌下腺分泌的唾液中哪种成分较其他腺体多

   A. 水分   B. 有机物

   C. 磷酸钙盐   D. 脱落上皮细胞

   E. 氟化物

16. 选用治疗急性坏死性溃疡性牙龈炎最敏感的抑菌药物是

   A. 四环素   B. 金霉素

   C. 磺胺类   D. 甲硝唑

   E. 青霉素

17. 在根尖孔形成后所形成的牙本质称为

   A. 前期牙本质   B. 球间牙本质

   C. 透明牙本质   D. 原发性牙本质

   E. 继发性牙本质

18. 慢性龈炎的临床表现不包括

   A. 牙龈可呈鲜红或暗红色

   B. 刷牙或咬硬物时牙龈可有出血

   C. 牙龈质地松软脆弱

   D. 龈沟深度增加，形成假性牙周袋

   E. 牙间乳头坏死消失

19. 龈下牙石易沉积于

   A. 唇颊面、邻面   B. 近中

   C. 远中   D. 舌腭面、邻面

   E. 唇（颊）、舌（腭）

20. 下列不是由局部刺激因素引起的牙周疾病的一项是

   A. 单纯性龈炎   B. 慢性牙周炎

   C. 多发性牙龈脓肿   D. 龈乳头炎

   E. 肥大性龈炎

21. 龋损形成的过程不包括

A. 硬组织脱矿、崩解

B. 色素沉着

C. 牙釉质的再矿化

D. 修复性牙本质形成

E. 腐坏牙本质再矿化

22. 窝沟龋的早期表现为

   A. 明显龋洞

   B. 探诊酸痛

   C. 损害部位呈白垩色

   D. 损害部位透出墨浸状

   E. 损害位于牙釉质牙本质交界处

23. 可能为龋病病原菌侵入途径的釉质结构是

   A. 釉质生长线

   B. 釉板

   C. 釉丛

   D. 釉梭

   E. 牙釉质牙本质界

24. 龋病充填治疗时，外形设计正确的是

   A. 外形线的总体观应为正方形或长方形

   B. 外形的范围根据龋坏的范围而定

   C. 切削时，应尽量避让沟窝

   D. 外形不宜做预防性扩展

   E. 窝洞的外形线不要求长度和宽度

25. 静止龋出现的条件是

   A. 机体抵抗力增加

   B. 龋损处致龋的环境消失

   C. 口腔内致龋菌数量减少

   D. 口腔唾液流量增加

   E. 摄糖总量减少

26. 根尖诱导成形术成功标准，除外的是

   A. 根尖继续发育，管腔缩窄，根尖封闭

   B. 根管腔无变化，根尖封闭

   C. 根管内有微量有颜色液体排出

   D. 未见发育，根管内探测有硬组织屏障形成

   E. 根端1/3处形成钙化屏障

27. 影响四环素牙着色程度的因素是

   A. 患者的健康状态   B. 患者的发育情况

   C. 骨骼的矿化程度   D. 牙本质的矿化程度

   E. 药物的种类、剂量、给药次数

28. 各型牙内陷中最严重的是

A. 畸形根面沟　　　　B. 畸形舌侧窝

C. 畸形舌侧间　　　　D. 牙中牙

E. 釉珠

29. 牙震荡是指

    A. 牙周膜轻度损伤，不伴牙体缺损

    B. 牙周膜轻度损伤，伴有牙体缺损

    C. 牙周膜重度撕裂，不伴牙体缺损

    D. 牙周膜重度撕裂，伴有牙体缺损

    E. 仅有根尖周膜的损伤

30. 关于牙外伤的说法，不正确的是

    A. 首先要提供公众的认识水平，以进行预防

    B. 为学龄前孩子提供安全的玩耍环境

    C. 治疗全脱位牙外伤最好的方法是错畸形矫正

    D. 教师、家长和校医要了解牙外伤急诊处理的基本常识

    E. 全脱牙外伤脱位后，最好在5分钟内再植入牙槽窝

31. 根折牙临床表现的描述，不正确的是

    A. 外伤性纵折很少见

    B. 最常见的根折为根尖 1/3 折断

    C. 多见于牙根完全形成的成人牙齿

    D. 根折恒牙的牙髓坏死率为 20%~24%

    E. 部分根折患牙的牙髓出现"休克"现象

32. 多生牙对牙列发育的影响，不准确的是

    A. 恒牙迟萌　　　　B. 出现牙间间隙

    C. 含牙囊肿　　　　D. 牙齿移位

    E. 有碍美观

33. 临床最多见的牙髓疾病是

    A. 急性牙髓炎　　　B. 慢性牙髓炎

    C. 牙髓充血　　　　D. 牙髓钙变

    E. 牙内吸收

34. 穿髓孔大，龋洞内充满息肉组织的变化见于

    A. 急性浆液性牙髓炎

    B. 急性化脓性牙髓炎

    C. 慢性增生性牙髓炎

    D. 慢性溃疡性牙髓炎

    E. 慢性闭锁性牙髓炎

35. 牙髓电活力测试时注意

    A. 用单电极测试

    B. 不要隔离唾液

C. 先测对髓牙，后测患牙

D. 在牙面的颈 1/3 部位测试

E. 结果用（＋）、（－）表示

36. 对于逆行性牙髓炎的患者，探诊检查最可能发现的是

    A. 牙龈出血　　　　B. 龈下牙石

    C. 釉突　　　　　　D. 无溢脓

    E. 深牙周袋

37. 牙内吸收患牙的牙髓为

    A. 部分坏死　　　　B. 炎症组织

    C. 弥漫钙变　　　　D. 肉芽组织

    E. 网状萎缩

38. 临床上对乳牙近髓深龋的治疗最好采用

    A. 直接盖髓术　　　B. 间接盖髓术

    C. 冠髓切除术　　　D. 干髓术

    E. 根管治疗

39. 根管机械预备的目的不包括

    A. 清除主根管内感染

    B. 清除根管壁的感染

    C. 扩大根尖孔以利引流

    D. 减少弯曲根管的弯曲度

    E. 预备根管形态以利充填

40. 根管治疗的适应证不包括

    A. 牙髓坏死

    B. 急性根尖周炎

    C. 慢性根尖周炎

    D. 牙周 – 牙髓联合病变

    E. 根管闭锁的根尖周炎

41. 调整咬合的目的不包括

    A. 清除创伤，增加牙齿承受的咀嚼力

    B. 使损伤的牙周组织得以恢复

    C. 尽量将侧向力转为垂直向力

    D. 使𬌗力重新分配

    E. 使牙周支持力平衡

42. 牙周脓肿不同于牙槽脓肿的主要鉴别点在于感染来自

    A. 牙髓病　　　　　B. 根尖周病变

    C. 牙周袋　　　　　D. 血源性感染

    E. 外伤性感染

43. 超声根管治疗仪在进行根管冲洗时产生的作用

不包括

A. 声流作用　　　　B. 空穴作用

C. 冲洗作用　　　　D. 汽化作用

E. 产热作用

44. 评定根管预备器械性能的指标不包括

A. 穿透力　　　　B. 器械弹性

C. 侧壁切割力　　D. 带碎屑能力

E. 工作端的长短

45. 根管预备常用的器械是

A. 裂钻、根管扩大器、拔髓针

B. 根管锉、球钻、根管扩大器

C. 扩孔钻、根管扩大器、根管侧压器

D. 机用扩孔钻、根管锉、根管侧压器

E. 机用扩孔钻、根管锉、根管扩大器

46. 根管工作长度确定的时间是

A. 打开髓腔之后　　B. 拔除牙髓之前

C. 根管预备之前　　D. 根管预备之后

E. 根管充填之前

47. 根管钻的特点是

A. 螺刃较密　　　　B. 穿进力强

C. 弹性较小　　　　D. 带碎屑能力强

E. 侧壁切割力强

48. 根管消毒药的性能要求是

A. 渗透性弱　　　　B. 消毒作用短暂

C. 不使管壁染色　　D. 弱的杀菌作用

E. 对根尖周组织无刺激

49. 目前临床根管充填常用的硬性类材料是

A. 银尖　　　　　　B. 牙胶尖

C. 塑料尖　　　　　D. 镍钛尖

E. 钴铬合金丝

50. 在整理分析资料时，欲知道一组观察值的变异程度常计算

A. 平均值　　　　　B. 标准差

C. 构成比　　　　　D. 百分率

E. 标准误差

51. 随机抽样调查是

A. 用目标人群来推断样本人群的患病情况

B. 用观察单位来推断样本人群的患病情况

C. 用总体人群来推断样本人群的患病情况

D. 用样本人群来推断目标人群的患病情况

E. 用目标人群来推断总体人群的患病情况

52. Ⅰ类错误的大小可以用哪种指标表示

A. β　　　　　　　　B. 检验水准 α

C. 概率值 P　　　　D. 1 − α

E. 1 − β

53. 有关概率与频率的说法，正确的是

A. 概率就是频率

B. 频率常用符号 P 表示

C. 概率常用符号 f 表示

D. 概率的取值范围介于 −1 和 +1 之间

E. 概率是描述某随机事件发生可能性大小的指标

54. 关于随机抽样研究中，下列描述哪项是错误的

A. 采集样本应遵循随机化原则

B. 实行抽样时，要使总体中每个个体都有同等机会被抽到

C. 调查者可在总体中随意抽取任意部分作为样本

D. 抽取的样本对总体要有代表性

E. 严格控制的随机抽样有助于减少样本的偏性

55. 环境污染物进入人体的主要途径是

A. 皮肤、黏膜和结膜

B. 鼻腔、口腔和眼

C. 呼吸道、消化道和皮肤

D. 血液、唾液和淋巴液

E. 腮腺、淋巴结和扁桃腺

56. 乳牙滞留是指

A. 继承恒牙已萌出，按时脱落的乳牙

B. 乳牙牙根大部分吸收，未能脱落的乳牙

C. 乳牙牙根吸收 2/3，未能脱落的乳牙

D. 恒牙未萌出，保留在恒牙列的乳牙

E. 继承恒牙缺失，未能脱落的乳牙

57. 临床上乳牙根管治疗术常用药物是

A. 氧化锌丁香油糊剂

B. 聚羧酸水门汀

C. 磷酸水门汀

D. 樟脑酚

E. 甲醛甲酚

58. 对乳磨牙实施窝沟封闭的最适宜年龄为

A. 2～3 岁　　　　B. 3～4 岁

C. 5～6 岁　　　　 D. 7～8 岁

E. 9～10 岁

59. 年轻恒牙活髓切除术的目的是

A. 保存患牙行使功能

B. 避免根尖周病的发生

C. 保存活髓使根尖发育

D. 减少就诊次数

E. 有利于牙冠修复

60. 乳牙患龋的好发牙位是

A. 上颌乳磨牙　　　 B. 下颌乳磨牙

C. 上颌乳切牙　　　 D. 上颌乳尖牙

E. 下颌乳前牙

61. 乳牙牙髓病及根尖周病治疗中，不宜使用的药物是

A. 5%次氯酸钠液　 B. 三氧化二砷

C. 3%过氧化氢　　 D. 木榴油

E. 樟脑酚

62. 嵌体修复恒牙窝洞的缺点是

A. 牙体制备时去除牙体组织多

B. 牙间接触点恢复差

C. 修复体美学性能差

D. 患牙解剖形态不易恢复

E. 修复体硬度低

63. 牙周翻瓣术中能彻底切除袋内壁上皮和感染组织的切口是

A. 牙间水平切口　　 B. 沟内切口

C. 外斜切口　　　　 D. 内斜切口

E. 纵行切口

64. 乳牙龋病的治疗目的不包括

A. 终止龋蚀的发展

B. 保护根髓的正常活力

C. 恢复牙体的外形和咀嚼功能

D. 维持牙列的完整性

E. 有利于颌骨的生长发育

65. 口腔念珠菌病常发生于以下情况，除外

A. 长期使用广谱抗菌药物

B. 长期使用免疫抑制

C. 患有慢性消耗性疾病

D. 长期精神紧张

E. 白色念珠菌本身毒力增强

66. 以下药物中最易引起药物过敏性口炎的是

A. 维生素　　　　　 B. 链霉素

C. 羟基氯喹　　　　 D. EDTA

E. 复方氯己啶

67. 急性坏死性溃疡性龈炎的临床特征是

A. 牙龈红肿、牙松动、牙周流脓

B. 牙龈乳头呈刀削状缺损，疼痛出血，腐败性口臭

C. 牙龈黏膜广泛小疱

D. 牙龈黏膜出现乳白、微凸小点或斑块

E. 牙龈黏膜白色丘疹连成线条或网状

68. 更易患口腔念珠菌病的人群为

A. 嗜烟者　　　　　 B. 嗜酒者

C. 围绝经期妇女　　 D. 患有胆道疾病者

E. 长期大量应用抗菌药物者

69. 人类口腔念珠菌病的主要致病菌是

A. 热带念珠菌　　　 B. 假热带念珠菌

C. 白色念珠菌　　　 D. 克柔念珠菌

E. 近平滑念珠菌

70. 口腔念珠菌病病损区涂片直接镜检可见

A. 菌丝和孢子　　　 B. 梭状杆菌和螺旋体

C. 病毒水疱和包涵体　 D. 大量细菌及白细胞

E. 分枝杆菌

71. 慢性盘状红斑狼疮是

A. 感染性疾病

B. 慢性自身免疫性疾病

C. 肿瘤性疾病

D. 变态反应性疾病

E. 免疫缺陷病

72. 氯喹口服治疗适用于

A. 干燥脱屑型唇炎　 B. 湿疹糜烂型唇炎

C. 多形性红斑　　　 D. 口腔白斑病

E. 类天疱疮

73. 湿疹糜烂型唇炎的表现与单独发生在唇部黏膜斑纹病难以鉴别的是

A. 慢性盘状红斑狼疮

B. 多形性红斑

C. 念珠菌性唇炎

D. 糜烂型口腔扁平苔藓

E. 药物过敏性口炎

74. 口腔白斑病的分型不包括
    A. 均质型　　　　B. 溃疡型
    C. 疣状型　　　　D. 颗粒型
    E. 增殖型

75. 皮肤表现为虹膜状红斑的是
    A. 盘状红斑狼疮　　B. 口腔扁平苔藓
    C. 多形性红斑　　　D. 天疱疮
    E. 类天疱疮

A2 型题（76～110 题）

答题说明：每一道试题都是以一个小案例出现的，其下面有 A、B、C、D、E 五个备选答案，请从中选择一个最佳答案。

76. 患者男，50 岁，主诉左上后牙牙龈肿痛 2 天。临床检查见|6 颊侧牙龈卵圆形肿胀，有波动感，PD 7mm，探袋内溢脓，电活力测正常。最可能的诊断是
    A. 急性牙槽脓肿
    B. 急性多发性牙周脓肿
    C. 逆行性牙髓炎
    D. 急性牙周脓肿
    E. 根分叉病变

77. 患者男，31 岁，左下后牙自发性肿痛，吸吮时易出血。自诉 5 天前曾用牙签剔牙。口腔检查：牙间乳头红肿，有明显探触痛，易出血。牙体无龋坏和非龋性疾病。叩诊（+），无松动，未探及牙周袋。可能的诊断是
    A. 急性牙髓炎
    B. 慢性牙髓炎急性发作
    C. 急性根尖炎
    D. 急性牙龈乳头炎
    E. 三叉神经痛

78. 患者女，60 岁，4 周来右上后牙胀痛，不能咀嚼。每日饭后要剔除嵌塞食物。查见6^{MD}5^{DO}龋中等深度，冷刺激同对照牙，叩（±），龈红肿探痛并出血。应考虑的诊断最可能是
    A. 牙髓炎和龈乳头炎　　B. 中龋和牙髓炎
    C. 深龋和牙髓炎　　　　D. 中龋和龈乳头炎
    E. 牙髓炎和牙周炎

79. 患者女，40 岁，要求洗牙。检查：牙石（++），

牙龈缘及乳头中度红，探诊出血，探诊深度普遍 4～5mm，可探及牙釉质牙骨质界，牙无松动。最可能的诊断是
    A. 边缘性龈炎　　　　B. 妊娠期龈炎
    C. 慢性牙周炎　　　　D. 药物性牙龈增生
    E. 快速进展性牙周炎

80. 患者女，42 岁，左下牙床肿，牙松动半年。检查：牙龈肿胀、溢脓，探近中牙周袋深，松动Ⅱ度，叩痛（+），龋深，牙髓无活力，X 线片示根端骨吸收区与近中侧牙槽骨吸收相通，远中侧牙槽骨无吸收。该病应诊断为
    A. 牙周 - 牙髓联合病变
    B. 慢性牙周炎
    C. 根分叉区病变
    D. 牙周脓肿
    E. 青少年牙周炎

81. 某患者，刷牙时牙龈出血 2 年。检查见：牙石（+），牙龈乳头及龈缘轻度水肿、色暗红，探诊出血，探诊深度 2～3mm，未探及牙釉质牙骨质界，未发现牙齿松动。该病最可能的诊断为
    A. 妊娠期龈炎　　　　B. 增生性龈炎
    C. 白血病的牙龈病损　　D. 边缘性龈炎
    E. 慢性牙周炎

82. 患者男，30 岁，主诉：牙龈自动出血，疼痛 3 天余，并伴有低热。该患者最可能的诊断是
    A. 牙间乳头炎
    B. 肥大性龈炎
    C. 急性坏死性龈炎
    D. 疱疹性龈口炎
    E. 青少年牙周炎

83. 患者女，20 岁，偶有咬苹果出血 1 年。检查牙石（+），大多数牙的牙龈缘及乳头轻度红、水肿，探诊出血，邻面探诊深度 3～4mm，但未探及牙釉质牙骨质界，牙无松动。最可能的诊断是
    A. 慢性牙周炎　　　　B. 妊娠期龈炎
    C. 慢性龈缘炎　　　　D. 药物性牙龈增生
    E. 白血病的牙龈病损

84. 患者男，35 岁，因下前牙急性根尖周炎进行根

管治疗，第一次的处理必须做

A. 开髓开放　　　　B. 局部麻醉

C. 开髓拔髓开放　　D. 开髓封失活剂

E. 麻醉下拔除

85. 患儿男，5 岁，1^{MP} 龋深及髓，探无反应，叩痛（＋＋＋），唇侧牙龈充血，无明显肿胀，扪痛，松动Ⅱ度。当日临床处理宜采用

A. 封丁香油球安抚　　B. 全身应用抗菌药物

C. 髓腔开放引流　　　D. 牙龈切开引流

E. 活髓切断术

86. 患者男，40 岁，前牙残根，拔除后创面不愈合。X 线检查见拔牙创下方一卵圆形透光区，术后病理检查见不完整囊腔。镜下见感染性囊肿壁，囊壁内见较多炎细胞浸润，并见泡沫细胞及胆固醇结晶裂隙，内衬上皮不完整，上皮钉突增生、延长，上皮内可见白细胞游出。最可能的诊断是

A. 牙旁囊肿　　　　B. 含牙囊肿

C. 根尖脓肿　　　　D. 根尖周囊肿

E. 根尖肉芽肿

87. 患者男，30 岁，左下后牙进热饮时痛 1 周，平时无不适。查左下第一磨牙咬合面深龋，探洞底硬，稍敏感，叩痛（＋），热测刺激过去 20 秒后患牙痛重。考虑可能的诊断是

A. 深龋　　　　　　B. 慢性龋

C. 急性牙髓炎　　　D. 可复性牙髓炎

E. 慢性闭锁性牙髓炎

88. 患者女，26 岁，3 年前曾受外伤，未经任何治疗，近 1 个月来发现 1 唇侧略有膨隆，无明显疼痛。专科检查：1 牙冠色泽变暗，Ⅰ°松动，叩痛（＋）；扪诊 1 唇侧乒乓球感，无波动感；牙髓活力测定无反应。首选的诊断是

A. 牙槽脓肿　　　　B. 角化囊性瘤

C. 根尖周炎　　　　D. 根尖周囊肿

E. 牙瘤

89. 患者女，30 岁，牙龈易出血 2 个月。检查：全口牙龈色红、松软光亮，右下尖牙与侧切牙间的龈乳头肥大成瘤样，鲜红色，有蒂。为了明确诊断，最应注意询问的是

A. 吸烟史　　　　　B. 家族史

C. 消瘦状况　　　　D. 服药情况

E. 月经情况

90. 患者女，27 岁，左上第一磨牙深龋，去腐质后未穿髓，垫底作银汞合金充填。最适合的垫底材料是

A. 聚羧酸锌粘固粉

B. 磷酸锌粘固粉

C. 氧化锌丁香油粘固粉

D. EDTA

E. 氢氧化钙

91. 患者男，50 岁，因左侧上后牙咬物痛 3 个月就诊。自述咬在某一特定位置时引起较强烈的痛。检查：6 咬合面磨损，可见牙本质暴露，颊尖高陡，近中边缘嵴至舌尖方向似有隐裂。进一步确定隐裂的检查方法是

A. 叩诊检查　　　　B. 温度检测

C. 碘酊染色　　　　D. 电活力测验

E. X 线片检查

92. 患儿男，4 岁，高热、腹痛、腹泻 1 天，为黏液脓血便，伴里急后重，反复惊厥，逐渐出现昏睡、神志不清，病前吃过未洗黄瓜。最有可能的诊断是

A. 伤寒　　　　　　B. 肠结核

C. 急性细菌性痢疾　D. 大肠埃希菌肠炎

E. 流行性乙型脑炎

93. 患者男，40 岁，炉前工，在一个无通风设备的环境中连续工作 4h，出现剧烈的头痛、头昏、四肢无力，有轻度的意识障碍，但无昏迷。引起该患者出现上述表现的毒物最可能是

A. H_2S　　　　　B. NO_2

C. CS_2　　　　　D. CO

E. SO_2

94. 在某工地食堂用餐后半小时左右，有多名工人口唇、指甲和全身皮肤出现发绀，并出现精神萎靡、头晕、头痛、乏力、心跳加速，有的伴有恶心、呕吐、腹胀、烦躁不安、呼吸困难。其最大可能是

A. 河豚中毒　　　　B. 四季豆中毒

C. 亚硝酸盐中毒　　D. 沙门菌中毒

E. 葡萄球菌肠毒素中毒

95. 患者男，28 岁，出现疲倦，体重下降，机体免疫力下降，伴有伤口愈合不良，营养性水肿。血常规检查 Hb < 130g/L，血浆蛋白低于正常。此时最适宜采取的膳食措施是
    A. 补充糖类　　　　　B. 补充优质蛋白质
    C. 补充铁制剂　　　　D. 补充铁与维生素 C
    E. 补充高热能食物

96. 患儿男，5 岁，上颌前牙冷热痛 1 周，无自发痛及夜间痛史。查：1︱近中舌面中龋，探敏感，叩痛（－），无穿髓点。充填治疗宜选用的材料是
    A. 银汞合金　　　　　B. 玻璃离子水门汀
    C. 复合树脂　　　　　D. 磷酸锌水门汀
    E. 氧化锌丁香油糊剂

97. 患儿男，15 岁，牙健康。如果由饮水氟浓度为 0.4mg/L 地区迁至浓度为 2.0mg/L 地区，其氟牙症发生的可能性为
    A. 0　　　　　　　　B. 25%
    C. 50%　　　　　　　D. 75%
    E. 100%

98. 患者男，43 岁，主诉：右下后牙冷热痛 2 周，自发痛 2 天伴牙龈肿胀。检查示右下第一磨牙牙周袋深达根尖，X 线片未见龋及根尖病变。最可能的诊断是
    A. 急性根尖炎　　　　B. 逆行性牙髓炎
    C. 牙周脓肿　　　　　D. 咬合创伤
    E. 根分叉病变

99. 患者女，38 岁，口腔内外红疹 2 天。检查：口腔前庭黏膜及口周皮肤充血，红斑，发痒，双手背皮肤出现疱性红疹。病史：手背皮肤相同部位曾出现过此类红疹，近几天因感冒服用过解热镇痛药后，红疹再次出现。该病应诊断为
    A. 复发性疱疹性口炎　B. 药物过敏性口炎
    C. 血管神经水肿　　　D. 口腔念珠菌病
    E. 多形性红斑

100. 患者女，52 岁，左上后牙龈反复起疱半年，疱破后出现疼痛，探针不能探入糜烂面边缘。可发现抗基底膜区抗体的方法是
    A. 间接免疫荧光检查
    B. 直接免疫荧光检查
    C. 血清免疫球蛋白检查
    D. 脱落细胞培养
    E. 组织病理学检查

101. 患者男，50 岁，反复发作口腔溃疡 30 余年，多见于唇、颊、舌等部位，每次 10 余个不等，近 3 年来发作频繁，几乎无间歇期。溃疡较大，愈合时间长，舌部有瘢痕形成。此次悬雍垂出现一大面积的溃疡已 4 周，疼痛影响进食来诊。查外阴、生殖器无病损。该病所属类型是
    A. 轻型阿弗他溃疡　　B. 疱疹型阿弗他溃疡
    C. 重型阿弗他溃疡　　D. 白塞病
    E. 唇疱疹

102. 患者男，80 岁，全口无牙，戴全口义齿近 15 年，因黏膜不适就诊。检查见黏膜呈红亮色，水肿，有黄白色假膜，直接镜检见菌丝和芽孢。该患者不恰当的用药为
    A. 制霉菌素　　　　　B. 酮康唑
    C. 碳酸氢钠漱口液　　D. 青霉素
    E. 克霉唑

103. 患者男，58 岁，右侧舌缘黏膜出现一个较深溃疡，进食及说话时疼痛明显。检查可见边缘轻度隆起，周围充血不明显，触诊无明显疼痛，右下第一磨牙为不良修复体（破裂的金属全冠）。患者无烟酒嗜好。下列治疗措施不妥的是
    A. 口服维生素 B、维生素 C
    B. 去除不良修复体
    C. 维 A 酸软膏局部涂擦
    D. 口服阿奇霉素
    E. 氯己定含漱，局部涂碘甘油

104. 患儿男，13 岁，舌有时出现刺激痛近 1 年。检查见舌背有 3 块光滑的红色剥脱区，微凹陷，直径 5～10mm，有 2 块已相连，剥脱区边缘被白色微高起的弧形或椭圆形所包绕，宽约 1.5mm。可诊断为
    A. 舌扁平苔藓　　　　B. 舌乳头炎
    C. 萎缩性舌炎　　　　D. 地图舌
    E. 裂纹舌

105. 患者女，56 岁，舌后 1/3 处存在散在肿大突

起，轮廓清晰，发红。疼痛不明显，患者无意间发现，恐慌来诊。患者的诊断为

A. 叶状乳头炎　　　B. 菌状乳头炎

C. 轮廓乳头炎　　　D. 舌癌

E. 丝状乳头炎

106. 患儿女，15 岁，1 年前前牙碰伤未治，近 3 日牙龈肿痛不能咬物。查 1| 牙冠近中切角折断，牙冠变黑，叩痛（＋＋），松动Ⅰ度，唇侧牙龈红肿。该患牙应诊断为

A. 外伤冠折　　　B. 牙内吸收

C. 慢性牙髓炎　　　D. 急性根尖周炎

E. 慢性根尖周炎

107. 患儿男，7 岁，V° 龋，备洞时意外穿髓，针尖大小。治疗方法宜采用

A. 干髓术　　　B. 直接盖髓术

C. 间接盖髓术　　　D. 根管充填术

E. 活髓切断术

108. 患儿男，7 岁，右下后牙自发痛伴夜间痛 1 天，冷热刺激加重疼痛。查 6| 殆面深龋，探洞底感疼痛，未穿髓，叩痛（－），冷测验敏感。临床诊断为

A. 急性牙髓炎　　　B. 慢性牙髓炎

C. 急性根尖周炎　　　D. 慢性根尖周炎

E. 牙髓坏死

109. 患者男，20 岁，2| 舌侧窝呈囊状深陷，变黑发软，叩痛（－），冷热诊无异常，未穿髓。其诊断和处理是

A. 舌面点隙龋，充填治疗

B. 畸形舌侧窝，预防性充填

C. 牙中牙，间接盖髓

D. 畸形舌侧窝伴深龋，间接盖髓

E. 畸形舌侧窝伴慢性牙髓炎，根管治疗

110. 患者女，36 岁，右上后牙遇冷水痛 5 天，平时无其他不适。查：右上第一前磨牙咬合面龋深达牙本质中层，叩诊（－），冷测验引起尖锐痛，刺激去除后疼痛持续数十秒。考虑最可能的诊断是

A. 深龋　　　B. 牙本质敏感症

C. 可复性牙髓炎　　　D. 急性牙髓炎

E. 慢性牙髓炎

A3/A4 型题 （111～130 题）

答题说明：以下提供若干个案例，每个案例下设若干道试题。请根据案例所提供的信息，在每一道试题下面的 A、B、C、D、E 五个备选答案中选择一个最佳答案。

（111～114 题共用题干）

患儿女，7 岁，食冷饮时左下后牙感到酸痛 2 周，无自发痛史，检查发现 6| 颊殆面深龋，龋蚀范围稍广，腐质软而湿润，易挖除，但敏感。测牙髓活力同正常牙，叩（－）。

111. 根据上述临床表现和检查结果，拟诊断为

A. 慢性根尖周炎　　　B. 急性牙髓炎

C. 急性龋　　　D. 慢性龋

E. 慢性闭锁性牙髓炎

112. 治疗方案应考虑为

A. 间接盖髓术　　　B. 活髓切断术

C. 干髓术　　　D. 根管治疗术

E. 活髓摘除术

113. 首次就诊时，对该患牙应做的处理为

A. 双层垫底即刻充填

B. 置放失活剂

C. 氧化锌丁香油糊剂暂充填

D. 活髓切断

E. 局麻下活髓摘除

114. 若充填后远期出现激发痛和自发痛，多由于

A. 充填物有早接触

B. 充填物不密合

C. 继发龋伴发牙髓炎

D. 充填物形成悬突

E. 未恢复接触点

（115～116 题共用题干）

患儿男，上颌牙龈溢脓月余。I^MP 型龋，无探痛，叩痛（±），温度测验无反应，唇侧牙龈根尖处见一瘘道，挤压少量溢脓，松动（－）。

115. 临床诊断应为

A. 根尖周炎　　　B. 牙髓坏死

C. 牙周炎　　　D. 残髓炎

E. 龋齿

116. 临床治疗宜采用

A. 活髓切断术　　　　B. 姑息治疗

C. 根管治疗　　　　　D. 干髓术

E. 塑化术

（117～119 题共用题干）

患者女，19 岁，上前牙松动 3 年。检查见上切牙松动Ⅱ度，扇形移位，口腔卫生较好，初步印象为局限性青少年牙周炎。

117. 为确诊还应做的最重要的检查是

A. 查血象　　　　　　B. 活检

C. 脱落细胞诊断　　　D. 摄 X 线片

E. 殆力测定

118. 若已确诊，其可能还具有的特征不包括

A. 上颌第一磨牙近中垂直骨吸收

B. 病变累及全口牙

C. 牙龈炎症表现轻微

D. 龈下菌斑中查出大量的伴放线放线杆菌

E. 上前牙有深牙周袋

119. 对该患者的治疗措施中不适当的是

A. 牙周基础治疗

B. 反复进行口腔卫生指导

C. 首选口服甲硝唑

D. 基础治疗后进行翻瓣手术治疗

E. 定期复查复治

（120～123 题共用题干）

患者男，25 岁，体健，吸烟每日 1 包。主诉：牙龈自动出血，伴牙龈疼痛、腐败性口臭 5 天。临床检查：龈缘呈虫蚀状，表面覆盖坏死假膜。

120. 最可能的诊断是

A. 急性龈乳头炎

B. 疱疹性龈口炎

C. 慢性龈炎

D. 侵袭性牙周炎

E. 急性坏死性溃疡性龈炎

121. 口腔检查及其他辅助检查有助于该患者确诊，但不包括

A. 查血象

B. 测体温

C. 口腔黏膜的检查

D. 假膜是否易于擦去

E. 测血压

122. 若确诊为急性坏死性溃疡性龈炎，最有价值的辅助检查是

A. 病变区的龈下细菌学涂片

B. 血常规

C. 龈沟液中酶检查

D. 切除组织行病理学检查

E. X 线片

123. 此患者最佳的首诊治疗措施是

A. 口服抗菌药物

B. 彻底除净牙石及菌斑，3% H_2O_2 冲洗

C. 去除大块牙石及坏死物，3% H_2O_2 冲洗

D. 全身给予维生素 C、蛋白质等支持疗法

E. 1%～3% H_2O_2 含漱 1 周

（124～126 题共用题干）

患儿男，7 岁，上前牙外伤半小时就诊。口腔检查见右上中切牙冠斜折，探及穿髓孔，叩诊（＋），X 线片示患牙根尖孔未发育完成。

124. 若对患牙进行牙髓电测试，与对照牙比较，其最可能的结果为

A. 敏感　　　　　　B. 迟钝

C. 正常　　　　　　D. 无反应

E. 非常敏感

125. 首选的治疗为

A. 活髓切断术　　　　B. 根尖诱导成形术

C. 牙髓摘除术　　　　D. 直接盖髓术

E. 根管治疗术

126. 进行这种治疗成功的关键是

A. 盖髓剂的选择

B. 无菌操作

C. 正确的开髓

D. 局麻方式的选择

E. 正确选择暂封剂

（127～128 题共用题干）

患者女，60 岁，牙床肿痛 2 周，1 年前曾有过肿痛，但未治疗。检查：6 颊侧牙龈肿胀，有一窦道，窦道指向根尖方向，其颊侧中央及近中、远中、舌侧均有 5～6mm 的牙周袋，患牙牙龈退缩 3～4mm。

127. 为明确诊断，应做的一项重要检查是

A. 探诊出血　　　　　B. 牙齿松动度

C. 拍摄 X 线片　　　　D. 根分叉的探查

E. 探查龈下牙石

128. 该患牙最可能的诊断是
    A. 牙髓炎　　　　B. 慢性牙周炎
    C. 边缘性龈炎　　D. 根分叉病变
    E. 牙周 – 牙髓联合病变

（129 ~ 130 题共用题干）

患者女，28 岁，近 4 个月来全口牙龈逐渐肿大，刷牙时牙龈易出血，偶有牙龈自动出血史。

129. 若患者妊娠 6 个月，诊断为妊娠期龈炎，临床上最可能表现为
    A. 牙龈疼痛、恶臭
    B. 牙齿松动
    C. 牙龈为纤维性增大
    D. 牙龈色鲜红、光亮
    E. 牙龈坏死

130. 若患者未妊娠，怀疑为白血病在口腔的表现，确诊的方法为
    A. 活检
    B. 脱落细胞涂片
    C. 白细胞吞噬功能
    D. 白细胞趋化功能
    E. 查血象

B1 型题 （131 ~ 150 题）

答题说明：以下提供若干组试题，每组试题共用在试题前列出的 A、B、C、D、E 五个备选答案，请从中选择一个与问题关系最密切的答案。每个备选答案可能被选择一次，多次或不被选择。

（131 ~ 132 题共用备选答案）
    A. 0°　　　　　B. 15°
    C. 30°　　　　D. 70° ~ 80°
    E. 45° ~ 90°

131. 龈下刮治中，刮除牙石时刮治器工作面与根面的最佳角度为

132. 龈下刮治中，刮治器进入牙周袋时工作面与根面的角度应为

（133 ~ 135 题共用备选答案）
    A. 对含有脓液、坏死组织等有机物仍有消毒作用
    B. 常用于急性牙髓炎开髓后，安抚小棉球中

含有
    C. 用于深龋洞消毒
    D. 是消毒作用最强的消毒剂
    E. 是可使牙齿变色的消毒剂

133. 关于丁香油酚，叙述正确的是

134. 关于复方碘剂，叙述正确的是

135. 关于 75% 乙醇，叙述正确的是

（136 ~ 138 题共用备选答案）
    A. 距根尖端 1.5mm，根尖部根管内无任何 X 线透射影像
    B. 在距根尖端 5mm 处从近中侧穿，根尖部根管内无根充物
    C. 齐根尖端，根尖部近根管壁处有线状 X 线透射影像
    D. 出根尖孔约 1.5mm，根尖部根管内无任何 X 线透射影像
    E. 仅在一个根管内，另一根管内无任何根充物

136. 根管充填后，X 线片示根管充填为欠填的影像是

137. 根管充填后，X 线片示根管充填为恰填的影像是

138. 根管充填后，X 线片示根管充填为超填的影像是

（139 ~ 142 题共用备选答案）
    A. 短时间暴露于强噪声，使听阈上升 10 ~ 15dB，脱离噪声接触后数分钟内即可恢复正常
    B. 较长时间暴露于强噪声，致使听阈上升超过 15 ~ 30dB，脱离后需数小时至几十小时才能恢复
    C. 长期在强噪声环境中导致听力曲线在 3000 ~ 6000Hz 范围内出现 "V 型" 下陷，双耳平均听力下降 26 ~ 70dB
    D. 长期接触强噪声引起听力曲线从低频到高频呈斜形逐步下降，双耳平均听力下降 > 70dB
    E. 听力曲线各频段以同等程度水平下移

139. 听觉疲劳指

140. 听力损失指

141. 听觉适应指

142. 噪声聋指

（143～144 题共用备选答案）

    A. 石棉和苯并（a）芘

    B. 氯乙烯

    C. 联苯胺

    D. 二氧化硅

    E. 砷

143. 何种毒物可致肺癌

144. 何种毒物可致皮肤癌

（145～148 题共用备选答案）

    A. 磷酸锌粘固粉   B. 氢氧化钙

    C. 复合树脂   D. 银汞合金

    E. 聚羧酸锌粘固粉

145. 乳磨牙常用的充填材料是

146. 乳牙常用的垫底材料是

147. 常用的前牙充填材料是

148. 常见的盖髓剂是

（149～150 题共用备选答案）

    A. 落叶型天疱疮   B. 寻常型天疱疮

    C. 颗粒型天疱疮   D. 红斑型天疱疮

    E. 增殖型天疱疮

149. 皮肤病损常见于腋窝、脐部和肛门周围等皱褶部位，仍为大疱，尼氏征阳性，但是在唇部有增殖表现，其天疱疮类型为

150. 皮肤损害为松弛的大疱，破后有黄褐色鳞屑痂，边缘翘起似剥脱性皮炎。口腔损害少见，其天疱疮类型为

第三单元

A1 型题（1～70 题）

答题说明：每一道试题下面有 A、B、C、D、E 五个备选答案，请从中选择一个最佳答案。

1. 就流行病学意义而言，结核病最重要的社会传染源是
   A. 原发性肺结核
   B. 血行播散型肺结核
   C. 浸润性肺结核
   D. 慢性纤维空洞型肺结核
   E. 结核性渗出性胸膜炎

2. 下列哪项不符合慢性支气管炎的咳痰特点
   A. 多为白色黏痰
   B. 可为浆液泡沫痰
   C. 偶有痰中带血
   D. 夜间痰量较多
   E. 急性发作期常为黏液脓性痰

3. 老年心力衰竭患者症状加重的最常见诱因是
   A. 过度劳累
   B. 摄入液体过多
   C. 心肌缺血
   D. 室性期前收缩
   E. 呼吸道感染

4. 典型偏头痛的特点是
   A. 搏动性头痛，伴恶心呕吐、畏光畏声，活动后加重
   B. 搏动性头痛，不伴恶心呕吐、畏光畏声，活动后加重
   C. 紧缩性头痛，伴恶心呕吐、畏光畏声，活动后加重
   D. 胀痛，伴恶心呕吐、畏光畏声，活动后加重
   E. 胀痛，不伴恶心呕吐、畏光畏声，活动后加重

5. 肾绞痛伴镜下血尿，常见的病因是
   A. 肾结石
   B. 肾肿瘤
   C. 肾囊肿
   D. 肾炎
   E. 肾结核

6. 关于病菌致病因素的描述，错误的是
   A. 病菌有黏附因子
   B. 病菌有荚膜、微荚膜
   C. 与病菌的细胞外酶有关
   D. 与病菌的内、外毒素有关
   E. 与病菌侵入的数量无密切关系

7. 判断小儿体格发育的最常用指标是
   A. 动作发育能力
   B. 语言发育程度
   C. 智能发育水平
   D. 神经反射发育
   E. 体重、身高、头围

8. 目前治疗系统性红斑狼疮的主药为
   A. 非甾体抗炎药
   B. 磷酸氯喹
   C. 雷公藤多苷
   D. 环磷酰胺
   E. 泼尼松

9. 细菌性痢疾的传播途径是
   A. 呼吸道
   B. 消化道
   C. 虫媒传播
   D. 血液
   E. 接触传播

10. 肾病综合征最基本的表现是
    A. 尿蛋白定量 >3.5g/24h
    B. 尿颗粒管型
    C. 血浆白蛋白 <35g/L
    D. 高度水肿
    E. 高脂血症

11. 不属于婴儿总热量分配的是
    A. 基础代谢
    B. 生长发育
    C. 食物特殊动力作用
    D. 思维活动
    E. 排泄损失

12. 口腔颌面部创伤活动性出血时，最可靠的止血方法是
    A. 指压止血
    B. 包扎止血
    C. 填塞止血
    D. 结扎止血
    E. 药物止血

13. 缝合面颈部皮肤，进针时针尖与皮肤的关系为
    A. 针尖与皮肤成 15°
    B. 针尖与皮肤成 30°
    C. 切口两侧进针间距大于皮下间距

D. 切口两侧进针间距小于皮下间距

E. 进针方向应该与皮肤表面垂直

14. 对口腔颌面部有张力创口处理的方法中，错误的是

    A. 充分潜行分离

    B. 减张缝合

    C. 应用辅助减张法

    D. 附加切口

    E. 尽力拉拢缝合

15. 关于牙根拔除术的说法，错误的是

    A. 根钳拔除法为牙根拔除术时首选的方法

    B. 根钳和牙挺均不能拔除的牙根，可考虑用翻瓣去骨拔除

    C. 拔除牙根时要有良好的照明

    D. 应用牙挺拔除牙根时，要注意选择挺刃大小、宽度应与牙根相适应

    E. 利用牙挺的楔力挺牙根时，应从牙根断面的最低点楔入

16. 眶下间隙感染来源中，不包括

    A. 上颌骨骨髓炎

    B. 上颌第一前磨牙化脓性炎症

    C. 上颌尖牙化脓性炎症

    D. 上颌第二磨牙根尖化脓性炎症

    E. 上唇底部化脓性炎症

17. 口腔门诊小手术常用

    A. 仅消毒，不铺消毒巾

    B. 孔巾铺置法

    C. 包头法

    D. 三角形手术野铺巾法

    E. 四边形手术野铺巾法

18. 手术后应加压包扎的是

    A. 游离皮瓣移植术

    B. 中厚断层皮片移植术

    C. 皮管形成术后

    D. 旋转推进皮瓣术后

    E. 隧道式皮瓣转移术

19. 颌面部创伤患者伴发休克时，下列处理原则错误的是

    A. 保持伤员安静，保暖

    B. 禁止随意搬动

C. 使用吗啡类药物

D. 迅速采取有效的止血措施

E. 补液和维持血压在正常水平

20. 采用根尖片分角线投照技术显示被检查牙齿邻面影像重叠的原因是

    A. 投照垂直角度过大

    B. 投照垂直角度过小

    C. X线与被检查牙齿的邻面不平行

    D. X线与被检查牙齿的邻面不垂直

    E. X线中心线位置不正确

21. 颞下颌关节双重造影是指

    A. 用生理盐水和碘化油作为造影剂

    B. 用碘化油和泛影葡胺作为造影剂

    C. 用无菌空气和20%泛影葡胺作为造影剂

    D. 用生理盐水和60%泛影葡胺作为造影剂

    E. 用利多卡因和60%泛影葡胺作为造影剂

22. 有出血倾向的患者行活髓牙牙髓治疗时常采用的局麻方法是

    A. 冷冻麻醉

    B. 表面麻醉

    C. 骨膜上浸润麻醉

    D. 牙周膜注射浸润麻醉

    E. 阻滞麻醉

23. 牙挺使用时的规则，正确的是

    A. 可代替牙钳且更有效

    B. 可代替骨凿用于增隙

    C. 只能用于下后牙

    D. 拔残根时不宜使用

    E. 保护不当，易造成邻近组织损伤

24. 关于拔牙术中分离牙龈，正确的是

    A. 分离牙龈的目的是避免牙钳夹伤牙龈

    B. 应分离至牙釉质牙骨质交界

    C. 乳牙拔除时可不用分离牙龈

    D. 可减少拔牙时软组织的阻力

    E. 正畸减数时可不用分离牙龈

25. 关于切开拔除阻生智齿的切口设计，错误的是

    A. 远中切口尽量偏舌侧

    B. 颊侧切口一般不必超过前庭沟

    C. 如仅用远中切口就可以消除阻力，可不作颊侧切口

D. 应做黏骨膜全层切开，紧贴骨面将瓣翻起

E. 缝合后切口下应有足够骨支持

26. 拔牙钳喙与牙长轴平行是为了
    A. 夹住患牙　　　　　B. 省力
    C. 防止邻牙损伤　　　D. 避免牙龈损伤
    E. 利于使用扭转力

27. 正确的牙种植术概念是
    A. 将未发育完成的牙胚植入牙槽骨内的手术
    B. 将人工牙植入牙槽骨内的手术
    C. 特异体牙植入牙槽骨内的手术
    D. 将自体牙植入牙槽骨内的手术
    E. 将脱位牙植入牙槽骨内的手术

28. 需要劈冠以解除邻牙阻力的阻生牙类型为
    A. 垂直阻生　　　　　B. 近中阻生
    C. 远中阻生　　　　　D. 颊向阻生
    E. 舌向阻生

29. 深部脓肿的特征性表现是
    A. 发热　　　　　　　B. 波动感
    C. 局部淋巴结肿大　　D. 凹陷性水肿
    E. 白细胞总数增高，中性粒细胞比例上升

30. 可以出现多个牙松动及下唇麻木的颌骨骨髓炎是
    A. 急性中央性骨髓炎　B. 慢性硬化性骨髓炎
    C. 边缘性骨髓炎　　　D. 放线菌性骨髓炎
    E. 新生儿骨髓炎

31. 化脓性下颌骨中央性骨髓炎的好发部位是
    A. 喙突　　　　　　　B. 体部
    C. 正中联合　　　　　D. 升支部
    E. 髁突

32. 与智齿阻生及发生冠周炎病因无关的是
    A. 咀嚼器官的退化
    B. 智齿萌出位置不足
    C. 阻生齿常为龈瓣覆盖，龈瓣易被咬伤而发生溃疡
    D. 智齿无对颌牙
    E. 全身抵抗力下降

33. 颌面部损伤后，组织水肿迅速发生，易影响呼吸道通畅，甚至引起窒息的部位中不包括
    A. 口底　　　　　　　B. 舌根
    C. 下颌下区　　　　　D. 颈部

34. 上颌骨折线自鼻额缝向两侧扩展，横过鼻根、泪骨、眶内侧壁、眶底至颧上颌缝，再沿上颌骨侧壁到达蝶骨翼突的骨折，属上颌骨
    E. 颧上颌部
    A. 不对称骨折　　　　B. Le Fort Ⅰ型骨折
    C. Le Fort Ⅱ型骨折　D. Le Fort Ⅲ型骨折
    E. 纵形骨折

35. 面颊部软组织出血时，应该压迫的动脉是
    A. 上唇动脉　　　　　B. 颌外动脉
    C. 颞浅动脉　　　　　D. 颈内动脉
    E. 耳后动脉

36. 脓肿切开引流目的不包括
    A. 排出脓液以达消炎解毒目的
    B. 减少局部疼痛肿胀
    C. 预防窒息发生
    D. 预防并发边缘性骨髓炎
    E. 切取组织送检

37. 关于上颌骨血供特点及临床意义的叙述，哪项是错误的
    A. 血供较下颌骨丰富
    B. 抗感染能力强
    C. 骨折愈合较下颌骨迅速
    D. 具有单源性血供特点
    E. 外伤后出血较多

38. 腐败坏死性口底蜂窝织炎广泛切开引流的目的不包括
    A. 预防呼吸困难发生
    B. 改变厌氧环境
    C. 促进毒素排出体外
    D. 达到充分引流
    E. 消除皮下气肿

39. 口腔颌面部癌与肉瘤的根本区别是
    A. 对全身的影响　　　B. 临床症状
    C. 生长方式　　　　　D. 发病年龄
    E. 组织学来源

40. 属瘤样病变的是
    A. 神经鞘膜瘤　　　　B. 颈动脉体瘤
    C. 神经纤维瘤　　　　D. 牙龈瘤
    E. 纤维瘤

41. 葡萄酒斑状血管瘤属于

A. 微静脉畸形 B. 静脉畸形

C. 混合型血管瘤 D. 蔓状血管瘤

E. 杨梅状血管瘤

42. 有关下颌横断拾片的说法正确的是

 A. 是口内片的一种，可用于检查下颌骨体部骨质有无膨隆

 B. 是口外片的一种，可用于检查颏孔位置

 C. 是根尖片的一种，可用于腮腺导管阳性结石

 D. 也称分角线投照技术，可用于检查邻面龋

 E. 也称平行投照技术，可用于检查牙槽嵴顶高度

43. 由小痣细胞组成，位于真皮内的是

 A. 交界痣 B. 皮内痣

 C. 复合痣 D. 毛痣

 E. 雀斑样痣

44. 最少发生区域性淋巴结转移的恶性肿瘤是

 A. 鳞状细胞癌 B. 基底细胞癌

 C. 淋巴上皮癌 D. 腺上皮癌

 E. 未分化癌

45. 舌癌区域性淋巴结转移早的原因是

 A. 舌淋巴缺乏

 B. 距区域淋巴结近

 C. 舌淋巴及血运丰富，舌活动频繁

 D. 舌机械活动不频繁

 E. 生长快

46. 口腔癌是世界上10种最常见的癌症之一，在我国最常见的3种依次是

 A. 颊癌，牙龈癌，腭癌

 B. 牙龈癌，颊癌，腭癌

 C. 舌癌，牙龈癌，颊癌

 D. 舌癌，颊癌，牙龈癌

 E. 舌癌，牙龈癌，口底癌

47. 关于唇癌的描述错误的是

 A. 唇癌主要是鳞癌

 B. 唇癌多发于下唇

 C. 唇癌一般以手术治疗为主

 D. 下唇癌常向颏下及下颌下淋巴结转移

 E. 唇癌较其他口腔癌易发生淋巴结转移

48. 下面哪种肿瘤经常术前放疗

 A. 牙龈癌 B. 上颌窦癌

C. 腭癌 D. 舌癌

E. 颊癌

49. 腮腺手术中寻找面神经颊支的标志是

 A. 腮腺前缘 B. 腮腺导管

 C. 腮腺上前缘 D. 耳屏前

 E. 腮腺上缘

50. 关于腮腺多形性腺瘤手术的叙述中，错误的是

 A. 单纯肿瘤摘除术

 B. 将肿瘤连同周围腮腺组织一并切除

 C. 肿瘤在浅叶时，将肿瘤和腮腺浅叶一并切除

 D. 肿瘤在深叶时，将肿瘤连同全腮腺切除

 E. 各种术式均要保留面神经

51. 唾液量测定判断分泌减少的标准是5g白蜡咀嚼3分钟，全唾液量低于

 A. 1ml B. 2ml

 C. 3ml D. 4ml

 E. 5ml

52. 以耳垂为中心的结节样肿块首先考虑为

 A. 腮腺混合瘤

 B. 皮脂腺囊肿

 C. 耳下淋巴结

 D. 脂肪瘤

 E. 神经鞘瘤

53. 舌下腺囊肿治疗中错误的是

 A. 摘除舌下腺

 B. 口外型需从口外入路

 C. 口外型术后需加压包扎

 D. 囊壁可不摘除

 E. 舌下腺摘除后需放引流物

54. 属于潴留性囊肿的是

 A. 皮脂腺囊肿 B. 皮样囊肿

 C. 鳃裂囊肿 D. 表皮样囊肿

 E. 甲状舌管囊肿

55. 舍格伦综合征的影像学表现是

 A. 扩张呈腊肠状

 B. 腺体形态正常，体积明显增大

 C. 导管系统表现为排列扭曲、紊乱和粗细不均

 D. 导管系统完整，造影剂自腺体部外漏

 E. 主导管边缘不整齐，呈羽毛状，大量末梢导管点状扩张

56. Schinner 试验滤纸的夹持时间是
   A. 1 分钟　　　　　B. 2 分钟
   C. 3 分钟　　　　　D. 4 分钟
   E. 5 分钟

57. 对于腮腺区肿物不宜进行的检查是
   A. 细针吸取活检　　B. CT 或 MRI
   C. 涎腺造影　　　　D. 切取活检术
   E. B 超

58. 纤维化慢性下颌下腺炎的治疗方法是
   A. 硬化剂治疗　　　B. 导管结扎术
   C. 药物治疗　　　　D. 摘除涎石
   E. 下颌下腺摘除

59. 腮腺咬肌区手术后，应使用的绷带类型是
   A. 四头带　　　　　B. 交叉十字绷带
   C. 头部绷带　　　　D. 颅颌弹性绷带
   E. 石膏绷带

60. 牙源性角化囊肿易复发的原因不包括
   A. 囊壁薄
   B. 可能存在多发病灶
   C. 同一病灶内有多个囊腔
   D. 可能存在子囊
   E. 囊肿内有角化物

61. 贝尔麻痹与中枢性面神经麻痹的鉴别要点是
   A. 患侧口角下垂，健侧向上歪斜
   B. 患侧鼻唇沟消失
   C. 患侧眼睑闭合不全
   D. 患侧前额皱纹消失，不能皱眉
   E. 不能鼓腮，吹气功能障碍

62. 开口初期或开口初、闭口末弹响是哪种关节病的主要症状
   A. 关节器质性改变
   B. 可复性关节盘前移位
   C. 不可复性关节盘前移位
   D. 关节盘后区损伤
   E. 翼外肌痉挛

63. 治疗颞下颌关节强直引起的开口困难可选用
   A. 局部封闭　　　　B. 开口练习
   C. 理疗　　　　　　D. 关节镜手术
   E. 开放手术

64. 典型的三叉神经痛不包括

   A. 阵发性剧痛　　　B. 扳机点
   C. 痛性抽搐　　　　D. 夜间发作多见
   E. 病程可是周期性发作

65. 全厚皮片包括
   A. 表皮
   B. 表皮＋真皮全层
   C. 表皮＋真皮乳头层
   D. 表皮＋真皮＋皮下组织
   E. 表皮＋真皮＋肌＋脂肪

66. 为改善微循环最好采用下列哪项措施
   A. 纠正酸中毒
   B. 大量激素
   C. 扩容和应用扩血管剂
   D. 控制输液量和应用缩血管剂
   E. 强心利尿

67. 休克代偿期的临床表现是
   A. 血压稍低、心率加速、脉压缩小
   B. 血压正常、脉细数、脉压缩小
   C. 血压稍低、心率加速、脉压正常
   D. 血压稍升高、心率正常、脉压缩小
   E. 血压稍升高、心率加速、脉压缩小

68. 体液平衡中，细胞外液中最主要的阳离子是
   A. Na^+　　　　　　B. K^+
   C. Mg^{2+}　　　　　D. Mn^{2+}
   E. Ca^{2+}

69. 下列关于全身性外科感染的叙述，哪项是错误的
   A. 菌血症是脓毒症的一种
   B. 当代外科感染中，革兰阴性杆菌感染已超过革兰阳性球菌感染
   C. 外科真菌感染属条件性感染
   D. 真菌感染时血培养易发现
   E. 伴有厌氧菌感染时易形成脓肿

70. 下列哪项不是慢性肾疾病肾功能恶化的诱因
   A. 感染
   B. 应用肾毒性药物
   C. 饮食中蛋白质不足
   D. 有效循环血量减少
   E. 严重高血压或血压骤降

A2 型题（71～110 题）

答题说明：每一道试题都是以一个小案例出现的，其下面有 A、B、C、D、E 五个备选答案，请从中选择一个最佳答案。

71. 患者女，50 岁，因反复呕吐 5 天入院。血清钠 118mmol/L，脉搏 120 次/分，血压 70/50mmHg。应诊断为
    A. 轻度缺钠　　　　B. 中度缺钠
    C. 重度缺钠　　　　D. 中度缺水
    E. 重度缺水

72. 患者女，26 岁，结婚 3 年未孕，月经周期素来正常。宫颈黏液涂片检查，见大量椭圆体结晶。判断此时应为月经周期的
    A. 第 3～5 天
    B. 第 10～12 天
    C. 第 14～15 天
    D. 第 18～20 天
    E. 第 22～27 天

73. 患者女，26 岁，半年来无原因认为同事指桑骂槐地议论她，街上行人的举动及电视内容都针对她。为之心情烦躁，不敢上班。该病人的精神症状最可能是
    A. 被害妄想　　　　B. 情感脆弱
    C. 影响妄想　　　　D. 关系妄想
    E. 焦虑

74. 患者男，44 岁，发现 HBsAg 阳性 9 年，ALT 时有增高。近 3 周来食欲下降，尿黄，明显乏力，齿龈出血，近 2 周尿少。查体：神清，扑翼样震颤（＋），化验：ALT 176U/L，TBIL 432μmol/L，PT 38s（对照 13s）。该患者应诊断为
    A. 病毒性肝炎乙型慢性重型
    B. 病毒性肝炎乙型亚急性重型
    C. 病毒性肝炎乙型慢性重度
    D. 乙肝后肝硬化
    E. 病毒性肝炎乙型慢性中度

75. 患者女，26 岁，已婚，月经规律，停经 30 天，今晨出现一侧下腹痛伴肛门坠胀感，血压 90/60mmHg。该患者此时有诊断价值的体征是
    A. 子宫稍大变软

B. 腹肌紧张
C. 宫颈举痛，后穹窿饱满
D. 双合诊黑加征（＋）
E. 腹部移动性浊音（－）

76. 患者女，16 岁，近三天双下肢伸侧出现紫癜，分批出现于两侧，对称、颜色鲜红，伴腹痛及关节痛。血小板 100×10⁹/L，WBC 10×10⁹/L，Hb 110g/L，凝血时间正常。应首先考虑
    A. 特发性血小板减少性紫癜
    B. 过敏性紫癜
    C. 急性白血病
    D. 再生障碍性贫血
    E. 血友病

77. 患者女，40 岁，患慢性乙型肝炎 10 年。血化验：HBsAg（＋）、HBeAg（＋）、抗－HBc－IgG（＋）。其 12 岁女儿体检时血清抗－HBs（＋），追问病史，无任何临床症状，未注射乙肝疫苗。李某女儿属于
    A. 隐性感染　　　　B. 潜伏性感染
    C. 显性感染　　　　D. 病毒携带状态
    E. 垂直感染

78. 患者女，32 岁，月经周期正常，经量多。已婚未育，有生育要求，目前避孕中。妇科检查及 B 超提示子宫前壁肌瘤，直径 8cm。血红蛋白 95g/L。患者应采取的最佳治疗方案是
    A. 先行肌瘤切除术，待恢复后考虑妊娠
    B. 先解决生育问题，然后行肌瘤切除术
    C. 行次全子宫切除术
    D. 密切随访
    E. 药物治疗，待肌瘤缩小后妊娠

79. 患者男，45 岁，陈旧性心肌梗死 2 年，高血压病史 5 年。查体：BP 150/95mmHg，心率 90 次/分。降压治疗宜首选
    A. α 受体阻断剂
    B. β 受体阻断剂
    C. 神经节阻断剂
    D. 二氢吡啶类钙通道阻滞剂
    E. 利尿剂

80. 患者女，25 岁，妊娠 5 个月，因转移性右下腹痛 2 小时就诊。诊断为急性阑尾炎，不宜采用的治疗措施是

A. 行阑尾切除术

B. 围术期加用黄体酮

C. 手术切口应偏低

D. 尽量不用腹腔引流

E. 可应用广谱抗菌药物

81. 某患儿，1 岁，多汗，枕秃，方颅，常发生惊厥，不伴发热。查：血糖 3.2mmol/L，血钙 6.5mg/dl，血镁 1mg/dl，血磷 12mg/dl。其确切的诊断应是

A. 低血糖症

B. 婴儿痉挛症

C. 维生素 D 缺乏性佝偻病

D. 维生素 D 缺乏性手足搐搦症

E. 低镁血症

82. 患儿女，1 岁，发热伴咳喘 3 天，口周稍青紫。用鼻前庭导管吸氧，氧流量应为

A. 0.5～1L/min　　B. 1.5～2L/min

C. 2.5～3L/min　　D. 3.5～4L/min

E. 4.5～5L/min

83. 患者女，24 岁，月经增多伴发热 1 周。检查：Hb 60g/L，WBC 3×10^9/L，N 0.25，L 0.70，血小板 20×10^9/L；骨髓象成熟 RBC：有核细胞 = 100：1，未见巨核细胞。此病例符合哪项诊断

A. 急性白血病

B. 重型再生障碍性贫血

C. 急性粒细胞缺乏症

D. 急性特发性血小板减少性紫癜

E. 急性盆腔感染并类白血病反应

84. 患者女，55 岁，右腮腺区肿块，缓慢生长，有时较硬，有时较软。检查肿块边界不很清楚，表面皮肤较对侧粗糙。该患者在询问病史时，必须问到的是

A. 肿块是否疼痛　　B. 服药是否有效

C. 皮肤是否瘙痒　　D. 与进食是否有关

E. 与感冒是否有关

85. 患者男，65 岁，因扁桃体癌进行放疗 70Gy，放疗后 2 年出现下颌磨牙区黏膜破溃，牙槽突骨面外露并长期溢脓，牙松动。最可能的诊断是

A. 牙周炎

B. 多间隙感染

C. 放射性颌骨骨髓炎

D. 扁桃体癌复发侵犯颌骨

E. 中央性化脓性颌骨骨髓炎

86. 患者男，30 岁，右面部肿痛 20 余天。检查：体温 38.5℃，开口度 10mm。CT 检查示右翼内肌、咬肌水肿，未见肿物征象；曲面体层片示右上、下颌智齿阻生。如欲进一步明确诊断，应选择

A. B 超

B. 拍摄华特位

C. 拍摄下颌横断验片

D. 穿刺及细胞学检查

E. 拍摄下颌支切线位

87. 患者男，26 岁，发现右面部膨隆 1 个月。曲面体层片显示右下颌骨体后部及下颌支多房型透影区。部分呈蜂窝状改变，下颌支骨质膨胀明显，下颌第三磨牙移位。此种 X 线表现最可能的诊断是

A. 根尖周囊肿　　　B. 含牙囊肿

C. 成釉细胞瘤　　　D. 牙源性角化囊性瘤

E. 骨纤维异常增殖症

88. 患者男，35 岁，确诊为左侧下颌慢性中央性颌骨骨髓炎。应采取的治疗是

A. 及早拔除病灶牙

B. 切开引流

C. 刮除死骨，清除病灶

D. 全身支持疗法

E. 大剂量抗生素控制感染

89. 患者男，30 岁，因右下颌智齿冠周炎，造成颌间隙、颞下间隙、翼下颌间隙脓肿。切开引流的最佳方法为

A. 于上颌结节外侧前庭沟切开

B. 于翼下颌韧带稍内侧切开

C. 于下颌角下方切开

D. 于下颌支后缘切开

E. 于颞部及下颌角下方切开并行贯通引流

90. 患者女，35 岁，右下颌智齿反复肿痛伴开口受限 2 个月。抗感染治疗有效，但不能根治。检查见右咬肌区弥漫性肿胀，无波动感。应诊断为

A. 翼下颌间隙感染

B. 颞下间隙感染

C. 下颌支边缘性骨髓炎

D. 下颌骨硬化性骨髓炎

E. 下颌骨中央性颌骨骨髓炎

91. 患者男，30 岁，左腮腺后下极腺淋巴瘤 2cm×3cm 大小，进行区域切除术，术中发现腮腺下极有数个淋巴结，对这些淋巴结的处理应是

A. 无需特殊处理

B. 保留，但术后需放疗

C. 保留与瘤体粘连的淋巴结

D. 与肿瘤发生有关，应摘除

E. 术中冷冻切片决定是否切除

92. 患者男，30 岁，右侧咬肌间隙脓肿切开引流术后，创口内脓液虽逐渐减少，但仍有脓性分泌物。进一步处理的原则是

A. 对创面内炎症组织作较广泛的清创处理

B. 注意排除下颌骨边缘性骨髓炎

C. 创面宜较长时间暴露

D. 创口用碘酊或乙醇消毒

E. 严格遵守无菌原则

93. 患儿男，12 岁，口底部广泛性水肿 2 天。检查：水肿范围上及面颊部，下至锁骨水平，皮肤灼热，红肿发硬，压痛明显，呈凹陷性水肿，并可扪及捻发音。此病的诊断应是

A. 化脓性口底蜂窝织炎

B. 口底多间隙感染

C. 颈部多间隙感染

D. 腐败坏死性口底蜂窝织炎

E. 双侧颌下间隙感染

94. 患者男，50 岁，上颌骨 Le Fort II 型骨折 2 天，无牙颌，全口义齿修复，应首选的固定方法是

A. 切开复位内固定

B. 石膏绷带

C. 颌间结扎 + 颅下颌绷带

D. 用上颌义齿行颅上颌固定

E. 用全口义齿行颅下颌固定

95. 患者女，35 岁，肿块位于右侧颊侧部皮下缓慢生长 4 年。检查见肿块与皮肤紧密粘连，中央可见 1 个小色素点，圆形，与周围组织界限明显，质地软，无压痛，可移动，无自觉症状。可诊断为

A. 皮脂腺囊肿　　　B. 皮样囊肿

C. 表皮样囊肿　　　D. 甲状舌管囊肿

E. 鳃裂囊肿

96. 患者女，35 岁，因左舌下腺囊肿（口外型）于门诊行左舌下腺及囊肿摘除术，术后第二天左下颌下区发生肿胀，且进食时明显。最可能的原因是

A. 因左舌下腺囊肿口外型口外部分未处理所致

B. 因左下颌下腺导管结石所致

C. 因前日术中误结扎左下颌下腺导管所致

D. 左下颌下淋巴结反应性肿胀

E. 因急性左下颌下腺炎症所致

97. 患者男，26 岁，右下颌区肿块 4 个月余，触诊质地偏软，抗感染治疗无好转，穿刺为黏稠的液体，口内无异常。诊断是

A. 右下颌下腺囊肿

B. 右下颌下腺多形性腺瘤

C. 右下颌下淋巴管瘤

D. 右舌下腺囊肿口外型

E. 右下颌下淋巴结炎

98. 患儿女，2 岁，不完全性腭裂伴腭咽闭合不全。其咽成术应在腭成术后进行的时限是

A. 半年　　　　　　B. 1 年

C. 5 年　　　　　　D. 6 年

E. 7 年以上

99. 患者男，57 岁，拟诊为右三叉神经痛。对鉴别原发、继发性三叉神经痛最有意义的检查结果是

A. 角膜反射的变化

B. 视力减弱

C. 温觉障碍

D. 触觉障碍

E. 咀嚼肌力减弱

100. 患者男，35 岁，间断腹泻、脓血便 4 年，复发 1 个月。口服抗菌药物无缓解。结肠镜检查：直肠和乙状结肠弥漫充血水肿，黏膜粗颗粒样改变，质地脆，易出血。其黏膜活检可能的病理发现是

A. 非干酪性肉芽肿

B. 可见阿米巴滋养体

C. 抗酸染色阳性

D. 隐窝脓肿

E. 干酪性肉芽肿

101. 患者男，18 岁，右足和右小腿被开水烫伤，有水疱伴剧痛。创面基底部肿胀发红。该患者烧伤面积和深度的诊断为

A. 5% 浅Ⅱ度   B. 5% 深Ⅱ度

C. 10% 浅Ⅱ度   D. 10% 深Ⅱ度

E. 15% 浅Ⅱ度

102. 女，出生 11 天，不能张口吸乳，偶有咳嗽、蹙眉，头后仰，上肢屈曲，下肢伸直，手半握拳状，无呼吸困难。其最可能的诊断是

A. 手足搐搦症   B. 小儿癫痫

C. 呼吸道感染   D. 产后颅内出血

E. 破伤风

103. 患者男，67 岁，感染性休克 24 小时，测动脉血气分析：pH 7.30，$PaCO_2$ 5.3kPa（40mmHg），PaO_2 10.6kPa（80mmHg），BE –3mmol/L，HCO_3^- 13mmol/L。其存在的酸碱紊乱类型为

A. 呼吸性碱中毒

B. 呼吸性碱中毒合并代谢性酸中毒

C. 失代偿性呼吸性酸中毒

D. 失代偿性代谢性酸中毒

E. 代谢性碱中毒

104. 患者男，40 岁，干农活时刺伤右足 10 天，伤后未就医，张口困难 2 天。颈项紧，频繁抽搐，呼吸道分泌物较多，有窒息的危险。为保持呼吸道通畅，最有效的措施是

A. 气管切开   B. 协助拍背、有效咳嗽

C. 环甲膜穿刺术   D. 气管插管

E. 吸痰

105. 患者男，60 岁，右颊黏膜溃疡 2 个月，溃疡大小约 5cm，活检为鳞癌Ⅱ级。右侧下颌下可触及 2 个肿大淋巴结，粘连。该患者的颈部淋巴结处理应是

A. 右侧根治性颈清扫术 + 左侧功能性颈清扫术

B. 右侧肩胛舌骨上颈清扫术

C. 右侧根治性颈清扫术

D. 双侧根治性颈清扫术

E. 双侧功能性颈清扫术

106. 患者女，22 岁，左颈下及腋下出现无痛性肿块 3 个月余。体检发现左侧颈部、锁骨上和腋窝等处有肿大的、孤立的无痛性肿大淋巴结。以下哪项最有助于提示此患者是霍奇金淋巴瘤，而不是非霍奇金淋巴瘤

A. 发病早期全身剧瘙痒

B. 病变累及口咽和鼻咽部

C. 硬膜外肿瘤压迫脊髓

D. 伴发自身免疫性溶血性贫血

E. 弥漫性组织细胞型淋巴瘤

107. 患者女，45 岁，不规则阴道流血 3 个月，阴道穹隆及宫颈均硬、脆易出血，宫体前位，大小正常、欠活动，宫旁软，双附件正常，宫颈活检为鳞状上皮癌。其最适合的治疗是

A. 广泛子宫切除术及盆腔淋巴清扫术

B. 次广泛性子宫切除术

C. 化疗 + 放疗

D. 放疗

E. 化疗后子宫全切除术

108. 患者女，25 岁，既往月经规律。现采用口服避孕药避孕，服药过程中，月经前半周期出现少量阴道流血。应加服的药物是

A. 甲羟孕酮   B. 炔雌醇

C. 甲基睾丸素   D. 止血芳酸

E. 炔诺酮

109. 患者女，43 岁，乙肝肝硬化 10 年，近 1 周来高热伴乏力，出现鼻出血和皮肤多处瘀斑。为确定患者是否并发 DIC，最有价值的实验室检查指标是

A. 血浆凝血酶原下降

B. APTT 延长

C. 血浆 FⅧ：C 下降

D. 血浆纤维蛋白原下降

E. PT 延长

110. 患儿男，2 岁，体重 12kg，经询问法膳食调查结果如下：每天摄入总能量 1300kcal，其中蛋白质供能占 15%（优质蛋白质占总蛋白的 60%），脂肪供能占 30%，碳水化合物供能占 55%。对其正确的膳食评价是

A. 总能量摄入严重不足，三大产能营养素供给比例合理

B. 总能量摄入严重不足，三大产能营养素供给比例不合理

C. 总能量摄入符合要求，三大产能营养素供给比例合理

D. 总能量摄入严重超标，三大产能营养素供给比例合理

E. 总能量摄入符合要求，三大产能营养素供给比例不合理

A3/A4 型题（111～130 题）

> **答题说明：** 以下提供若干个案例，每个案例下设若干道试题。请根据案例所提供的信息，在每一道试题下面的 A、B、C、D、E 五个备选答案中选择一个最佳答案。

（111～113 题共用题干）

患者男，63 岁，右舌缘疼痛不适 3 个月。体检见右舌缘中部有一溃疡，3cm×3cm 大小，质地偏硬，深部有一浸润块，伸舌时偏向同侧。右颈上部触及 1cm×1cm 大小淋巴结，质中偏硬、活动、无压痛，边界清。临床考虑为鳞状细胞癌。

111. 最适宜的活检方法是
    A. 切取活检　　　　B. 切除活检
    C. 吸取活检　　　　D. 冰冻活检
    E. 细针穿刺细胞学活检

112. 对鳞状细胞癌首选的化疗药物是
    A. 长春新碱　　　　B. 氮芥
    C. 平阳霉素　　　　D. 环磷酰胺
    E. 氟尿嘧啶

113. 若发生远处转移，最常见的转移部位为
    A. 脑　　　　　　　B. 骨
    C. 肝　　　　　　　D. 肾
    E. 肺

（114～116 题共用题干）

患者女，25 岁，左耳垂下有时大时小的肿块 6 年。无自觉症状。检查见：耳垂下可见 1 个约 4cm³ 的肿块，表面皮肤正常，但稍偏蓝色，边界不清，质软，可被压缩，头低位时肿块膨大，头恢复正位时肿块亦恢复原状。

114. 初步临床诊断为
    A. 毛细管型血管瘤
    B. 海绵状血管瘤
    C. 蔓状血管瘤
    D. 囊肿型淋巴管瘤
    E. 海绵状淋巴管瘤

115. 若为确定诊断以利治疗，还应做的检查是
    A. 肿块穿刺术
    B. B 超检查
    C. X 线片检查
    D. 活体组织病理学检查
    E. 核磁共振成像检查

116. 若辅助检查穿刺抽出血性液体，结合临床诊断，治疗应采用
    A. 激光治疗　　　　B. 放射治疗
    C. 低温治疗　　　　D. 激素治疗
    E. 注射硬化剂治疗

（117～119 题共用题干）

患者男，50 岁。左下颌第二磨牙残冠，局部无炎症，拟进行拔除。

117. 下牙槽神经阻滞麻醉口内法的进针点应在
    A. 颊黏膜下颌牙咬合面上方 1.0cm
    B. 磨牙后垫上方 1.0cm 处
    C. 下颌韧带中央稍内侧
    D. 磨牙后窝最深处
    E. 颊脂垫尖

118. 如拔牙时发生断根，位置较低，根挺应置于
    A. 从根断面较低的一侧插入牙槽骨与牙根之间
    B. 从根断面较高的一侧插入牙槽骨与牙根之间
    C. 从牙槽骨较厚的一侧插入牙槽骨与牙根之间
    D. 从牙槽骨较薄的一侧插入牙槽骨与牙根之间
    E. 从牙槽窝近颊侧插入牙槽骨与牙根之间

119. 拔牙后向患者交代注意事项时，错误的是
    A. 咬住创口上的棉卷，30 分钟后取出
    B. 术后 1 天内唾液中可混有少量血丝
    C. 拔牙后 2 小时漱口，保持口腔清洁
    D. 宜吃偏冷、偏软的食物

E. 拔牙 7 天后拆线

（120 ~ 122 题共用题干）

患者男，60 岁，右下牙龈溃疡 2 个月。体检见右下牙龈有一溃疡 3cm×3cm 大小，溃疡所在区牙略松动，右颈上部触及 1.5cm×2.0cm 大小淋巴结 1 个，质中偏硬、尚可活动，未发现远处转移。临床考虑为牙龈癌。

120. 为了明确诊断，最适宜的检查方法是
    A. 切除活检   B. 切取活检
    C. 吸取活检   D. 脱落细胞涂片镜检
    E. 细针穿刺细胞学活检

121. 其 TNM 分类是
    A. $T_1N_1M_0$ B. $T_2N_1M_0$
    C. $T_3N_2M_0$ D. $T_4N_2M_0$
    E. $T_4N_3M_0$

122. 对局部还应做的检查是
    A. B 超   B. UT
    C. MRI   D. X 线片
    E. 核素扫描

（123 ~ 124 题共用题干）

患者男，36 岁，11 月份来诊，发热 4 天，头痛、腰痛、恶心、呕吐，皮肤黏膜可见条状出血，神志清，颜面潮红，结膜充血。查：颈软，心肺未见异常，腹软，肝未及，肾区有叩痛，血压 14/10kPa。

123. 为确定临床诊断，应首先作哪项检查
    A. 血白细胞计数
    B. 胸部 X 线检查
    C. 尿常规检查，肾功能检查
    D. 出血时间
    E. 肥达反应

124. 最有效的治疗措施是
    A. 控制输液量，早期利尿
    B. 应用平衡盐液，维生素 C，抗病毒治疗
    C. 应用低分子右旋糖酐
    D. 应用高渗葡萄糖液
    E. 应用高效利尿剂

（125 ~ 127 题共用题干）

患者男，45 岁，双侧股骨干骨折 3 小时。体温 36.5℃，脉搏细弱，血压 60/40mmHg，四肢冰冷，无尿。

125. 首先考虑的诊断是
    A. 轻度休克   B. 感染性休克
    C. 中度休克   D. 重度休克
    E. 高排低阻型休克

126. 首选的治疗措施是
    A. 静脉用强心药物
    B. 立即手术治疗
    C. 迅速补充血容量
    D. 利尿剂改善肾功能
    E. 应用抗生素

127. 该患者应采取的体位是
    A. 平卧位
    B. 下肢抬高 10°
    C. 头和躯干抬高 10°
    D. 头、躯干抬高 20° ~30°，下肢抬高 15° ~20°
    E. 头、躯干抬高 40° ~50°，下肢抬高 30° ~40°

（128 ~ 130 题共用题干）

患者男，45 岁，36 小时前施工时右下肢被石板砸伤，X 线摄片未见骨折，行清创缝合。现突然出现烦躁不安，伴恐惧感，大汗淋漓，自述右下肢伤处疼痛加重，胀裂感。体温 38.5℃，脉搏 128 次/分，血压 146/92mmHg，右小腿肿胀明显，大量浆液血性渗出物自切口溢出，皮肤表面呈大理石样花纹，渗出物有恶臭味。

128. 该患者可诊断为
    A. 芽孢菌性蜂窝织炎
    B. 厌氧性链球菌性蜂窝织炎
    C. 大肠埃希菌性蜂窝织炎
    D. 梭状芽孢杆菌感染
    E. 变形杆菌感染

129. 治疗上不恰当的是
    A. 右下肢广泛、多处切开
    B. 800 万 U 青霉素静脉注射
    C. 输 200ml 同型新鲜血
    D. 右下肢截肢
    E. 高压氧疗法

130. 出现本病的可能原因为
    A. 清创不彻底
    B. 患者有复合创伤
    C. 未注射 TAT

D. 患者低蛋白血症

E. 切口包扎过紧

B1 型题（131～150 题）

答题说明：以下提供若干组试题，每组试题共用在试题前列出的 **A、B、C、D、E** 五个备选答案，请从中选择一个与问题关系最密切的答案。每个备选答案可能被选择一次，多次或不被选择。

（131～133 题共用备选答案）

    A. 15min   B. 1h

    C. 24h   D. 2d

    E. 3～4d

131. 拔牙创血块开始机化的时间为

132. 拔牙后血块形成的时间为

133. 拔牙后牙龈上皮向血块表面生长的时间为

（134～137 题共用备选答案）

    A. 颞浅动脉压迫法

    B. 面动脉压迫法

    C. 缝合止血法

    D. 结扎止血法

    E. 填塞止血法

134. 现场急救，出现颞部较严重的出血时

135. 临床上最可靠而常用的是

136. 舌组织严重出血时

137. 开放性及洞穿性创口，伴组织缺损时

（138～140 题共用备选答案）

    A. 0.25%～0.5%普鲁卡因

    B. 1%～2%利多卡因

    C. 1%～2%丁卡因

    D. 0.5%布比卡因和1：200000 肾上腺素

    E. 4%利多卡因

138. 费时较长的手术选用

139. 口腔颌面部软组织范围较大的手术选用

140. 心律失常患者首选

（141～142 题共用备选答案）

    A. 左眼闭合无力、右眼闭合无力、露齿时口角向左歪

    B. 左眼闭合无力、右眼闭合无力、露齿时口角无歪斜

    C. 左眼闭合正常、右眼闭合无力、露齿时口角无歪斜

    D. 左眼闭合正常、右眼闭合无力、露齿时口角向左歪

    E. 左眼闭合正常、右眼闭合正常、露齿时门角明显向左歪

141. 吉兰 - 巴雷综合征应具有的体征是

142. 右侧特发性面神经麻痹应具有的体征是

（143～144 题共用备选答案）

    A. 0.5%或1%普鲁卡因

    B. 2%普鲁卡因

    C. 泼尼松龙

    D. 5%鱼肝油酸钠

    E. 50%葡萄糖液

143. 翼外肌痉挛封闭用

144. 关节盘后区损伤封闭用

（145～146 题共用备选答案）

    A. 高温蒸汽灭菌法

    B. 玻璃球灭菌法

    C. 浸泡消毒法

    D. 酚类消毒

    E. 盐灭菌法

145. 牙科用高速手机灭菌应首选

146. 可见光固化器手柄消毒推荐使用

（147～148 题共用备选答案）

    A. 弥漫性甲状腺肿大伴有血管杂音

    B. 弥漫性甲状腺肿大伴有触痛

    C. 甲状腺肿大、质硬，表面光滑

    D. 放射性核素扫描为热结节

    E. 放射性核素扫描为冷结节

147. 对诊断甲状腺癌有意义的是

148. 对诊断功能亢进性甲状腺腺瘤有意义的是

（149～150 题共用备选答案）

    A. 脓液稠厚，色黄，不臭

    B. 脓液稀薄、淡红色、量多

    C. 脓液稠、有粪臭

    D. 脓液淡绿色、有甜腥臭

    E. 脓液具有特殊恶臭

149. 变形杆菌感染的表现为

150. 链球菌感染的表现为

第四单元

A1 型题 (1~70题)

答题说明：每一道试题下面有 A、B、C、D、
E 五个备选答案，请从中选择一个最佳答案。

1. 为使上前牙的位置衬托出上唇的丰满度，不可作为参考的是
   A. 上前牙唇面至切牙乳突中点一般 8~10mm
   B. 年轻人，上颌尖牙顶连线通过切牙乳突前缘
   C. 老年人，上颌尖牙顶连线与切牙乳突后缘平齐
   D. 上颌尖牙唇面与腭皱的侧面相距 10.5mm
   E. 上前牙切缘在唇下露出 2mm

2. 与𬌗支托作用无关的是
   A. 防止义齿𬌗向脱位
   B. 防止食物嵌塞
   C. 防止义齿下沉
   D. 恢复𬌗接触
   E. 加强义齿稳定

3. 当牙列缺失患者张口至正常开口度时，舌前部边缘的正常位置是
   A. 牙槽嵴顶内部
   B. 牙槽嵴顶以外
   C. 牙槽嵴顶
   D. 口腔底后部
   E. 口腔底前部

4. 牙体缺损修复后具有稳定而协调的𬌗关系的叙述，不正确的是
   A. 正中𬌗时，𬌗面有广泛的接触
   B. 正中𬌗、前伸𬌗和侧方𬌗无早接触
   C. 前伸𬌗时，上下前牙呈组牙接触，后牙无接触
   D. 侧𬌗时，上下颌牙呈组牙接触，非工作侧不接触
   E. 侧𬌗时，上下颌牙呈组牙接触，非工作侧有接触

5. 全口义齿人工牙排列成平衡𬌗主要是为了
   A. 提高咀嚼效率
   B. 增强义齿固位
   C. 增强义齿稳定
   D. 有利于美观
   E. 防止咬舌

6. 上颌侧切牙牙冠缺损 1/3 的患者，在修复初诊时不需问诊的内容为
   A. 就诊的主要原因
   B. 下颌运动是否正常
   C. 缺损的原因
   D. 已接受过的检查和治疗
   E. 缺损时间的长短

7. 牙体缺损修复治疗的原则不包括
   A. 保证修复体与预备牙之间具有较好的摩擦力
   B. 修复体应保证组织健康
   C. 正确地恢复𬌗面形态与咬合关系
   D. 尽可能保存与保护牙体牙髓组织
   E. 修复体合乎抗力形与固位形的要求

8. 间接固位体主要增加可摘局部义齿的
   A. 固位力
   B. 稳定性
   C. 支持力
   D. 坚固性
   E. 咀嚼力

9. 以下关于全口义齿基托范围的描述，错误的是
   A. 伸展至移行皱襞
   B. 让开舌系带
   C. 伸展至舌侧翼缘区及远中颊角区
   D. 磨牙后垫前缘
   E. 腭小凹后 2mm 至两侧翼上颌切迹的连线

10. 造成可摘局部义齿转动性不稳定的支点不包括
    A. 切牙乳突
    B. 𬌗支托
    C. 卡环体
    D. 骨性突起
    E. 硬组织倒凹

11. 牙齿 Ⅱ 度松动是指
    A. 垂直向有动度
    B. 颊舌向有动度
    C. 颊舌向及近远中向均有动度
    D. 近远中向及垂直向有动度
    E. 颊舌向及垂直向有动度

12. 以下关于金瓷冠基底冠的描述错误的是

A. 金瓷衔接处为刃状

B. 支持瓷层

C. 与预备体密合度好

D. 金瓷衔接处避开咬合区

E. 唇面为瓷层留出 0.85 ~ 1.2mm 的间隙

13. 无牙颌口腔专项检查的内容不包括

    A. 上下颌弓，牙槽嵴大小、形态和位置

    B. 牙槽嵴的吸收情况

    C. 口腔及舌的检查

    D. 唾液分泌量及黏稠度的检查

    E. 颈部检查

14. 树脂粘接水门汀的优点不包括

    A. 不溶于唾液   B. 粘接力强

    C. 牙髓刺激小   D. 可与牙本质粘接

    E. 可与金属粘接

15. 铸造卡环和锻丝卡环联合应用的目的是

    A. 充分发挥各自的优点

    B. 方便患者取、戴义齿

    C. 不易储存食物

    D. 美观、价廉

    E. 舒适、耐用

16. 卡环固位臂尖应位于基牙的

    A. 外形高点线上   B. 外形高点线殆方

    C. 外形高点线龈方   D. 导线的殆方

    E. 导线的龈方

17. 选择全口义齿人工后牙面形态时，主要应考虑

    A. 人工牙的质地   B. 患者的要求

    C. 支持组织的状况   D. 旧义齿情况

    E. 价格

18. 关于 RPI 卡环组的描述，错误的是

    A. 游离端邻缺隙侧基牙受力小，且作用力方向接近牙长轴

    B. 与基牙接触面小，美观且龋患率小

    C. 近中殆支托小连接体可防止游离端义齿向远中移位

    D. 游离端基托下组织受力增加

    E. I 杆对舌侧卡环臂起到对抗作用

19. 可摘义齿以下部分，不能实现卡环稳定作用的是

    A. 卡环臂   B. 卡环体

C. 咬合支托   D. 小连接体

E. 大连接体

20. 在义齿修复前常需进行牙槽骨修整的部位中不包括

    A. 上颌结节   B. 上颌唇侧

    C. 磨牙后垫   D. 下颌双尖牙舌侧

    E. 拔牙创部位

21. 下面哪项缺损适合采用平均倒凹法确定就位道

    A. 后牙游离缺失

    B. 前牙缺失

    C. 一侧后牙非游离缺失

    D. 前后牙同时缺失

    E. 缺牙间隙多，倒凹大

22. 关于殆支托的描述，错误的是

    A. 厚度为 1.0 ~ 1.5mm

    B. 前磨牙颊舌径的 1/2

    C. 磨牙颊舌径的 1/3

    D. 前磨牙近远中径的 1/2

    E. 磨牙近远中径的 1/4

23. 以下关于金瓷冠中合金与瓷粉要求的描述，哪项是错误的

    A. 良好的生物相容性

    B. 有良好的强度

    C. 两者的化学成分应各含有一种以上的元素

    D. 合金熔点大于瓷粉

    E. 瓷粉的热膨胀系数略大于合金

24. 对金属基托错误的描述是

    A. 坚固耐用   B. 对温度传导性好

    C. 难以衬垫及修理   D. 厚度较薄，舒适

    E. 不易清洁

25. 全冠粘固较长时间后出现过敏性疼痛，导致其发生的原因中最不可能的是

    A. 继发龋   B. 牙龈退缩

    C. 楔状缺损   D. 粘固剂溶解

    E. 粘固剂刺激

26. 关于可摘局部义齿基托伸展的范围，下列哪项是错误的

    A. 应与天然牙轴面的非倒凹区轻轻接触

    B. 上颌远中游离者应伸至翼颌切迹，远中颊角应覆盖上颌结节

C. 下颌远中游离者应覆盖磨牙后垫 1/3～1/2

D. 基托应尽量伸展以获得良好的封闭和固位效果

E. 尽量减小基托范围，使患者感到轻巧、舒适、美观

27. 可摘局部义齿中没有传导𬌗力作用的部件是
   A. 人工牙　　　　　　B. 基托
   C. 大、小连接体　　　D. 卡环体
   E. 卡臂尖

28. 杆形卡环适用于
   A. 较健康的基牙
   B. 近中倒凹大的基牙
   C. 远中倒凹大的基牙
   D. 颊舌侧倒凹大的基牙
   E. 近义齿游离端基牙

29. 可摘局部义齿的连接体如位于基牙的倒凹区会引起
   A. 摘戴困难　　　　　B. 容易折断
   C. 咀嚼效率低　　　　D. 连接不牢靠
   E. 固位不良

30. 增强基牙与修复体抗力形的措施不包含
   A. 为了保护牙体组织，尽可能保留一切牙体结构与组织
   B. 根据缺损及牙体组织情况，合理选择设计修复体类型
   C. 采用适当的辅助增强固位措施
   D. 修复体有适当的厚度与体积
   E. 保证修复体的制作质量

31. 可摘局部义齿基托不具备的功能是
   A. 承担和集中𬌗力
   B. 保护黏膜及牙槽骨
   C. 连接义齿各部成一整体
   D. 加强义齿的固位和稳定
   E. 修复缺损的软、硬组织

32. 下列关于整体铸造支架式义齿的评价中错误的是
   A. 坚固耐用，不易折裂
   B. 体积明显减小，戴用舒适
   C. 温度传导差
   D. 修理与增补人工牙困难

E. 适应证较严格

33. 影响冠修复体粘结力大小的因素不包括
   A. 粘结力与粘固剂量的厚度成正比
   B. 粘结力与粘结面积成正比
   C. 粘固剂过稠影响粘结力
   D. 粘固剂过稠影响粘结力
   E. 粘结面上有水分影响粘结力

34. RPI卡环组采用近中𬌗支托的主要目的是
   A. 防止基牙下沉　　　B. 减少牙槽嵴受力
   C. 减少基牙所受扭力　D. 增强义齿稳定
   E. 防止食物嵌塞

35. 下列哪项一般不会引起全口义齿基托折裂
   A. 𬌗力不平衡
   B. 基托较薄
   C. 上颌硬区缓冲不够
   D. 基托与黏膜不贴
   E. 垂直距离不够

36. 属于口腔预防医学二级预防的是
   A. 氟化物应用　　　　B. 牙体外科
   C. 饮食控制　　　　　D. 龋病早期充填
   E. 封闭窝沟

37. 我国进行第二次全国口腔流行病学抽样调查属于
   A. 横断面研究　　　　B. 纵向研究
   C. 常规资料分析　　　D. 病例－对照研究
   E. 群组研究

38. 研究某事物与另外一种事物的关系及其密切程度，用
   A. 回归系数　　　　　B. 相关系数
   C. 相对比　　　　　　D. 截距
   E. 率

39. 反映受检人群龋病严重程度的指数是
   A. 龋均　　　　　　　B. 无龋率
   C. 患龋率　　　　　　D. 充填比率
   E. 龋病发病率

40. 属于牙周病基础治疗的是
   A. 龈翻瓣术　　　　　B. 龈下刮治术
   C. 龈切除术　　　　　D. 袋壁刮治术
   E. 引导性牙周组织再生术

41. 我国口腔癌的一级预防应着重
    A. 保持良好口腔卫生
    B. 戒除烟酒不良嗜好
    C. 注意平衡膳食
    D. 定期口腔检查
    E. 避免嚼槟榔

42. 促进行为改变不可缺少的因素是口腔健康
    A. 意识   B. 知识
    C. 态度   D. 信念
    E. 目标

43. 学龄前儿童用含氟牙膏刷牙，含氟牙膏用量是
    A. 豌豆粒大小   B. 牙刷长度的1/5
    C. 牙刷长度的1/4   D. 牙刷长度的1/3
    E. 牙刷长度的1/2

44. 关于氟牙症，说法错误的是
    A. 6~7岁后才进入高氟区生活，不会出现氟牙症
    B. 氟牙症多发生在恒牙，乳牙很少见
    C. 患氟牙症牙数多少取决于牙发育矿化期在高氟区生活的长短
    D. 氟牙症是由于氟的急性中毒造成的
    E. 氟牙症属于地方性慢性氟中毒

45. 为了提高老年人的口腔保健意识，口腔医院在社区进行了一次口腔保健知识讲座，专家建议在老年人中提倡
    A. 叩齿   B. 使用硬毛牙刷
    C. 清洁牙间隙   D. 人老牙好胃口好
    E. 保持全口功能牙

46. 口腔医务人员可能被感染的途径不包括
    A. 直接接触受感染的血液及分泌物
    B. 直接接触受感染的病损
    C. 接触含有感染病源的飞沫微滴
    D. 污染器械刺伤
    E. 食用被污染的食品

47. 乳磨牙萌出最佳窝沟封闭时间是
    A. 1~2岁   B. 2~3岁
    C. 3~4岁   D. 6~7岁
    E. 整个乳磨牙期均可

48. 巴斯刷牙法的刷牙要领要求每个刷牙区牙刷应颤动
    A. 至少10次   B. 8~9次
    C. 6~7次   D. 4~5次
    E. 2~3次

49. 在进行牙周病情况调查中，以下不属于信息偏倚的是
    A. 所用的检查器械是镰形探针
    B. 患者对以往糖尿病史回忆不准确
    C. 数名研究者对牙周病标准掌握不一致
    D. 调查前未做标准一致性试验
    E. 用医院的牙周疾病病例说明人群患病情况

50. 供选用的口腔临床消毒液没有
    A. 酚类溶液   B. 乙醇溶液
    C. 碘伏溶液   D. 煤酚皂溶液
    E. 次氯酸钠溶液

51. 目前，覆盖式全口种植义齿在临床上应用最广泛的附着体是
    A. 双层冠附着体   B. 杆卡式附着体
    C. 球类附着体   D. 磁性附着体
    E. 栓道附着体

52. 目前最佳的牙种植材料是
    A. 陶瓷   B. 钛
    C. 玻璃碳   D. 树脂
    E. 不锈钢

53. 为了防止义齿下沉对游离龈组织造成压迫，舌杆距离龈缘的位置，下列描述正确的是
    A. 1~3mm   B. 3~4mm
    C. 4~6mm   D. 6~8mm以上
    E. 8mm以上

54. 属于嵌体适应证的是
    A. 青少年的恒牙和儿童乳牙
    B. 牙骼面缺损小且表浅
    C. 固定桥的基牙已有龋洞或需要放置栓体或栓槽附着体
    D. 牙体缺损范围大，残留牙体组织抗力形差，固位不良
    E. 对美观及长期效果要求高的前牙缺损年轻患者

55. 延伸卡环一般用于
    A. 孤立前磨牙
    B. 缺隙侧松动天然牙的邻近基牙

C. 最后孤立倾斜的磨牙

D. 健康正常的基牙

E. 游离缺失的基牙

56. 基牙形态正常，固位力最大的固位体是

    A. 嵌体   B. 全冠

    C. 根内固位体   D. 部分冠

    E. 桩核冠

57. 适合于邻𬌗面缺损的辅助固位形是

    A. 鸠尾   B. 箱状

    C. 沟固位形   D. 针道形

    E. 倒凹

58. 前腭杆应位于

    A. 腭皱襞处

    B. 腭皱襞之后，上腭硬区之前

    C. 上腭硬区

    D. 上腭硬区之后

    E. 颤动线之前

59. 关于复合固定桥，下列哪一点是错误的

    A. 含有 4 个或 4 个以上的牙单位

    B. 含有两个以上基牙

    C. 由 2 种或 3 种基本类型的固定桥组合而成

    D. 基牙数目多且分散，不易获得共同就位道

    E. 基础数目少且分散，不易获得共同就位道

60. 下列部位是使用可摘局部义齿最容易造成疼痛的部位，除了

    A. 尖牙唇侧   B. 牙槽嵴顶

    C. 上颌隆突   D. 上颌结节颊侧

    E. 内斜嵴处

61. 大气压力参与全口义齿固位的前提条件是

    A. 基托吸附力好

    B. 黏膜受压变形

    C. 义齿边缘封闭完整

    D. 基托磨光面高度磨光

    E. 义齿发挥功能

62. 无牙颌模型上𬌗架时进行面弓转移的目的是

    A. 记录上下𬌗托的关系

    B. 将下颌𬌗托转移到𬌗架上

    C. 将髁道斜度转移到𬌗架上

    D. 将下颌对上颌的关系转移到𬌗架上

    E. 将上颌对颞下颌关节的关系转移到𬌗架上

63. 排列全口义齿上颌第一人工磨牙时，错误的是

    A. 颈部微向腭侧倾斜

    B. 近中舌尖与𬌗平面接触

    C. 近中颊尖离开𬌗平面 1.0mm

    D. 远中颊尖离开𬌗平面 1.5mm

    E. 远中舌尖离开𬌗平面 2.0mm

64. 固定义齿的固位形式不包括

    A. 牙槽嵴的固位   B. 牙根的固位

    C. 冠内的固位   D. 冠外的固位

    E. 种植基桩的固位

65. 多用于远中孤立的磨牙上，上颌磨牙向近中颊侧倾斜、下颌磨牙向近中舌侧倾斜者的卡环是

    A. 回力卡环   B. 延伸卡环

    C. 三臂卡环   D. 圈形卡环

    E. 对半卡环

66. 钉洞固位形直径一般为

    A. 0.5mm   B. 1.0mm

    C. 1.5mm   D. 1.8mm

    E. 2.0mm

67. 关于腭小凹的描述，正确的是

    A. 位于软硬腭交界处

    B. 位于腭中缝上

    C. 是口内黏液腺导管的开口

    D. 义齿基托的后缘应止于此

    E. 数目多为 1~2 个

68. 全口义齿的稳定是指义齿不抵抗哪个方向的脱位力

    A. 垂直向   B. 前后向

    C. 侧向   D. 水平向

    E. 转动

69. 患者的精神心理因素对义齿修复不会造成影响的是

    A. 对义齿的适应程度

    B. 对义齿的维护

    C. 对义齿的满意程度

    D. 修复过程中的依从性

    E. 义齿的稳定性

70. 与普通桩冠相比，桩核冠的优点为

    A. 固位力强

    B. 做固定桥固位体时易形成共同就位道

C. 制作方便

D. 可用于咬合紧时

E. 强度好

A2 型题（71～110 题）

答题说明：每一道试题都是以一个小案例出现的，其下面有 A、B、C、D、E 五个备选答案，请从中选择一个最佳答案。

71. 患者男，56 岁，戴上颌义齿，戴义齿时前牙区牙龈疼痛。查：65421|12367 缺失。托式黏膜支持式可摘义齿。唇、颊基托边缘伸展至黏膜转折，前牙区牙槽较突。引起疼痛的原因是

  A. 殆力大 　　　　　 B. 义齿下沉

  C. 基托伸展过长 　 D. 基托进入倒凹内

  E. 基托过厚

72. 某患者，右下第一磨牙行铸造全冠修复后不久，殆面穿孔。应做以下哪项处理

  A. 不予处理 　　　　 B. 银汞充填

  C. 玻璃离子充填 　 D. 调对颌牙

  E. 拆除重做

73. 患者男，35 岁，自诉右上后牙近 1 个月来进食时有时有疼痛感，经口腔内科诊为 6 隐裂牙，来口腔修复治疗会诊。请问该患者最佳治疗方案是

  A. 铸造金属全冠诊断性暂时修复

  B. 塑料全冠诊断性暂时修复

  C. 烤瓷全冠诊断性暂时修复

  D. 全瓷冠诊断性暂时修复

  E. 不作任何处理

74. 某患者，1 金属烤瓷冠就位后色泽、形态与各牙协调，颈长达设计要求，颈部探针可探入，邻接处牙线勉强通过，正中殆时 1 切端位于烤瓷区。下列有关此冠的说法正确的是

  A. 为合格修复体

  B. 邻接过紧

  C. 邻接过松

  D. 金 - 瓷结合区设计不当

  E. 颈部与牙体间隙过大

75. 患者男，32 岁，3 个月前外伤致 1|23 缺失，要求固定义齿修复。查：1|23 缺失区牙槽骨

及余留牙正常。该患者的固定义齿属于

  A. 双端固定桥 　　　 B. 半固定桥

  C. 单端固定桥 　　　 D. 复合固定桥

  E. 特殊固定桥

76. 患者女，40 岁，右上颌第一磨牙殆面纵向隐裂且累及牙髓，临床牙冠较短，咬合紧，根管治疗已完成。该病例的最适修复体设计是

  A. 锤造全冠 　　　　 B. 铸造全冠

  C. 邻殆嵌体 　　　　 D. 瓷全冠

  E. 嵌体

77. 患者男，75 岁，全口义齿初戴后，咬合时上腭部疼痛。查：上颌硬区黏膜红肿。首选的处理方法是

  A. 调整咬合 　　　　 B. 硬腭区重衬

  C. 重新制作义齿 　 D. 基托组织面重衬

  E. 基托组织面相应处缓冲

78. 患者女，37 岁，64|56 固定义齿修复，取印模时最好采用

  A. 藻酸盐印模材料 　 B. 硅橡胶印模材料

  C. 琼脂印模材料 　　 D. 印模膏

  E. 印模石膏

79. 患者男，64 岁，54321|123678，65|5678 缺失，首次接受可摘局部义齿修复。戴牙后除咬下唇外无不适，其原因是

  A. 上前牙排向唇侧较多

  B. 前牙排列的覆盖过小

  C. 前牙排成深覆殆

  D. 垂直距离低，致唇松弛

  E. 患者下唇肌肉松弛

80. 某患者，35 岁，321|123 牙周病综合治疗后，需用牙周夹板固定松动牙。下列各类修复中，哪种可作为前牙牙周夹板的固位体

  A. 金属锤造全冠 　 B. 桩核冠

  C. 铸造 3/4 冠 　　　 D. 金属半冠

  E. 塑脂全冠

81. 患者女，25 岁，6 全冠戴入后半月出现龈组织红肿、疼痛。其原因不包括

  A. 垂直性食物嵌塞

  B. 水平性食物嵌塞

  C. 修复体龈边缘过长

D. 修复体牙尖斜度较大

E. 修复体轴面突度恢复不正确

82. 患者男，54 岁，⌐6⌐ 缺失，前后均有基牙，按 Kennedy 分类属于

A. 第一类　　　　　B. 第二类

C. 第三类　　　　　D. 第三类第一亚类

E. 第四类

83. 患者男，19 岁，因外伤造成右上颌中切牙切 1/3 折裂露髓，已行完善根管治疗 1 周，无症状，X 线片无异常。目前应首选的修复方式是

A. 烤瓷桩核冠　　　B. 金属全冠

C. 充填修复　　　　D. 烤瓷全冠

E. 嵌体修复

84. 患者女，30 岁，固定义齿粘固后半月，近两天刷牙时有少量出血，无其他症状。查：|5 缺失，|46 为桥基牙，冠边缘平齐龈缘，与牙体组织贴合良好。|67 之间牙线可顺利通过，乳突处有少量食物滞留，龈红肿。引起牙龈出血的原因是

A. 冠边缘刺激牙龈　　B. 接触点松

C. 冠外形不好　　　　D. 患者未认真刷牙

E. 对颌有楔入式牙尖

85. 患者男，45 岁，1| 缺失，右下 2| 稳固，|1 冠根比为 1.5∶1，根短。当设计双端固定桥时应当

A. 右下 2 最好设计冠内固位体

B. 右下 2 最好设计 3/4 冠

C. 降低桥体咬𬌗面

D. 增加左下 2 作基牙

E. 桥体与左下 1 之间用活动连接体

86. 患者男，47 岁，5| 为残根，位于龈上 1～1.5mm，叩（－），无松动。患者要求仅修复，选用桩核冠修复 5|。则最宜选用的桩核为

A. 纤维桩核　　　　B. 预成桩核

C. 银粉玻璃离子桩核　D. 银汞桩核

E. 金属铸造桩核

87. 患者女，32 岁，右下 6 检查因龋坏已作根管治疗，叩诊（－），无松动，X 线片显示根充良好。该牙如要桩冠修复，牙体预备时哪项是错误的

A. 去除病变组织，尽可能保存牙体组织

B. 颈缘不需做肩台预备

C. 如果近远中根管方向一致，可预备成平行根管

D. 在不引起根管侧穿的情况下，尽可能争取较长的冠桩长度

E. 如果髓腔完整，将髓腔预备成一定洞形

88. 患者男，56 岁，无颌牙，义齿戴用 7 年，自觉咀嚼不力，面显苍老。其原因是

A. 垂直距离过高　　B. 垂直距离过低

C. 咬合不平衡　　　D. 下颌前伸

E. 义齿固位差

89. 患者男，30 岁，两年前全冠修复左下后牙，一直使用良好，近 1 周感该牙痛，昨日开始出现夜间疼。查：|6 铸造全冠修复，远中颈诊空虚，探痛明显，余未见异常。引起夜间疼的主要原因是

A. 冠边缘粘固剂溶解

B. 牙龈萎缩至颈部暴露

C. 咬合创伤

D. 继发龋引起牙髓炎

E. 水平食物嵌塞引起龈乳突炎

90. 某患者，8321|1268 缺失，制作义齿时将模型向后倾斜，可使颊侧形成

A. Ⅰ型观测线，卡环尖应向近中

B. Ⅰ型观测线，卡环尖应向远中

C. Ⅱ型观测线，卡环尖应向近中

D. Ⅱ型观测线，卡环尖应向远中

E. Ⅲ型观测线，卡环尖应向近中

91. 患者女，66 岁，戴全口义齿两天，感上下牙槽嵴多处压痛。查：上下全口义齿固位尚好。基托边缘伸展至黏膜转折处，人工牙排列在牙槽嵴顶上，正中咬合时扪诊颞肌处有力，侧方时义齿活动明显。引起多处压痛的原因是

A. 基托边缘伸展过长

B. 牙齿排列位置不正确

C. 颌位关系不正确

D. 侧𬌗不平衡

E. 咬合力过大

92. 患者男，50 岁，2| 的近中邻面浅龋，且该牙牙冠短，切端较厚。在 3/4 冠修复中为增加固

位作用和加强阻挡舌向脱位作用，除邻沟外可考虑预备

- A. 轴壁龈端的肩台
- B. 轴壁保持平行
- C. 切沟
- D. 两邻面保持聚合度 2°～5°
- E. 舌侧制成两个斜面

93. 患者男，65 岁，右上后牙充填物反复脱落，需进行全冠修复。查 6| 远中邻𬌗大面积银汞充填。无松动，无叩痛，牙根暴露 3mm，临床牙冠长。全冠龈边缘的最佳位置是
- A. 平齐龈缘
- B. 龈缘以上
- C. 达龈沟底
- D. 龈沟内 1mm
- E. 龈沟内 0.5mm

94. 患者男，35 岁，上前牙外伤脱落 1 天，因工作需要，要求做即刻修复。检查：上唇肿胀，1| 缺失，伤口内血凝块充盈。未见其他异常。目前应首选修复方式是
- A. 牙再植
- B. 种植义齿
- C. 固定义齿
- D. 覆盖义齿
- E. 可摘局部义齿

95. 患者女，30 岁，右下义齿戴后 7 天，咀嚼时易脱落。检查：6| 缺失，可摘局部义齿，75| 三臂卡环，舌侧铸造卡环臂，颊侧为弯制卡环臂，基牙牙冠较短，颊、舌侧基托较厚，固位倒凹尚可，义齿固位差。对该患者的有效处理是
- A. 调节固位卡环臂进入倒凹区的深度
- B. 改变就位道，与基牙产生制锁作用
- C. 磨薄基托抛光面
- D. 减小牙尖斜度
- E. 增加卡环

96. 患者男，35 岁，1| 冠折 1/2，已做完善根管治疗，深覆𬌗。以下哪种修复方案较恰当
- A. 成品桩桩冠
- B. 不锈钢丝弯制桩冠
- C. 金属桩核烤瓷冠
- D. 金属舌面烤瓷桩冠
- E. 金属桩塑料冠

97. 患者女，58 岁，87654321|78 缺失余留牙形态
    65|
及位置正常，欲行可摘局部义齿修复。为了确定正确的正中咬合关系，临床上通常采用的方法是
- A. 在模型上利用余留牙确定上下颌牙齿的𬌗关系
- B. 用蜡𬌗记录确定上下𬌗关系
- C. 用𬌗堤记录上下𬌗关系
- D. 用𬌗堤记录确定正中𬌗关系，蜡𬌗记录确定非正中𬌗关系
- E. 用蜡𬌗记录确定正中𬌗关系，𬌗堤记录确定非正中𬌗关系

98. 戴全口义齿时，如果发现口内做正中𬌗时，只有第二磨牙接触，其余牙齿开𬌗，处理方法是
- A. 降低第二磨牙
- B. 抬高其他牙齿
- C. 加大补偿曲线
- D. 减小补偿曲线
- E. 重新取𬌗关系记录

99. 患儿女，13 岁，1| 冠折近 1/2，叩（－），无松动，无变色。X 线示已行完善根充，根尖孔已闭合。最适宜的治疗方案是
- A. 直接树脂恢复前牙外形及美观
- B. 置金属桩后恢复前牙外形及美观
- C. 置纤维桩后恢复前牙外形及美观
- D. 置纤维桩后全冠修复
- E. 树脂充填后贴面修复

100. 口腔医师嘱某患者下颌自然闭合到与上颌牙齿接触并紧咬，口内检查见所有牙都保持接触。试问此时该患者下颌所处的位置是
- A. 牙尖交错位
- B. 正中关系位
- C. 后退接触位
- D. 最小电位颌位
- E. 下颌姿势位

101. 患者男，40 岁，7632|245 缺失，余留牙Ⅱ度松动，有广泛的龋齿，牙槽骨吸收至根 3/5。下列说法正确的是
- A. 上颌为 Kennedy 第三类第一亚类牙列缺失
- B. 活动设计应采用牙支持式
- C. 应采用天然牙固定桥修复
- D. 可直接采用套筒冠修复
- E. 拔除剩余牙点，采用全口义齿修复

102. 患者女，65 岁，全口义齿初戴时，感觉就位时疼痛，戴入后缓解。原因是
- A. 义齿基托边缘过长
- B. 组织面有肿瘤

C. 垂直距离过高

D. 有唇颊侧倒凹

E. 基托组织面缓冲不够

103. 患者女，47岁，|34缺失，需固定修复。如果设计不当，固定义齿易产生整体

   A. 近中移动　　　B. 远中移动

   C. 𬌗向移动　　　D. 龈向移动

   E. 唇颊向移动

104. 患者男，60岁，戴义齿2天，感上唇向下活动时疼痛，义齿摘戴困难。检查：7654321|12可摘局部义齿|37单臂卡环，卡环与基牙贴合，上前弓区基托伸展过长，摘戴义齿阻力较大。其余无异常。造成疼痛及摘戴义齿困难的可能原因不包括

   A. 卡环过紧　　　B. 基托紧贴牙面

   C. 基托进入倒凹区　　D. 义齿基托面积较大

   E. 患者未掌握摘戴义齿的正确方法

105. 某患者，全口义齿初戴做前伸𬌗检查时，发现前牙接触后牙不接触。应如何才能达到前伸𬌗平衡

   A. 增加切道斜度　　B. 减小切道斜度

   C. 减小牙尖斜度　　D. 减少补偿曲线曲度

   E. 磨低后牙牙尖

106. 为了在短时间内了解某市人群口腔健康状况，并估计在该人群中开展口腔保健工作所需的人力、物力。检查有代表性的指数年龄组（5岁、12岁、15岁、35~44岁、65~74岁）人群的调查方法为

   A. 预调查　　　B. 试点调查

   C. 捷径调查　　D. 普查

   E. 抽样调查

107. 患儿女，6岁，第一恒磨牙完全萌出，检查发现面窝沟深，窝沟点隙似有初期龋损。此时适宜采取的防治措施是

   A. 应做窝沟封闭　　B. 应做充填

   C. 应做预防性充填　　D. 尚不能做窝沟封闭

   E. 口服氟片

108. 在为社区居民进行刷牙指导时，口腔医师强调指出应使用保健牙刷并告诉居民

   A. 磨圆的刷毛端比平切刷毛端对牙龈损伤更小

   B. 尼龙丝刷毛遇高温不易卷曲

   C. 天然鬃毛容易干燥、耐磨损

   D. 刷牙后应将刷头向下放在口杯中

   E. 空气干燥法是消除牙刷细菌的最完善方法

109. 患儿女，6岁，第一恒磨牙已经完整萌出，窝沟较深。医生决定对该牙进行封闭。在清洁牙面，采用含磷酸的凝胶酸蚀后，至少需要用水枪加压冲洗牙面多长时间

   A. 5秒内即可　　B. 5~10秒

   C. 10~15秒　　D. 20~30秒

   E. 40~60秒

110. 某学龄儿童在家误服氟片后出现恶心、呕吐等症状，此时家长正确的处理是

   A. 让孩子喝大量的白开水，然后送医院

   B. 让孩子喝大量的盐水，然后送医院

   C. 让孩子喝大量的糖水，然后送医院

   D. 让孩子喝大量的牛奶，然后送医院

   E. 直接送医院

A3/A4型题（111~135题）

答题说明：以下提供若干个案例，每个案例下设若干道试题。请根据案例所提供的信息，在每一道试题下面的A、B、C、D、E五个备选答案中选择一个最佳答案。

（111~113题共用题干）

在爱牙日社区口腔健康咨询中人们提出了不少问题，口腔预防保健人员进行了认真分析，策划在不同人群中开展口腔健康教育活动。

111. 根据我国具体情况，残疾人的口腔保健应从以下几个方面进行，除外

   A. 使用牙线

   B. 特殊口腔护理

   C. 早期口腔卫生指导

   D. 氟化物和窝沟封闭

   E. 选择合适的口腔保健用品

112. 在中小学生中提倡

   A. 学习使用牙线和牙间隙刷

   B. 学习窝沟封闭的操作知识

   C. 德、智、体、美全面发展

   D. 学习口腔健康知识

E. 学习饮水加氟知识

113. 在老年人中提倡
A. 窝沟封闭
B. 使用氟滴剂
C. 预防性充填
D. 使用免疫防龋
E. 做义齿恢复口腔功能说明

(114~116题共用题干)

患儿男,12岁,1小时前因外伤引起到冠部折断1/3,可探及露髓处,断面无污染,前牙区咬合关系正常,X线牙片显示根尖未完全形成。

114. 该患者应立即采用何种最佳处理方法
A. 活髓切断术后,行树脂充填修复,并密切关注患牙髓状态
B. 根管充填后,作暂时性桩冠修复
C. 拔除患牙后,作固定桥修复
D. 拔除患牙后,作可摘义齿修复
E. 拔除患牙后,作种植义齿修复

115. 如果之后复查发现患牙根尖孔闭合,再次复查发现牙髓坏死,经根管治疗后需行核冠修复,在根管充填后,选择桩冠修复的时间是
A. 立即   B. 3天
C. 1周   D. 3周
E. 4周以上

116. 如果患者作桩核冠修复,选择最佳桩核的类型为
A. 成品不锈钢冠桩,加树脂桩核
B. 成品不锈钢冠桩,加银汞桩核
C. 个别铸造冠桩,加树脂桩核
D. 不锈钢丝冠桩,加树脂桩核
E. 个别铸造桩核

(117~119题共用题干)

患者男,45岁。查: |5 松动 I 度,叩(-);余牙无异常。

117. 此时临床上最常用、最有效的辅助检查是
A. 殆力检测
B. 咀嚼效率测定
C. 肌电图检查
D. 摄X线牙片
E. 制取研究模

118. 若设计双端固定桥修复 |6 ,此时应重点考虑
A. |5 选用固位力较弱的固位体
B. 增选 |4 和 |5 联合做基牙
C. 增加桥体的机械强度
D. 增加桥体的牙尖高度
E. 增加桥体的颊舌径

119. 基牙预备完成后抽取下颌工作模时,操作者应站在患者的
A. 左前方   B. 左后方
C. 右前方   D. 右后方
E. 任意位置

(120~122题共用题干)

某无牙颌患者,戴全口义齿1个月,咀嚼无力。查:息止殆间隙为5mm口角下垂,鼻唇沟变深。

120. 该义齿存在的问题为
A. 正中关系错误   B. 垂直距离过高
C. 垂直距离过低   D. 咬合不平衡
E. 基托变形

121. 患者戴用该义齿还可能出现的临床表现是
A. 说话时有义齿撞击音
B. 面下1/3高度变短
C. 面部肌肉紧张
D. 黏膜广泛压痛
E. 义齿不稳定

122. 针对该患者的正确处置方法是
A. 义齿上殆架调殆   B. 基托组织面重衬
C. 基托组织面缓冲   D. 重新修复义齿
E. 加高下颌后牙殆面

(123~125题共用题干)

患者男,67岁,牙列缺失6年,曾制作全口义齿,要求重新制作义齿。检查可见上颌牙槽嵴丰满度尚可,下颌后牙区牙槽嵴低平,口腔前庭及颊系带不明显,义齿固位差。

123. 患者下颌牙槽嵴比上颌牙槽嵴吸收明显的原因最可能是
A. 下颌失牙时间更长
B. 下颌牙槽嵴骨质较上颌疏松
C. 下颌牙弓承托面积较上颌小,单位面积受力大
D. 下颌义齿修复效果较差

E. 患者咬合习惯不良

124. 关于患者的旧义齿，不必重点了解的是
    A. 患者要求重新制作义齿的原因和要求
    B. 旧义齿戴用的时间
    C. 旧义齿使用的情况
    D. 旧义齿的制作者
    E. 旧义齿上人工牙的材料

125. 患者对义齿固位、稳定要求高，但因糖尿病史，不能承受过大的手术创伤。对该患者的最佳处理方案是
    A. 调改旧义齿基托
    B. 重衬旧义齿
    C. 重新制作义齿
    D. 做唇颊沟加深术后重新制作义齿
    E. 做牙槽嵴植骨术增高牙槽嵴后重新制作义齿

(126～128题共用题干)

患者男，62岁，上颌义齿使用2年，近感义齿松动，有食物滞留基托内，咀嚼时痛，昨日折断。检查：7654|4567 基托式可摘局部义齿（ 8|8 缺失），基托正中折断，其中有一块基托丢失，腭隆突较大，伸长。

126. 根据患者主诉及检查，无须检查的情况是
    A. 咬合状况
    B. 基托的厚薄
    C. 夜间是否停戴义齿
    D. 基托与黏膜是否贴合
    E. 应力集中区有无加强处理

127. 引起该患者义齿折断的原因最可能是
    A. 咬合不平衡
    B. 咀嚼硬食物
    C. 用力洗刷义齿
    D. 基托与黏膜不贴合
    E. 应力集中于腭隆突处

128. 如重新修复义齿，设计时应考虑
    A. 增加基托的厚度
    B. 扩大基托的面积
    C. 采用金属网加强
    D. 拔除下颌伸长牙
    E. 减轻咬合压力

(129～132题共用题干)

患者男，60岁，戴下颌活动义齿6年，因咀嚼无力前来就诊。检查：左下中切牙、左下后牙全部缺失，右下中切牙、右下第二前磨牙、第一磨牙、第三磨牙缺失，右下第二磨牙轻度向近中倾斜，余留牙稳固，形态正常，左侧牙槽嵴低平，右侧牙槽嵴丰满度适中，对颌为天然牙。缺失牙已行可摘局部义齿修复，义齿固位不良，人工牙殆面磨耗严重，右下第二磨牙放置近中殆支托三臂卡环，右下第一前磨牙放置远中殆支托三臂卡环，左下尖牙放置RPI组合卡，双侧舌板连接。

129. 义齿出现咀嚼无力的最可能原因是
    A. 义齿固位力差
    B. 咬合过低
    C. 基托伸展不够
    D. 卡环类型不对
    E. 义齿出现早接触

130. 义齿出现固位不良的可能原因不包括
    A. 固位体固位臂位置不合适
    B. 固位体类型不当
    C. 基托伸展不够
    D. 人工牙殆面形态不良
    E. 基托边缘封闭不良

131. 要解决义齿固位不良、咀嚼无力的问题，最好的办法是
    A. 调整卡环臂，增加固位力
    B. 义齿基托重衬
    C. 增高咬合
    D. 重做义齿
    E. 口腔宣教

132. 如果重做义齿，设计和制作时最好是
    A. 设计为牙支持式义齿，取解剖式印模
    B. 设计为牙支持式义齿，取功能性印模
    C. 设计为混合支持式义齿，取解剖式印模
    D. 设计为黏膜支持式义齿，取功能性印模
    E. 设计为混合支持式义齿，取功能性印模

(133～135题共用题干)

社区口腔健康咨询。

133. 针对"氟化物有害健康"的错误认识，应大力提倡
    A. 氟化物无益健康

B. 氟化物无益口腔健康

C. 氟化物有利身体有害牙

D. 氟化物有损健康有利牙

E. 除氟害兴氟利

134. 针对"人老了就要掉牙"的错误认识，应讲清道理，科学说明

    A. 的确人老就要掉牙

    B. 人老了牙也要老

    C. 人老了掉牙应及时义齿修复

    D. 健康牙齿可以伴人终生

    E. 丧失牙齿可以再种植

135. 针对"牙不痛不用看牙医"的错误认识，应提倡

    A. 有牙病尽早看牙医

    B. 每年定期口腔检查

    C. 每2年看1次牙医

    D. 牙痛及时看牙医

    E. 牙龈出血也要看牙医

B1 型题 （136 ～150 题）

答题说明：以下提供若干组试题，每组试题共用在试题前列出的 A、B、C、D、E 五个备选答案，请从中选择一个与问题关系最密切的答案。每个备选答案可能被选择一次，多次或不被选择。

（136 ～138 题共用备选答案）

    A. 3/4 冠   B. 金属烤瓷全冠

    C. 铸造开面冠   D. 塑料全冠

    E. 铸造金属全冠

136. 前牙固定桥固位体应选择

137. 后牙临时固定桥固位体可选择

138. 后牙固定桥咬合较紧，第二磨牙固位体可选择

（139 ～140 题共用备选答案）

    A. 单臂卡环   B. 双臂卡环

    C. 间隙卡环   D. I 型卡环

    E. T 型卡环

139. 具有支持作用的卡环是

140. 与基牙接触面积最小的卡环是

（141 ～144 题共用备选答案）

    A. 卡环臂未进入倒凹区

    B. 基托与黏膜不密合

    C. 卡环过紧

    D. 𬌗支托凹过深

    E. 有早接触

141. 基牙过敏是由于

142. 食物碎屑易进入基托组织面是由于

143. 食物嵌塞是由于

144. 义齿松动是由于

（145 ～148 题共用备选答案）

    A. 主承托区   B. 副承托区

    C. 边缘封闭区   D. 缓冲区

    E. 翼缘区

145. 上颌全口义齿的腭隆突、切牙乳突区属于

146. 下颌全口义齿的内、外斜嵴及牙槽嵴上的一切骨突区属于

147. 全口义齿覆盖的上、下牙槽嵴顶区属于

148. 全口义齿覆盖的牙槽嵴与唇颊沟、舌沟、上颌后堤区及下颌磨牙后垫区之间的区域属于

（149 ～150 题共用备选答案）

    A. 高危器械   B. 中危器械

    C. 低危器械   D. 超高危器械

    E. 超低危器械

149. 仅接触黏膜而不进入骨组织的器械为

150. 接触患者血液的口腔器械为

国家医师资格考试用书

口腔执业医师资格考试
全真模拟试卷与解析

答案与解析

医师资格考试研究组　组织编写
孟　申　主　编

中国健康传媒集团
中国医药科技出版社

内 容 提 要

　　本试卷由长期从事国家医师资格考试命题规律研究的专家按照新版考试大纲精心编撰而成，具有较强的针对性。三套模拟试卷，题目考点覆盖面广，出题角度多样；试题体例与真题考卷相同，答案编排便于查找，解析编写全面到位且在核心"题眼"的关键语句下划曲线重点标注，利于考生身临其境、有效备考。本书适合参加口腔执业医师资格考试的考生参阅。

图书在版编目（CIP）数据

　　口腔执业医师资格考试全真模拟试卷与解析/医师资格考试研究组组织编写；孟申主编．
— 北京：中国医药科技出版社，2024.10.
　　（国家医师资格考试用书）．
　　ISBN 978－7－5214－4906－8

　Ⅰ．R78－44

中国国家版本馆 CIP 数据核字第 2024N8C338 号

美术编辑　陈君杞
责任编辑　高一鹭
版式设计　友全图文

出版　**中国健康传媒集团** | 中国医药科技出版社
地址　北京市海淀区文慧园北路甲 22 号
邮编　100082
电话　发行：010－62227427　邮购：010－62236938
网址　www.cmstp.com
规格　787×1092mm $\frac{1}{16}$
印张　18
字数　894 千字
版次　2024 年 10 月第 1 版
印次　2024 年 10 月第 1 次印刷
印刷　河北环京美印刷有限公司
经销　全国各地新华书店
书号　ISBN 978－7－5214－4906－8
定价　**45.00 元**

获取新书信息、投稿、为图书纠错，请扫码联系我们。

前　言

国家医师资格考试是评价申请医师资格者是否具备执业所必需的专业知识与技能的考试，是一项行业准入性考试。

医师资格考试分为两级：执业医师资格考试和执业助理医师资格考试。四个类别：临床、中医（包括中医、民族医、中西医结合）、口腔、公共卫生。两个部分：实践技能考试和医学综合考试。

实践技能考试每年举行一次，一般在 6 月举行，采用多站考试的方式，医师资格考试实践技能考试总分值为 100 分，合格分数线为 60 分。实践技能考试合格者才能参加医学综合考试。

医学综合考试一般于每年 8 月举行，实行计算机化考试。执业医师考试分 4 个单元，总题量为 600 题；执业助理医师考试分 2 个单元，总题量为 300 题。全部采用选择题，分为 A1、A2、A3、A4、B1 型题。助理医师适当减少或不采用 A3、A4 型题。每单元考试时长为 2 小时。

为了帮助广大考生轻松复习，提高成绩，我们组织多年从事国家医师资格考试考前辅导的专家老师，对近 10 年考试的命题规律和考试特点进行了缜密研究，精心编写本套丛书。

本丛书各个系列紧扣新版考试大纲，内容的安排既考虑知识点的全面性，又重点针对历年考试的高频考点与易错难点，从而使考生在有限时间内扎实掌握考试重要知识点。

口腔执业医师资格考试用书所含品种的特色分述如下：

《口腔执业医师资格考试通关 3000 题》力求集高效性和针对性为一体，按照大纲和考试要求，参照历年考题，精心编选 3000 余道考前冲刺夯基试题，并针对难题、偏题做出解析，以帮助考生强化记忆，提高答题技巧，灵活应对考试。

《口腔执业医师资格考试全真模拟试卷与解析》是在仔细研析历年高频考点的基础上，根据编者多年的考前辅导经验，对重要知识点进行预测。通过该试卷检测复习效果，查漏补缺，提高应试能力。

愿更多的考生秉承一颗精诚勤勉、孜孜不倦的敬畏之心，顺利通过考试，取得国家医师资格证书，做一名博极医源、敬德修业的医师，为国家医学事业贡献力量！

读者在复习过程中如对本书专业问题有疑问，请咨询微信号：ahuyikao 725。

目　录

模拟试卷（一）答案与解析

第一单元

1. 考点：新生线

解析：C。乳牙和第一恒磨牙的牙本质在出生前和出生后形成的牙本质之间有一明显的生长线，也称为新生线。

2. 考点：牙本质的形成

解析：E。牙本质的钙化是由许多钙质小球融合而成的。在牙本质钙化不良时，钙质小球之间遗留一些未钙化的间质，其中仍有牙本质小管通过，此未钙化的区域称为球间牙本质。

3. 考点：牙龈上皮结构

解析：D。结合上皮是牙龈上皮附着在牙表面的一条带状上皮，从龈沟底开始，向根尖方向附着在釉质或牙骨质的表面。结合上皮是无角化的鳞状上皮，在龈沟底部约含 10 层细胞，向根尖方向逐渐变薄，无上皮钉突，但如受到刺激，可见上皮钉突增生伸入结缔组织中。在牙面上的位置因年龄而异。结合上皮在牙表面上产生一种基板样物质（包括透明板和密板两部分），并通过半桥粒附着在这些物质上，使结合上皮紧密地附着在牙面上。

4. 考点：牙结构异常

解析：E。遗传性乳光牙本质表现为近牙釉质的一薄层罩牙本质结构正常，但其余牙本质结构改变。牙本质内小管数目减少、方向紊乱，并存在无小管的牙本质区。牙本质基质呈颗粒状，并见小球间钙化。髓腔表面见少量不典型的成牙本质细胞，细胞可被包埋在有缺陷的牙本质中。异常牙本质的过度形成导致髓室、根管部分或完全消失。牙本质中可见含血管的组织，为残留的成牙本质细胞和牙髓组织。釉质牙本质界呈直线。

5. 考点：口腔黏膜的组织结构

解析：D。舌为肌性器官，有纵横和垂直交错的肌群，表面被覆以黏膜。舌的前 2/3 为舌体，后 1/3 为舌根，两者以人字形浅沟（界沟）为界。特殊黏膜即舌背黏膜，尽管它在功能上属于咀嚼黏膜，但又具有一定的延度，属于被覆黏膜的特点。舌背黏膜呈粉红色。上皮为复层鳞状上皮，无黏膜下层，有许多舌肌纤维分布于固有层，故舌背黏膜牢固地附着在舌肌上而不易滑动。舌体部的舌背黏膜表面有许多小突起，称舌乳头。可将舌乳头分为丝状乳头、菌状乳头（数目较少）、轮廓乳头和叶状乳头等。

6. 考点：多生牙

解析：D。多生牙好发于上颌中切牙之间，前牙区多见。多生牙可以萌出于口腔内，也可以埋伏阻生，牙轴斜或倒置。其形态变异较大，多数呈圆锥形，其次为结节形，也有与正常牙形态相似的。

7. 考点：牙釉质的特性

解析：B。牙釉质表层的 0.1～0.2mm 由于含氟较多而碳酸盐浓度低，抗龋力较强。

8. 考点：牙骨质与骨组织的鉴别

解析：D。牙骨质的组织学结构与密质骨相似，由细胞和矿化的细胞间质组成；细胞位于陷窝内，并有增生沉积线。但牙骨质内没有血管，牙骨质细胞的分布不如骨细胞规则。

9. 考点：牙釉质龋病损区分层

解析：D。结合透射光显微镜、偏光显微镜、显微放射摄影观察早期平滑面龋纵磨片，由深层至表层病变可分为四层，即透明层、暗层、病损体部、表层。

10. 考点：牙的发育

解析：D。在牙根部发育时，来自成釉器内釉上皮和外釉上皮交界处的上皮形成桶状结构，称为上皮根鞘。上皮根鞘诱导牙乳头细胞分化成牙本质细胞，形成根部的牙本质，此后上皮根鞘断裂并被吸收，部分断裂的上皮鞘未被吸收而残留在牙周膜中，称上皮剩余。

11. 考点：牙釉质发育不良的病理表现

解析：B。釉质发育不良，是由于成釉细胞发生变化，不能产生正常量的釉基质，或者是基质不能正常矿化。表现为釉质表面出现窝状凹陷。

12. 考点：牙本质龋病理变化

解析：C。细菌侵入层位于脱矿层表面，细菌侵入小管并繁殖，有的小管被细菌所充满，小管扩张呈串珠状。

13. 考点：牙瘤组成成分

解析：D。牙瘤是成牙组织的错构瘤或发育畸形，不是真性肿瘤。肿物内含有成熟的牙釉质、牙本质、牙骨质和牙髓组织。根据这些组织排列结构不同，可分为混合性牙瘤和组合性牙瘤两种。

14. 考点：牙本质反应性改变

解析：E。前期牙本质是在成牙本质细胞和矿化牙本质之间形成的尚未矿化的牙本质，不属于牙本质反应性改变。

15. 考点：慢性根尖周肉芽肿病理变化

解析：B。根尖周肉芽肿体积增大，营养难以抵达肉芽肿中心，肉芽肿中央组织可因缺血而坏死、液化，形成脓肿；向急性炎症转化，出现急性牙槽脓肿的症状。

16. 考点：鳃弓发育

解析：A。第一鳃沟和第一、二鳃弓发育异常可在耳屏前方形成皮肤的狭窄盲管或点状凹陷，又称先天性耳前窦道。

17. 考点：硬腭部软组织特点

解析：B。硬腭后部的腺体与软腭的腺体连为一体，为纯黏液腺。硬腭前部无腺体，A 正确；腭黏骨膜两侧较厚而中间部较薄，缺乏弹性，C、D 正确；硬腭部骨膜与黏膜、黏膜下层紧密附着，不易移动，E 正确。

18. 考点：唇裂的原因

解析：D。唇裂多见于上唇，由一侧或两侧的球状突与上颌突未联合或部分联合所致。

19. 考点：牙的发育

解析：A。残留的牙板上皮以上皮岛或上皮团的形式存在于颌骨或牙龈中。婴儿出生后不久，偶见牙跟上出现针头大小的白色突起，称为上皮珠，俗称马牙，可自行脱落。

20. 考点：根尖周肉芽肿的病理变化

解析：E。根尖周肉芽肿病理表现：镜下根尖

区可见增生的肉芽组织团块，外有纤维组织包绕；肉芽组织中可见吞噬脂质的泡沫细胞呈灶性分布；部分病例可见含铁血黄素和胆固醇结晶沉着；胆固醇晶体在制片过程中被溶解呈梭形裂隙，裂隙周围可见巨细胞反应。

21. 考点：蛋白质的单位

解析：A。天然氨基酸分为 L 型和 D 型。除甘氨酸无立体异构体外，存在于蛋白质中的氨基酸都是 L 型的，所以构成人体蛋白质多肽链的氨基酸为 $L-\alpha-$ 氨基酸。

22. 考点：脂类代谢

解析：D。肝细胞中脂肪酸 $\beta-$ 氧化十分活跃，产生大量乙酰 CoA。这些乙酰 CoA 除小部分进入 TAC 彻底氧化分解提供肝脏本身所需的 ATP 外，大量的乙酰 CoA 可在肝细胞中合成酮体而输出肝外。

23. 考点：高能磷酸化合物

解析：C。生物氧化过程中释放的能量约有 40% 以化学能的形式储存于一些特殊的有机磷酸化合物中，形成磷酸酯键。这些磷酸酯键水解时释放能量较多（大于 $25kJ/mol$），一般称为高能磷酸键。含有高能磷酸键的化合物称为高能磷酸化合物。

24. 考点：蛋白质的生物合成

解析：B。脯氨酸属于亚氨基酸，其亚氨基能与另一羧基形成肽键，在蛋白质合成加工时可被修饰成羟脯氨酸。故蛋白质合成后经化学修饰的氨基酸是羟脯氨酸。

25. 考点：维生素缺乏症

解析：A。一些药物可降低血液中维生素 C 水平，维生素 C 缺乏可引起坏血病。

26. 考点：信号转导

解析：C。受体可分为细胞膜受体和胞内受体两类。细胞膜受体接收的是不能进入细胞的水溶性化学信号（生长因子、细胞因子、水溶性激素等）和位于邻近细胞表面分子的信号（黏附分子等），需要复杂的信号跨膜传递和转换过程。而胞内受体接收的是可以直接通过脂双层质膜进入细胞的脂溶性化学信号，如类固醇激素、甲状腺素、维 A 酸等。上述选项除雌激素属于类固醇激素外，其他 4 种激素均属于肽类激素。

27. 考点： 肝的生物转化的作用

解析： A。生物转化的生理意义在于它对体内的非营养物质进行转化，使其生物学活性降低或消除，或使有毒物质的毒性减低或消除，也可增加这些非营养物质的水溶性和极性，从而易于从胆汁或尿液中排出。

28. 考点： 牙的萌出与更替

解析： B。最早萌出的乳牙是<u>下颌乳中切牙</u>，<u>最早脱落的乳牙也是下颌乳中切牙</u>。

29. 考点： 乳牙与恒牙的鉴别

解析： C。乳牙为乳白色，体积较小；恒牙为淡黄色，体积较大；乳牙颈部缩窄，颈嵴突出，冠根分明，𬌗面聚缩而恒牙冠根分界不很明显，𬌗面宽阔；乳牙根分叉比较大，两根尖距往往大于牙冠部，乳磨牙体积依次递增。

30. 考点： 牙体解剖生理

解析： D。切牙唇侧的外形高点在颈1/3，切牙<u>舌侧的外形高点在颈1/3的舌隆突上</u>；尖牙唇侧的外形高点在颈1/3，尖牙舌侧的外形高点在颈1/3的<u>舌隆突上</u>；磨牙唇侧的外形高点在颈1/3，磨牙舌侧的外形高点在中1/3。

31. 考点： 点隙的概念

解析： B。牙冠的凹陷部分包括窝、沟、发育沟、副沟、裂、点隙。其中点隙是3条或3条以上的发育沟相交所成的点形凹陷。

32. 考点： 牙髓组织

答案： C。

33. 考点： 上颌第一磨牙的特点

解析： E。上颌第一磨牙的特点：①𬌗面四个尖，<u>近中舌尖最大</u>，近中颊尖稍大于远中颊尖，<u>远中舌尖最小</u>；在近中舌尖的舌侧有时有第五尖。②每一牙尖顶有三角嵴，远中颊尖三角嵴与近中舌尖三角嵴形成斜嵴，<u>斜嵴将𬌗面分成近中窝及远中窝两部分</u>。③𬌗面上的发育沟有颊沟、近中沟及远中舌沟。④根在根柱以上分叉为三根，即<u>近中颊根、远中颊根、腭根</u>，均呈扁形，<u>腭根最大</u>。

34. 考点： 正中关系𬌗与正中𬌗的关系

解析： B。正中𬌗位是指上下牙弓𬌗面接触最广，牙尖相互交错咬合时下颌骨的位置。正中关系是指下颌适居正中，髁突处于关节窝的后位，在适当的垂直距离时，下颌骨对上颌骨的位置关系。在正中关系范围内有上下牙接触，称为正中关系𬌗。两者位置关系协调时，两者为同一位，或者由正中关系𬌗能自如地直向前滑动到正中𬌗，<u>滑动距离称为长正中</u>，约0.5mm，因此B正确。

35. 考点： 基本颌位的特点

解析： B。颌位指下颌骨相对于上颌骨或颅骨的位置关系。由于下颌骨位置的变化，可产生不同的颌位，其中既有<u>重复性</u>又有临床意义的有三种颌位（牙尖交错位、后退接触位、下颌姿势位）和正中关系。

36. 考点： 切牙孔解剖位置

解析： D。切牙孔表面黏膜隆起为腭乳头，也称切牙乳头，前牙缺失以切牙孔为基准。

37. 考点： 牙齿排列

解析： B。正常情况下，上颌中切牙较正或稍向近中倾斜，上颌尖牙略向近中倾斜，上颌侧切牙近中倾斜角度较中切牙和尖牙大，因此<u>近中倾斜角度由小到大排列为中切牙、尖牙、侧切牙</u>。

38. 考点： 牙周膜细胞

解析： A。成纤维细胞是牙周膜中最多，在功能上也是最主要的细胞，<u>功能是合成胶原纤维，也可以吞噬变性、老化的胶原纤维</u>；该细胞与胶原纤维的合成及降解、吸收有关。成骨细胞和成牙骨质细胞主要分泌骨基质和牙骨质基质；上皮剩余细胞在正常时呈静止状态；破骨细胞主要与骨吸收有关。

39. 考点： 上颌骨的解剖结构

解析： A。喙突为下颌骨解剖结构；翼突为蝶骨解剖结构；颞突为颧骨解剖结构；锥突为腭骨解剖结构；额突属于上颌骨的解剖结构。

40. 考点： 口颌系统中垂直肌链的作用

解析： B。垂直肌链上半部分由腭帆张肌、腭帆提肌和腭垂肌组成，下半部分由腭咽肌和腭舌肌组成。垂直肌链的上半部分和下半部分肌肉收缩可分别上提和下降软腭。由此软腭类似一个活瓣，行使发音和吞咽功能。

41. 考点： 面部分区

解析： D。腮腺咬肌区：上界为颧弓及外耳道下缘；前界为咬肌前缘；后界为胸锁乳突肌、乳突、二腹肌后腹的前缘；下界为下颌下缘。

42. 考点：口腔颌面部解剖

解析：E。腭中神经与腭后神经又称为腭小神经，向后分布于软腭；上牙槽神经分布于上牙槽；鼻腭神经出切牙孔后在腭侧与腭前神经相吻合。

43. 考点：面后静脉的组成

解析：B。面后静脉由颞浅静脉和上颌静脉（颌内静脉）在腮腺深面汇合而成。走行一段后又分为前、后两支，前支与面静脉汇合成面总静脉；后支与耳后静脉汇合成颈外静脉。故本题选B。

44. 考点：舌下区内容物

解析：C。舌下区的表面标志有舌下肉阜和舌下襞。内容物有舌下腺及下颌下腺深部、下颌下腺导管及舌神经、舌下神经及其伴行静脉、舌下动脉。二腹肌为下颌下区的结构。

45. 考点：下颌神经分支

解析：C。下颌神经分支有棘孔神经、翼内肌神经、咬肌神经、颞深神经、翼外肌神经、颊神经、耳颞神经、舌神经。不包括蝶腭神经。

46. 考点：颞下间隙和翼颌间隙的边界

解析：B。颞下间隙位于翼颌间隙的上方。翼外肌的下缘既是颞下间隙的下界，又是翼颌间隙的上界。翼外板的外侧面为颞下间隙内界。翼内肌的上、下缘及翼外肌上缘均与间隙分界无关。

47. 考点：翼腭管的构成

解析：C。上颌窦裂孔后方有向前下方的沟与蝶骨翼突和腭骨垂直相接构成翼腭管，管内有腭降动脉和腭神经通过。

48. 考点：唾液分泌量

解析：D。唾液是口腔环境的重要组成部分，是口腔三对大唾液腺（腮腺、下颌下腺、舌下腺）和众多的小唾液腺（唇腺、颊腺、腭腺和舌腺）所分泌的混合液的总称。正常人腮腺和下颌下腺分泌唾液的量占全唾液分泌量的90%。

49. 考点：颏舌骨肌的解剖

解析：A。咬肌浅层较大，起于上颌骨颧突及颧弓下缘的前2/3，深层起于颧弓深面。下颌舌骨肌起自下颌骨的下颌舌骨线。茎突舌骨肌起自颞骨茎突。二腹肌有两个肌腹，前腹起自下颌骨二腹肌窝，后腹起自颞骨乳突切迹。颏舌骨肌起自下颌骨

的颏棘，止于舌骨体前面。

50. 考点：药物的副作用

解析：B。药物副作用是正常用法用量时发生的与治疗目的无关的不良作用，药物副作用一般较轻微。

51. 考点：毛果芸香碱的药理作用

解析：C。毛果芸香碱对眼的作用包括：①缩瞳，激动瞳孔括约肌上的M受体，使其收缩；②降低眼内压；③调节痉挛，激动睫状肌上的M受体，使其收缩，悬韧带松弛。

52. 考点：抗心律失常药

解析：C。利多卡因是一种抗心律失常药，仅用于室性心律失常，特别适用于危急病例。治疗急性心肌梗死及强心苷所致的室性早搏、室性心动过速及心室纤颤有效。也可用于心肌梗死急性期以防止心室纤颤的发生。

53. 考点：抗癫痫药

解析：D。乙琥胺为防治癫痫小发作的首选药。苯妥英钠是治疗癫痫大发作和局限性发作的首选药。卡马西平对精神运动型发作疗效较好，对小发作效果差。丙戊酸钠是一种新型光谱抗菌药，不抑制癫痫病灶放电，但能阻止病灶异常放电的扩散。对各类癫痫有效，对大发作的疗效虽不及苯妥英钠和苯巴比妥，但当后两药无效时，本药仍然有效。苯巴比妥用于防治癫痫大发作及治疗癫痫持续状态，但对小发作、婴儿痉挛效果差。

54. 考点：局部麻醉药的应用

解析：A。丁卡因穿透力强，常用于表面麻醉，一般不用于浸润麻醉；普鲁卡因对黏膜的穿透力弱，一般不用作表面麻醉；利多卡因主要用于传导麻醉和硬膜外麻醉；苯妥英钠和奎尼丁不用作麻醉药。

55. 考点：抗高血压药

解析：C。硝苯地平扩张血管可以降压，同时通过降低心肌耗氧量和增加心脏供血治疗心绞痛，而且对于哮喘和肾功能不全没有不利影响。

56. 考点：微生物的分类

解析：B。原核细胞型微生物包括细菌、支原体、衣原体、立克次氏体、螺旋体和放线菌等6类。酵母菌、念珠菌、隐球菌、小孢子菌均属于真

核细胞型微生物。淋球菌、放线菌、破伤风梭菌、链球菌、结核分枝杆菌、大肠埃希菌均属于原核细胞型微生物。

57. 考点：细菌芽孢抵抗力的机制

解析： C。芽孢是某些细菌在恶劣的外界环境中，所形成的休眠状态的特殊结构，抵抗力极强。

58. 考点：钩端螺旋体感染

解析： A。黄疸出血症状是钩端螺旋体所致，A正确。咽峡炎为奋森疏螺旋体所致，关节炎及关节畸形为伯氏疏螺旋体所致，脊髓结核及动脉瘤为梅毒螺旋体所致，反复发热与缓解是由回归热疏螺旋体引起，B、C、D、E错误。

59. 考点：病毒的基本性状

解析： B。病毒为非细胞型微生物，体积微小，测量大小的单位为纳米（nm），遗传物质单一，仅含有一种核酸 DNA 或 RNA，必须寄生于活细胞内，细胞外不能存活，以复制方式增殖。

60. 考点：霍乱弧菌

解析： D。霍乱弧菌革兰染色阴性，有菌毛，无芽孢。有些菌株有荚膜，在菌体一端有一根单鞭毛。霍乱弧菌耐碱不耐酸，在 pH 8.8~9.0 的碱性蛋白胨水或碱性琼脂平板上生长良好。霍乱弧菌用悬滴法观察到细菌呈穿梭样运动。

61. 考点：动物源性细菌

解析： C。人是梅毒的唯一传染源，A 错误。霍乱弧菌广泛存在于自然界中，人类是易感者，B 错误。人类是淋球菌的唯一宿主，D 错误。白喉棒状杆菌存在于患者的咽喉气管及鼻腔黏膜，并非人畜共患病的病原体，E 错误。布氏杆菌是较为常见的人畜共患病的病原菌。

62. 考点：抗原性

解析： D。抗原可具有免疫原性和抗原性，前者指抗原刺激机体产生体液或细胞免疫应答的性质，后者指抗原被抗体（游离的或 B 细胞表面的）或 TCR 特异性结合的性质。

63. 考点：免疫应答

解析： C。巨噬细胞主要具有的免疫学功能是非特异性吞噬杀伤作用、抗原递呈作用、免疫调节作用。在免疫调节作用中，巨噬细胞吞噬抗原活化后可合成分泌多种细胞因子，其中主要有 IL-1、

IL-6、IL-8、IL-12 和 TNF-α。

64. 考点：抗原提呈细胞

解析： B。树突状细胞（DC）是功能最强的专职抗原提呈细胞，能够刺激初始 T 细胞增殖，是适应性 T 细胞免疫应答的始动细胞。

65. 考点：免疫细胞

解析： D。NK 细胞是一类可不需致敏即可杀伤病毒感染细胞和肿瘤细胞的固有免疫淋巴细胞。NK 细胞表达 FcγRⅢ，可通过抗体依赖细胞介导的细胞毒作用（ADCC）杀伤包被特异性 IgG 的细胞。

66. 考点：自身免疫性疾病发生的原因

解析： D。自身免疫性疾病是指人体对自身细胞或自身成分发生免疫应答而导致的疾病状态。导致自身免疫疾病发生包括三方面因素：抗原方面的因素（免疫隔离部位抗原的释放、自身抗原改变和分子模拟）；免疫系统方面的因素（MHCⅡ类分子的异常表达、免疫忽视的打破、调节性 T 细胞功能失常、活化诱导的细胞死亡发生障碍、淋巴细胞的多克隆激活和表位扩展）；遗传方面的因素。

67. 考点：免疫应答

解析： A。免疫应答分为识别、活化和效应三个阶段。

68. 考点：超急性排斥反应

解析： A。超急性排斥反应是指移植物在血液循环恢复后几分钟或数小时，也可在 24~48 小时内发生的不可逆性体液排斥反应。宿主抗移植物反应主要是受者 T 淋巴细胞识别移植抗原，并激活免疫系统，产生细胞和体液免疫应答受者体内存在的移植物特异性抗体，攻击和破坏移植物 T 细胞表面分子。

69. 考点：精神分析理论

解析： D。主要学派及理论观点为：①精神分析理论：将人的心理活动分为潜意识、前意识和意识；②行为主义理论：强调后天的学习作用及环境对人的心理发展的影响；③心理生理医学：主要研究心身疾病的发病原因和机制、分类、治疗、预防等；④认知理论：强调人的理性和认知对情绪产生的影响及对行为的支配作用；⑤人本主义理论：强调自我实现，为心理健康的概念及"询者中心疗法"提供依据。

70. 考点：心境的特点

解析：D。情绪状态是指在特定的时间内，情绪活动在强度、紧张水平和持续时间上的综合表现。心境是一种比较持久而微弱的具有渲染性的一种情绪状态。

71. 考点：心理卫生

解析：A。心理卫生，应该从胎儿期就开始注意。胎儿期的心理卫生主要指孕妇所需要注意的问题。胎儿能否正常发育，除了遗传因素之外，主要取决于母体的心身健康状况。

72. 考点：智力发展的关键期

解析：E。大脑的发育和智力发展的速度相一致，3岁以前大脑发展最快，以后逐渐减慢，到7岁时大脑的结构和功能基本接近成人，故7岁以前是智力发展的关键期。

73. 考点：医德范畴

解析：A。医疗保密在医疗实践中有特殊重要的作用，它是医学伦理学中最古老、也是最有生命力的医德范畴，从希波克拉底誓言到日内瓦宣言、患者权利法案等，保守医疗秘密是非常重要的道德要求。

74. 考点：尊重原则

解析：E。尊重原则是医学伦理学的一个重要的基本原则。当患者的自主选择有可能危及其生命时，医生应积极劝导患者作出最佳选择。当患者（或家属）的自主选择与他人或社会的利益发生冲突时，医生既要履行对他人、社会的责任，也要使患者的损失降低到最低限度。

75. 考点：知情同意权

解析：E。任何人体实验都必须得到被试者的知情同意。知情同意在人体实验中有严格的要求：信息公开，信息的理解，自主的同意。不可以出现利诱。

76. 考点：病人自主权范围

解析：E。病人的自主权包括选择医院的权利、选择医生的权利、选择医疗方案的权利、接受或拒绝医生的规劝、同意或拒绝参与人体实验等。E不属于病人自主权的范围。

77. 考点：医师法

解析：B。《医师法》规定：对考核不合格的医师，县级以上人民政府卫生健康主管部门可以责令其暂停执业活动三个月至六个月，并接受相关专业培训。

78. 考点：传染病防治法

解析：B。根据《中华人民共和国传染病防治法》，自然疫源地或者可能是自然疫源地的地区计划兴建大型建设项目时，应事先由省级以上疾病预防控制机构对施工环境进行卫生调查，建设单位应根据疾病预防控制机构的意见采取必要的传染病预防、控制措施后，方可办理开工手续。

79. 考点：传染病防治法

解析：B。《传染病防治法》规定，国家对传染病防治实行预防为主的方针，防治结合、分类管理、依靠科学、依靠群众。

80. 考点：婚前保健服务内容

解析：E。胎儿生长发育的咨询指导属于孕产期保健内容，其余选项均为婚前保健服务的内容。

81. 考点：预防医学研究

解析：D。人类具有自然和社会两重属性，影响人类健康和疾病的因素既有自然的，也有心理、社会因素。

82. 考点：标准差

解析：C。标准差是用来说明一组观察值之间的变异程度，即离散度，故其反映一组正态分布计量资料离散趋势。标准误差是用来表示抽样误差的大小。均数是反映一组性质相同的观察值的平均水平或集中趋势的统计指标。标准差与平均数的比值称为变异系数。极差是一组数据变动范围大小的度量。

83. 考点：保护率

答案：D。

84. 考点：钙的吸收和利用

解析：D。钙与食物中的植酸、草酸和脂肪酸等阴离子形成不溶性钙盐，影响钙的吸收。而维生素D、乳糖、蛋白质可促进钙的吸收。

85. 考点：疾病流行强度

解析：E。暴发是指在一个局部地区或集体单位内，短时间内出现大量具有相同症状与体征患者的现象。季节性是指疾病在一定季节内呈现发病率增高的现象。散发是指某病在人群中散在发生，其流行强度维持在该地区历年来的一般发病水平，各病例之间没有明显的时空联系。大流行主要是针对疾病所波及的空间范围而言的，当疾病流行迅速蔓延，在短时间内越过省界、国界、甚至洲界，发病率超过一般的流行水平时，即可称为大流行。流行是指某地区某病的发病率显著超过历年的散发发病率水平。

86. 考点：心身疾病
    解析：D。应激是个体对外界刺激和威胁经觉察和认知评价后，所作出的生理、心理及行为的适应性反应过程。

87. 考点：动机冲突的类型
    解析：C。双趋冲突是指两种对个体都具有吸引力的需要目标同时出现，而由于条件限制个体无法采取两种行动所表现出的动机冲突。双避冲突指个体回避一个威胁性的目标的同时又面临另一个威胁性目标的出现。趋避冲突指个体的动机为满足某一需求，指向一个目标的同时又产生了一个受威胁的目标而需要回避。

88. 考点：心理应激反应
    解析：D。应激时个体的行为反应表现为或"战"或"逃"两种类型。"战"表现为接近应激源、分析现实、研究问题、寻找解决问题的途径；"逃"表现为远离应激源的防御行为。还有一种既不"战"也不"逃"的行为，称为退缩性反应，表现为顺从、依附和讨好。因此，该男性受到多次批评（应激源）后内心受挫，选择辞职（提前远离应激源），属于行为反应。

89. 考点：心理治疗的方法
    解析：B。系统脱敏属于行为主义的常用方法，通过渐进性暴露于恐惧刺激，使已建立的条件反射消失，达到治疗心理或行为障碍目的。

90. 考点：心理测验的原则
    答案：C。

91. 考点：患者角色的转换
    解析：D。角色行为缺如指没有进入患者角色，不承认自己是患者，不能很好地配合医疗和护理。该患者角色行为的改变属于角色行为缺如。

92. 考点：行为类型
    解析：A。A 型行为以时间紧迫感、竞争性强、充满敌意为特征，具有这种性格的人易发冠心病已为临床观察和实验证实。B 型行为是与 A 型行为相反的行为模式，C 型行为与恶性肿瘤的发生相关。

93. 考点：患者的权利
    解析：C。知情同意权：是指患者享有的知晓自己病情、医疗诊治决策等医学信息，并以此做出同意或拒绝诊治之理性选择的自主权利。医生在未征求患者及其家属意见的情况下，切除了患者的左侧乳房违背了知情同意权。

94. 考点：医学伦理学的基本原则
    解析：E。患者本人对肺癌的诊断结果可以接受，患者也表明可以告知本人，所以医生可对患者不保密。但如何告知家属应由患者本人来决定，医生不应作出决定。医务人员要尊重患者及其作出的理性决定。

95. 考点：医疗纠纷预防和处理条例
    解析：A。《医疗纠纷预防和处理条例》规定，医疗机构篡改、伪造、隐匿、毁灭病历资料的，对直接负责的主管人员和其他直接责任人员，由县级以上人民政府卫生主管部门给予或者责令给予降低岗位等级或者撤职的处分，对有关医务人员责令暂停 6 个月以上 1 年以下执业活动；造成严重后果的，对直接负责的主管人员和其他直接责任人员给予或者责令给予开除的处分，对有关医务人员由原发证部门吊销执业证书；构成犯罪的，依法追究刑事责任。

96. 考点：抗菌药物临床应用管理办法
    解析：C。《抗菌药物临床应用管理办法》规定，因抢救生命垂危的患者等紧急情况，医师可以越级使用抗菌药物。越级使用抗菌药物应当详细记录用药指征，并应当于 24 小时内补办越级使用抗菌药物的必要手续。

97. 考点：医疗损害责任
    解析：A。医务人员在诊疗活动中应当向患者说明病情和医疗措施。需要实施手术、特殊检查、特殊治疗的，医务人员应当及时向患者具体说明医疗风险、替代医疗方案等情况，并取得其明确同意；不能或者不宜向患者说明的，应当向患者的近亲属说明，并取得其明确同意。医务人员未尽到前述义务，造成患者损害的，医疗机构应当医疗机构应当承担赔偿的责任。该患者术前不清楚手术情况造成对手术效果不满意，说明医务人员未尽到说明义务。

98. 考点：传染病防治法

解析：E。《传染病防治法》规定，医疗机构发现甲类传染病时，应当及时采取下列措施：①对病人、病原携带者，予以隔离治疗，隔离期限根据医学检查结果确定；②对疑似病人，确诊前在指定场所单独隔离治疗；③对医疗机构内的病人、病原携带者、疑似病人的密切接触者，在指定场所进行医学观察和采取其他必要的预防措施。对于拒绝隔离治疗或者隔离期未满擅自脱离隔离治疗的，可以由公安机关协助医疗机构采取强制隔离治疗措施。

99. 考点：艾滋病防治条例

解析：A。《艾滋病防治条例》规定，医疗卫生机构未依照本条例规定履行职责，对临时应急采集的血液未进行艾滋病检测，对临床用血艾滋病检测结果未进行核查，或者将艾滋病检测阳性的血液用于临床的，由县级以上人民政府卫生主管部门责令限期改正，通报批评，给予警告。

100. 考点：传染病防治法

解析：D。医疗机构违反《传染病防治法》规定：造成传染病传播、流行或者其他严重后果的，对负有责任的主管人员和其他直接责任人员，依法给予降级、撤职、开除的处分，并可以依法吊销有关责任人员的执业证书。

101. 考点：医疗纠纷预防和处理条例

解析：A。《医疗纠纷预防和处理条例》规定，医务人员在诊疗活动中应当向患者说明病情和医疗措施。需要实施手术，或者开展临床试验等存在一定危险性、可能产生不良后果的特殊检查、特殊治疗的，医务人员应当及时向患者说明医疗风险、替代医疗方案等情况，并取得其书面同意；在患者处于昏迷等无法自主作出决定的状态或者病情不宜向患者说明等情形下，应当向患者的近亲属说明，并取得其书面同意。紧急情况下不能取得患者或者其近亲属意见的，经医疗机构负责人或者授权的负责人批准，可以立即实施相应的医疗措施。

102. 考点：处方管理办法

解析：B。医疗机构应当要求长期使用麻醉药品和第一类精神药品的门（急）诊癌症患者和中、重度慢性疼痛患者每3个月复诊或者随诊一次。

103. 考点：成牙骨质细胞瘤的诊断

解析：D。根据患者的临床表现以及病理检查中可见牙骨质样组织，细胞可见较多的嗜碱性反折线，可诊断为成牙骨质细胞瘤。

104. 考点：鼻腭管囊肿

解析：A。鼻腭管囊肿在X线片上可见上颌骨中线卵圆形透射区，镜下囊肿可内衬复层鳞状上皮和假复层纤毛柱状上皮、立方上皮或柱状上皮，A正确。鼻唇囊肿属软组织囊肿，在X线片上不易发现，B错误。球上颌囊肿位于上颌侧切牙和单尖牙牙根之间，C错误。根尖周囊肿位于牙齿根尖部，D错误。牙源性角化囊性瘤多位于下颌骨，且衬里为较薄的复层鳞状上皮，无假复层纤毛柱状上皮，E错误。

105. 考点：黏液表皮样癌

解析：C。黏液表皮样癌分为高分化和低分化两类，女性多于男性，发生于腮腺者居多。高分化者常呈无痛性肿块，生长缓慢。肿瘤大小不等，边界可清或不清，质地中等偏硬，表面可呈结节状。有时可呈囊性，表面黏膜呈浅蓝色，应与囊肿鉴别。此患者的症状与黏膜表皮样癌相似，C正确。多形性腺瘤没有表面浅蓝色的特征表现，排除D。黏液囊肿好发于下唇及舌尖腹侧。囊肿位于黏膜下，表面仅覆盖一薄层黏膜，故呈半透明、浅蓝色小泡，状似水疱，质地软而有弹性，囊肿很容易被咬伤而破裂，排除B；此患者无红、肿、热、痛典型表现，排除E。

106. 考点：职业性有害因素对健康的影响
答案：A。

107. 考点：职业中毒的分级
答案：C。

108. 考点：个体因素的危险因素
答案：C。

109. 考点：环境因素的危险因素
答案：E。

110. 考点：食物中毒
解析：B。海产品中毒的临床表现特点为粪便为水样、血水样、黏液或脓血便，里急后重不明显，与患者症状相符。

111. 考点：突发公共卫生应急策略

解析：B。群体性不明原因疾病具有临床表现相似性、发病者群聚集性、流行病学关联性、健康损害严重性的特点。医疗机构主要负责病例（疫情）的诊断和报告，并开展临床救治。

112. 考点：食物中毒的类型

解析：B。亚硝酸盐中毒临床表现特点为发病急，在口唇、耳郭、指（趾）甲及全身皮肤、黏膜处呈不同程度青紫色，通常称为"肠源性青紫病"，同时高铁血红蛋白增高。

113. 考点：亚硝酸盐中毒的急救

解析：B。亚硝酸盐中毒急救包括催吐、洗胃、导泻等排毒措施，利尿、纠正酸中毒、吸氧等对症处理。应用特效解毒剂亚甲蓝和大剂量维生素 C。

114. 考点：化学物食物中毒

解析：E。亚硝酸盐中毒是指进食了含有较大量的亚硝酸盐食物后，在短期内引起的以高铁血红蛋白血症为主的全身性疾病。

115. 考点：急性龋症状

解析：A。急性龋发展速度快，病变部牙本质地湿软，易以手用器械去除，由于进展速度快，可早期侵犯牙髓，就诊时可能已有牙髓病变，该患者后牙遇冷热过敏提示出现牙髓症状，病变组织颜色较浅，易剔除提示急性龋。

116. 考点：急性龋的鉴别诊断

解析：A。深龋应与慢性牙髓炎相鉴别，重点是鉴别牙髓状态，慢性闭锁性牙髓炎也存在冷热刺激敏感，但其可有自发痛史，温度测验深龋同对照牙，慢性牙髓炎患牙表现持久的疼痛。

117. 考点：牙体硬组织疾病检查方法

解析：B。深龋应与慢性牙髓炎相鉴别，重点是鉴别牙髓状态，而温度测验能明确患牙是否存在炎症，故最有价值，选 B；X 线检查只能提示硬组织的疾病以及根尖周情况等，对牙髓状态判断无帮助，排除 A；探诊、叩诊对明确牙髓状态也无大帮助，排除 C、E；咬诊可用于检查是否存在根尖周炎症，但对牙髓状态判断无意义，排除 D。

118. 考点：口腔扁平苔藓的临床表现

解析：D。根据本病患者口腔中左右对称的白色病变，发生于口腔黏膜的多个位置，病损为白色网状花纹，给予刺激食物局部敏感、灼痛，推断本病可能为口腔扁平苔藓。本病可能会出现皮肤，指（趾）甲损害，A、B、C 不选。引起此病的原因其中之一为心理因素，E 不选。

119. 考点：口腔扁平苔藓的诊断

解析：D。根据本病患者口腔中左右对称的白色病变，发生于口腔黏膜的多个位置，病损为白色网状花纹，给予刺激食物局部敏感、灼痛，推断本病最可能为口腔扁平苔藓。

120. 考点：口腔扁平苔藓的治疗

解析：E。口腔扁平苔藓的治疗可通过心理治疗，去除局部刺激因素，局部或全身使用免疫抑制剂，如肾上腺皮质激素等，故 E 正确。口腔扁平苔藓一般不需手术切除，如果发生癌变，则可使用手术切除治疗，排除 A。口腔扁平苔藓不是由真菌引起，因此不需长期抗真菌治疗，但是迁延不愈的话，可考虑真菌感染，排除 B。口腔扁平苔藓是一种癌前状态，应予以治疗及随访，排除 C。治疗不需要全身长期大剂量激素，排除 D。

121. 考点：急性牙髓炎的牙位确定

解析：D。该患者有自发痛、冷刺激痛、夜间痛、放射痛、疼痛无法定位，检查有咬合面龋洞，最有可能是急性牙髓炎，急性牙髓炎的牙位确定用温度测验，患牙表现为剧烈疼痛。

122. 考点：急性牙髓炎的诊断

解析：C。该患者有自发痛、冷刺激痛、夜间痛、放射痛、疼痛无法定位，检查有咬合面龋洞，所以最有可能是急性牙髓炎，C 正确。深龋、可复性牙髓炎、慢性牙髓炎、牙髓坏死无自发痛、夜间痛、放射痛、疼痛无法定位等特点。

123. 考点：急性牙髓炎的检查

解析：B。检查后不能确定患牙的颌位，上、下第一磨牙均有咬合面龋洞，需要上、下颌后牙的鉴别，因上下颌的感觉神经不一样，可以用麻醉法鉴别。

124. 考点：医疗机构的责任

答案：C。

125. 考点：临终伦理

答案：D。

126～128.

考点：牙釉质的组织结构

解析：C，D，A。釉梭起自牙釉质牙本质界伸向牙釉质的纺锤状结构，为成牙本质细胞突起的末端膨大，穿过牙釉质牙本质界并埋在牙釉质中。光镜下釉柱纵断面可见有规律的横纹，可能与牙釉质发育期间基质节律性地沉积有关，其间的距离为基质每天形成的量。釉柱从牙釉质牙本质界至牙表面的行程近表面1/3较直，内2/3弯曲，这称为绞釉，增强了牙釉质对咬合力的抵抗。

129～131.

考点：关节韧带

解析：D，B，A。茎突下颌韧带又称后韧带，起于茎突，向前下止于下颌角和下颌支后缘，可限制下颌过度前伸。蝶下颌韧带又称内侧韧带，起于蝶骨角棘，止于下颌升支的下颌小舌和下颌孔下缘，对进入下颌孔的血管、神经起一定的保护作用，在迅速大张口时，具有悬吊下颌、防止张口过大的作用。颞下颌韧带是关节囊外壁增厚的部分，可防止下颌髁突向外侧脱位。

132～133.

考点：牙源性肿瘤

解析：E，B。牙源性钙化囊肿在衬里上皮和纤维囊壁内可见数量不等的影细胞灶，并有不同程度的钙化。影细胞呈圆形或卵圆形，细胞界限清楚，胞质红染，胞核消失而不着色，在胞核部位出现阴影，故称影细胞。恶性多形性腺瘤镜下可见多形性腺瘤组织结构中有数量不等的恶性成分，恶性成分中最常见的是低分化腺癌（唾液腺导管癌或非特异性腺癌）、肌上皮癌、未分化癌而呈相应的结构特点。

134～136.

考点：颌骨囊肿

解析：D，E，A。角化囊肿来源于原始的牙胚或牙板残余。始基囊肿发生于成釉器发育的早期阶段。含牙囊肿又称为滤泡囊肿，发生于牙冠或牙根形成之后，临床上常见囊肿含一个牙。

137～139.

考点：口腔颌面部间隙

解析：A，B，C。翼下颌间隙位于下颌支内侧骨壁与翼内肌外侧面之间。下颌下间隙位于下颌下三角内，包含有下颌下腺和下颌下淋巴结，并有颌外动脉、面前静脉、舌神经、舌下神经通过。咬肌间隙位于咬肌与下颌支外侧骨壁之间。

140～142.

考点：牙釉质的组织结构

解析：E，D，A。绞釉是釉柱自牙釉质牙本质界至牙表面的行程并不完全呈直线，近表面1/3较直而内2/3弯曲，在牙切缘及牙尖处绞绕弯曲更为明显，可以增强牙釉质对咬合力的抵抗。成牙本质细胞的突起穿过基底膜，伸向前成釉细胞之间，在牙釉质形成时，其末端膨大的突起即留在牙釉质内此即釉梭。釉面横纹是指牙釉质表面呈平行排列并与牙长轴垂直的浅凹线纹，是牙呈节律性发育的现象，也是牙釉质生长线到达牙表面的部位。

143～144.

考点：口腔颌面颈部肌

解析：B，A。腭垂肌主要是牵拉腭垂向上。腭帆提肌是软腭的主要肌肉，其作用是上提软腭并参与咽侧壁的内向收缩，在发音时是完成腭咽闭合最重要的肌肉之一，143题选B。腭帆张肌的主要作用是拉紧软腭，也有使咽鼓管开放的功能，144题选A。腭舌肌的主要功能是下降软腭，提高舌根。腭咽肌的主要功能是下降软腭，上提咽部。

145～147.

考点：抗高血压药

解析：B，A，E。普萘洛尔属β受体阻断药，可阻断支气管平滑肌的β受体，呼吸道阻力增加，诱发哮喘，故伴支气管哮喘的高血压患者禁用。钙通道阻滞药硝苯地平对动脉、小动脉具有扩张作用，对静脉也有扩张作用，尤其对痉挛性收缩的动、静脉作用更明显。对伴有消化性溃疡的高血压患者，应考虑禁用引起消化液分泌增加或易诱发、加重消化性溃疡的抗高血压药如利血平等。可乐定具有中等偏强的降压作用，还能抑制消化道的分泌和运动，因此适用于伴有消化性溃疡的高血压患者。

148～150.

考点：医学伦理学

解析：A，B，D。医生具有独立作出诊断和治疗的权利以及特殊干涉权。医务人员的道德义务是对患者义务和对社会义务的统一。患者的道德义务是保持和恢复健康，积极配合医疗，支持医学科学研究。

第二单元

1. 考点：慢性氟中毒

解析：B。预防慢性氟中毒的主要措施：①寻找适宜氟浓度的饮水来源和对含氟浓度较高的水源采取除氟措施；②消除因生活燃煤带来的氟污染；③预防工业氟污染。

2. 考点：牙周病的促进因素

解析：C。牙周炎的一些全身性促进因素或称易感因素、危险因素，包括遗传因素、性激素的变化、吸烟、精神压力过大，以及糖尿病、艾滋病、骨质疏松症等系统疾病。不恰当的正畸治疗属于局部促进因素。

3. 考点：牙龈出血记分标准

解析：D。牙龈出血记分标准：0＝牙龈健康；1＝探诊后出血；9＝除外；X＝牙齿缺失。

4. 考点：光滑尖探针应用

解析：D。牙周袋深度的探针用牙周探针，其尖端为钝头，防止伤及牙周，光滑尖探针因为尖端尖锐，不可用于检查软组织。牙石、根面龋坏、釉珠是硬组织，可以用光滑尖探针。根分叉可以用普通的弯探针和专门设计的 Nabers 探针。

5. 考点：青春期龈炎

解析：D。青春期少年体内性激素水平的变化，是青春期龈炎发生的全身因素。在这个时期内，如不能很好地控制牙菌斑，很容易复发。

6. 考点：牙周脓肿与牙槽脓肿的鉴别

解析：A。牙周脓肿 X 线片可见牙槽骨嵴破坏，可形成骨下袋，牙槽脓肿则为根尖周围的骨质破坏或无破坏，A 正确。牙周脓肿范围局限于牙周袋壁，较近龈缘，牙槽脓肿范围较弥散，中心位于龈颊沟附近，B 错误。牙周脓肿时牙髓有活力，而牙槽脓肿无活力，C 错误。牙周脓肿病程较短，一般3～4天自溃，牙槽脓肿病程长，脓液从根尖周围黏膜排除需5～6天，D 错误。牙周脓肿叩痛较轻，牙槽脓肿叩痛重，E 错误。

7. 考点：牙周袋的手术治疗方法

解析：B。对深达膜龈联合的牙周袋进行手术治疗的最佳方案是翻瓣术，既可切除袋内壁病变组织，又可保留牙龈外形，B 正确。

8. 考点：真性牙周袋

解析：C。患牙周炎时，结合上皮的位置向根方增殖，形成真性牙周袋。

9. 考点：牙菌斑致病学说

解析：E。牙周炎的实质是菌群失调，自身菌导致的机会性感染，并非特异性感染。

10. 考点：牙槽骨吸收

解析：D。牙周炎发展过程包括始发期、早期病变、病损确立期、进展期。前三期是慢性牙龈炎的表现，没有明显的牙槽骨吸收；到了进展期，破骨细胞活跃，牙槽骨吸收、破坏明显，D 正确。

11. 考点：牙周病的主要病因

解析：E。菌斑是牙周病发生的始动因子，并会不断地在牙面重新形成。因此，牙周炎患者必须重视菌斑的控制，应当每天持之以恒地彻底地清除菌斑，消除牙周炎症及其所导致的不适、出血等症状，使牙周破坏停止，并能防止治疗后的复发。

12. 考点：牙周病致病因素

解析：E。牙石本身对牙龈可能具有一定机械刺激，但研究结果排除了牙石本身作为牙周病原始病因的可能性，牙石的致病作用是继发的，为菌斑的进一步积聚和矿化提供理想的表面。牙石对牙周组织的主要危害来自其表面堆积的菌斑，由于牙石的存在使得菌斑与组织表面紧密接触，引起组织的炎症反应。此外，牙石的多孔结构也容易吸收大量的细菌毒素，牙石也妨碍口腔卫生措施的实施。

13. 考点：慢性龈炎的表现

解析：C。健康的龈沟探诊深度一般不超过2～3mm，当牙龈有炎症时，由于组织的水肿或增生，龈沟的探诊深度可达3mm以上，但上皮附着（龈沟底）的位置仍在牙釉质牙骨质界处，临床上不能探到牙釉质牙骨质界，也就是说此时尚无附着丧失，也无牙槽骨吸收，形成的是假性牙周袋。

14. 考点：附着水平的定义

解析：C。附着水平是牙周袋底到牙釉质牙骨质界的距离，C 正确。探诊深度是龈缘至袋底或龈沟底的距离，A错误。牙周袋深度是龈缘至袋底的距离，B错误。牙龈退缩程度是龈缘离原来位置的距离，D错误。角化龈宽度是龈缘到膜龈联合的距离，E错误。

15. 考点：牙周袋病理形成

解析：D。牙周袋是从牙龈炎症开始导致的结合上皮的根方增殖。

16. 考点：牙槽突裂植骨术

解析：E。牙槽突裂植骨术的时机选择是由患者的年龄及裂隙侧尖牙的牙龄共同决定的，一般是患者的年龄在9～12岁，手术侧恒尖牙未萌，牙根形成2/3，植骨太晚，尖牙不会长入植骨区，植骨太早，影响了颌面部的生长发育造成新的畸形。

17. 考点：牙周组织再生

解析：E。牙周膜中的未分化间充质细胞可以分化为成骨细胞及成牙骨质细胞，形成骨及牙槽骨，使牙周组织改建再生得以完成，还具有合成功能的细胞如成纤维细胞，数量多，功能强，合成胶原，保持牙周膜的动态平衡。

18. 考点：龋病病因

解析：E。龋病的病因包括牙菌斑、饮食因素、宿主因素和时间，不包括创伤。

19. 考点：急性根尖周炎

解析：B。根尖周→骨膜下→黏膜下，此排脓方式是急性根尖周炎最常见的典型自然发展过程。这种排脓途径较复杂，并常伴发颌面部蜂窝组织炎。

20. 考点：急性龋的临床表现

解析：B。急性龋的临床表现：病变组织颜色浅，质地较湿软，进展快，缺乏硬化牙本质，在髓腔内侧又较少形成第三期牙本质，牙髓易于受到感染，在治疗时，极易穿髓。B正确，A、D、E错误。急性龋多发生于儿童和易感个体，C错误。

21. 考点：窝洞分类

解析：B。根据G.V.Black窝洞分类，Ⅰ类洞包括所有牙齿点隙窝沟部位发生龋所制备的窝洞，B正确。C、D、E也属于牙齿的点隙窝沟，但描述不全面。牙的咬合面有牙尖、边缘嵴、点隙窝沟等，A不正确。

22. 考点：牙体粘结修复术

解析：C。由于粘结修复术要求洞缘的牙釉质部分作斜面，以便酸蚀后扩大嵌合固位的面积，增加固位力，故A、B错误；修复前牙切角缺损时，在进行酸蚀前要求磨除少量正常牙釉质；由于粘结修复，备洞时，不必形成盒状洞形，也可以不做预防性扩展，故C正确、D错误。复合树脂作粘结修复时，中龋就需要作垫底，要求同其他材料充填时，不能过多地覆盖洞壁牙本质，以免影响固位效果，故E错误。

23. 考点：Ⅱ类洞制备

解析：C。鸠尾峡位于颊舌两侧牙尖之间，在轴髓线角的靠中线侧，C正确。如果鸠尾峡在窝洞轴髓线角处，因为应力集中，充填体容易在该处断裂，A错误。至于位于轴髓线角的左侧还是右侧是由牙位决定的，B错误。若位于𬌗面的中央则使鸠尾峡太小，D错误。位于窝洞的中央不一定位于窝洞轴髓线角中线侧，E错误。

24. 考点：银汞合金

解析：E。汞含量过多或过少，都会影响银汞合金的性能。汞含量过多，增加蠕变，修复体易变形，产生过度膨胀；汞含量过少，银汞合金硬而脆，可塑性降低。

25. 考点：盖髓术原理

解析：C。盖髓剂刺激作用下牙髓牙本质复合体具有继续分泌牙本质的功能，形成修复性牙本质，即牙本质桥，从而达到活髓保存的作用，排除A、E。盖髓剂具备的性质有促进牙髓修复再生、良好的组织相容性、抑菌作用、稳定持久的药效，排除B、D。牙髓的钙化和吸收表示牙髓变性、坏死，而盖髓术的目的为活髓保存，C错误。

26. 考点：去除龋坏组织的标准

解析：B。临床一般根据洞壁的颜色和硬度判断去腐的标准，但有时候牙本质龋的透明层可以着色，临床上主要是根据硬度的情况决定去留，如果较正常组织软，一般应去除，如果较正常组织硬，并且表面有光泽，则可保留。

27. 考点：猖獗龋

解析：A。短期内全口牙齿或多个牙齿、多个牙面同时患龋，病变过程异常迅猛，此种为猖獗龋，即突然发生、范围广、进行速度快的龋坏，A正确；急性龋多见于体质衰弱健康状况不佳的患者，龋病过程进展较快，龋洞内腐质较多，质地松软，易用挖器剔除，又称为湿性龋，排除 B、E；奶瓶龋好发于 2 岁以内婴幼儿上颌乳切牙，是由于用奶瓶给患儿喂食高糖饮品造成，排除 C；环状龋是乳前牙唇面、邻面龋较快发展成围绕牙冠的广泛性的环行龋，呈卷脱状，多见于冠中 1/3 至颈 1/3 处，排除 D。

28. 考点：窝沟封闭的操作

解析： C。窝沟封闭时一般牙面清洁之后进行酸蚀，选用30% ~40% 的磷酸液为酸蚀剂，酸蚀时间为恒牙 20 ~30 秒，乳牙 60 秒，C 正确。酸蚀时间过短会使树脂与牙釉质粘结不牢；酸蚀时间过长会引起牙本质暴露而疼痛不适。

29. 考点：牙本质敏感症

解析： D。牙本质敏感症是牙齿在受到外界刺激，如温度、化学物质以及机械作用等所引起的酸痛症状，其特点为发作迅速、疼痛尖锐、时间短暂。主要表现为刺激痛，当刷牙、吃硬物、酸、甜、冷、热等刺激时均引起酸痛，尤其对机械刺激最敏感。

30. 考点：龈上洁治术后牙本质的脱敏用药

解析： B。龈上洁治术后遗留的牙根暴露及敏感区，可用氟化物或氢氧化钙等药物做脱敏治疗。

31. 考点：牙本质敏感症的诊断

解析： C。牙本质敏感症患牙的过敏点对机械刺激最敏感，故探针对于牙本质敏感的诊断最可靠，C 正确。牙本质敏感的患者可主诉对冷和酸敏感，常规的温度测验有助于诊断本症，但不是最可靠的，B、E 错误。咬诊适用于牙隐裂，A 错误。叩诊主要是检查根尖周组织，D 错误。

32. 考点：牙本质敏感症疼痛发生机制

解析： D。关于牙本质敏感症疼痛的发生机制，公认的学说有神经传导学说、传导学说和液体动力学说。

33. 考点：平滑面龋

解析： D。光镜下观察牙釉质早期平滑面龋纵磨片，最早显示为病损区的釉柱横纹和生长线变得明显，以后逐渐有色素沉着。当牙釉质龋继续发展，牙釉质深层受累，病损呈三角形，三角形的顶部向着釉质牙本质界、基底部位于牙釉质表面；顶部为病变最早、最活跃的部分。

34. 考点：牙髓坏死因素

解析： A。牙髓坏死可由多种因素引起，物理因素包括外伤、正畸矫治施加的过度创伤力等，A 对；化学因素包括某些修复材料所致的化学刺激或微渗漏等，排除 B；各型牙髓炎也可发展至牙髓坏死，或由于牙髓组织营养不良、退行性变，血供不足所致，即局部感染或病灶感染，排除 C、E；或者严重免疫缺陷所致牙髓疾病发展而来，如 HIV 等，排除 D。

35. 考点：根尖周组织修复

解析： A。氢氧化钙是常用的充填材料，有较好的抗菌效果，可使类牙本质和类牙槽骨沉积，促进牙槽骨的生长，故可促进根尖周组织修复，A 正确。

36. 考点：可复性牙髓炎临床表现

解析： E。可复性牙髓炎即牙髓充血，表现为冷热酸甜刺激痛，温度测验一过性敏感，E 对。

37. 考点：牙髓病病因

解析： E。龋坏组织中的细菌侵犯牙髓是引起牙髓病最常见的原因，即感染因素为主要致病因素，E 正确；综合因素包括全身疾病、增龄变化、特发因素等。

38. 考点：急性化脓性根尖周炎的诊断

解析： D。急性化脓性根尖周炎又称急性牙槽脓肿，是由急性浆液性根尖周炎发展而来的，也可由慢性根尖周炎急性发作所致。急性化脓性根尖周炎因脓液所在部位不同而划分为根尖周脓肿、骨膜下脓肿和黏膜下脓肿三个阶段，主要症状为疼痛和肿胀，严重者伴全身症状。

39. 考点：急性根尖周炎的急症处理原则

解析： E。急性根尖周炎的急症处理原则为建立引流，抗菌止痛。建立引流的方法为开通髓腔，彻底去除、清理根管系统内坏死的牙髓，穿通根尖孔，使根尖周炎症的渗出物或脓液通过根管得以引流，从而缓解根尖部的压力，B、C 正确；当急性根尖周炎已达骨膜或黏膜下脓肿阶段时，应切开脓肿，建立引流，D 正确。在处理过程中，应遵循无痛原则，一般在局麻下进行，A 正确。

40. 考点：根尖周病的治疗原则

答案： D。

41. 考点： 牙髓塑化治疗

解析： C。牙髓塑化治疗的要求：患牙的根尖孔完全形成，具有明确的狭窄区且完整未遭破坏的状态，因为使牙齿变色而不用于前牙。年轻恒牙因为根尖孔未完成，所以不适用塑化治疗，C 正确。牙髓塑化治疗的适应证是成人后牙的牙髓和根尖周病，还用于弯曲细窄难以根管预备的特殊牙，不选 A、B、D、E。

42. 考点： 慢性根尖周炎的临床表现

解析： B。慢性根尖周炎是指因根管内长期存在感染及病原刺激物而导致根尖周组织呈现慢性炎症反应，表现为炎症性肉芽组织的形成和牙槽骨的破坏。X 线检查见围绕患牙牙根尖部的透射区是诊断慢性根尖周炎的关键依据。

43. 考点： 直接盖髓术的注意事项

解析： D。无菌操作防止牙髓感染，才能保证直接盖髓术的成功，D 正确。无痛术、动作轻巧、去净腐质和充分止血也是直接盖髓术的要求，但不是最重要最根本的。

44. 考点： 根管治疗操作原则

解析： D。根管治疗后需充分重视根充后的暂封，防止口腔细菌再度进入根管，须注意的操作环节如下：①平齐根管口或于根管口下 1～2mm 切断牙胶尖并垂直压实，暂封前擦净髓室内的糊剂；②暂封物厚度大于 3.5mm，最好使用双层材料才能提供必要的封闭，氧化锌类暂封物持续的时间一般为 1 周左右，玻璃离子水门汀持续的时间可至 1～3 个月。

45. 考点： 根尖周炎的治疗

解析： D。空管药物疗法是指根管预备消毒后，在根管口覆盖药物，不进行根管充填塑化而促使根尖周病变愈合。恒磨牙慢性根尖周炎均可采用空管药物治疗，其操作较简单，不需要完善的根管充填，减少操作时间及治疗次数，远期疗效也较理想。

46. 考点： 急性化脓性根尖周炎的引流

解析： D。急性化脓性根尖周炎自然的脓液引流通道包括：①经根尖孔、根管由龋洞排脓，此种途径预后良好，为最佳途径；②由牙周袋或牙龈沟排脓，预后不良；③通过骨髓腔穿过牙槽骨颊、腭侧骨壁，并穿过骨膜，由黏膜排脓，此种引流方式

是最常见的排脓方式。

47. 考点： 急性根尖周炎的临床表现

解析： D。急性根尖周炎浆液期初期，根周膜的血管扩张充血，咬合压力可将血管中的血液暂时挤走，使根尖周间隙压力减少，此时紧咬时疼痛缓解，是其特有的自觉症状，D 正确。咬合轻钝痛、牙根部发木感、根尖部不适感、患牙浮出感觉也是此期的症状，但并不是特有的。

48. 考点： 根尖周炎的病因

解析： D。根尖周炎的致病因素：①感染：是最主要因素（D 对），龋齿感染牙髓，通过根尖孔向根尖周组织扩散；②外伤；③化学药物刺激：牙髓治疗时如亚砷酸、甲酚醛等激惹根尖周围组织；④咬合损伤。

49. 考点： 急性根尖周炎的病理特点

解析： B。急性根尖周炎形成黏膜下脓肿时，因黏膜下组织疏松、张力小，脓肿内压力比骨膜下脓肿大大降低，故疼痛明显减轻，B 正确。脓肿位于牙槽窝内、牙周膜内时炎症局限，疼痛明显；脓肿达骨膜下，因骨膜致密、坚韧，脓液聚集不易引流，疼痛明显。

50. 考点： 第一次卫生革命的主要任务

解析： A。第一次卫生革命是针对严重危害人类健康的传染性疾病和寄生虫病展开的，通过控制传染源、预防接种、改善环境等措施，以控制传染病的流行，由个体预防扩大到社会群体预防。

51. 考点： 标准差的应用

解析： D。标准差、变异系数都是描述计量资料离散趋势或变异程度大小的指标。标准差应用于正态分布资料，结合均值与正态分布的规律估计医学参考值的范围；变异系数用于所比较度量单位不同或均数相差悬殊的两组（或多组）资料的变异程度。

52. 考点： 牙本质过敏症的表现

解析： C。牙本质过敏症的主要表现为刺激痛。当刷牙，吃硬物，酸、甜、冷、热等刺激时均可发生酸痛，尤其对机械刺激最敏感。

53. 考点： 二次污染物

解析： D。二次污染物是指排入到环境中的一次污染物在物理、化学、生物因素作用下，其本身

发生变化，或在环境中与其他化学物质发生化学反应，形成理化性质与一次污染物不同的新污染物。光化学烟雾是大气中的碳氢化物和氮氧化物等在强烈日光紫外线作用下，经光化学反应而生成的浅蓝色烟雾，属于二次污染物。

54. 考点： 潜伏期

　　答案： E。

55. 考点： 流行病学概念

　　解析： C。流行病学是研究人群中疾病与健康状况的分布及其影响因素，并研究防治疾病及促进健康的策略和措施的科学。研究对象是人群而非个体。

56. 考点： 乳牙浅龋的治疗

　　解析： D。38%氟化氨银具有腐蚀性和刺激性，涂布于牙齿上可使牙齿变黑，使用时一定要保护好口腔黏膜，并严禁使用于恒牙，D正确。氟化钠和氟化亚锡溶液不具有腐蚀性，A、B、E错误。10%酸性氟磷酸溶液是在氟化钠中加入磷酸调整pH为3，以提高氟化钠对牙质的作用，C错误。

57. 考点： 第一恒磨牙的拔除时间

　　解析： B。第一恒磨牙的拔牙时期在8~9岁为宜，如过早拔除使对颌牙伸长，可引起咬合关系错乱；过晚拔除，第二恒磨牙将难以整体向前移动，只能造成牙冠向近中倾斜，造成咬合关系不良。

58. 考点： 牙齿萌出

　　答案： D。

59. 考点： 年轻恒牙充填治疗的目的

　　解析： B。年轻恒牙充填治疗不强调恢复牙齿间的接触点，而是以恢复牙冠解剖形态为目的，B正确。

60. 考点： 乳牙的牙根吸收

　　解析： D。乳牙共20个，到一定时间后会因牙根吸收而自行脱落，以恒牙代之。这是一种生理现象，即为乳牙退换；乳牙牙髓腔大，牙髓组织丰富，在换牙前2~3年，牙根就开始吸收而使根尖孔变大。

61. 考点： 年轻恒牙龋特点

　　解析： E。由于年轻恒牙髓腔大，髓角尖高，牙本质小管粗大，髓腔又近齿表面，所以龋坏进展快，且易形成牙髓炎和根尖炎，E错；由于其进展迅速，病变组织隔层分界不清，A对；牙本质小管粗大，髓腔又近牙齿表面，牙髓易受细菌、化学及物理等外来刺激的影响，B对；牙体硬组织矿化程度比成熟恒牙釉质差，又易脱钙，常见龋蚀进展快同时病变组织较软，C对；由于矿化程度低使得染色较浅，D对。

62. 考点： 固定保持器

　　解析： C。舌弓保持器是固定式间隙保持器，C正确。丝圈式保持器、远中导板保持器是半固定式间隙保持器；功能性活动保持器是可摘功能性间隙保持器；间隙扩展器又分为固定和活动式。

63. 考点： 牙齿松动的原因

　　答案： B。

64. 考点： 药物过敏性口炎

　　解析： E。药物过敏性口炎是超敏体质者使用药物后发生变态反应而引起的黏膜及皮肤的变态反应性疾病。多为Ⅰ型变态反应，主要为肥大细胞和IgE参与。

65. 考点： 带状疱疹的特点

　　解析： E。水痘-带状疱疹病毒，进入脊神经或脑神经感觉神经节的神经元中潜伏，受到某种诱发因素如感冒、外伤等激发后，病毒活跃增值，引起神经节炎，并在相应神经分布的皮肤产生水疱，引起神经痛，E对。

66. 考点： 创伤性溃疡的鉴别诊断

　　解析： D。创伤性溃疡是由于物理性、机械性或化学性刺激而产生的口腔软组织损害；特点是慢性、深大的溃疡，周围有炎症增生反应，黏膜水肿明显。复发性阿弗他溃疡，是一种具有疼痛性、复发性、自限性等特征的口腔黏膜溃疡性损害，好发于唇、舌、颊等角化程度较差的部位。全身因素对两者的鉴别意义不大。

67. 考点： 复发性阿弗他溃疡的治疗

　　解析： C。转移因子可提高患者的免疫功能。注射转移因子或口服左旋咪唑治疗溃疡，可加速溃疡的愈合，近期疗效最佳，C对。针对与发病有关的全身和局部因素治疗，是病因治疗，可防止溃疡复发，一般需时较长；手术切除对于复发性阿弗他溃疡没有必要；补充营养为支持治疗；溃疡不伴发感染则不需要消炎治疗。

68. 考点：复发性阿弗他溃疡好发部位

解析：D。复发性阿弗他溃疡好发于无角化或角化较差的黏膜。唇、颊、舌腹、舌缘、软腭、悬雍垂是无角化或角化较差的黏膜，所以较常发生；硬腭是角化黏膜，很少发病，D正确。

69. 考点：良性黏膜类天疱疮的临床特点

解析：B。良性黏膜类天疱疮临床上表现为疱壁紧张，尼氏征阴性，A、E错误；本病又称瘢痕性类天疱疮，因其愈后可遗留瘢痕，C错误；本病为慢性发作过程，D错误；好发于牙龈，龈缘及邻近附着龈有弥散性红斑，其上有疱，B正确。

70. 考点：天疱疮发病机制

解析：B。棘层松解是由于上皮棘层细胞间张力原纤维及黏合物质发生变性、断裂破坏，细胞间桥溶解，而使棘细胞间联系力松弛、断裂，严重时失去联系、解离，则在棘层形成裂隙或疱。病变见于天疱疮等。

71. 考点：口腔念珠菌感染的诊断

解析：D。口腔念珠菌感染，涂片法检查特异而且容易操作，为临床首选的监测方法，一般在病损区取标本，D正确。唾液培养较繁琐，活体组织检查有创伤，均非首选方法，A、E错误。血清铁及维生素B_{12}测定不具备特异性，C错误。抗体测定的假阳性率高，也不是首选，B错误。

72. 考点：沟纹舌的治疗

解析：B。沟纹舌无症状者一般不需治疗。但应向患者解释该病为良性，舌体不会因为沟纹的加深而裂穿以消除患者的恐惧心理。应保持口腔清洁，用漱口剂以防裂沟中食物残屑、细菌的滞留。

73. 考点：天疱疮的临床分型

解析：E。天疱疮临床上可分为四型：寻常型、增殖型、落叶型和红斑型天疱疮。口腔内常见的是寻常型天疱疮，增殖型也有发生。落叶型和红斑型口腔病损少见。

74. 考点：口腔白斑病的临床表现

解析：E。口腔白斑病的临床表现可分为：①斑块状，表现为白色或灰白色均质斑块；②皱纹纸状，表现为皱纸状斑块；③颗粒状，表现为颗粒状红白间杂病损；④疣状，表现为白色不规则隆起伴有乳头状突起；⑤溃疡状，表现为在白色斑块的基础上

有溃疡形成。白色凝乳状假膜是白色念珠菌病的口腔表现，E错。

75. 考点：口腔白斑病类别

解析：B。口腔白斑病属癌前病变，但并不是白斑就一定癌变。有癌变倾向的白斑情况：①发病位于舌缘、舌腹、口底、软腭复合体及口角联合区；②非均质型白斑（疣状型、颗粒型和溃疡型）；③年龄越大，得病时间越长者；具有上皮异常增生者；④与吸烟和念珠菌感染有关，伴有念珠菌感染的白斑更易恶变；⑤女性恶变率高于男性。白斑区发现溃疡或基底变硬、表面增厚显著时，或已证明具有癌前改变的损害，应及早予以手术切除。

76. 考点：慢性龈炎的诊断

解析：C。慢性龈炎患者常在刷牙或咬硬物时牙龈出血，一般无自发性出血。当牙龈有炎症时，由于组织的水肿或增生，龈沟的探诊深度可达3mm以上，临床上不能探到牙釉质牙骨质界。根据患者年龄、主诉症状、是否累及牙釉质牙骨质界等，首先考虑可能为慢性龈炎。

77. 考点：慢性龈炎的临床表现

解析：C。患者牙龈出血，牙龈红肿，探诊深度≤3mm，X线片未见牙槽嵴顶吸收，可见无牙周袋及附着丧失形成，符合慢性龈炎的临床表现。

78. 考点：牙龈瘤的主要病理变化

解析：C。妊娠期龈瘤的主要病理变化是血管内皮细胞增生呈实性片块或条索，也可是小血管或大的薄壁血管增多，间质常水肿，炎症细胞浸润不等，与题干相符，C正确。纤维性龈瘤富含纤维组织和成纤维细胞；血管性（肉芽肿性）牙龈瘤主要由肉芽组织所构成，含有较多的炎症细胞及毛细血管，纤维组织较少；巨细胞性牙龈瘤主要出现多核破骨巨细胞。

79. 考点：根分叉病变的治疗原则

解析：E。此时为Ⅲ度根分叉病变，但牙根周围骨量尚足，而牙半切除术的条件是"某一根的病变已经严重到不能保留，而另一牙根尚好，有支持骨，不松动"。

80. 考点：牙周脓肿的诊断

解析：D。题干描述患者有明显的牙齿松动，因此为牙周疾患，可排除龈乳头炎、急性多发性龈

脓肿。扣诊有波动感，且溢脓，符合脓肿表现，故最有可能的诊断是牙周脓肿，D 正确。

81. 考点：青春期龈炎的诊断

解析：A。患者龈乳头球形肥大，而龈缘炎病变应在龈缘，且慢性龈缘炎为长期刺激造成，患者处于青春期，首先考虑青春期龈炎，且其特征为轻刺激易出血，龈乳头肥大，牙龈色、形、质改变与普通龈炎相同，故诊断为青春期龈炎。

82. 考点：慢性牙龈炎的治疗

解析：D。慢性牙龈炎的治疗：一般通过龈上洁治术彻底清除菌斑、牙石等刺激因素，炎症可在 1 周左右消退，对于炎症严重患者，可配合局部药物治疗，一般不应全身用药。

83. 考点：氟牙症的诊断

解析：B。全口牙白垩色到褐色斑，个别牙牙釉质实质性缺损，探缺损处质硬，且该患者生活在晋西高氟地区，最可能诊断为氟牙症，B 正确。四环素牙、牙釉质发育不全无探缺损处质硬，A、C 错误。牙本质发育不全的牙多半透明或乳光色，牙齿易磨耗而极平，D 错误。特纳牙涉及个别牙，而不是全口牙，E 错误。

84. 考点：急性浆液性根尖周炎的诊断依据

解析：A。急性浆液性根尖周炎的诊断依据为：①自发性持续疼痛，牙齿有浮起感，最初咬紧患牙觉舒服，后期不敢咬合；②病原牙有龋坏或非龋性牙体疾病，叩诊疼痛明显，可有轻度松动；③牙髓温度测验及电活力测验均无反应；④X 线片示：根尖间隙增宽。

85. 考点：慢性牙髓炎的诊断

解析：D。慢性闭锁性牙髓炎多可查及深龋洞，探诊较迟钝，无肉眼可见露髓孔，温度测验多为热测迟缓痛或表现为迟钝，叩痛（+），该患者症状与此相符，可诊断为慢性牙髓炎。

86. 考点：慢性闭锁性牙髓炎的诊断

解析：D。通过组织切片中可见慢性炎细胞浸润得出此病是慢性牙髓炎的一种，排除 A、B。该切片可见胶原纤维包绕组织坏死区，排除 C、E。

87. 考点：慢性闭锁性牙髓炎的诊断

解析：B。患牙有深龋但未穿髓，有自发痛史，现遇冷热痛，电测反应迟钝，叩诊（±）。这些都

是慢性闭锁性牙髓炎的诊断指标，B 正确。可复性牙髓炎不会出现自发痛，A 错误。慢性增生性牙髓炎和慢性溃疡性牙髓炎均有穿髓孔，C，D 错误。出现牙髓坏死后，电测无反应，E 错误。

88. 考点：急性根尖周炎的急症处理

解析：C。急性根尖周炎的急症处理是建立引流，抗菌止痛，首选开髓拔髓，通畅根管，C 正确。开髓开放无法清除根管系统内坏死的牙髓，A 错误。局部麻醉不是全部的处理，B 错误。因急性根尖周炎牙髓可能已经坏死，不必封失活剂，D 错误。没有拔除指征，E 错误。

89. 考点：根管治疗

解析：A。次氯酸钠和过氧化氢的联合应用能去除根管内容物，溶解组织；产生新生氧从而破坏和杀灭病原微生物，起润滑作用，B、C、D、E 正确。但是它们不具备溶解根管壁牙本质的作用，这需要使用 EDTA 螯合剂来实现，因此溶解根管壁牙本质不能以次氯酸钠和过氧化氢的联合应用来实现。

90. 考点：表浅龋坏的预防

解析：D。对于 2 岁患儿的上前牙近中邻面表浅龋坏，通常采用局部涂氟和保持局部清洁来抑制龋损的发展。因患儿只有 2 岁，吞咽反射尚未完全建立，可能会吞食过量的含氟牙膏。

91. 考点：邻面龋、深龋的检查方法

解析：E。冷食痛，持续时间短，近中边缘嵴略透暗色，探诊龋深，未发现穿髓孔，提示是邻面龋、深龋，对于视诊和探诊不能确定的龋损，如邻面龋、潜行性龋、洞底继发龋，应拍摄 X 线片。

92. 考点：汞中毒的诊断

答案：A。

93. 考点：医患关系模式

解析：B。指导－合作型模式主要适用于急性病患者的治疗过程，因为此类患者神志清楚，但病情重、病程短，对疾病的治疗及预后了解少，自觉地把医生放在相当权威的地位上，相信医生掌握了足够的知识和技能来帮助自己，所以愿意听从医生的意见，配合医生的安排。

94. 考点：沙门菌食物中毒的诊断

解析：A。集体发病、典型的胃肠道症状和黄

绿色水样便、高烧、进食肉蛋类食物等均表明是沙门菌食物中毒，A 正确。变形杆菌食物中毒起病急骤，恶心、呕吐、中上腹痛、腹泻，大便一天数次至数十次，多为有恶臭的稀水便，含黏液，部分患者有里急后重症状，B 错误。引起肉毒杆菌食物中毒的食品多为发酵制品，且临床表现以神经系统受损为主，C 错误。副溶血性弧菌主要见于食用海产品，D 错误。葡萄球菌食物中毒起病急骤，有恶心、呕吐、中上腹痛和腹泻，以呕吐最为显著。呕吐物可呈胆汁性，或含血及黏液，E 错误。

95. 考点： 实验研究

解析： D。流行病学研究按照性质可分为观察法、实验法、理论研究等。其中实验流行病学又称现场实验，是指在研究者的控制下对人群采取某项干预措施或施加某种因素或消除某种因素以观察其对人群发生或健康状态的影响。因此，本题的方法属于实验研究。

96. 考点： 乳牙滞留的诊断

解析： A。此患儿口腔中 I 松动 III 度，而 1 已从舌侧萌出，排除 B。本题中没有出现根尖周炎的症状，排除 C。没有出现牙周袋，排除 D。没有提到外伤史，排除 E。乳牙滞留是乳牙脱落时间晚于正常，此患儿恒牙已经萌出，但乳牙尚未脱落。

97. 考点： 口腔白斑病的诊断

解析： D。该患者有 10 年吸烟史，口腔内有白色斑块，质地稍硬，不能被擦掉，最有可能是口腔白斑病，D 正确。白色水肿多表面光滑，可以被擦掉，A 错误。假膜型念珠菌病的假膜能被擦掉，B 错误。皮脂腺异位呈淡黄颗粒，表面光滑，C 错误。口腔扁平苔藓在颊侧多表现为网状花纹，E 错误。

98. 考点： 唇疱疹的诊断

解析： E。复发性疱疹性口炎多发生在口唇或接近口唇处，故又称为复发性唇疱疹，可有诱因，如感冒后复发，表现为簇集性小水疱，病损区有刺激痛、灼痛、痒等症状，E 正确。

99. 考点： 血管神经性水肿的诊断

解析： B。血管神经性水肿急性起病，病变好发于头面部疏松结缔组织处，如唇、舌、颊、眼睑、耳垂、咽喉等，上唇较下唇好发。开始患处皮肤或黏膜有瘙痒、灼热痛，随之发生肿胀；当肿胀迅速发展时，患者常自觉患处逐渐肿起，且有发紧膨胀感；肿胀区界线不明显，按之较韧而有弹性，无明显痛感；肿胀可在数小时或 1~2 天内消退，不留痕迹，但能复发。根据患者表现，最可能是血管神经性水肿。

100. 考点： 口腔白斑病的临床表现

解析： C。该患者左侧颊黏膜见 1cm×1.5cm 的白色斑块，界限清楚，微高出黏膜，表明口腔白斑病的可能性大。病损表面有小结节状突起，提示可能是疣状白斑，上皮异常增生的可能性大。

101. 考点： 急性龈乳头炎的诊断

解析： D。急性龈乳头炎可表现为局部牙龈乳头发红肿胀，探触和吸吮时易出血，有自发性的胀痛和明显的探触痛。检查可见龈乳头鲜红肿胀，探触痛明显，易出血，有时局部可查到刺激物，牙可有轻度叩痛。

102. 考点： 口腔念珠菌病的诊断

解析： D。口腔念珠菌病病理可见上皮表层水肿，角化层内有中性粒细胞浸润，形成微小脓肿，上皮棘层增生，钉突呈圆形，基底膜部分被炎症破坏，角化层或上皮外 1/3 可见菌丝，PAS 染色强阳性，D 正确。

103. 考点： 疣状型口腔白斑的临床表现

解析： D。疣状型口腔白斑病损害呈灰白色，厚而高起，表面呈刺状或绒毛状突起，粗糙，质稍硬，多发生于牙槽嵴、唇、上腭、口底等部位，显微镜下可见上皮过度角化，棘层增厚，可为诊断为疣状型口腔白斑病。

104. 考点： 口腔扁平苔藓的诊断

解析： C。盘状红斑狼疮黏膜损害表现为圆形红斑或糜烂，较周围黏膜凹下，四周白纹呈放射状，皮肤损害多发生在头面部，典型蝴蝶斑，排除 A；患者近期未服用过任何药物，排除 B；多形性红斑多见唇部，大面积糜烂，灰白色假膜，无白花纹，排除 D；口腔白斑病无丘疹出现，无网状花纹，无皮肤表现，排除 E；口腔扁平苔藓口腔黏膜表现为灰白色针头大小的小丘疹，稍高于黏膜，散在或成簇发生，四周可见各种形状条纹，皮肤表现为紫红色或暗红色多角形扁平丘疹。

105. 考点：一期梅毒损害的临床表现

解析：B。根据该患者的接触史和临床表现，可诊断为一期梅毒，主要表现为硬下疳，多为1个，有时也为多发，单个直径1~2cm，为圆形或椭圆形无痛性溃疡，边缘隆起，表面干净无脓性物，触之有软骨样硬度。

106. 考点：地图舌的诊断

解析：B。地图舌主要出现在舌背，有时也见于舌尖、舌缘、舌腹，中央区丝状乳头萎缩凹陷，黏膜充血发红表面光滑，周边区舌乳头增厚，与周围黏膜分界明显，一般无不良感觉，该患者表现符合地图舌症状。

107. 考点：根尖诱导成形术适应证

解析：E。该患儿恒切牙深龋导致牙髓症状出现，适宜做根尖诱导成形术，E正确；盖髓术为去腐露髓或极近髓腔时应用，要求不存在牙髓炎症，排除A；干髓术只适用于感染存在于冠髓的患牙，排除B；活髓切断术应在炎症范围确定的基础上进行，排除C；根管治疗术应在根尖诱导成形后根尖孔形成或根尖封闭后进行，排除D。

108. 考点：残髓炎的诊断

解析：B。残髓炎患者有牙髓治疗史，患牙治疗后近期又出现慢性牙髓炎的症状，如自发性钝痛、发散性隐痛、温度刺激痛等，常有咬合不适或轻度咬合痛。根据患者表现，最可能是残髓炎。

109. 考点：根尖周炎的治疗

解析：D。病例为急性根尖周炎转为慢性，清除感染源应为治疗的首要任务，因为存在残根，所以牙髓炎症是引起根尖周炎的主要原因，应做根管治疗，清除根管内牙髓感染源。

110. 考点：牙体折断的原因

解析：E。无基釉缺乏牙本质支持，在承受咬合力时易折裂。除前牙外，一般情况下都应去除所有无基釉。此患者银汞充填后舌侧牙体部分折断，最可能的原因是制备洞形时没有去除无基釉，导致剩余部分牙体抗力不足而发生折断。

111. 考点：龋病的诊断

答案：C。

112. 考点：龋病的预防

答案：E。

113. 考点：牙髓-牙周联合病变的急性期治疗原则

解析：B。牙髓-牙周联合病变的急性期治疗原则为开髓引流，可以解除疼痛，B正确。疼痛没有解除，炎症没有控制，不能进行充填和修复，A错误。消炎止痛没有解除根本，C错误。促进牙周软组织健康也要在解除病源之后，D错误。使用氟化物不用于急性期的治疗，E错误。

114. 考点：牙髓-牙周联合病变的治疗

解析：D。一级预防亦称为病因预防，是针对致病因素的预防措施，分针对环境的措施和针对机体的措施。二级预防是指早期发现、早期诊断、早期治疗，防止或延缓疾病的发展。三级预防包括积极治疗、预防伤残、做好康复。

115. 考点：牙髓-牙周联合病变的治疗

解析：C。牙髓-牙周联合病变经过急性期治疗，牙髓开髓引流、清除炎症，还需解决牙周疾病的问题，需行左下第一恒磨牙牙周治疗，C正确。没有牙本质敏感症，A错误。充填等到后期进行，B错误。没有咬合问题，不需要调𬌗，D错误。没有必要拔除，E错误。

116. 考点：牙本质敏感症的诊断

解析：D。牙本质敏感症主要表现为刺激痛，尤其对机械刺激最敏感。用探针尖在牙面上寻找一个或数个敏感点或敏感区，引起患者特殊的酸、软、痛症状。

117. 考点：牙本质敏感症的治疗

解析：A。牙本质敏感症的发病机制中，流体动力学说被广为接受，故以封闭牙本质小管为目的的脱敏治疗被认为是目前治疗该病的方法。

118. 考点：牙龈肥大的原因

解析：B。根据题意考虑患者为青春期龈炎，病因包括青春期少年未养成良好的刷牙习惯，在错𬌗拥挤、口呼吸以及戴各种正畸矫治器的情况下，前牙、替牙部位易发生牙龈的炎症；青春期内分泌特别是性激素的改变，可使牙龈组织对微量局部刺激物产生明显的炎症反应。

119. 考点：牙龈肥大的治疗措施

解析：C。牙龈肥大的治疗措施：应用正确的刷牙方法刷牙，改正口呼吸的习惯；洁治术去除菌斑和牙石，或可配合局部药物治疗、龈袋冲洗及袋内上药，给予含漱剂清洁口腔；病程长且过度肥大增长者，常须手术切除。

120. 考点：急性坏死性溃疡性龈炎的诊断

解析：C。本病可能为急性坏死性溃疡性龈炎，该病是由于口腔内原已存在的梭形杆菌和螺旋体大量增加和侵入组织，因此有意义的辅助诊断应该是革兰染色涂片检查有无致病细菌的存在。

121. 考点：急性坏死性溃疡性龈炎的检查

解析：C。急性坏死性溃疡性龈炎是口腔梭形杆菌和螺旋体大量增加和侵入组织，造成牙龈上皮和结缔组织浅层的非特异性急性坏死性炎症，预计检查后异常表现在螺旋体和梭形杆菌数量明显增加。

122. 考点：急性坏死性溃疡性龈炎的治疗

解析：E。本病的治疗应着眼于消灭致病菌，因为本病为厌氧菌感染，所以全身最佳用药应该是甲硝唑或替硝唑等抗厌氧菌药物，有助于疾病的控制。

123. 考点：龋病的诊断

答案：B。

124. 考点：龋病的修复

答案：B。

125. 考点：龋病的治疗

答案：B。

126. 考点：统计推断

解析：C。统计推断是推断样本所属总体的总体率是否相等。对两个样本的资料来说，备择假设 H_0：总体率之间相等，即 $\pi_1 = \pi_2$；总体率之间不相等，又结合临床知识考虑到糖尿病患病率与体重指数之间的正相关关系，备择假设 H_1：$\pi_1 > \pi_2$。

127. 考点：检验方法

解析：E。当样本量较大时，二项分布近似正态分布，故两大样本率比较时可用 Z 检验，其统计量 $Z = |P_1 - P_2| / S_{p_1-p_2}$。

128. 考点：总体均数可信区间及其估算方法

解析：C。在标准正态分布中，（-1.96~1.96）的曲线下面积为 0.95；（-2.58~2.58）的曲线下面积为 0.99，$Z = 2.95 \geq 2.58$，则概率 P 为 $\leq$（1 - 0.99），即 ≤ 0.01。

129. 考点：药物过敏性口炎的诊断

解析：B。药物过敏性口炎的口腔症状包括充血、水疱、糜烂等。皮肤病损好发于口唇周围、颜面部，四肢下部，手足的掌背两面等，典型的表现为虹膜状红斑。

130. 考点：药物过敏性口炎的治疗

解析：D。药物可使用抗组胺药、10% 葡萄糖酸钙加维生素 C 静脉注射、肾上腺皮质激素。病情特别严重时，可给予肾上腺素皮下注射，局部对症治疗。

131 ~ 132.

考点：牙周疾病的诊断

解析：B、E。糖尿病型牙周炎表现合并糖尿病和牙周炎的症状，因为糖尿病，组织愈合缓慢，血糖控制不好，易出血和发生牙周脓肿。掌跖角化 - 牙周破坏综合征为遗传性疾病，属于常染色体隐性遗传，双亲必须均携带常染色体基因才使其子女患病，其特点是手掌和脚掌部位的皮肤过度角化、皲裂和脱屑，牙周组织严重破坏。

133 ~ 135.

考点：咬合发育异常的治疗

解析：B、C、A。功能性活动保持器同时保持近远中间隙，同时保持垂直间隙，还能行使咀嚼功能，适应证为单侧或双侧乳牙缺失两个以上者、双侧多个乳牙丧失者、乳前牙丧失者。丝圈保持器适用于单侧或双侧单个乳磨牙早失，第二乳磨牙早失，第一恒磨牙完全萌出。远中导板保持器用于第二乳磨牙早失，第一恒磨牙尚未萌出或萌出不足。

136 ~ 139.

考点：致龋菌

答案：A、D、E、C。

140 ~ 142.

考点：调查方法

解析：A、B、E。①普查的最大优点是能发现调查人群中的全部病例，以利于及时治疗，或用作项目开发的依据。缺点是这种调查需要的工作量大，成本太高，所以只能在较小范围内使用，如计划在一所或几所学校或某个社区开展的口腔保健活动，在此之前可使用普查以准确获得疾病的基线资料。②抽样调查是用样本人群调查的结果，推断总体人群的现患情况。前提条件是抽取的样本数量足够大，调查的数据可靠，这种调查方法的优点为省时间、省劳力和省经费，且所得资料同样具有代表性。③问卷调查主要用于收集多方面的信息，包括研究对象的属性、口腔健康知识、态度和行为，口腔健康相关生活质量。

143～145.

　　考点：各种口腔黏膜病的临床表现

　　解析：B，E，C。复发性疱疹性口炎即唇疱疹，容易在抵抗力低时出现唇部损害；复发性阿弗他溃疡有"黄、红、凹、痛"的特征；药物过敏性口炎口腔病损呈现多形性，典型的皮肤病损为虹膜状红斑。

146～148.

　　考点：口腔黏膜斑纹类疾病的病理特点

　　解析：C，B，E。口腔扁平苔藓的病理特点为：上皮过度不全角化、基底层液化变性及固有层密集的淋巴细胞浸润带。慢性盘状红斑狼疮的病理特点为：上皮过度不全角化，角化层可有剥脱，粒层明显，基底细胞显著液化变性，固有层血管周围有密集淋巴细胞及少量浆细胞浸润。肉芽肿性唇炎的病理特点为固有层以及黏膜下的肉芽肿，慢性炎细胞浸润呈灶状聚集至血管、淋巴管周围。

149～150.

　　考点：创伤性溃疡

　　解析：A，B。贝氏溃疡由婴儿吮吸拇指或过硬的橡皮奶头引起，固定发生于硬腭、双侧翼钩处黏膜表面，双侧对称性分布；溃疡表浅，婴儿哭闹不安、拒食。李－弗溃疡专指发生于婴幼儿舌腹的溃疡，因过短的舌系带和过锐的新萌中切牙长期摩擦引起，舌系带处充血、肿胀、溃疡；久不治疗则转变为肉芽肿性溃疡，扪诊有质韧感，影响舌活动。

第三单元

1. 考点：肺炎的感染途径

解析：E。病原体可通过空气吸入、血行播散、邻近感染部位蔓延、上呼吸道定植菌的微量吸入而引起社区获得性肺炎。医院获得性肺炎还可通过误吸胃肠道的定植菌（如胃食管反流）和通过人工气道吸入环境中的致病菌引起。

2. 考点：肺源性心脏病的治疗原则

解析：E。慢性肺心病引起右心室肥厚、扩大的先决条件是肺功能和结构的不可逆性改变，发生反复的气道感染和低氧血症，导致一系列体液因子和肺血管的变化，使肺血管阻力增加，肺动脉血管的结构重塑，产生肺动脉高压。所以急性加重期应积极控制感染，通畅呼吸道，改善呼吸功能，纠正缺氧和二氧化碳潴留；控制呼吸和心力衰竭；积极处理并发症。参考痰菌培养及药敏试验选择抗菌药物。常用的有青霉素类、氨基糖苷类、喹诺酮类及头孢菌素类抗感染药，且必须注意可继发真菌感染。

3. 考点：肺结核的诊断

解析：C。痰结核菌检查是确诊肺结核最特异性的方法，痰中找到结核分枝杆菌是确诊肺结核的主要依据。痰内一旦发现结核分枝杆菌，肺结核的诊断便可确定。同时痰涂片是诊断肺结核，发现传染源最准确的方法。

4. 考点：再生障碍性贫血的治疗

解析：A。非重型再生障碍性贫血的治疗国内目前仍以雄激素为首选，作用机制包括提高体内红细胞生成素的水平和直接促红系造血。雄激素类药物主要有司坦唑醇和睾酮。

5. 考点：糖尿病的临床表现

解析：B。糖尿病的一般症状为多尿、多饮、多食和体重减轻，常伴有软弱、乏力，许多患者有皮肤瘙痒。1 型糖尿病起病较急，病情较重，症状明显；2 型糖尿病起病缓慢，病情较轻，症状不明显，甚至无任何自觉症状。

6. 考点：无排卵性功能失调性子宫出血子宫内膜病理变化

解析：D。无排卵性功能失调性子宫出血的子宫内膜呈增生期变化，无分泌期变化，增生程度因雌激素水平、作用时间长短及内膜对雌激素反应敏感性不同而表现各异。可表现为子宫内膜增生症、增殖期子宫内膜或萎缩性子宫内膜，后者多见于绝经过渡期患者。

7. 考点：二尖瓣型心

解析：B。梨型心常见于二尖瓣狭窄，故又称二尖瓣型心。左心房显著增大时，胸骨左缘第 3 肋间心浊音界增大，使心腰消失。当左心房与肺动脉段均增大时，胸骨左缘第 2、3 肋间心浊音界增大，心腰更为丰满或膨出，心界如梨型。

8. 考点：肝硬化的临床表现

解析：B。肝硬化患者肝功能减退的临床表现：①全身症状：消瘦乏力、肝病面容、水肿等；②消化道症状：黄疸；③出血倾向和贫血；④内分泌紊乱：蜘蛛痣、肝掌等。脾大是门静脉高压的表现。

9. 考点：酸碱平衡

解析：B。代谢性酸中毒是临床最常见的酸碱失调。酸性物质聚集过多或 HCO_3^- 丢失过多均可引起。它的明显表现是呼吸深、快，呼出气带有酮味。检测血液 pH 和 HCO_3^- 可有明显下降。但只要消除病因、补充液体，较轻者常可自行纠正，不必使用碱性药物。呼吸变浅、变慢是代谢性碱中毒的症状。

10. 考点：消化性溃疡的概念

解析：E。消化性溃疡是人类的常见病，男性多于女性，可发生于任何年龄段，常发生于胃、十二指肠，十二指肠溃疡多于胃溃疡，童年和老年亦罕见，E 不正确。

11. 考点：妊娠期高血压疾病基本病理生理变化

解析：E。妊娠期高血压疾病的基本病理生理变化是全身小动脉痉挛。肾素血管紧张素前列腺素系统平衡失调，慢性弥散性血管内凝血，血液高度浓缩，水、钠严重潴留都是在全身小动脉痉挛这个基本病理生理变化上发生的，A、B、C、D 均不正确。

12. 考点：高压蒸汽灭菌的适用范围

解析：C。高压蒸汽灭菌法可杀灭细菌芽孢和

22

各类微生物，是灭菌效果最好、应用最广的灭菌方法。适用于一般器械、生理盐水、玻璃容器及注射器、布类、纱布、棉花、橡胶及各类耐高温耐湿等物品的灭菌。但是明胶海绵、凡士林、油脂、液体石蜡和各种粉剂等物品不宜用高压蒸汽灭菌，可选用干热灭菌法。

13. 考点：戊二醛消毒的适用范围

解析：E。戊二醛使菌体的蛋白质灭活，杀灭细菌真菌病毒和芽孢；2%溶液用于各种内镜消毒，不耐热手术器械、导管注射器、口镜、口腔科器械、透析器械消毒。而可见光固化器光纤适用于高温灭菌。

14. 考点：常用局麻药物

解析：D。利多卡因毒性较普鲁卡因大，用于局部麻醉时，一次最大用量为300～400mg，使用时应分次小量注射。

15. 考点：口腔颌面部感染发生的因素

解析：E。口腔颌面部感染的发生一方面取决于细菌的种类、数量和毒力，另一方面取决于机体的抵抗能力和感染发生的部位。A和C没有提到细菌的毒力和机体抵抗力，B没有提到机体抵抗力，D有无异物存在和细菌的种类及数量不直接相关，A、B、C、D都不正确。E同时提到了影响感染发生的两大因素。

16. 考点：口腔颌面部感染的特点

解析：A。口腔是消化道、呼吸道起始端，存在需氧菌和厌氧菌，所以混合感染多见，B说法正确；颜面皮肤上有大量微生物存在，机体抵抗力下降时发生感染，E说法正确；颜面及颌骨周围潜在筋膜间隙，牙源性感染容易波及颌骨和周围软组织，C说法正确；血液循环，淋巴系统丰富口腔颌面部感染沿淋巴引流扩散，引起区域淋巴结炎，D说法正确；口腔颌面部的感染以牙源性为主，A说法错误。

17. 考点：下颌的智齿冠周炎炎症的扩散途径

解析：C。下颌智齿冠周炎的炎症可沿下颌外斜线向前扩散，在相当于下颌第一磨牙颊侧黏膜转折处的骨膜下形成脓肿，脓肿破溃后可在下第一磨牙的颊侧部位发生面颊瘘，C正确。由于下颌骨外斜线的走行，所以脓液不易在第三、第二磨牙位置的骨膜下聚集，所以不会形成脓肿，同时外斜线

的位置不到达第二、第一前磨牙的位置，所以也不会造成脓液的聚集。

18. 考点：咬肌间隙感染的并发症

解析：E。咬肌间隙感染的典型症状是以下颌支及下颌角为中心的咬肌区肿胀、压痛，伴明显张口受限及疼痛。由于咬肌在下颌角及下颌支处附着宽广紧密，咬肌又非常坚实，故脓肿形成后难以自溃，也不易触及波动感，但局部常有明显疼痛，触压可出现凹陷性水肿。若不及时做脓肿切开引流，使脓液长期潴留于下颌骨表面，容易引起边缘性骨髓炎。咬肌间隙脓肿切开多采用口外切口，脓肿切开后，应注意探查骨面是否粗糙或破坏，如证实已并发下颌骨边缘性骨髓炎，应及早行死骨清除术，以免延误治疗。

19. 考点：新生儿颌骨骨髓炎的感染来源

解析：B。新生儿的骨髓炎以血源性感染多见，但亦可因牙龈损伤或母亲患化脓性乳腺炎，哺乳时病原菌直接侵入而引起。患泪囊炎或鼻泪管炎时也可伴发上颌骨骨髓炎。

20. 考点：颌面部硬组织损伤的特点

解析：C。颌面部硬组织损伤有一般硬组织损伤的共性，如出血、肿胀、疼痛、硬组织移位、感觉异常和功能障碍等。但颌面部损伤由于解剖和生理特点，有其独具的特征，最主要的是上下颌骨之间借助牙列形成咬合关系，若骨折处理不当，会影响咬合与咀嚼功能。

21. 考点：颌面创伤清创术

解析：C。颌面部清创时如伤口有急性炎症，异物在大血管旁，定位不准确，术前准备不充分或异物与伤情无关可暂不摘除，排除A、B、D、E。

22. 考点：唇的血供

解析：B。唇的血供主要来自面动脉分支的上、下唇动脉，静脉血经面静脉回流。面动脉主要分支分布于上下唇、鼻背与鼻翼、舌下腺、软腭及扁桃体、颏部各肌与皮肤等。

23. 考点：小儿颌下间隙感染的来源

解析：D。引起儿童下颌下间隙感染最多来源是淋巴腺源性，儿童腺源性感染多发主要是因为儿童淋巴屏障功能发育不全所致。外伤不是引起间隙感染的首要原因，排除A；牙源性是引起成人间隙感染

23

感染的主要原因，而不是小儿，排除 B；血源性是引起新生儿颌骨骨髓炎的主要原因，排除 C；下颌下腺源性不是腺源性，排除 E。

24. 考点：局部麻醉药的应用

解析：A。三叉神经痛若疼痛明显且口服药无效，可以采用药物封闭疗法，普鲁卡因的毒性和副作用小，穿透力和弥散性差，故临床上常用1% ~ 2%的普鲁卡因行疼痛神经支的阻滞麻醉。

25. 考点：颌骨骨折伴发脑脊液鼻漏的处理原则

解析：C。上颌骨水平高位骨折时常常伴发脑脊液漏，这时的处理原则应是尽量避免感染由漏口向颅内扩散，故应使用抗生素，保持漏口局部的清洁，同时观察脑脊液量及色泽，判断病情的严重程度，在脑脊液停止一定时间后才处理颅骨骨折，排除 A、B、D、E。进行鼻腔冲洗，有可能导致感染扩散是很危险的操作。

26. 考点：上颌骨骨折诊断 X 线投影方法

解析：B。华特位（顶颏位）主要用来观察鼻窦、眼眶、颧骨和颧弓，亦可观察上颌骨，故上颌骨骨折时了解骨折部位、上颌窦情况以及颧骨和颧弓有无伴发骨折，华特位是最佳选择。

27. 考点：软组织损伤的处理

解析：D。唇、舌、耳、鼻及眼睑断裂伤，但离体组织尚完好，为了恢复组织功能和结构的完整性，一般应尽量将离体组织缝回原处，但离体组织在体外超过 6 个小时以后，就基本失去活性了，缝合回去反而成为感染源，此外离体组织在缝合前尽量保存在生理盐水中。

28. 考点：阻滞麻醉的方法

解析：E。下颌第一磨牙的颊侧牙龈由颊长神经支配，舌侧牙龈由舌神经支配，牙周膜及牙槽骨由下牙槽神经支配。

29. 考点：血块机化

解析：D。拔牙后约24小时，来自牙槽骨壁的成纤维细胞向血块内生长，同时来自邻近血管的内皮细胞增殖，形成血管芽，并连成毛细血管网，肉芽组织形成血块机化开始，拔牙后3~4天更成熟的结缔组织开始替代肉芽组织，至20天左右基本完成，血块机化完成。

30. 考点：术前准备

解析：E。为保障手术的顺利进行，需要充分作好术前准备，包括生理和心理的准备。术前胃肠道的准备中，需要从术前12小时开始禁食，术前4小时禁水，以防因麻醉或手术过程中的呕吐引起窒息或者吸入性肺炎。

31. 考点：牙拔除术并发症

解析：D。口腔上颌窦交通多发生于上颌磨牙取根致牙根移入上颌窦，窦底穿孔；也可因磨牙根尖病变致窦底骨质缺如，搔刮病变时窦底穿孔。术中可用鼻腔鼓气法检查是否有口腔上颌窦交通。

32. 考点：干槽症的特征性表现

解析：E。干槽症的特点是拔牙后3~4天才出现持续性疼痛，拔牙窝内空虚、骨面暴露、牙槽壁触痛、对冷热敏感，拔牙创内无血凝块，虽有时拔牙窝内有腐败变性血块，但非正常血凝块，故 E 正确。开口受限、冷热痛、术后 1~3 天放射性疼痛、术后 3~5 天肿痛未开始消退都不是干槽症的特征性表现，A、B、C、D 错误。

33. 考点：牙挺的使用原则

解析：E。牙挺的使用原则：①绝不能以邻牙作支点，除非邻牙也需同时拔除；②除拔除阻生牙或颊侧去骨者外，龈缘水平处的颊侧骨板一般不应作为支点；③龈缘水平处的舌侧骨板也不能作为支点；④必须以手指保护，以防牙挺滑脱伤及邻近组织；⑤用力必须有控制，挺刃的用力方向必须正确。

34. 考点：下颌阻生牙拔除的适应证

解析：B。骨埋伏阻生牙拔除难度较大，手术创伤可能导致邻牙损伤和神经损伤等严重并发症，如无任何症状，可以观察。

35. 考点：乳牙拔除的注意事项

解析：D。乳牙滞留影响恒牙萌出时须拔除，此时乳牙深面与恒牙胚距离很近，应注意保护，拔牙创禁忌搔刮以免损伤恒牙胚，导致恒牙发育和萌出障碍。

36. 考点：眶下间隙感染扩散途径

解析：D。眶下间隙感染向颅内扩散途径是面前静脉，内眦静脉，眼静脉。眶下间隙内的静脉回流应是颅内海绵窦、眼静脉、内眦静脉、面前静脉，由于眶下间隙内这些静脉内瓣膜少而薄弱、发育不良、封闭不全，不能阻挡逆流，又加之这些静脉走行于肌肉中，肌肉收缩时血液可逆流，当面部发生疖、痈感染时可向颅内扩散，致海绵窦血栓性静脉炎。

37. 考点：口腔颌面部脓肿形成后的治疗措施

解析：D。化脓性炎症已经形成脓肿或脓肿已经破溃但引流不畅者，必须进行切开引流，并同时应用抗生素，可辅助进行局部外敷药物热敷及全身的对症治疗及支持治疗。

38. 考点：颊间隙感染的来源

解析：A。颊间隙感染常见源于上、下颌磨牙的根尖脓肿或牙槽脓肿穿破骨膜，侵入颊间隙；也可因颊部皮肤损伤、颊黏膜溃疡继发感染，或颊、颌上淋巴结的炎症扩散所致。

39. 考点：放射性颌骨骨髓炎临床表现

解析：E。放射性颌骨骨髓炎病程进展缓慢，往往在放射治疗后数月到十余年后才出现症状，发病初期呈持续性针刺样疼痛；由于放疗引起黏膜或皮肤溃疡，导致牙槽骨、颌骨骨面外露，继发感染后骨面暴露并长期溢脓，经久不愈。由于肌肉组织瘢痕化，使软组织僵硬，可出现明显的张口受限。放射治疗后颌骨破骨细胞与成骨细胞的再生能力低下，导致死骨分离的速度非常缓慢，因此，死骨与正常骨常常界限不清。

40. 考点：中央性颌骨骨髓炎慢性期的诊断

解析：C。慢性颌骨骨髓炎的临床特点主要是口腔内及颌面部皮肤形成多个瘘孔，大量炎性肉芽组织增生，触之易出血，长期排脓；有时从瘘孔排出死骨片。如有大块死骨或多数死骨形成，在下颌骨可发生病理性骨折，出现咬合错乱与面部畸形。

41. 考点：气管切开的位置

解析：C。气管切开一般在第 3～5 气管软骨环范围内切开。在气管的第 2～3 软骨环处，有甲状腺峡部横越，此峡内有左右甲状腺上、下动脉终末支相吻合，切断后易引起出血，位置不能过低以防止损伤颈部的大血管，不能太深防止损伤后的食管。

42. 考点：颌面部创伤特点

解析：A。颌面部由于血供丰富，开放伤出血较多，闭合伤易形成血肿，伤后组织肿胀迅速而严重，这是由颌面部特点所决定的，A 正确；容易发生感染是颌面部特点，但不是水肿的原因，B 错误；皮下脂肪堆积时间缓慢，不会引起迅速水肿，C 错误；神经丰富敏感与水肿无关，D 错误；处于暴露部位容易受细菌感染，但与迅速水肿无关，E 错误。

43. 考点：阻塞性窒息的抢救

解析：C。此类骨折易发生阻塞性窒息，应当上提并固定上颌骨，防止组织向后下方移位，阻塞气道。

44. 考点：颌骨骨折的临床体征

答案：A。

45. 考点：舌损伤缝合的要求

解析：B。舌组织有损伤时，缝合创口应尽量保持舌的长度（A 排除）。舌组织较脆，活动度大，损伤后肿胀明显，缝合处易于撕裂，故采用较粗的丝线进行缝合，进针距创缘要大，深度要深，最好加用褥式缝合（排除 C、D、E）。

46. 考点：牙槽突骨折的处理

解析：A。单纯的牙槽突骨折在局麻下将牙槽突及牙复位到正常解剖位置，然后利用骨折邻近的正常牙列，采用牙弓夹板固定骨折。

47. 考点：口腔颌面部恶性肿瘤

解析：D。流行病学调查显示，口腔颌面部恶性肿瘤以癌最为常见，在癌瘤中又以鳞状细胞癌最为多见，占 80% 以上，多发生于 40～60 岁以上中老年，男性多于女性，好发部位依次是：舌、颊、牙龈、腭、上颌窦。

48. 考点：血管瘤硬化剂

答案：C。

49. 考点：滤泡囊肿

解析：B。含牙囊肿发生于牙冠或牙根形成之后，牙滤泡中的液体渗出到缩余釉上皮与牙冠之间而形成，故又称滤泡囊肿。

50. 考点：痣样基底细胞癌综合征的表现

解析：E。痣样基底细胞癌综合征：多发性角化囊肿、皮肤基底细胞痣、分叉肋、小脑镰钙化。

51. 考点：牙槽骨的组织结构

解析：C。固有牙槽骨、束状骨和牙槽骨外骨板的结构均属于密质骨，其中无骨小梁结构；类骨质是由成骨细胞分泌的骨基质，无骨小梁结构。松质骨的主要结构为骨小梁和骨髓。

52. 考点：肿瘤治疗

解析：D。肿瘤的治疗不可用理疗的方法，D正确。其他选项都是治疗手段。

53. 考点：肿瘤的放射线敏感度

解析：E。对放射线不敏感的肿瘤有骨肉瘤、纤维肉瘤、肌肉瘤（胚胎性横纹肌肉瘤除外）、腺癌、脂肪肉瘤、恶性黑色素瘤等。

54. 考点：舌癌

解析：D。舌体具有丰富的淋巴管和血液循环，加之舌的机械活动频繁，这些都是促使转移的因素。

55. 考点：口腔颌面部肿瘤

解析：C。一般取同侧第9肋骨修复下颌骨，这样对胸廓的损伤较小。

56. 考点：肿瘤发病率最高的唾液腺

答案：C。

57. 考点：药物封闭疗法

解析：D。三叉神经痛封闭治疗适用于疼痛重、药物治疗无效的初发患者的短期治疗。常用1%～2%的普鲁卡因行疼痛神经支的阻滞麻醉，也可加入维生素 B_{12}，同时操作过程中也要符合无菌操作的原则。而常规用普鲁卡因行局部阻滞麻醉时，选用的浓度为2%，因此封闭疗法的药物的浓度低于阻滞麻醉。

58. 考点：淋巴管瘤好发部位

解析：A。淋巴管瘤是淋巴管的发育畸形，常见于儿童及青少年，好发于舌、唇、颊及颈部，因此 B、C、D、E 均是淋巴管瘤好发部位。

59. 考点：涎石病的临床特点

解析：E。涎石病可见于任何年龄，但以20～40岁中青年多见，A正确。病期短则数日，长者数年甚至数十年，B正确。进食时腺体肿大，患者自觉胀痛感及疼痛，有时疼痛剧烈，呈针刺样，C正确。导管口黏膜红肿，挤压腺体可见少许脓性分泌物自导管口溢出，D正确。

60. 考点：涎腺恶性肿瘤的造影

解析：E。涎腺恶性肿瘤行涎腺造影，显示造影剂外溢呈点状、片状甚至团块状。其余几种疾病均无此表现。

61. 考点：热结节现象

答案：B。

62. 考点：预防颞下颌关节紊乱病的措施

解析：D。颞下颌关节紊乱病为多因素相互作用引起，主要有心理社会因素、咬合因素、免疫因素、关节负荷过重、关节解剖因素等。保持乐观情绪、注意关节保护、纠正不良咀嚼习惯及避免长时间大张口可以有效预防颞下颌关节紊乱病。多食质硬食物会加重关节负荷，促使颞下颌关节紊乱病的发生。

63. 考点：不可复性关节盘前移位临床特征

解析：C。不可复性关节盘前移位临床表现主要是关节弹响史，继而间断性绞锁史，进一步发展弹响消失而张口受限，开口时下颌向患侧偏，被动开口检查时，开口度不能增大。故诊断此病错误的是下颌偏向健侧。翼外肌起于蝶骨大翼下面及翼外板外面，肌束向后外，下头止于髁突，上头止于关节盘，一侧收缩下颌向健侧偏，双侧收缩使下颌前伸并有降下颌作用。当不可复性关节盘前移位时，翼外肌功能受影响故患侧翼外肌不能行使功能，下颌向患侧偏。

64. 考点：不可复性关节盘前移位的临床特点

解析：E。不可复性关节盘前移位临床表现机制和可复性关节盘移位相同，不同的临床表现为：急性期的特征是开口受限20～25mm，D错误；开口末下颌中线偏向患侧，C错误；有典型的关节弹响史，继之有间断性关节绞锁史，进而弹响消失，A错误；关节疼痛明显。当急性转为慢性时，双板区以及关节韧带被拉长，撕裂更为明显，关节盘变形，开口度可逐渐增大。关节表面发生退行性改变在临床上可闻及摩擦音，B错误；关节区有压痛。

65. 考点：颞下颌关节外强直患者的病史

解析：E。关节外强直的常见病因过去以坏疽性口炎最多。目前，常见病因是损伤、口腔内手术创面处理不当、鼻咽部以及颞下窝肿物放疗后等造成的关节外瘢痕。化脓性颞下颌关节炎是关节内强直的常见病因。

66. 考点：面神经损伤部位

解析： D。面神经损害部位定位：①茎乳孔以外：面瘫；②鼓索与镫骨肌神经节之间：面瘫＋味觉丧失＋唾液腺分泌障碍；③镫骨肌与膝状神经节之间：面瘫＋味觉丧失＋唾液腺分泌障碍＋听觉改变；④膝状神经节炎：面瘫＋味觉丧失＋唾液腺、泪腺分泌障碍＋听觉改变；⑤脑桥与膝状神经节之间：面瘫＋轻微分泌功能障碍＋可发生耳鸣眩晕；⑥核性损害：面瘫＋轻微分泌功能障碍，可出现对侧偏瘫。题干叙述与②符合。

67. 考点：三叉神经痛的检查方法

解析： A。确认是否存在扳机区采用触、按、揉的手法在头面部进行检查，用触、扣的方式验明口腔内的情况。

68. 考点：异位妊娠体征

解析： B。输卵管妊娠未发生流产或破裂者，除子宫略大较软外，可触及胀大的输卵管及轻度压痛。输卵管妊娠发生流产或破裂者，阴道后穹窿饱满，有触痛。宫颈举痛明显，子宫漂浮感，在子宫一侧或后方可有触痛包块。

69. 考点：烧伤包扎疗法的处理

解析： D。烧伤创面清创处理后可酌情采取包扎或暴露疗法。包扎疗法时应从肢体远端向近端包扎，力量均匀、勿过紧，以免远端末梢循环差。

70. 考点：火器伤

解析： C。火器伤的全身治疗与一般创伤相同，主要是全面了解伤情，积极防治休克，维持呼吸、循环的稳定。局部治疗主要是尽早清创，充分显露伤道，清除坏死和失活的组织，清创后不宜一期缝合，因为初期清创时，挫伤区和震荡区参差交错，不易判断。此时应保持伤口引流通畅3～5天后，酌情行延期缝合。同时，应积极抗感染和支持治疗。

71. 考点：川崎病的诊断

解析： E。小儿皮肤黏膜淋巴结综合征（MCLS）又称川崎病。临床多表现为发热、皮疹、颈部非脓性淋巴结肿大、眼结合膜充血、口腔黏膜弥漫充血、杨梅舌、掌跖红斑、手足硬性水肿等。少数可产生并发症，并发冠状动脉损害者可达15%～25%；病死率约0.5%，死因为心肌梗死或冠状动脉瘤破裂致心源性休克，甚至猝死。

72. 考点：急性白血病的诊断及治疗原则

解析： C。患者有感染、出血、贫血、肝脾及淋巴结肿大以及骨髓中异常的原始细胞大量增殖，符合急性白血病的诊断标准。根据过氧化酶染色阴性，非特异性酯酶阴性，可诊断为急性淋巴细胞性白血病。急性淋巴细胞性白血病患者的诱导缓解治疗首选VP方案。

73. 考点：腹水形成的原因

解析： D。肝硬化患者腹水形成的原因：门静脉压力增加，血浆胶体渗透压下降，有效循环血量不足，心房钠尿肽不足，抗利尿激素分泌增加，淋巴回流受阻，继发性醛固酮增多。

74. 考点：慢性肾小球肾炎的临床表现

解析： D。病史长，有蛋白尿、高血压，并在此基础上出现胃肠道症状，实验室检查有尿比重下降、贫血，提示慢性肾炎伴有肾功能异常。

75. 考点：尿路结石的诊断

解析： E。患者年青女性，下腹疼痛伴膀胱刺激症状一年，右下腹深压痛，右腰部轻叩痛，肾图示右侧呈梗阻型曲线，血尿、脓尿。从疼痛部位、肾图上可以排除慢性膀胱炎、慢性附件炎、慢性膀胱炎。从病程、肾图上可以排除急性肾盂肾炎。

76. 考点：血友病

解析： A。血友病A为FⅧ基因遗传或突变出现缺陷，人体不能合成足量的凝血因子Ⅷ，导致内源性凝血途径障碍及出血倾向的发生，以阳性家族史、幼年发病、自发或轻度外伤后出血不止、血肿形成及关节出血为特征。

77. 考点：甲状腺功能亢进症的诊断

解析： D。血清TT_3、血清TT_4受TBG影响；血清FT_3、FT_4不受TBG影响，能直接反应甲状腺功能状态。血清rT_3为T_4在外周血的代谢产物。^{131}I摄取率用于甲状腺毒症病因的鉴别。

78. 考点：子宫肌瘤的分类

解析： D。子宫肌瘤是女性生殖器最常见的良性肿瘤，由平滑肌和结缔组织组成。肌瘤变性有五种，其中红色样变是一种特殊类型的肌瘤坏死，多见于单一较大的壁间肌瘤，常发生于妊娠或产褥期，可能与局部组织缺血、梗死、瘀血、血栓阻塞，而致局部组织出血、溶血有关，使血液渗入瘤体，肉眼见肌瘤红色，似生牛肉状，完全失去原旋涡状结构。而子宫肌瘤囊性变、子宫肌瘤玻璃样变、子宫肌瘤恶性变、钙化与产褥无特定时间关系。

79. 考点：抗心律失常药物

解析：B。急性心肌梗死一旦发现室性期前收缩或室性心动过速，立即用利多卡因 50～100mg 静脉注射，5～10min 重复一次，至期前收缩消失或总量已达 300mg，继以 1～3mg/min 的速度静脉滴注。

80. 考点：急性糜烂出血性胃炎的检查

解析：D。有近期服用 NSAID 史、严重疾病状态或大量饮酒患者，如发生呕血和（或）黑便，应考虑急性糜烂出血性胃炎的可能，确诊依靠急诊胃镜检查。阿司匹林、吲哚美辛等，某些抗肿瘤药、口服氯化钾或铁剂等均属于非甾体抗炎药。

81. 考点：三叉神经痛的诊断

解析：C。据患者典型的三叉神经分布区的发作性剧痛，查体无阳性神经系统定位体征，患者为左三叉神经痛。

82. 考点：小儿支气管肺炎的诊断

解析：B。支气管炎多继发于上呼吸道感染之后，排除 A。毛细支气管炎常在上呼吸道感染后 2～3 日出现持续性干咳和发作性喘憋，通常无发热，排除 C。上呼吸道感染时肺部呼吸音正常，排除 D。支气管哮喘常有喘息发作史，常无发热，双肺听诊为哮鸣音，排除 E。

83. 考点：子宫颈癌

解析：B。子宫颈癌在世界各地都有发生，是人体最常见的恶性肿瘤之一，我国发病年龄以 40～50 岁为最多。主要表现是阴道出血，为接触性出血，也可有阴道排液和疼痛。妇科检查可有宫颈肥大、糜烂、触之易出血。

84. 考点：局麻并发症

解析：A。晕厥是由于一时性中枢缺血所致短暂的意识丧失过程，一般由于恐惧、饥饿、疲劳和全身健康较差等内在因素，以及疼痛、体位不良等外在因素所引起。患者出现头晕、面色苍白、全身冷汗、四肢厥冷无力、脉快而弱、恶心，重症可出现短暂意识丧失。

85. 考点：麻醉方法

解析：B。唇裂一般采用双侧眶下神经阻滞麻醉，可以使鼻侧从下眼睑到上唇的皮肤和黏膜产生无痛。

86. 考点：智牙正位萌出的治疗

解析：A。患者已行抗炎治疗 3 天，急性期已过，可不考虑急性期应急处理。口腔检查见智牙正位且远中龈瓣覆盖部分牙面，说明有足够的位置使智牙萌出，且上颌智牙正位萌出，最佳的方案是保留上下颌智牙，仅将下颌智牙的远中龈瓣切除。

87. 考点：拔牙后处理

解析：B。拔牙后血凝块充满拔牙创口，以保护创口、防止感染的作用，A、C 和 D 的处理虽然可以保护牙根间隔，但是没有被血液淹没，创口愈合缓慢，故不正确。不做处理，易使牙根间隔骨质发生感染，E 不正确。咬除根间隔可以彻底解决血液未充盈的问题，并且可以避免日后再进行牙槽嵴修整的可能。

88. 考点：手术缝合

解析：E。如果出现创缘两侧组织厚薄不均，为尽量使缝合后皮肤平整，最适合的措施是薄侧组织缝合时要稍多而深些，厚侧稍少而浅些，如此创缘两侧可调整到同一水平。

89. 考点：淋巴管瘤的诊断

解析：B。颊部鳞状细胞癌是黏膜表面菜花样改变和溃烂；良性肿瘤伴感染、特异性感染、腺上皮恶性肿瘤表面黏膜没有水疱样改变。

90. 考点：恶性黑色素瘤的检查

解析：A。由此患者的症状怀疑为患恶性黑色素瘤。恶性黑色素瘤是由皮肤和其他器官黑色素细胞产生的肿瘤。对恶性黑色素瘤诊断认为活检术会加速肿瘤生长并促进转移。临床上如不能确定诊断，可进行病灶冷冻活检，并一起完成治疗。其他选项的检查均无创，即使无适应证也非禁忌证，排除 B、C、D、E。

91. 考点：翼下颌间隙感染的诊断

解析：A。此患者拔牙后出现开口受限，下颌下淋巴结肿大，无其他阳性体征，符合翼下颌间隙感染症状。下颌下间隙感染常出现下颌下区丰满，不出现张口受限，排除 B；颞间隙感染通常不是牙源性感染，排除 C；咬肌间隙感染会出现咬肌区肿胀压痛，此患者未出现，排除 D；干槽症疼痛明显，此患者未出现，排除 E。

92. 考点：偏头痛的治疗

解析：B。偏头痛是常见的原发性头痛，女性多于男性，多有家族史。最常见视觉先兆，可出现暗点、亮点、亮线或视野缺损、视物变形。头痛多位于偏侧，逐渐加剧。头痛常为搏动性，伴恶心、呕吐，多伴随有畏光、畏声。日常活动使头痛加重。该患者表现符合偏头痛，头痛发作时可选用阿司匹林、布洛芬、吲哚美辛、甲芬那酸等。

93. 考点：化脓性腮腺炎的治疗

解析：E。此患者单侧腮腺肿痛，反复发作，抗感染治疗可控，说明可能是腮腺炎症性疾病，平常口内有时有咸味液体流出，可诊断为化脓性腮腺炎，治疗方法有清洗导管，去除脓液，有助于炎症控制，A 正确；急性发作时采用有效抗生素，B 正确；按摩腮腺腺体和服用维生素 C 可促进腮腺的分泌，增加唾液分泌量，C、D 正确。而腮腺切除术不适合腮腺化脓性炎症，E 错误。

94. 考点：牙外伤治疗

解析：D。牙外伤治疗前的 X 线片对于诊断和治疗方案选择非常重要；对外伤牙摄 X 线牙片，确认患牙有无根折及根折部位、移位和牙槽有无损伤。该患者应立即行 X 线片检查，根据检查结果确立进一步处理方案。

95. 考点：扳机点部位

解析：D。约 50% 的病人在三叉神经受侵犯支的分布区域内有一个或多个特别敏感的触发点。此触发点大小不一，其范围大者直径为指甲大小（约 1 厘米），小者为一个点或一根胡须。触发点多发生在上下唇、鼻翼、鼻唇沟、牙龈、颊部、口角、胡须、舌、眉等处。亦有少数"触发点"在下颌部或三叉神经分布区域以外者，如乳突部、颈部。

96. 考点：颌间瘢痕挛缩的诊断

解析：E。X 线检查提示关节正常，排除关节内强直，结合患者走马疳病史考虑为关节外强直。

97. 考点：舍格伦综合征的治疗

解析：E。舍格伦综合征是一种自身免疫性疾病，其特征表现为外分泌腺的进行性破坏，导致黏膜及结膜干燥，并伴有自身免疫性病征。治疗方案主要为对症治疗，即缓解眼干、人工唾液等。亦可用舒雅乐等催唾剂，促使唾液分泌。注意口腔卫生，减少逆行性感染的机会。伴发急性炎症时可用抗生素治疗。中药治疗亦可缓解症状，阻止病变进展，治则为"养阴生津，清热润燥"。对于类肿瘤型舍格伦综合征，可采用手术治疗，切除受累腺体，以防止恶性变。综上，一般情况下切除腮腺没有必要。

98. 考点：软组织囊肿

解析：D。甲状舌管囊肿可随吞咽肿物上下移动，与题干叙述不符合，排除 A。海绵状血管瘤可以被压缩，而题中扪压肿物不缩小，排除 B。舌异位甲状腺呈典型的"含橄榄"语音，表面呈蓝紫色，与题意不符，排除 C。脂肪瘤基部受压时，可见分叶形态，皮肤可出现"橘皮"状，与本题中面团样感觉不符，E 排除。皮样囊肿好发于口底、颏下，本题中的其余表现也同该病相符合。

99. 考点：髁突骨折的治疗

解析：E。大多数髁突骨折可采用保守治疗。对于翼外肌附着上方的高位骨折而无移位者，可采用弹性吊颌帽限制下颌运动，保持咬合关系即可。有轻度开𬌗者，可在患侧磨牙区垫 2～3mm 厚的橡皮垫，用颌间弹性牵引复位固定，使下颌支下降，髁突复位，恢复咬合关系；然后撤除橡皮垫，继续颌间固定 3 周。

100. 考点：手术基本操作

解析：D。没有明显化脓性感染或者组织坏死的伤口可以充分清创、严密缝合；可能发生感染的伤口可放置引流条；已发生明显感染的伤口不应做初期缝合，可局部湿敷，待感染控制后再处理。

101. 考点：孕妇拔牙注意事项

解析：E。妊娠期前 3 个月，口腔治疗一般仅限于处理急症，避免 X 线照射。

102. 考点：牙窝渗血的原因

解析：D。患有牙周病的牙齿，牙槽窝内往往有大量的炎性肉芽组织，在拔除患牙后如不进行彻底搔刮，会影响血凝块的形成而致术后出血。

103. 考点：手指脓肿的治疗

解析：A。患者有外伤史，检查有肿胀、发热和波动感，提示脓肿形成，这时应该手术治疗。为了减少肌腱和肌肉损伤，手指脓肿一般选用侧面纵切。

104. 考点：烧伤补液

解析：C。儿童烧伤后第一个 24 小时，每 1% 烧伤面积（Ⅱ度、Ⅲ度）每千克体重应补胶体液和电解质液共 2.0ml，胶体液（血浆）和电解质液（平衡盐液）的比例为 1：1。该 3 岁患儿双下肢（包括臀部）Ⅱ度烧伤，烧伤面积为 37%，体重 16kg，则第一个 24 小时应补充的胶体液量为 592ml。

105. 考点：糖尿病诊断标准

解析：C。糖尿病诊断标准为：①典型糖尿病症状：空腹血糖≥7.0mmol/L，随机血糖≥11.1mmol/L，OGTT 中 2hPG≥11.1mmol/L；②无典型糖尿病症状：需重复上述检查，两次均达标。血谷氨酸脱羧酶抗体可以协助糖尿病分型；糖化血红蛋白反映近 2～3 个月患者平均血糖水平；口服葡萄糖耐量试验是诊断糖尿病最佳试验。尿糖因受肾糖阈影响较大，有时与血糖不平行，不能作为糖尿病诊断方法，已趋于淘汰。

106. 考点：Ⅱ型呼吸衰竭的治疗

解析：E。血气分析 $PaO_2 <60mmHg$，$PaCO_2 >50mmHg$，该患者为Ⅱ型呼吸衰竭，出现神志模糊，改善通气是治疗的关键。呼吸衰竭时应用机械通气能维持必要的肺泡通气量，降低 $PaCO_2$，改善肺气体交换效能；使呼吸肌得以休息，有利于恢复呼吸肌功能。尼可刹米是呼吸兴奋剂，用量过大可引起不良反应。

107. 考点：霍奇金淋巴瘤的临床分期

解析：E。根据题干，该患者已有胃、胰等多个结外器官受累，并有 B 症状。故属于ⅣB 期。

108. 考点：肺炎链球菌肺炎的诊断

解析：E。淋雨，次日出现寒战、高热，继之咳嗽，咳少量黏液脓性痰，伴右侧胸痛。查体体温 39℃，急性病容，口角和鼻周有疱疹。心率 110 次/分，律齐。以上均为大叶性肺炎典型的症状和体征。根据病史、症状、体征及实验室检查血白细胞 $11×10^9/L$，可以明确诊断为肺炎链球菌肺炎。

109. 考点：痈的治疗措施

解析：A。根据题干所述"体温 39.4 ℃，右肩背部有多个脓栓，中央部坏死呈火山口状"，该患者可能患有"痈"。痈不仅局部病变比疖重，且易并发全身性化脓性感染。其处理为：充分休息、加强营养，使用镇痛剂，合理选用敏感的抗菌药物。如红肿范围大、中央部坏死组织多，或全身症状重，应及时做手术治疗，一般用"＋""＋＋"或"川"形切口。本题患者症状不重，最有效的措施是抗菌药物治疗。

110. 考点：小儿体格生长指标

解析：D。小儿 1 岁时身高达 75cm，头围 46cm，2 岁内患儿乳牙数约等于月龄 －4～6，可知该患儿应在 6～8 个月，根据小儿能独坐一会儿可知最可能为 6 个月。

111. 考点：晕厥的临床表现

解析：C。中毒的表现主要分兴奋型和抑制型，前者会出现烦躁不安、多话、颤抖、血压上升等；后者出现呼吸、心跳停止。过敏也可发生即刻反应，主要表现为惊厥、昏迷、心脏呼吸骤停。排除 A、B。晕厥的症状主要有头晕、恶心、胸闷以及血压下降，符合题意。

112. 考点：晕厥的治疗

解析：C。一旦发生晕厥，应急处理包括停止注射，迅速放平坐椅，置患者于头低位；松解衣领，保持呼吸通畅；酒精或氨水刺激呼吸；针刺入中穴；氧气吸入和静脉注射高渗葡萄糖等。

113. 考点：皮样囊肿的临床表现

解析：D。依据题干，考虑该患者是皮样囊肿的可能性较大。皮样囊肿的内容物性状是乳白色稠粥状物质，含有皮肤附件，肉眼可见毛发。豆腐渣样物质见于皮脂腺囊肿，淡黄色透明蛋清样黏稠液体多见于舌下腺囊肿；黄色透明稀薄水样液体多见于甲状舌管囊肿；草黄色含胆固醇晶体的清亮液体、黄色透明稀薄水样液体常发生在角化囊肿。

114. 考点：皮样囊肿的治疗

解析：C。手术体位的安置要符合手术操作的需要，应尽量暴露操作区域，方便手术的进行。该患者的肿物位于颏下，故需要暴露患者的正面，D、E 不正确；为了使患者放松，应该采取卧位。平卧垫肩后仰位比平仰位增加了垫肩及头后仰，使操作区域可以呈拱形暴露，更有利于对术区的操作。

115. 考点：**皮样囊肿的手术切口**

解析：B。该患者口底黏膜无异常，考虑该囊肿位于下颌舌骨肌或颏舌骨肌以下，在做手术切口时，应选择在口外颈下部皮肤上做切口。颏下皮肤的梭形切口过小，两侧下颌骨下缘下 2cm，颏下正中至舌骨 T 形切口太大，只有颏下皮肤距下颌骨下缘 2cm 与其平行的弧形切口符合题意。

116. 考点：**临床诊治**

解析：B。下颌下腺肿物首先怀疑是下颌下腺结石导致的肿物，因为此患者主诉有进食时局部明显胀痛感，可表明此肿物与进食有关，所以需要询问肿块与进食关系，来确定此肿物是否来源于下颌下腺。

117. 考点：**涎石病的检查**

解析：A。唾液腺的扪诊检查主要通过双合诊来确定唾液腺是否有肿物，肿物的大小、部位、活动度、边界是否清楚等，对于肿物的性质判断具有十分重要的意义。

118. 考点：**涎石病的诊断**

解析：C。此患者左下颌下区肿块 2 年，肿块时大时小，进食时局部明显胀痛感，表明此肿物与进食有关，此区域最常见的引起进食相关肿物的病症是涎石病，C 正确；其他病症肿物大小与进食无关。

119. 考点：**唇裂形成畸形的因素**

解析：B。唇裂于正常唇区别有正常解剖标志点移位或者丧失，双侧口轮匝肌完全不连续，双侧口轮匝肌的附着异常，由于口轮匝肌的异常导致健侧与患侧生长发育不同，A、C、D、E 均属于唇腭裂的病因，而 B 不良习惯和姿势并不是唇腭裂引起的问题。

120. 考点：**行腭成形术的年龄**

解析：B。提倡腭成形术的手术时间于 12～18 个月，研究表明，在 1 岁左右施行腭裂整复术者，无论是腭咽闭合功能或是语音效果均优于大年龄手术者。

121. 考点：**心理治疗**

解析：A。唇腭裂可造成牙列缺失，牙列不齐，颌骨继发畸形，发音不清于发音异常，这些都

是比较容易发现并被家长和医师重视的问题，排除 B、C、D、E，而由于唇腭裂所伴随的软组织急性，还会对孩子的心理造成创伤，这种心理上引起的问题容易被家长和医师所忽视。

122. 考点：**牙槽嵴裂植骨的指征**

解析：D。牙槽嵴裂植骨的适应证包括任何类型的唇裂或唇腭裂伴随牙槽嵴裂，A、B 正确，该手术可以在任何年龄段进行，C 正确，裂隙侧恒尖牙尚未萌出，牙根形成 1/2～3/4，E 正确，而是否进行牙槽嵴裂手术，于牙槽嵴裂宽度无关。

123. 考点：**二尖瓣脱垂的诊断**

解析：B。喀喇音可有房室瓣，多数为二尖瓣，在收缩中晚期脱入左房，瓣叶突然紧张或其腱索的突然拉紧产生震动所致，这种情况称为二尖瓣脱垂。收缩中晚期喀喇音合并收缩中晚期杂音也称二尖瓣脱垂综合征。

124. 考点：**感染性心内膜炎的表现**

解析：E。患者为中年女性，除了心脏存在异常，还可见睑结膜出血点，脾增大，尿液异常，多个系统受累，考虑为感染性心内膜炎。

125. 考点：**发热病因**

解析：B。血培养可以明确发热病因，如果为感染性心内膜炎，则血培养阳性。

126. 考点：**消化性溃疡**

解析：C。消化性溃疡的临床特点为节律性上腹痛，十二指肠溃疡表现为空腹痛或夜间痛，胃溃疡表现为餐后 1 小时左右出现，1～2 小时逐渐缓解。癌症早期多无特异性症状，晚期可有恶病质；慢性胆囊炎多有胆绞痛病史；慢性胰腺炎腹痛最常见，位于上腹部剑突下或偏左，常放射到腰背部。结合该患者的典型表现可以诊断为消化性溃疡。

127. 考点：**消化性溃疡的并发症**

解析：D。消化性溃疡并发急性穿孔的表现为：有消化道溃疡病史，骤起上腹部刀割样痛，迅速波及全腹，疼痛难忍，可由面色苍白、出冷汗、脉搏细速、血压下降等表现。结合题干，该患者可能的并发症是急性穿孔。

128. 考点：**气胸的临床表现**

解析：D。张力性气胸表现为极度呼吸困难、

烦躁不安、发绀，气管明显移位，多有皮下气肿（表现为胸部皮下捻发感）。闭合性气胸时患者临床表现相对较轻，开放性气胸时有纵隔扑动。反常呼吸运动见于多根多处肋骨骨折。

129. 考点：气胸的急救

解析：E。张力性气胸病情危急，应立即给予胸膜腔穿刺排气。胸膜腔穿刺大多用于气胸或胸腔积液。穿刺部位与排出的气体或液体有关，也与患者的体位有关。

130. 考点：气胸的治疗

解析：C。根据患者的临床表现，考虑患者是张力性气胸，穿刺排气是急救处理，但患者又迅速恶化，提示排气不通畅，为了有效地持续排气，应给予胸腔闭式引流，减轻胸膜腔高压。

131～133.

考点：腮腺造影表现

解析：B，C，A。舍格伦综合征涎腺造影主要表现为腮腺造影示末梢导管点球状扩张。也可表现为仅主导管及叶间导管显影末梢。阻塞性腮腺炎腮腺造影显示主导管、叶间及小叶间导管部分狭窄、部分扩张，呈腊肠样改变。儿童复发性腮腺炎腮腺造影显示末梢导管呈点状、球状扩张，排空迟缓，主导管及腺内导管无明显异常。

134～135.

考点：拔牙器械及用法

解析：C，A。拔牙时使牙脱离牙槽窝的运动力主要有摇动力、扭转力和牵引力，其中摇动是牙松动的主要方式，适用于大多数牙，也是拔牙中应首先用到的。牙挺的作用原理包括杠杆力、楔力和轮轴力，在挺松牙的过程中，主要是将牙挺插入牙周间隙，旋转牙挺，利用轮轴力扩大牙槽窝并撕裂牙周膜，楔力主要用于牙的脱位。

136～138.

考点：口腔颌面部感染

解析：B，A，D。疖是指单个毛囊及其所属皮脂腺的急性化脓性感染，主要病原菌是金黄色葡萄球菌。痈是指多个相邻毛囊及其所属的皮脂腺或汗腺的急性化脓性感染，可由疖融合而来，主要病原菌是金黄色葡萄球菌。急性蜂窝织炎是皮下或深部结缔组织的播散性感染，主要病原菌是溶血性链球菌。

139～140.

考点：唇裂整复术的时间

解析：B，C。唇裂患者应该早期进行手术，以便尽早恢复上唇的正常功能和外形，并减少瘢痕组织，单侧唇裂整复术最合适的年龄为3～6个月。双侧唇裂整复术比单侧复杂，手术时间长、出血多，一般宜在6～12个月时施行手术。

141～144.

考点：手术体位

答案：C，A，E，E。

145～147.

考点：水、电解质酸碱失调的原因

解析：D，B，E。低渗性缺水又称慢性缺水，缺钠多于缺水，慢性十二指肠瘘消化液持续丧失可引起。代谢性酸中毒是酸碱平衡失调中最常见的，体内酸性产物过多可引起感染性休克。急性肾衰竭时，肾排泄功能减退可致高钾血症。

148～150.

考点：小儿免疫接种

解析：A，D，C。出生时接种的疫苗：卡介苗、乙肝疫苗；出生后2个月时接种的疫苗：脊髓灰质炎三型混合疫苗；出生后8个月时接种的疫苗：麻疹疫苗。

第四单元

1. 考点：人工牙的选择

解析：D。牙尖斜度大的解剖式牙咀嚼效率高，但咬合时通过牙尖作用于义齿的侧向力也大，对于牙槽嵴低平或呈刀状者则不利于义齿稳定和支持组织健康。

2. 考点：全口义齿排牙和蜡型试戴

解析：D。非解剖式牙是牙𬌗面没有牙尖和斜面，又称为无尖牙。牙𬌗面有溢出沟，通达颊舌面，以增加咀嚼食团的摩擦力并有助于食团的溢出。无尖牙的咀嚼效能较差，咀嚼效率不如解剖式人工牙，但是侧向力小，对牙槽嵴的损害小。增强义齿的稳定性不是无尖人工牙的特点。

3. 考点：垂直距离的概念

解析：B。垂直距离为天然牙列呈正中𬌗时，鼻底至颏底的距离，也就是面部下1/3的距离。牙列缺失后，上下无牙颌牙槽嵴顶间形成的间隙名为颌间距离。

4. 考点：牙尖缺损患牙预备的抗力形的概念

解析：A。牙尖缺损患牙预备的抗力形是指余留牙获得足够抗力，在承受正常咬合力时不折裂的形状。抗力形包括修复体和余留牙获得的抗力。

5. 考点：上颌第一磨牙的位置

解析：A。上颌第一磨牙排列时，牙颈部略向腭侧和近中倾斜。

6. 考点：支持力

解析：C。牙周膜面积越大，牙储备力越大，基牙的支持力越强，牙周膜面积的大小受牙根的形状和数量的影响。

7. 考点：上颌骨的支柱结构

解析：A。翼突支柱主要承受磨牙区的咀嚼压力，由蝶骨翼突与上颌骨牙槽突的后端连接而构成，将咀嚼压力传导至颅底。

8. 考点：全口义齿印模边缘整塑的目的

解析：D。全口义齿取初印模后制作的个别托盘需要经过边缘整塑，才可制取终印模。边缘整塑的目的是为了获得颊侧各组织结构运动时的外形，以确立印模边缘的位置和厚度，从而使得所形成的义

齿基托边缘与运动时的黏膜皱襞和系带相吻合，防止空气进入基托与组织面之间，达到良好的边缘封闭。

9. 考点：牙列缺失后的组织改变

解析：E。上颌牙弓的义齿承托面积约为下颌牙弓的1.8倍，下颌单位面积受力大，下颌剩余牙槽嵴的平均吸收速度是上颌的3~4倍。

10. 考点：可摘局部义齿的固位力

解析：A。可摘局部义齿的固位力由摩擦力、吸附力、大气压力和表面张力组成。对可摘局部义齿来说，通常最主要的是摩擦力。义齿的各部件和天然牙摩擦而产生的力称为摩擦力，主要表现为卡环臂弹性卡抱状态下产生的弹性卡抱力，基牙导平面与义齿导平面板、小连接体、基托等部件相互接触产生的摩擦力，以及义齿部件与基牙间制锁状态产生的力。

11. 考点：与固定桥桥体龈面自洁性有关的因素

解析：A。与固定桥桥体龈面自洁性有关的是龈面接触形态，按龈面自洁性可分为接触式桥体和悬空式桥体，A正确。而牙槽嵴宽窄度、龈面的截面积、牙槽嵴的吸收程度以及龈面采用的材料与固定桥桥体龈面自洁性没有直接关系，排除B、C、D、E。

12. 考点：全口义齿解剖式人工牙常规排列

解析：C。全口义齿解剖式人工牙排列时，中切牙的切缘、尖牙牙尖、前磨牙颊尖和第一磨牙的舌尖在𬌗平面上，A、B、D、E正确。第一前磨牙舌尖在𬌗平面上1mm。

13. 考点：特殊固定桥

解析：E。特殊固定桥包括：种植固定桥、固定－可摘联合桥、粘接固定桥等。

14. 考点：可摘局部义齿固位体必须具备的条件

解析：A。可摘局部义齿固位体必须具备的条件包括：对基牙不应产生矫治性移位，否则基牙会松动，排除B；不易储存食物，否则余留牙易产生牙龈炎、继发龋等，排除C；避免口内使用不同种类的金属，以免产生电流作用，排除D；取戴时，

33

对基牙无侧方压力，否则会损伤基牙，排除 E。固位体设计可减小其异物感，但不可能无异物感。

15. 考点：全口义齿人工牙的美观原则

解析：C。前牙排成浅覆殆、浅覆盖是遵循了组织保健原则而非美观原则，其余选项均是美观原则。

16. 考点：固定桥的固位力

解析：D。两端固位体的固位力相差悬殊，受到两端基牙运动的相互影响可使固位体松动、脱落。

17. 考点：可摘局部义齿间接固位体的作用

解析：D。可摘局部义齿间接固位体的具体作用，主要是防止游离端义齿殆向脱位（翘起），减少因义齿转到而造成对基牙的损伤；对抗侧向力，防止义齿旋转和摆动；分散殆力，减轻基牙及基托下组织承受的殆力。

18. 考点：消除修复体引起的食物嵌塞的方法

解析：D。食物嵌塞多由于修复体与邻牙的邻接触关系修复不当所造成，包括邻接触区过松、邻接触区的位置和形态不正确等。邻接关系不当所造成的食物嵌塞，一般都要拆除修复体重新修复，最好的办法是试冠时仔细消除上述引起食物嵌塞的因素再粘固。

19. 考点：牙列缺失的影响

解析：C。牙列缺失对患者的面容改变、咀嚼功能产生重大影响，是一种潜在的病理状态，随着时间的推移，可继而引起牙槽嵴、口腔黏膜、颞下颌关节、咬肌和神经系统的有害改变。对患者心理也造成巨大影响。

20. 考点：牙齿松动的原因

解析：B。在生理状态下牙有一定的动度，主要是水平方向，均不超过 0.02mm，但在病理情况下牙松动可超过生理范围。引起牙齿松动的原因包括：牙槽骨吸收、创伤、牙周膜急性炎症、牙周翻瓣手术后及女性激素水平变化。牙周袋深部刮治，不会引起牙松动。

21. 考点：粘接固定桥的固位

解析：C。粘接固定桥是主要靠酸蚀及粘接材料粘接力固位的固定桥。所以酸蚀及粘接材料粘接力是粘接固定桥主要的固位方式，C 正确。其他力

量不是主导固位力。

22. 考点：人造冠完全到位的标志

解析：A。人造冠就位的标志是人造冠就位完全后稳固无翘动，B 正确；边缘密合，C 正确；垂直高度距离正常，边缘与预备体终止线贴合，D 正确；与邻近牙齿接触紧密，但同时能够保证牙齿有一定生理动度，E 正确；而不能只凭咬合判断，A 错误。

23. 考点：可摘局部义齿的固位

解析：C。基牙的倒凹深度是指倒凹区牙面某一点至观测器分析杆的垂直距离，又称为水平倒凹；一般倒凹的深度应小于 1mm。倒凹的坡度是指基牙倒凹区牙面与就位道方向之间构成的角度；倒凹深度相同时，坡度越大固位越好，坡度小者固位效果不如坡度大者，倒凹的坡度一般应大于 20°。

24. 考点：牙体缺损的病因

解析：C。牙体缺损的病因可以是龋病、外伤、磨损、楔状缺损、酸蚀、发育畸形等，但是最常见的病因还是龋病，牙硬组织由于细菌作用脱矿，导致变色、脱钙软化和龋洞形成，龋坏严重者可造成牙冠部分或全部破坏，形成残根、残冠。

25. 考点：暂时冠的作用

解析：C。暂时冠的作用：①保护牙髓；②保护牙周组织：暂时冠恢复了牙冠的正常形态，咬合和邻接关系，边缘密切；③维持修复间隙；④恢复功能；⑤诊断作用：暂时冠修复可直观地反映修复设计的初步效果，包括美观与功能方面，医师和患者均能事先了解，比如修复体的形态、位置、排列、咬合等根据暂时修复效果，可对最终修复设计进行调整，并得到患者的认可。

26. 考点：全冠预备体的轴面聚合度

解析：B。全冠轴壁正常聚合度一般为 2°~5°。

27. 考点：前牙 3/4 冠牙体预备

解析：C。临床牙冠长，倒凹大时，冠边缘可在龈缘以上，冠覆盖区内应无倒凹，A 错误。上前牙切斜面由舌侧斜向唇侧，这样可以尽可能的少暴露金属，B 错误。舌轴壁的倒凹一定要磨除，以保证修复体就位、密合，D 错误。邻沟与邻面的线角应清晰而无明显棱角，棱角处修复体有应力集中易造成修复体折断，E 错误。

28. 考点： 可摘局部义齿修复的适应证

解析： D。精神病患者或失去自理能力的患者不适宜做可摘局部义齿，以免患者将义齿误吞。

29. 考点： 肯氏分类

解析： E。第一类牙弓两侧后部牙缺失，远中为游离端，无天然牙存在。第二类牙弓一侧后部牙缺失，远中为游离端，无天然牙存在。第三类牙弓的一侧后牙缺失，且缺隙的两端均有天然牙存在。第四类牙弓前部牙缺失，天然牙在缺隙的远中除第四类外其他均有亚类。

30. 考点： 全口义齿基托后缘位置

解析： A。上颌全口义齿后缘应在腭小凹后2mm，前后颤动线之间，前颤动线在硬腭和软腭的连接区，约在翼上颌切迹与腭小凹的连线上。

31. 考点： 局部义齿基托

解析： E。下颌义齿的后缘应覆盖磨牙后垫的前1/3～1/2，属于边缘封闭区，A错误。黏膜支持式是指义齿所承受的力主要由黏膜及其下的牙槽骨负担，故黏膜支持式义齿的基托不可缩小，B错误。金属基托的温度传导作用比塑料基托好，C错误。对于牙槽嵴丰满的前牙区可不放基托，因前牙区牙槽骨缺损、唇裂术后原因致上唇塌陷者可适当加厚上颌唇侧基托，以利美观，D错误。基托与天然牙轴面非倒凹区接触，可起卡环对抗臂作用，E正确。

32. 考点： 接触点过紧

解析： D。咬合过高及基牙负担过重引起创伤性牙周膜炎或出现创伤性牙周炎或根尖周炎，患者表现为咬合痛，排除A、B。桥体龈端接触过紧，粘固剂溢出常引起龈缘炎、牙槽嵴黏膜炎，排除C、E。接触点过紧，常见于固定桥粘固后不久，患者感到胀痛不适。

33. 考点： 活动义齿排牙时注意事项

解析： B。排牙时要注意中切牙之间的接触点应与面部中线一致，特别是上中切牙间的近中接触点，更应居中不偏，以免影响美观。但下中切牙间的近中接触点因受邻牙的限制而稍有偏斜时，对美观影响不太明显。

34. 考点： 固定义齿修复的时间

解析： E。缺牙区的牙槽嵴在拔牙或手术后3个月完全愈合，牙槽嵴的吸收趋于稳定，可以制作固定桥。缺牙区的牙槽嵴的愈合情况与拔牙时间、手术创伤范围、患者的愈合能力有关。不同患者牙槽嵴的吸收程度不同，不同的部位牙槽嵴的吸收程度也不同，对适应证和设计有影响。

35. 考点： 增强桩冠固位的方法

解析： E。尽可能利用牙冠长度和根管的长度，根管预备成椭圆形，减小根管壁的锥度，防止形成喇叭口状，根管口预备成一个小肩台，增加冠的稳定性；用铸造桩增加冠桩与根管壁的密合度，增加摩擦力，减小粘剂的厚度。

36. 考点： 侧𬌗平衡

答案： C。

37. 考点： 选择性偏倚的原因

解析： C。选择性偏倚是在调查过程中样本人群的选择不是按照抽样设计的方案进行，而是随意选择，由于调查对象的代表性很差，破坏了同质性，使调查结果与总体人群患病情况之间产生误差。

38. 考点： 清除牙菌斑的方法

解析： D。清除牙菌斑的方法包括：①刷牙：刷牙是清除牙菌斑的基本措施，也是最重要的一种方法，C正确。②牙线：能有效地清除牙菌斑邻面的牙菌斑，预防牙周疾病和邻面龋，B正确。③牙签：在牙龈萎缩，牙与牙之间出现间隙（牙缝）的情况下，就要借助牙签来清除牙齿邻接面的食物、软垢和部分牙菌斑，A正确。④邻间刷能有效清除牙齿邻接面的牙菌斑，E正确。用水漱口只能通过水流去除牙表面的食物残渣和软垢，不能去除在牙齿表面附着紧密的牙菌斑。

39. 考点： 龋病预防

解析： A。龋病的预防方法：①牙菌斑的控制：细菌是致龋的主要因素，而防龋的关键环节是控制菌斑，控制菌斑包括控制菌斑数量、滞留时间、致龋菌的毒性作用；②糖代用品；③增强牙的抗龋能力；④替代疗法。

40. 考点： 氟的主要来源

解析： C。人体氟来源大部分来自于每天摄入的食物和水：①饮水：人体氟的主要来源，约占人体氟来源的65%，水中氟易被吸收；②食物：25%

来源于食物，植物或动物里均含氟；③空气；④其他可能的氟来源。

41. 考点：氟化物防龋

解析：A。氟化物防龋的全身应用是机体通过消化道摄入氟化物，经胃肠道吸收进入血液循环，然后转输至牙体及唾液等组织，达到预防龋病的目的。补充氟化物的方法有饮水氟化（即自来水加氟）、口服氟片或氟滴剂、食盐氟化、牛奶氟化。其中，饮水氟化具有初级卫生保健要求的公平性。

42. 考点：口腔健康促进的任务

解析：A。促进口腔健康就是预防口腔疾病的主要目的，口腔疾病的主要预防措施分为三级，一级预防即病因性预防，是根本性的预防措施，是预防口腔疾病的主要任务，A正确。

43. 考点：维生素A的作用

解析：E。维生素缺乏与过度角化有关，维生素A是有效的抗氧化剂，能控制细胞的自由基，而极不稳定的细胞自由基能导致变异和癌瘤。

44. 考点：婴儿口腔保健

解析：E。婴儿出生后即应建立口腔清洁习惯。牙萌出前，应建立每天为婴儿清洁口腔的习惯，在哺乳后或晚上睡前由母亲用手指缠上清洁纱布为儿童清洁口腔。牙萌出后，可用手指缠上柔软干净纱布，蘸清水轻轻擦洗牙面。或用乳胶指套擦洗牙龈和腭部，清除黏附的食物残渣，按摩牙床，并使婴儿逐渐适应每天的口腔护理。1岁后提倡儿童开始刷牙去除牙菌斑。

45. 考点：口腔健康教育

解析：A。口腔健康教育就是通过传播口腔健康知识，提高人们的口腔自我保健意识和能力，树立正确的口腔保健观念，最终在全民形成有益于口腔健康的生活方式和卫生习惯。口腔健康教育的实施，对于预防和减少口腔疾病的发生，提高全民族的口腔健康水平有十分重要的意义和作用。

46. 考点：口腔保健中感染与控制

解析：B。由于口腔科临床操作特点是离不开唾液和血液沾染，艾滋病和乙肝的感染危险最大，因此病毒感染是最危险又最典型的感染，B正确。细菌虽也能造成交叉感染，但是其危险性不如病毒感染，A错误。真菌和原虫的交叉感染在口腔科的

操作中很少见，C、D错误。

47. 考点：窝沟封闭的操作

解析：E。窝沟封闭的操作可分为清洁牙面、酸蚀、冲洗和干燥、涂布封闭剂、固化、检查6个步骤。封闭前保持牙面干燥，不被唾液污染是封闭成功的关键。酸蚀牙面干燥后呈白垩色外观；如酸蚀后的牙釉质没有这种现象，应重复酸蚀。操作中确保酸蚀牙面不被唾液污染，如发生唾液污染，应再冲洗牙面，彻底干燥后重复酸蚀操作。

48. 考点：药物漱口剂

解析：C。预防牙周疾病的药物漱口剂种类有洗必泰、局部或全身用抗生素、多酚类化合物、季铵抗微生物剂。

49. 考点：护牙托

解析：B。护牙托分为三类：成品护牙托、口内成型护牙托和个性化护牙托。其中个性化护牙托是由牙医根据保护者的牙齿模型进行加工制作的护牙托，固位及预防效果最好，应用较多。

50. 考点：影响龋病流行的因素

解析：D。影响龋病流行的主要因素有：①氟的摄入状况；②糖的摄入状况；③家族影响。

51. 考点：确定义齿的就位道方法

解析：A。确定义齿的就位道方法：平凹法和调凹法，后者适用于下颌后牙游离缺失，多个前牙连续缺失，个别远中牙向远中倾斜，一侧缺牙多，另一侧缺牙少及舌侧倒凹大者，B、C、D、E正确，而A属于平均倒凹法。

52. 考点：唇面龈边缘

解析：B。龈下边缘位于龈沟内，为牙龈所遮盖，优点是美观、固位好。即使设计龈下边缘，修复体的龈边缘也要尽可能离开龈沟底的结合上皮，减少对牙龈的有害刺激。一般要求龈边缘距龈沟底至少0.5mm。

53. 考点：全口义齿修复的时间

解析：C。拔牙后伤口愈合情况，一般在拔牙3个月后可开始制作正式的全口义齿。

54. 考点：颞下颌关节区检查

解析：A。颞下颌关节区检查时，让患者做开口-闭口、侧方、前伸等运动，进行视诊、触诊和听诊，检查内容包括颞下颌关节活动度、颞下颌关

节弹响、外耳道前壁检查以及咀嚼肌的扣诊。拾关系检查属于口腔内检查内容。

55. 考点：基牙的作用

解析：C。固定桥承担的拾力几乎全部由基牙及其下的牙周支持组织承担，起支持力作用。

56. 考点：倒钩卡环的作用

解析：D。倒钩卡环又称下返卡环，常用于倒凹区在支托同侧下方的二型观测线基牙。

57. 考点：下颌前伸拾位记录的目的

解析：B。髁道与眶耳平面的夹角称髁道斜度。转移髁道斜度时要借用前伸拾关系记录，B正确；切道斜度可在排列上下前牙中确定，A错误；侧方髁道斜度一般通过前伸髁道斜度计算，C错误；上下颌间距离通过正中拾位记录确定，D错误；使上下拾堤均匀地接触不是拾位记录的目的，E错误。

58. 考点：塑料全冠修复

解析：D。塑料全冠修复时牙颈部制成肩台是为了有利于抗力，塑料牙不易脱落，有韧性，不易折断，可任意磨改，以适应不同缺损。但硬度较差，易磨损，不够致密，故磨光不够高，易污染变色咀嚼效能也较差。

59. 考点：固定桥基牙数目

解析：D。基牙的条件是牙根粗长，稳固，亦多根牙的支持最好，不应存在病理性松动。牙根周围牙槽骨吸收，最多不超过根长1/3。必要时需增加基牙数目以支持固定桥，D正确。其他条件如单根牙，倾斜牙，牙周膜增宽，无对拾牙对基牙的抗力影响不大，排除A、B、C、E。

60. 考点：覆盖关系

解析：B。覆盖亦称超拾，指牙尖交错拾时，上颌牙盖过下颌牙的水平距离。如在前牙，即指上颌切牙切缘到下颌切牙唇面的水平距离。在正常情况下，距离在3mm以内，超过者称为深覆盖。深覆盖的程度取决于距离的大小。超过3mm者为Ⅰ度深覆盖，超过5mm者为Ⅱ度深覆盖，超过7mm者为Ⅲ度深覆盖。

61. 考点：固定桥桥体

解析：D。桥体面的大小与基牙承担的拾力大小有关，为了减小拾力，减轻基牙的负担，可通过适当缩小桥体面的颊舌径宽度和扩大舌侧外展隙来

达到目的。

62. 考点：固定桥发生挠曲反应的原因

解析：D。挠曲强度是衡量材料弯曲韧性的参数，所以挠曲反应是指弹性变化引起的桥体的变形，原因是桥体弹性强度较大，而刚性不够所致，D正确。

63. 考点：哥特式弓用法

解析：E。哥特式弓描记水平面内各个方向的拾位运动轨迹，获得一个"∧"形图形，其中的尖端代表了正中关系，E正确，而其他选项的拾位不正确，排除A、B、C、D。

64. 考点：单端固定桥

解析：D。单端固定桥是指仅一端有固位体的固定桥，临床上一般不主张采用，仅适用于缺牙间隙小、拾力较小、基牙牙冠形态正常、牙根粗大、牙周健康的少数病例。而半固定桥是指两端都有固位体，桥体的一端为固定连接体，另一端为活动连接体的固定桥。半固定桥一般适用于一侧基牙倾斜度大，或两侧基牙倾斜方向差异较大，设计双端固定桥难以取得共同就位道的病例。

65. 考点：抗力形

解析：A。抗力是指患牙和修复体有良好的机械强度，能够行使正常的口腔功能，而不会发生断裂，变形。抗力包括两方面，一为患牙的牙体组织抗力，其二为修复体的抗力，与牙周膜和牙槽骨无关，排除B、C。此题干是指牙体预备体的抗力型，A正确，而不是指修复体，排除D、E。

66. 考点：后堤区

解析：A。前后颤动线之间可稍加压力，作为上颌义齿后缘的封闭区，称后堤区。此区有一定的弹性，能起到边缘封闭作用。后堤区可分为三种类型：第一类，腭穹窿较高，软腭向下弯曲明显，后堤区较窄，不利于固位；第三类，腭穹窿较平坦，后堤区较宽，有利于义齿固位；第二类，腭部形态介于第一类和第三类之间，亦有利于义齿固位。后堤区通常呈弓形。

67. 考点：高嵌体固位的方式

解析：B。高嵌体适用于拾面广泛缺损，或拾面严重磨损而需做咬合重建者，也用于保护薄弱的牙尖。高嵌体的固位主要靠钉洞或嵌体箱状洞形

固位。

68. 考点： 垂直距离恢复过高的表现

解析： C。垂直距离过高，表现为面部下1/3距离增大，面部肌肉紧张，表情僵硬，口唇闭合困难，颏部皮肤皱缩，颏唇沟变浅。说话或进食时义齿人工牙有撞击声，义齿不稳定，容易脱位。由于肌张力增大，牙槽嵴负担重，咀嚼肌容易疲劳，可能出现黏膜压痛，面部酸痛，颞下颌关节不适，咀嚼费力，咀嚼效率低下。

69. 考点： 舌杆的位置

答案： C。

70. 考点： 造成铸造全冠就位困难的原因

解析： C。石膏代型磨损，由于在此石膏代型上完成的蜡型制成的全冠比要求的缩小了，不能与预备体吻合，造成就位困难。蜡型蠕变变形，使制成的全冠形态与预备体不相吻合，造成就位困难。间隙涂料涂得过厚，使完成的全冠扩大，与预备体之间的间隙增加，不会造成就位困难。牙颈部肩台不整齐，容易出现干扰全冠就位的高点。铸造冠缘过长，形成飞边，使就位困难。

71. 考点： 义齿松动的原因

解析： D。种植体折断，常伴有严重骨吸收所导致的牙槽突高度降低以及种植体实际骨结合长度不足，因X线片未见异常，排除种植体折断、种植体周围骨吸收。种植体基台的折断临床表现为上部结构松动、移位或脱落，X线检查可表现为裂隙，排除基台折断。因题中牙冠面可见树脂封闭的螺丝孔，排除牙冠粘接松动。螺丝松动折断表现为上部结构松动脱落。

72. 考点： 义齿戴入后出现的问题

解析： B。修复体戴用一段时间后出现咬合痛：应结合触诊、叩诊和X线片检查，确定是否有根尖周炎、根管侧穿、外伤性或病理性根折等。急性牙髓炎、慢性牙髓炎通常引起自发性疼痛。而牙龈萎缩引起颈部过敏、继发龋通常在固定桥使用一段时间后出现遇冷热刺激疼痛。

73. 考点： 永久性修复的方法

解析： C。患者右下第二磨牙远中舌侧大面积龋坏缺损，已进行根管治疗后，原银汞充填物经常脱落，需要做永久性修复。塑料全冠耐磨性差，只

能作暂时性修复，不能用于该患者的修复治疗。

74. 考点： 咬合接触不良

解析： B。确定颌位关系时，如果患者下颌偏向左侧，戴牙时下颌会出现偏向右侧的现象，表现为上下义齿中线不一致，下颌义齿偏斜也有假象，可因某处有疼痛所致，消除疼痛原因后，偏斜也随之消失。疼痛的原因中有正中颌关系不正确，并且有早接触点；人工牙排列的位置不正确。初戴义齿患者可通过医生的戴牙指导达到正确的咬合关系位置。

75. 考点： 修复体脱落的原因

解析： D。修复体穿孔多因牙体预备不足所造成。对于穿孔的金属修复体原则上应重做。

76. 考点： 牙体缺损的治疗

解析： E。该牙牙冠2/5缺损，已达牙本质，且已露髓，炎症进展快且固位不佳，加之病因不明，不能进行盖髓后树脂修复，应先拍前牙区牙片，诊断病变情况，进行根管治疗后观察，临床无症状后行桩核冠修复。

77. 考点： 固定义齿

解析： D。双端固位体，一端为全冠，另一端为部分冠，部分冠一侧固位力较差，在反复的𬌗力循环作用下容易发生松动，而全冠一侧固位力良好而固定义齿并不会脱落，患者不易察觉，部分冠一侧松动之后，发生边缘渗漏，易发生继发龋。

78. 考点： 牙列缺损的治疗

解析： E。当牙列缺损伴有上前牙间隙时，可先将间隙关闭后再修复。

79. 考点： 义齿修复后疼痛

解析： C。早期接触使基牙受力过大，产生咬合痛。一般经调改后去除早接触点，疼痛可消失。

80. 考点： 全口义齿戴入后出现的问题

解析： A。义齿在咀嚼食物，行使功能时候脱落，则是因为𬌗不平衡，牙尖有干扰，使义齿翘动，破坏了边缘封闭造成的。

81. 考点： 固定义齿修复前的处理

解析： C。该患者外伤后，切牙断面在牙槽嵴根面上方，唇侧龈下2mm，做美容修复，需要做固定义齿修复，根稳固，X线片显示根管治疗完善，

表面牙根状况良好，可作冠修复，需要保证生物学宽容度前提下，进行龈切除，露出一部分牙本质进行修复，保证一定的同位力，C 正确。其他的处理对增加修复体的固位力没有作用，不能使牙龈退去，排除 A、B、D、E。

82. 考点：固定义齿修复

解析：A。固定桥设计适合于固定桥基牙的牙周膜面积大于缺失牙牙周膜面积，且不适用于远中游离缺失的修复，此患者 7̄6 缺失，进行 7̄654 到固定义齿修复，5̄4 的牙周膜面积之和小于 7̄6 的牙周膜面积之和，且此患者游离缺失不适合固定桥的修复，会造成远中受力引起远中基牙的扭力过大，造成基牙的疼痛和松动。

83. 考点：桩冠颈缘设计

解析：E。如为金属烤瓷冠，唇缘牙体预备形式可成直角或 135°凹面肩台，肩台宽度一般为 1.0mm，预备不足，会使颈部瓷层太薄，出现金属色或透明度降低，冠边缘的强度下降，预备过多，可能会引起牙髓损害，牙颈部髓腔壁厚度一般为 1.7～3.0mm，舌侧肩台宽通常为 0.5～0.8mm；全瓷冠，应作 90°肩台，其肩台宽度为 1.0mm。边缘应连续一致、光滑而无粗糙面和锐边。

84. 考点：全冠修复后出现的问题

解析：E。全冠粘固后发生龈缘炎的原因有修复体轴壁凸度不良、冠边缘过长、边缘抛光不良、悬突、试冠、戴冠时对牙龈损伤、嵌塞食物、倾斜牙、异位牙修复体未能恢复正常排列和外形。

85. 考点：可摘局部义齿戴入后出现的问题

解析：A。由于该患者设计的是 7̄6|6̄7 可摘局部义齿，远中游离端是黏膜支持，在行使功能时会发生一定量的黏膜下沉，所以如果戴入未行使功能时，义齿与组织贴合紧密，而发挥咀嚼功能时远中游离端下沉，舌侧的舌杆会对黏膜有一定的压力，该患者发生了舌杆下缘的溃疡，A 正确。

86. 考点：固位不良和压痛的处理

解析：D。牙槽嵴呈刃状是固位不良和产生压痛的原因。从经济、节省材料、减少工序等方面考虑，患者首选的治疗是自凝软衬材料重衬，软衬材料具有良好的弹性，无刺激性，能与义齿基托牢固结合，将其衬于基托组织面，使基托作用于承托区黏膜的咀嚼压力得以缓冲，可减少支持组织受力，

避免压痛。

87. 考点：舌杆的设计

解析：E。舌杆的宽约 5mm，舌杆通常距龈缘 3～4mm。

88. 考点：全口义齿戴入后出现的问题

解析：A。全口义齿修复后咀嚼效率的高低与牙槽骨的丰满度、义齿固位力、义齿垂直距离的高低、咬合接触面积、人工牙的型号大小均有关，而与患者的年龄无直接相关联系。

89. 考点：全冠粘固后出现的问题

解析：D。全冠粘固后出现疼痛包括：过敏性疼痛、自发性疼痛、咬合痛。在暴露的牙本质遇冷、热刺激会出现疼痛；粘固时，消毒药物刺激、戴冠时的机械刺激、冷刺激加上粘固剂选择不当致使其中的游离酸刺激会引起疼痛。A、B、C 正确。修复体粘固后短期内出现咬合痛，多是由创伤殆引起。E 正确。修复体戴用一段时间后出现的自发性疼痛，多见于继发龋引起的牙髓炎。

90. 考点：义齿翘动的原因

解析：C。间接固位体与支点线的关系：支点线到游离端基托远端的垂直距离最好等于支点线到间接固位体的垂直距离，间接固位体距支点线的垂直距离愈远，对抗转动的力愈强。本题是由于间接固位体距支点线过近，设置的部位不当，引起的义齿翘动。

91. 考点：颌位关系

解析：A。如果患者在确定颌位关系时下颌前伸，而又未被及时发现，戴义齿时下颌回到正中咬合位置，就会出现下颌义齿后退现象，表现为上下前牙水平开殆，垂直距离增高。

92. 考点：桩核冠修复的牙体预备

解析：D。桩核冠修复中的基本原则是尽量保存剩余牙体硬组织，患牙的强度主要取决于剩余牙体组织的量。根据所选择的最终全冠修复体的要求对剩余牙体组织进行预备，然后去除龋坏、薄壁等，其余的则为要求保存的部分。这部分剩余牙体与桩核一起形成全冠预备体。

93. 考点：牙釉质发育不全的治疗方案

答案：B。

94. 考点：防止义齿翘动的措施

解析：C。间接固位体具有辅助直接固位体固位和增强义齿的稳定，防止义齿发生翘起、摆动、旋转及下沉的作用。该患者为肯氏第一类缺失，利用间接固位体可增加平衡距增加平衡力。

95. 考点：全口义齿戴入后出现的问题

解析：E。固位尚好，但在咀嚼食物时，义齿容易脱位，这是由于𬌗不平衡，牙尖有干扰，使义齿翘动，破坏了边缘封闭造成的；下颌磨牙后垫部位基托伸展过长，上颌𬌗平面较低也可以使义齿在咀嚼时脱位，修改时应进行选磨调𬌗，消除牙齿过早接触和牙尖的干扰，或将基托边缘磨短或磨薄。

96. 考点：铸造全冠

解析：D。边缘过短，未到达固位要求，固位不好，容易脱落，需要重做，排除A。冠与牙体组织间的缝隙，用探针可探入，全冠与牙体组织不密合，由于粘接剂的溶解性，易产生继发龋，需重做，排除B。冠的邻面与邻牙完全无接触，容易出现食物嵌塞，邻牙可发生龋坏，甚至发生牙齿的倾斜，故需重做，排除C。冠与对𬌗牙无咬合接触，修复之后无功能，未能达到目的，需重做，排除E。非正中𬌗有轻度早接触，可通过调颌来解决问题，不需重做。

97. 考点：可摘局部义齿戴入后出现的问题

解析：A。部分患者在初戴义齿时，常出现恶心，甚至呕吐。后腭杆位于腭隆突之后，颤动线之前，两端微弯向第一、第二磨牙之间，过后易引起恶心对敏感者其位置可适当向前调整。

98. 考点：暂时修复体

解析：B。死髓牙经根管治疗后以 PFM 全冠修复，经牙体制备取模后，在全冠初戴之前，应该用塑料全冠做暂时保护性修复，因为死髓牙牙体组织易发生折断，尤其是经过牙体预备后，预备体体积明显减小，牙折的可能性更大，所以要用塑料全冠保护性修复。

99. 考点：桩核烤瓷冠

答案：C。

100. 考点：固定义齿修复后出现的问题

解析：C。自发性疼痛常见的原因为牙髓炎、根尖周炎和牙龈乳头炎。最佳的处理就是及时拆除固定桥，然后行根管治疗。

101. 考点：活动修复的方法

答案：B。

102. 考点：全口义齿戴入后出现的问题

解析：A。当口腔处于休息状态时，义齿固位尚好，但张口、说话、打呵欠时义齿易脱位。这是由于基托边缘过长、过厚；唇、颊、舌系带区基托边缘缓冲不够，影响系带活动；人工牙排列的位置不当，排列在牙槽嵴顶的唇颊或舌侧，影响周围肌肉的活动；义齿磨光面外形不好等原因造成的。应采用磨改基托过长或过厚的边缘，缓冲系带部位的基托，形成基托磨光面应有的外形，或适当磨去部分人工牙的颊舌面，减小人工牙的宽度等对症方法处理。口腔处于休息状态时，义齿容易松动脱落是由于基托边缘过短会造成的。

103. 考点：咬舌的原因

解析：E。造成咬舌的原因多为初戴不适应、后牙排列偏舌侧或者平面过低，通过临床检查可以发现人工牙颊尖在牙槽嵴顶连线上，排牙原则应是下颌牙中央窝位于牙槽嵴顶连线上，所以人工牙偏舌侧，造成咬舌。初戴不适应导致的咬舌应在两周内逐渐适应。

104. 考点：修复体戴入后的问题

解析：B。修复体粘固后短期内出现咬合痛，多是由咬合创伤引起。若患者有咀嚼痛伴有叩痛，发病时间不长，创伤性根尖周炎或牙周炎不严重，通过调𬌗，去除正中𬌗早接触及非正中𬌗干扰，磨改不合理的斜面和过锐尖嵴，症状就会很快消失。

105. 考点：出现咬舌现象的原因

解析：C。咬颊咬舌一般是由于后牙覆盖过小造成。如果由于后牙排列覆盖过小，出现咬颊或咬舌时，可磨改上颌后牙颊尖舌侧斜面和下后牙颊尖的颊侧斜面，加大覆盖，解决咬颊现象。咬舌，可磨改上颌后牙舌尖舌侧斜面和下后牙舌尖颊侧斜面。

106. 考点：氟牙症发病机制

解析：A。氟牙症是牙形成和矿化期摄入过量氟引起的一种牙釉质矿化不全。0~5岁是牙的形成和矿化期，当地饮水氟浓度在 0.5ppm 以下属于低氟地区（且没有其他氟污染情况），就可以判断出这个12岁男孩虽然迁居高氟区（1.2ppm）也不会产生氟牙症，A正确。

107. 考点： MSBB 法和 Carioem 试验

答案： D。

108. 考点： 成釉细胞纤维瘤的病理诊断

解析： B。成釉细胞纤维瘤是一种牙源性肿瘤，主要特征是牙源性上皮和间叶组织同时增殖但不伴牙本质和牙釉质形成。肿瘤生长缓慢，除颌骨膨大外，无明显症状。镜下见肿瘤由上皮和间充质两种成分组成。肿瘤性上皮呈条索状或团块状排列。上皮条索或团块的周边层为立方或柱状细胞，中心部细胞类似于星网状层。间叶成分由较幼稚的结缔组织组成，细胞丰富，呈圆形或多角形，颇似牙胚的牙乳头细胞。

109. 考点： 龋病的流行特征

解析： D。按照 WHO 的 12 岁年龄组龋病流行程度评价标准，平均龋失补指数（DMFT）0.0 ~ 1.1，等级为很低；DMFT 1.2 ~ 2.6，等级为低；DMFT 2.7 ~ 4.4，等级为中；DMFT 4.5 ~ 6.5，等级为高；DMFT >6.5，等级为很高。

110. 考点： 龈沟出血指数计分标准

解析： B。龈沟出血检查用视诊和探诊相结合的方法，指数计分标准 2 = 龈缘和龈乳头探诊出血，有颜色改变，无肿胀。

111. 考点： 牙周袋记分标准

解析： A。牙周袋记分：0 = 袋深不超过 3mm；1 = 袋深在 4 ~ 5mm；2 = 袋深在 6mm 或以上；9 = 除外；X = 牙齿缺失。

112. 考点： 常用口腔牙周健康指数内容

解析： D。CI - S 是牙石指数，根据牙颈部牙石的量计分，A 正确，当龈上石覆盖面积占牙面 1/3 ~ 2/3，或牙颈部有散在龈下石时计分为 2，B 正确。OHI - S 是简化口腔卫生指数，通常只检查 6 个牙面 16、11、26、31 的唇（颊）面，36、46 的舌面，C 正确。检查 GI 时使用钝头探针，结合视诊和探诊，E 正确。Sihacss 和 Löe 的菌斑指数是根据菌斑的量和厚度计分。

113. 考点： Kappa 值含义

解析： D。Kappa 值的大小与可靠度的关系：Kappa 值在 0.4 以下为可靠度不合格，0.41 ~ 0.60 为可靠度中等，0.61 ~ 0.80 为可靠度优，0.81 ~ 1.0 为完全可靠。

114. 考点： 修复体戴入后的问题

解析： D。患者牙冠短，进行牙体预备后所剩牙冠高度会更短，造成基牙短小、表面积小，进而粘固面积过小，导致固位不足而脱落。

115. 考点： 修复体戴入后的问题

解析： C。患牙有银汞合金充填物，与金属全冠不是同一种材质，会产生金属微电流刺激，咬合时可出现瞬间疼痛。故在口腔内采用金属修复体时，需尽量避免不同金属间产生微电流。

116. 考点： 修复体设计

解析： E。铸造金属全冠的修复体设计需要考虑修复材料、固位力、殆力、老龄、抗旋转脱位、牙冠严重缺损、预防食物嵌塞、就位道等因素。患者的性别对修复体的设计无影响。

117. 考点： 可摘局部义齿的印模

解析： D。可摘局部义齿的印模有两种，解剖式印模和功能性印模。解剖式印模可采用一次性印模法，功能性印模为二次印模法。解剖式印模一般用于牙支持式和黏膜支持式义齿。功能性印模一般用于基牙和黏膜混合支持式义齿。

118. 考点： 卡环设计

解析： B。联合卡环是由两个卡环通过共同的卡环体连接而成。卡环体位于相邻两基牙的殆外展隙，并与伸向殆面的支托相连接，而食物嵌塞多见于两相邻牙的殆外展隙内，所以联合卡环可用于防止食物嵌塞。

119. 考点： 舌杆的正确位置

解析： D。舌杆位于下颌舌侧龈缘与舌系带或黏膜皱襞之间。舌杆纵剖面应呈半梨形，边缘圆滑，上缘薄 1mm，下缘厚约 2mm，上缘离开牙龈缘 3 ~ 4mm。下颌舌侧牙槽骨形态为斜坡型者时，舌杆离开黏膜 0.3 ~ 0.4mm，与牙槽嵴平行。

120. 考点： 义齿戴入后的检查

解析： C。义齿戴入后需要检查义齿与软组织、基牙的适合度，A、B 正确；观察义齿与相邻活动软组织之间的关系，D 正确；观察固位力，观察关系，E 正确；检查美观性。在这个病例中，可摘局部义齿仅修复后牙的缺损，对前牙没有影响，而唇齿音是上唇与下前牙配合发出的音，因此不用检查唇齿音。

121. 考点：戴用全口义齿后出现问题的原因

解析：C。由题干可知，黏膜表现为弥散的红肿，故此种疼痛为定位不明确的或弥散的疼痛，且只在侧方殆时有痛感。基托组织面有结节引起的是定位明确、局限的疼痛，排除 A。基托组织面压迫过紧表现为无论侧方殆还是近中咬合均会发生疼痛，排除 B。咬合时义齿不稳定，翘动或者扭转，导致义齿支持组织受力不均，可出现题干中的症状。人工牙排列偏向颊侧不会引起这种疼痛，排除 D。压痛处黏膜较薄，对痛敏感，与"近中咬合无痛感"不相符，排除 E。

122. 考点：戴用全口义齿后引起疼痛的处置方法

解析：E。缓冲基托组织面针对的是局部基托组织面缓冲不足造成压痛的情况，排除 A。局部垫软衬材料针对的是牙槽嵴刃状和过度低平引起疼痛的情况，排除 B。调磨正中殆干扰牙尖针对的是正中咬合不平衡而引起疼痛的情况，排除 C。磨除组织面小结节针对基托组织面有结节引起压痛的情况，排除 D。针对侧方咬合不平衡的病因，应进行选磨调殆，使达到多点接触平衡殆。

123. 考点：金属烤瓷冠的牙体预备

解析：B。瓷颈环要求颈部预备成 0.8mm 以上的肩台，以保证瓷层的厚度，使用专门的颈缘瓷有利于颈缘的密合性、美观和强度。

124. 考点：金－瓷结合机制

解析：D。上瓷时烧制次数增加会造成瓷层透明度降低，颜色改变，热膨胀系数增加，也增加瓷裂的可能性。

125. 考点：铸造金属全冠的适应证

解析：C。患牙咬合紧，牙冠短，牙体缺损范围大，则最佳的修复设计是铸造金属全冠。

126. 考点：口腔检查

解析：C。该患者 2 年前由于牙疼进行充填治疗后充填体脱落，远中邻殆大面积龋坏，需要判断是否引起牙髓和根尖周的感染，需要拍 X 线片判断龋坏的深度和根尖周的状况。

127. 考点：根管充填的应用

解析：C。若证实此患牙有根尖周的感染，需要开髓，拔髓，彻底清除感染后进行充填杜绝再感染，C 正确。

128. 考点：患牙的修复方法

解析：A。由于患牙远中邻殆大面积龋，基牙抗力不足，需要进行全冠修复以保护剩余牙体组织，最佳修复方法为全冠。

129. 考点：全冠修复的最佳材料

解析：E。全冠修复体的材料有树脂和金属之分，树脂材料由于其强度不足，所以临床上固定义齿不用，排除 A。牙体缺损修复体中采用金属铸造的有（后牙）金属全冠、部分冠、金属桩核、金属嵌体等。常用材料有镍铬合金和金合金。与镍铬合金相比，金合金的主要优点是硬度与天然牙接近，耐腐蚀性更强，延展性好，更有利于修复体边缘的密合。

130. 考点：口腔检查

解析：E。该患者在固定修复后发生义齿松动，后牙自发性疼痛，桥基牙缺失，金属全冠固位体颈缘下方可探及龋，都是由于原不良修复体所致，所以需要对原修复体及基牙进行重点的检查，对修复体的边缘封闭，固位力进行判断，以及基牙状况进行评估，以便进行进一步的修复。

131. 考点：引起疼痛的原因

解析：C。该患者在固定修复后发生义齿松动，后牙自发性疼痛，夜间加重，此为急性牙髓炎症状，检查发现金属全冠固位体颈缘下方可探及龋，可能的原因是修复后由于松动导致边缘渗漏，细菌入侵引起继发龋，导致急性牙髓炎。

132. 考点：不良修复体的治疗

解析：A。该患者的口腔症状是由于不良修复体引起，所以首要治疗是去除不良修复体，然后根据症状、牙髓炎的需要开髓、根管充填等进一步治疗，A 正确。

133. 考点：氟滴剂适用年龄

解析：E。氟滴剂使用范围是 2 岁以下儿童用来防龋，因为儿童摄取的氟含量比成人要少，如果使用漱口水等氟含量比较高容易引起氟中毒和误吞引起氟牙症，所以儿童需要使用氟含量比较少的氟滴剂，氟滴剂的使用年龄在牙齿第一颗萌出时开始使用，E 正确，如果早于 6 个月，牙齿萌出之前使用氟滴剂没有防龋效果。

134. 考点：氟滴剂剂量

解析：C。一开始氟滴剂的剂量是 $0.25\mathrm{mg/d}$，适合刚萌出恒牙的 6 个月婴儿使用，C 正确。

135. 考点：开始增加氟片和氟滴剂的年龄

解析：B。2 岁以后由于发育比较快，需要开始调整氟片和氟滴剂年龄。

136～138.

考点：全冠修复

解析：C，A，E。全冠修复体太薄，则其抗力不足，易穿孔、破裂。全冠修复体与牙体不密合，则固位力不足，侧向力大时易发生松动、脱落。固定桥连接体薄弱而𬌗力较大时，可能发生固定桥折断。

139～141.

考点：各类桥体的应用

解析：A、C、B。鞍式桥体的龈面呈马鞍状骑跨在牙槽嵴顶上，与牙槽嵴接触范围较大，多用于后牙。下颌后牙缺牙区牙槽嵴顶狭窄时可用鞍式桥体。但是鞍式桥体自洁能力差，而改良鞍式桥体接近天然牙冠外形，美观，舒适，自洁作用好，是一种理想的桥体形式，也是临床最常采用的一种桥体形式。悬空式桥体又称卫生桥，桥体与黏膜不接触，留有至少 3mm 以上的间隙，此间隙便于食物通过而不积聚，有较好的自洁作用，又称为卫生桥。但悬空式桥体与天然牙的形态差异大，仅适用于后牙缺失且缺牙区牙槽嵴吸收明显的修复病例。改良盖嵴式桥体是将盖嵴式桥体龈端向舌侧延伸，使唇颊侧接触区扩展至牙槽嵴顶。可防止食物进入龈端，自洁作用好，患者感觉舒适，上、下颌固定

桥均可使用。

142～144.

考点：全口义齿基托

解析：E，C，A。上颌前后颤动线之间是全口义齿边缘封闭区，全口义齿的边缘需要到达这个区域。上下颌牙槽嵴是义齿主要承托区，远中颊角区有翼下颌韧带，所以边缘不能过伸展，以免在咀嚼时影响义齿的同位。下颌舌骨嵴是口内突出的解剖标志，全口义齿基托需做缓冲处理，以免因压迫导致疼痛，或形成指点而影响义齿的稳定。

145～147.

考点：各种𬌗位概念

解析：E，C，D。正中𬌗位时，上下颌处于牙尖交错位，上下牙列有最广泛的接触。息止颌位是指当个体端坐，头直立位时，不咀嚼、不吞咽、不说话的时候，下颌处于休息状态，上下牙弓自然分开不接触，下颌所处的位置。息止𬌗间隙是指当下颌处于息止颌位时，上下牙弓之间保持前大后小的楔形间隙。

148～150.

考点：牙膏的基本成分

解析：E，B，C。牙膏的基本成分包括摩擦剂、洁净剂、润湿剂、胶粘剂、防腐剂、甜味剂、芳香剂、色素和水。洁净剂又称表面活性剂，常用的是月桂醇硫酸钠、十二烷基硫酸钠。摩擦剂具有洁齿的作用，常用的有碳酸钙、焦磷酸钙。胶粘剂成分有如羧甲基纤维素钠盐及其衍生物、角叉菜、海藻酸钠等多种物质。

模拟试卷（二）答案与解析

第一单元

1. 考点：牙本质的形成

解析：D。牙本质是构成牙主体的硬组织。在钟状期晚期，当成釉细胞分化成熟后，对牙乳头发生诱导作用。邻近无细胞区的未分化间充质细胞迅速增大，先分化为前成牙本质细胞；随着一系列的细胞分裂、伸展，细胞极性确定，然后分化为成牙本质细胞。牙本质的形成是由成牙本质细胞完成的。

2. 考点：牙槽骨生物学特性

解析：A。牙槽骨是高度可塑性组织，它不但随着牙的生长发育、脱落替换和咀嚼压力而变动，而且也随着牙的移动而不断地改建。牙槽骨具有受压力被吸收，受牵引力会增生的特性。上述特点与牙槽骨中分布有血管有一定关系，而牙骨质中没有血管，因此比牙槽骨的抗吸收能力强。牙槽骨的不断新生不影响牙齿发育。

3. 考点：牙本质组织形成

解析：A。牙本质有机物中胶原蛋白约占18%，占所有有机物的90%以上。主要为Ⅰ型胶原，还有少量Ⅲ型和Ⅴ型胶原。

4. 考点：无釉柱釉质

解析：D。在近釉质牙本质界最先形成的牙釉质和多数乳牙及恒牙表层约20~100μm厚的牙釉质看不到釉柱结构，晶体相互平行排列，称无釉柱牙釉质。

5. 考点：四环素牙的病理表现

解析：D。四环素对牙和骨有亲和性，在牙发育期全身性应用四环素可导致药物在牙硬组织和骨组织中沉积形成四环素牙。在受累牙的磨片上，沿牙本质生长线有黄色的色素条带，紫外线下条带显示为明亮的黄色荧光。牙体组织中，除牙本质外四环素还可沉积于牙骨质，但牙釉质中有四环素条带者少见。

6. 考点：唾液腺

解析：C。混合性腺泡由黏液细胞和浆液细胞组成。前者组成腺泡的大部分，紧接闰管；后者呈新

月状覆盖于腺泡的盲端表面，又名半月板。浆液细胞的分泌物由细胞间小管通入腺泡腔内。

7. 考点：牙骨质的组织结构

解析：D。牙釉质牙骨质界，是牙釉质和牙骨质在牙颈部相连；其相接处有三种不同情况：约有60%是牙骨质少许覆盖在牙釉质表面；约30%是牙釉质和牙骨质端端相接；还有10%左右是两者不相接，该处牙本质暴露，而为牙龈所覆盖，因此该种结构最易引起牙本质敏感。

8. 考点：牙体组织

解析：E。牙髓主要成分是成纤维细胞，还有组织细胞、树突状细胞、淋巴细胞和未分化间充质细胞。牙周膜中主要细胞是成纤维细胞，还有成牙骨质细胞、成骨细胞、破骨细胞、上皮剩余和未分化间充质细胞，成釉细胞只存在于牙釉质。

9. 考点：过度正角化

解析：A。过度正角化是角化层增厚，细胞界限不清，细胞核消失，形成均匀性嗜伊红染色的角化物，伴有粒层增厚且透明角质颗粒异常明显；过度不全角化为增厚的角化层中尚见残留的细胞核，粒层增厚不明显。

10. 考点：牙釉质龋

解析：B。平滑面龋早期表现为牙表面白垩色不透明区。表层是龋损发生时首先受酸侵蚀的部位，但其脱矿程度反而较其深层的病损体部轻，表现为表层较正常，而表层下脱矿。窝沟龋的病变过程、组织学特征与平滑面龋相似。

11. 考点：牙周组织

解析：C。牙龈的组织学特点：牙龈是口腔黏膜的一部分，由上皮层和固有层组成，无黏膜下层；其中上皮又分为牙龈上皮、龈沟上皮和结合上皮，牙龈上皮有角化；固有层由致密的结缔组织构成，含有丰富的胶原纤维。

12. 考点：牙本质的组织结构

解析：A。管周牙本质是成牙本质细胞突起周围的间质，其矿化程度高，构成牙本质小管的壁，磨片中呈环行透明带。在脱矿切片中，由于矿物盐脱失，此区域变成空的环状空隙。

13. 考点：牙发育异常

解析：C。维生素 A 缺乏时，成釉细胞不能分化成高柱状细胞而退化成扁平细胞，形成牙釉质发育不全。维生素 C 缺乏，成牙本质细胞变性，不能形成正常的牙本质，严重时牙本质发育停止。维生素 D 严重缺乏时，钙盐在骨和牙齿组织中的沉积迟缓，致使牙釉质发育停止；一旦形成牙釉质基质，由于得不到及时的矿化，基质不能保持它的形状而塌陷。

14. 考点：牙骨质的组织结构

解析：C。细胞牙骨质常位于无细胞牙骨质表面，或者细胞牙骨质与无细胞牙骨质交替排列，但在根尖部 1/3 可以全部为细胞牙骨质，牙颈部往往全部为无细胞牙骨质所占据。

15. 考点：慢性牙髓炎的病理变化

解析：C。牙髓炎的病理学表现中中性粒细胞浸润，血管扩张充血，组织变性坏死，为炎症常规表现，急性牙髓炎有相同特征，故排除 A、B、D；纤维组织增生属于牙髓变性的纤维性变，排除 E。

16. 考点：牙髓的组织学分层

解析：B。牙髓组织可分为 4 层：①靠近牙本质的一层称为牙本质细胞层；②紧接着成牙本质细胞层，细胞相对较少的组织为乏细胞层；③多细胞层；④固有牙髓或髓核。

17. 考点：牙周膜的厚度

解析：B。牙周膜厚度为 0.15～0.38mm，在根中 1/3 最薄。

18. 考点：牙周组织

解析：A。龈谷表面覆盖的是无角化鳞状上皮，上皮钉突数量多，伸入到结缔组织中。同有层乳头常见炎症细胞浸润。

19. 考点：复层鳞状上皮

解析：B。角化的鳞状上皮主要由角质细胞构成，由表层至深层共分为四层：角化层、颗粒层、棘层和基底层。

20. 考点：咀嚼黏膜

解析：D。口腔黏膜可分为三类：①咀嚼黏膜：包括牙龈和硬腭黏膜；②被覆黏膜：包括唇、颊黏膜、口底和舌腹黏膜，软腭黏膜；③特殊黏膜：即舌背黏膜。

21. 考点：蛋白质二级结构

解析：C。蛋白质的二级结构是指蛋白质分子中某一段肽链的局部空间结构，也就是该段肽链主链骨架原子的相对空间位置，并不涉及氨基酸残基侧链的构象。蛋白质的二级结构主要包括 α - 螺旋、β - 折叠、β - 转角和无规卷曲。

22. 考点：氨基酸代谢

解析：C。组成人体内蛋白质的各种氨基酸中，碱性氨基酸有精氨酸、赖氨酸、组氨酸，它们都有两个氨基一个羧基，其中精氨酸还比赖氨酸多一个亚氨基。故选 C。苯丙氨酸、亮氨酸属于非极性疏水性氨基酸，丝氨酸、苏氨酸属于极性中性氨基酸，这四种氨基酸均为一个氨基一个羧基。

23. 考点：蛋白质的二级结构

解析：E。α - 螺旋结构中，多肽链主链围绕中心轴有规律地螺旋式上升，每隔 3.6 个氨基酸残基螺旋上升一圈，每个氨基酸残基向上平移 0.15nm，故螺距为 0.54nm。

24. 考点：肽键性质和组成

解析：D。氨基酸分子之间通过去水缩合形成肽链，在相邻两个氨基酸之间新生的酰胺键称为肽键。若许多氨基酸依次通过肽键相互连接，形成长链，称为多肽链。肽链中的自由氨基的一端称为氨基末端（N - 末端）；自由羧基的一端称为羧基末端（C - 末端）。蛋白质就是由许多氨基酸基末端残基组成的多肽链。

25. 考点：蛋白质构象

解析：E。蛋白质的三级结构是指整条肽链中全部氨基酸残基的相对空间位置，也就是整条肽链所有原子在三维空间的排布位置。三级结构中多肽链的盘曲方式由氨基酸残基的排列顺序决定，其形成和稳定主要依靠疏水键、盐键、氢键和范德华力。

26. 考点：信号转导

解析：D。第一信使与细胞膜上特异受体结合后，在胞浆内产生的细胞内信号分子，如 cAMP、

Ca^{2+}、三磷酸肌醇、甘油二酯（DAG）、神经酰胺、NO 等称为第二信使，它们能诱导细胞产生一系列生物学效应。

27. 考点：遗传信息的传递

解析：B。在 DNA 分子结构中，A（腺嘌呤）与 T（胸腺嘧啶）配对，G（鸟嘌呤）与 C（胞嘧啶）配对。在 RNA 中 T（胸腺嘧啶）被 U（尿嘧啶）取代同 A（腺嘌呤）配对。

28. 考点：牙的生理功能

解析：E。牙具有咀嚼功能，还可刺激颌骨、面部的正常发育，增进牙周组织健康，反射性地刺激胃肠蠕动及胰、胆等消化液的分泌，B、C 正确。牙具有发音和言语功能，A 正确。完整的牙弓维持着面部外形的自然和美观，因此牙齿能保持面部的正常形态，D 正确。口腔的自洁作用需要舌和唾液腺的参与，牙不具有保持口腔清洁的作用，E 错误。

29. 考点：前磨牙的特点

解析：E。前磨牙的点隙及邻面均为龋齿好发部位，A 正确。颏孔通常在第一二前磨牙之间，前磨牙可作为判断颏孔的位置，B 正确；前磨牙牙根比较扁长，可作为义齿修复的基牙，C 正确；前磨牙可出现畸形中央尖，D 正确；上颌第一前磨牙牙根常有分叉，拔除不可旋转力。

30. 考点：牙体解剖生理

解析：E。点角是牙冠上 3 个面相交形成的角。E 符合题意。中切牙的近中切角是近中面和切缘形成的角，是面面角，A 错误。侧切牙的近中唇面角是近中面和唇面构成的角，是面面角，C 错误。尖牙近远中牙尖嵴的交角，也是面面角，D 错误。第一磨牙远中粭角不是点角，远舌粭角或远颊粭角是点角，B 错误。

31. 考点：上颌尖牙的特点

解析：A。上颌尖牙唇面似圆五边形，近中缘短于远中缘。舌面隆突显著，由牙尖至舌面隆突有一纵嵴称舌轴嵴。根颈横切面为卵圆三角形。牙尖偏近中。

32. 考点：几种粭位的特点

解析：C。对刃粭为在正中粭位时，上下颌切牙彼此切缘相对，或以颊尖相对。在口腔检查、诊断和治疗时，应以牙尖交错位为基准位，因为在一定时期内，牙尖交错位相对稳定，临床可以重复确定。正中粭位是一种牙尖交错位。

33. 考点：下颌磨牙髓腔解剖形态特点

解析：B。下颌磨牙髓腔近远中切面观，髓室的近远中径 > 颊舌径，近中髓角高于远中髓角，近舌髓角最高。髓室顶嵴髓室底均凸向髓室，髓室顶最凸处约与颈缘平齐，髓室底在颈缘下 2mm，髓室底距根分叉处 2mm。

34. 考点：上颌中切牙的解剖特点

解析：D。上颌中切牙近中切角似直角，远中切角较圆钝，A 错误。舌面中央凹陷成明显的舌窝，B 错误。切 1/3 有两条浅的发育沟，将唇面分为三份，此沟源于三个生长叶，C 错误。远中面似近中面但稍短而圆突，E 错误。切嵴位于牙体长轴的唇侧，D 正确。

35. 考点：下颌第一乳磨牙的特点

解析：C。下颌第一乳磨牙特点是粭面为不规则的四边形，A 不正确；颊面四边形近中边缘嵴平直，远中边缘嵴却极短且突，远中边缘嵴大于近中边缘嵴，B、D 不正确；近中颊颈嵴突出，C 正确；牙根有近中、远中两个根，扁宽，分叉大，E 不正确。

36. 考点：根管口的概念

解析：A。根管口指髓室底与根管的移行部或髓室与根管的交界处，A 正确。而髓室的开口处、髓腔的开口处、根管的开口处这样的描述不确切，C、D、E 不正确。根管末端的开口处称为根尖孔，B 不正确。

37. 考点：翼外肌起点

解析：D。翼外肌有上、下两头，上头起自蝶骨大翼的颞下面和颞下嵴；下头起自翼外板的外侧面，向后外方行走，止于髁突颈部的关节翼肌窝、关节囊和关节盘。

38. 考点：上颌第一磨牙的解剖特点

解析：E。上颌第一磨牙近中舌尖三角嵴与远中颊尖三角嵴斜形相连形成斜嵴，是其解剖特征。由斜嵴将粭面窝分为近中窝及远中窝。

39. 考点：上下颌弓的关系

答案：C。

40. 考点：下颌体的解剖生理

解析：B。下颌体其内侧面近中线处有两对突起，上颏棘和下颏棘，上颏棘为颏舌肌的起点，下颏棘为颏舌骨肌的起点。自下颏棘斜向后上与外斜线相应的骨嵴称为内斜线（下颌舌骨线），为下颌舌骨肌起点；内斜线上方，颏棘两侧有舌下腺窝；内斜线下方，近下颌体下缘有下颌下腺窝和二腹肌窝。

41. 考点：腭大孔

解析：A。上颌牙槽突与腭骨水平部共同构成腭大孔，该孔一般位于上颌第三磨牙腭侧牙槽嵴顶至腭中缝连接的中点，有腭前神经通过。腭大孔的表面标志位于上颌第三磨牙腭侧牙龈缘至腭中缝连线的中外1/3交点上，距硬腭后缘约 0.5cm 处。

42. 考点：上颌动脉发出部位

解析：C。舌骨大角稍上方、二腹肌后腹下缘是面动脉发出部位；上颌动脉在髁突颈部后内方起自颈外动脉，不在腮腺深部和腮腺前缘。

43. 考点：上颌神经的成分

解析：C。上颌神经属于三叉神经的一支，三叉神经大部分为感觉纤维，小部分为运动纤维，不含交感与副交感神经纤维。三叉神经分出 3 支，分别是眼神经、上颌神经和下颌神经，其中眼神经和上颌神经都是感觉神经（C 正确），只有下颌神经为混合性神经。

44. 考点：口颌面部颈部肌

解析：E。二腹肌有两个肌腹，以中间腱相连。前腹起自下颌骨二腹肌窝，行向后下；后腹起于颞骨乳突切迹，行向前下。二腹移行于中间腱，中间腱以坚韧的结缔组织附着于舌骨体与舌骨小角交界处。

45. 考点：影响咀嚼效率的因素

解析：E。影响咀嚼效率的因素有牙齿的功能性接触面积；牙周组织耐受力；颞下颌关节疾患；口腔内软硬组织炎症，外伤后遗症；全身的健康状态；不良咀嚼习惯；过度疲劳和精神紧张等。

46. 考点：三叉神经第二、三支（上颌神经与下颌神经）分支与走形

解析：E。翼内肌神经与翼外肌神经均为下颌神经分支，走形于颞下窝。而上牙槽前神经和上牙槽中神经均自上颌骨眶下管内发出。

47. 考点：颌内动脉的走行

解析：C。颌内动脉，即上颌动脉，在下颌骨髁突颈部的后内方发出，C 正确；起于舌骨大角稍上方的是面动脉（也称颌外动脉），A 错误；起于二腹肌后腹后缘处的是面动脉单独或者与舌动脉共干起于颈外动脉的前壁，B 错误；于腮腺深叶起于颈外动脉的是颞浅动脉，D 错误；于腮腺前缘起于上颌动脉的是颊动脉，E 错误。

48. 考点：𬌗力大小顺序

解析：C。𬌗力大小顺序：第一磨牙＞第二磨牙＞第三磨牙＞第二双尖牙＞第一双尖牙＞尖牙＞中切牙＞侧切牙。上颌侧切牙的𬌗力最小。

49. 考点：咀嚼肌的运动

解析：D。颞肌的主要作用是上提下颌骨，产生咬合力，维持下颌姿势。

50. 考点：药物的治疗指数

解析：C。治疗指数为半数致死量和半数有效量的比值，即 LD_{50}/ED_{50}，常用来表示药物的安全性。

51. 考点：新斯的明的临床应用

解析：D。新斯的明的临床应用：①重症肌无力；②用于减轻由手术或其他原因引起的腹气胀及尿潴留；③阵发性室上性心动过速；④对抗竞争性神经肌肉阻滞药过量时的毒性反应。

52. 考点：吗啡的适应证

解析：A。吗啡属于阿片类镇痛药，阿片类对各种疼痛均有效，由于易引起成瘾性和耐受性，一般仅短期用于其他镇痛药物无效的急性锐痛和严重创伤、烧伤等引起的疼痛。心肌梗死引起的剧痛如果患者的血压正常，亦可用吗啡镇痛。还可用于心源性哮喘和止泻。

53. 考点：药物依赖的概念

解析：D。传统上将依赖分为躯体依赖和心理依赖。躯体依赖也称为生理依赖，它是由于反复用药所造成的一种病理适应状态，表现为耐受性增加和戒断状态。心理依赖又称精神依赖，它使使用者产生一种愉快满足或欣快的感觉，驱使使用者为寻求这种感觉而反复使用药物，表现所谓的渴求状态。

54. 考点：肾上腺素受体阻断药

解析：D。哌唑嗪为选择性 α_1 受体阻断药，可以拮抗去甲肾上腺素和肾上腺素的升高血压作用，有中等偏强的降压作用，A、E 错误。对突触前膜的 α_2 受体几乎无作用，不影响突触前膜 α_2 受体的负反馈功能，故降压时不增加递质释放，不增加心率和肾素的活性，B、C 错误。主要不良反应是部分病人首次用药可出现体位性低血压、心悸、晕厥等。

55. 考点：利尿药的降压机制

解析：D。利尿药初期降压作用可能是通过排钠利尿，减少细胞外液容量和心输出量。长期应用利尿药，虽然血容量和心排出量可逐渐恢复至用药前水平，但外周血管阻力和血压仍持续降低。

56. 考点：细菌细胞壁的组成

解析：A。肽聚糖是一类复杂的多聚体，是细菌细胞壁中的主要成分，为原核细胞所特有。革兰阴性菌细胞壁的特殊组分是外膜，它由脂蛋白、脂质双层和脂多糖三部分组成。

57. 考点：噬菌体

解析：C。噬菌体是侵袭微生物的病毒，只含有一种核酸 DNA 或 RNA，可感染细菌、真菌、螺旋体和支原体等，不感染病毒。

58. 考点：肠道病毒

解析：D。甲型肝炎病毒（HAV）属微小核糖核酸病毒科，是直径 27～32nm 的球形颗粒，由 32 个壳微粒组成对称 20 面体核衣壳，内含线型单股 RNA；脊髓灰质炎病毒属于微小核糖核酸病毒科，是直径 20～30nm 球形颗粒，呈立体对称 12 面体。病毒颗粒中心为单股正链 RNA，外围 32 个衣壳微粒，形成外层衣壳，此种病毒核衣壳体裸露无包膜。

59. 考点：肠道菌群失调

解析：B。菌群失调指寄生在正常人体某部位的正常菌群，各菌种之间的比例发生了较大幅度的超出正常范围的改变，多由滥用广谱抗菌药引起。

60. 考点：厌氧性杆菌

解析：D。无芽孢厌氧菌是一大类寄生于人和动物体内的正常菌群，可引起内源性感染，机体多个部位出现化脓性感染，分泌物或脓液黏稠，乳白色、血色或棕黑色，可在血平板中长出微小菌落。因无芽孢厌氧菌对氧敏感，所以在普通肉汤培养基中不能呈表面生长。

61. 考点：甲型流感病毒

解析：E。甲型流感病毒根据 HA（分 $H_{1\sim18}$）和 NA（分 $N_{1\sim11}$）的抗原性不同，区分为若干亚型（$H_n N_n$），主要存在于禽类中。

62. 考点：不完全抗原

解析：C。半抗原有抗原性，没有免疫原性，不会引起免疫反应。但在某些特殊情况下，如果半抗原和大分子蛋白质结合以后，就获得了免疫原性而变成完全抗原，也就可以刺激免疫系统产生抗体和效应细胞。如细菌的多糖和类脂等。

63. 考点：T 细胞

解析：C。T 细胞的充分活化需要双信号：第一信号来自 APC 表面的 MHC - 抗原肽复合物与 TCR（CD4 和 CD8）的相互作用和结合；第二信号来自共刺激分子，为 APC 表面的共刺激分子与 T 细胞表面的相应配体的相互作用和结合。A、B 正确。T 细胞的主要功能有：辅助 Ig 产生、辅助 B 细胞增生、参与迟发型超敏反应、介导细胞毒性作用、产生细胞因子，D、E 正确。T 细胞依靠 TCR 分子来识别特异性抗原。

64. 考点：抗体分类

解析：A。抗体是具有抗原识别和结合活性的免疫球蛋白。免疫球蛋白分子分为轻链和重链。轻链和重链羧基端的氨基酸序列变化较少，称为恒定区（C 区）。在重链的 C 区上有抗原决定簇。

65. 考点：免疫球蛋白

解析：A。Ig 在异种间免疫具有抗原性。IgG、IgM 能通过经典途径激活补体。IgA 分为血清型 IgA 和分泌型 IgA，分泌型 IgA 由 J 链连接的二聚体和分泌片组成。Ig 的重链由 450～550 个氨基酸残基组成，分子量 55～75kD，可分为 5 类，μ、γ、α、δ、ε 链，不同的 H 链与 L 链（κ 或 λ）组成完整的 Ig 分子。分别称为：IgM、IgG、IgA、IgD 和 IgE。轻链（L 链）由 214 个氨基酸残基组成，通常不含碳水化合物，分子量 24kD，可分为：K 与 λ_2 两个亚型。Ig 可被木瓜蛋白酶水解成 Fab 和 Fc 两段。

66. 考点：免疫耐受

解析：A。免疫耐受是否能成功诱导主要取决于抗原和机体两方面的因素。机体的免疫系统越成熟越不易形成耐受性，故在胚胎期或新生期容易诱发免疫耐受，而成年期较难。

67. 考点：免疫球蛋白的功能

解析：E。免疫球蛋白的功能：①激活补体；②结合Fc受体：调理吞噬、介导ADCC作用、介导Ⅰ型超敏反应；③穿越胎盘；④穿越黏膜。

68. 考点：补体系统

解析：B。补体裂解产物中C3b、C4b都具有调理吞噬作用。

69. 考点：医学心理学研究对象

解析：D。医学心理学的研究对象是心理现象与健康和疾病的关系，是正常人和病人的心理活动、心理障碍及不良行为，即影响健康的有关心理问题和行为问题。

70. 考点：知觉的特征

解析：D。知觉的四个基本特征：①知觉的选择性，人只对自己有意义的外来刺激才注意，才选择性地对其进行加工称为知觉的选择性；②知觉的整体性，指知觉对事物的各种属性统一整体地赋予反映的特性；③知觉的理解性，指对事物加工处理时，能结合自己的经验，并用概念的形式进行反映的特性；④知觉的恒常性，指在知觉过程中对事物知觉的恒定或不变形。

71. 考点：感觉统合训练

解析：C。感觉统合：人的大脑将从各种感觉器官传来的感觉信息进行多次分析、综合处理，并做出正确应答，使个体在外界环境的刺激中和谐有效地运作。感觉统合训练就是让幼儿受到充分的感觉信息刺激，使大脑充分生长发育起来。因此，同时刺激多种感官的游戏和运动是感觉统合训练。

72. 考点：行为疗法

解析：D。行为治疗常用方法可分为：行为功能分析、系统脱敏疗法、厌恶疗法、行为塑造法（代币疗法、奖励标记法）、松弛疗法、生物反馈疗法等。暗示疗法不属于行为疗法。

73. 考点：医学伦理学任务

解析：E。医学伦理学的任务是反映社会对医学的需求、为医学的发展导向、为符合道德的医学行为辩护。

74. 考点：医学伦理学原则

解析：D。医学伦理学基本原则包括不伤害原则、有利原则、尊重原则、公正原则。

75. 考点：医患关系的性质

解析：C。医患关系是以诚信为基础的具有契约性质的信托关系。

76. 考点：临床诊疗的伦理原则

解析：B。最优化原则是指在选择诊疗方案时以最小的代价获得最大效果的决策。具体而言，医务人员在选择诊疗方案时，在当时的医学科学发展水平和客观条件下，所采取的诊疗措施使患者的痛苦最小、耗费最少、效果最好、安全度最高。

77. 考点：医师法

解析：A。在乡、民族乡、镇和村医疗卫生机构以及艰苦边远地区县级医疗卫生机构中执业的执业助理医师，可以根据医疗卫生服务情况和本人实践经验，独立从事一般的执业活动。

78. 考点：医疗机构管理条例

解析：E。根据《医疗机构管理条例》，医疗机构对危重患者应当立即抢救，对限于设备或者技术条件不能诊治的患者，应当及时转诊。

79. 考点：母婴保健法

解析：B。《母婴保健法》规定，经婚前医学检查，医疗保健机构应当出具婚前医学检查证明，并提出医学意见：①患指定传染病在传染期内或有关精神病在发病期内，准备结婚的男女双方应当暂缓结婚；②对患有医学上认为不宜生育的严重遗传性疾病的，医师应当说明情况，提出医学意见，经男女双方同意，采取长期避孕措施或施行结扎手术后可以结婚。婚姻法规定禁止结婚的除外。

80. 考点：甲类传染病

解析：C。根据《传染病防治法》规定：传染病分为：甲类传染病、乙类传染病和丙类传染病。甲类传染病包括鼠疫、霍乱。乙类传染病包括传染性非典型肺炎、艾滋病、病毒性肝炎等。丙类传染病包括流行性感冒、流行性腮腺炎等。

81. 考点：预防医学的研究内容

解析：A。预防医学是医学的一门应用学科，它以个体和确定的群体为对象，目的是保护、促进和维护健康，预防疾病、失能和早逝。其工作模式是"健康生态学模型"，它以人群健康为目的，强调环境与人群的相互依赖、相互作用和协调发展。

82. 考点：食物中毒

解析：E。副溶血性弧菌食物中毒由食用副溶血性弧菌污染的食品所致，主要是海产品，以带鱼、墨鱼、虾、蟹、贝和海蜇较为多见，其次是直接或间接被本菌污染的其他食品，如盐渍或腌制食品等。

83. 考点：职业中毒

解析：C。职业中毒中铅、苯、汞中毒在生产环境中主要是经过呼吸道进入体内。

84. 考点：膳食调查

解析：B。膳食调查了解进食食物的种类和数量，计算出每人每日营养素的摄入量，并与推荐的每人每日营养素摄入标准（RDA）相比较，来评价个人或群体的膳食质和量，可以全面了解个体或群体膳食和营养状况，调查膳食中营养素的供给量与需要量是否平衡，从而可以发现营养缺乏病早期征象等营养问题。

85. 考点：疾病分布的常用测量指标

解析：C。罹患率是测量新发病例频率的指标，区别在于它常用来衡量人群中在较短时间内新发病例的频率。发病率是表示特定人群在一定时间内（一般为一年）发生某病新病例的频率。患病率指某特定时间内总人口中某病新旧病例所占的比值。感染率是指在检查人群中某病现在感染人数所占的比例。

86. 考点：心理结构

解析：A。潜意识是指无法被个体感知的心理活动，但其不能被客观现实、道德理智所接受。意识是与语言有关的，人们当前能够注意到的心理活动。前意识介于前两者之间，目前未被注意到或不在意识之中。本我存在于潜意识深处，是人格中最原始的部分，代表生物性的本能冲动，主要是性本能和攻击本能。超我是在后天教育中形成的，是在长期的社会生活中，由社会规范、道德观念等内化而成的。本例中经理口误宣布"会议闭幕"，折射出的心理活动为潜意识。

87. 考点：心理评估工具

解析：A。韦氏儿童智力量表（WISC）可以帮助人们科学、准确地了解青少年儿童的智力发展状况，适合本案例。抑郁自评量表（SDS）能相当直观地反映抑郁患者的主观感受，主要适用于具有抑郁症状的成人，包括门诊及住院患者。

88. 考点：心理治疗的性质

解析：B。心理治疗的性质包括自主性、学习性、时效性。心理治疗的关键是帮助患者自己改变自己，因此心理治疗的成败很大程度上取决于病人的主观能动性是否得到充分的发挥。治疗过程中的医患关系，不是传统意义上的关系，而是一种合作努力、伙伴或同盟的关系。患者从一开始就应发挥主动作用。

89. 考点：心理治疗的方法

解析：B。系统脱敏疗法又称交互抑制法，主要是诱导求治者缓慢地暴露出导致神经症焦虑、恐惧的情境，并通过心理的放松状态来对抗这种焦虑情绪，从而达到消除焦虑或恐惧的目的，适用于焦虑和恐惧症的治疗。

90. 考点：行为疗法

解析：C。行为疗法主要有系统脱敏法、厌恶疗法、行为塑造法、暴露疗法、自控法、放松训练、生物反馈疗法等。厌恶疗法是将病人厌恶的刺激与对他有吸引力的不良刺激相结合，形成条件反射以消退不良刺激对病人的吸引力，使症状消退。

91. 考点：智力测验的相关内容

解析：C。人群中IQ 90~109为平常，大于109为高于平常，小于90为低于平常。

92. 考点：心理治疗

解析：B。系统脱敏属于行为主义的常用方法，通过渐进性暴露于恐惧刺激，使已建立的条件反射消失，达到治疗心理或行为障碍目的。

93. 考点：临床诊疗伦理

解析：A。辅助检查对临床医生的伦理要求：知情同意、尽职尽责。有些患者对某些检查，如腰穿、骨穿、内镜等，因惧怕痛苦而拒绝检查，只要这些检查是必要的，医生应尽职尽责地向患者解释和规劝，以便尽早确定诊断和进行治疗，不能听其自然而不负责任，也不能强制检查而剥夺患者的自主权。

94. 考点：医疗干涉权

解析：C。 当病人或其家属知情但不同意，即错误地坚持必定危及病人生命的决策时，医学伦理学倾向于允许或支持医务人员使用医疗干涉权，实施必需的急诊急救。这实质上是临床医师在必要时为挽救危在旦夕的病人生命而享有的诊治特权，也可视为病人知情同意权的特殊代行现象。

95. 考点：医师法

解析：C。 医师在执业活动中，出具虚假医学证明文件，或者未经亲自诊查、调查，签署诊断、治疗、流行病学等证明文件或者有关出生、死亡等证明文件，应由县级以上人民政府卫生健康主管部门责令改正，给予警告，没收违法所得，并处 1 万元以上 3 万元以下的罚款；情节严重的，责令暂停 6 个月以上 1 年以下执业活动直至吊销医师执业证书。

96. 考点：医疗纠纷预防和处理条例

解析：D。《医疗纠纷预防和处理条例》规定，医务人员在诊疗活动中应当向患者说明病情和医疗措施。发生医疗纠纷需要封存、启封病历资料的，应当在医患双方在场的情况下进行。医患双方对死因有异议的，应当在患者死亡后 48 小时内进行尸检；具备尸体冻存条件的，可以延长至 7 天。医疗纠纷人民调解委员会调解医疗纠纷，需要进行医疗损害鉴定以明确责任的，由医患双方共同委托医学会或者司法鉴定机构进行鉴定，也可以经医患双方同意，由医疗纠纷人民调解委员会委托鉴定。

97. 考点：医疗机构临床用血管理办法

解析：D。《医疗机构临床用血管理办法》规定，为保证应急用血，医疗机构可以临时采集血液，但必须同时符合以下条件：①危及患者生命，急需输血；②所在地血站无法及时提供血液，且无法及时从其他医疗机构调剂血液，而其他医疗措施不能替代输血治疗；③具备开展交叉配血及乙型肝炎病毒表面抗原、丙型肝炎病毒抗体、艾滋病病毒抗体和梅毒螺旋体抗体的检测能力；④遵守采供血相关操作规程和技术标准。医疗机构应当在临时采集血液后 10 天内将情况报告县级以上人民政府卫生行政部门。

98. 考点：突发公共卫生事件应急条例

解析：B。《突发公共卫生事件应急条例》规定，医疗卫生机构有下列行为之一的，由卫生行政主管部门责令改正、通报批评、给予警告；情节严重的，吊销医疗机构执业许可证；对主要负责人、负有责任的主管人员和其他直接责任人员依法给予降级或者撤职的纪律处分；造成传染病传播、流行或者对社会公众健康造成其他严重危害后果，构成犯罪的，依法追究刑事责任：①未依照规定履行报告职责，隐瞒、缓报或者谎报的；②未依照规定及时采取控制措施的；③未依照规定履行突发事件监测职责的；④拒绝接诊病人的；⑤拒不服从突发事件应急处理指挥部调度的。

99. 考点：不予注册的情形

解析：B。 有下列情形之一的，不予注册：①无民事行为能力或者限制民事行为能力；②受刑事处罚，刑罚执行完毕不满 2 年或者被依法禁止从事医师职业的期限未满；③被吊销医师执业证书不满 2 年；④因医师定期考核不合格被注销注册不满 1 年；⑤法律、行政法规规定不得从事医疗卫生服务的其他情形。

100. 考点：医师法

解析：D。《医师法》规定，有下列情形之一的，不予注册：①无民事行为能力或者限制民事行为能力；②受刑事处罚，刑罚执行完毕不满 2 年或者被依法禁止从事医师职业的期限未满；③被吊销医师执业证书不满 2 年；④因医师定期考核不合格被注销注册不满 2 年；⑤法律、行政法规规定不得从事医疗卫生服务的其他情形。

101. 考点：药品管理

解析：D。 根据《中华人民共和国药品管理法》医疗机构的负责人、药品采购人员、医师等有关人员收受药品上市许可持有人、药品生产企业、药品经营企业或者其代理人给予的财物或者其他利益的，由卫生健康主管部门或者本单位给予处分，没收违法所得；情节严重的，吊销其执业证书。胡某的行为应由卫生健康主管部门处罚。

102. 考点：医疗责任事故

解析：B。 医疗事故分为医疗责任事故和医疗技术事故。医疗责任事故是指医务人员离岗、失职、贻误治疗、违反操作规程等，造成严重后果的；医疗技术事故是指是基于医务人员的技术水平不高，诊疗经验不足，主观上没有故意伤害和故意违反操作规程。一些基本的医学知识是从医者必须掌握的，而链霉素是常规皮试药物，未做皮试属于失职行为，所以应属于医疗责任事故。

103. 考点：唾液腺疾病

解析：E。多形性腺瘤基本结构为腺上皮、肌上皮、黏液、黏液样组织和软骨样组织，A 错误。肌上皮瘤在光镜下呈浆细胞样，梭形或两者混合存在，偶见透明细胞和腺上皮样细胞，B 错误。基底细胞腺瘤的特点是周边部细胞排列呈栅栏状，与纤维间充质之间有明显的基底膜样物，PAS 染色阳性，C 错误。嗜酸性腺瘤在间充质内可见不等量的淋巴细胞，但不形成滤泡，D 错误。腺淋巴瘤光镜下由上皮和淋巴样组织两种成分构成，符合题干表现。

104. 考点：坏死性唾液腺化生

解析：C。根据患者的病理检查，出现黏膜表面形成火山口样溃疡，溃疡直达骨面，溃疡中心可见坏死，可诊断为坏死性唾液腺化生。

105. 考点：口腔生理功能

答案：E。

106. 考点：根尖周肉芽肿的病理诊断

解析：B。慢性根尖周炎以淋巴细胞、浆细胞和巨噬细胞浸润根尖周组织并有肉芽组织形成为其特征。肉芽组织内除慢性炎症细胞浸润外，可见血管内皮细胞和成纤维细胞增生，新生的毛细血管常衬以肿胀的内皮细胞。巨噬细胞由于吞噬脂质后可形成片状聚集的泡沫细胞。

107. 考点：根尖周肉芽肿的形成原因

解析：A。慢性根尖周炎中最多见的是根尖周肉芽肿，它是指根尖周牙周膜受根管内病原慢性刺激，表现为以增生为主的炎症反应，肉芽组织形成。

108. 考点：维生素 C 缺乏

解析：A。维生素 C 缺乏症又称坏血病，是因缺乏维生素 C 引起的，临床特征为出血和骨骼病变为特征。主要表现为全身乏力、虚弱、厌食、营养不良、面色苍白、贫血、牙龈肿胀、出血等特点。

109. 考点：维生素的治疗

解析：A。由于人体不能自身合成维生素 C，药物治疗可以补充维生素 C。

110. 考点：补充维生素 C

解析：E。由于人体不能自身合成维生素 C，所有维生素 C 必须靠食物获得，人们生活中所食用的各种新鲜蔬菜、水果中含有丰富的维生素 C。

111. 考点：急性牙髓炎的诊断

解析：A。急性牙髓炎表现为阵发性的自发性痛、温度刺激引起或加重疼痛、疼痛不能定位，常于夜间加重，临床检查可找到引起牙髓炎的致病因素，如近髓深龋、非龋牙体疾病、充填体或中、重度牙周炎。与该患者症状相符，最可能诊断为急性牙髓炎。

112. 考点：急性牙髓炎的检查

解析：C。牙髓温度测验结果可帮助定位患牙。对患牙的确定是诊断急性牙髓炎的关键。温度测验时，患牙的反应极其敏感或表现为激发痛。刺激去除后，疼痛症状要持续一段时间。也可表现为热测激发痛，冷测则缓解。

113. 考点：急性牙髓炎的治疗

解析：B。急性牙髓炎的治疗原则：①摘除牙髓，止痛，缓解急性症状；②有条件者可行一次根管治疗。

114. 考点：慢性牙髓炎急性发作

解析：D。患者有半年的冷热痛史，但无自发痛，说明曾经有慢性牙髓炎，现在有刺激痛、自发痛、夜间痛，表现为牙髓炎急性症状，检查近中粉龋深穿髓，诊断为慢性牙髓炎急性发作。

115. 考点：慢性牙髓炎的治疗

解析：D。慢性牙髓炎的牙髓炎症扩散，髓腔已有感染，应用牙髓摘除术，去除感染源。

116. 考点：确定患牙位置的方法

解析：B。牙髓急性炎症，疼痛无法定位，温度测验结果可帮助定位患牙，但是没有此选项，而且是上、下颌后牙的鉴别，因上下颌的感觉神经不一样，可以用麻醉法鉴别。

117. 考点：牙髓炎的并发症

解析：E。牙髓炎没有控制，进一步发展会导致根尖周炎，而且咀嚼痛是根尖周炎的表现。

118. 考点：口腔扁平苔藓的诊断依据

解析：D。题干中所述的"双颊黏膜有白色条纹，呈树枝状"符合口腔扁平苔藓对称、多部位发生、好发于颊黏膜的特点，但下唇的白色网纹也不能排除盘状红斑狼疮的可能。因此，皮损的表现特点和部位可有助于诊断。

119. 考点：口腔扁平苔藓的确诊检查

解析：D。对于口腔扁平苔藓来说，组织病理诊断是最肯定的手段，因其有特殊的病理表现，故D正确。

120. 考点：口腔扁平苔藓的临床特点

解析：B。口腔扁平苔藓中年女性患者较多，B错误。

121. 考点：唇痈的诊断

解析：C。由题干可诊断为唇痈，由"可见有多个黄白色脓头，并可见脓血性分泌物溢出，中央区见多个蜂窝状腔洞"可区分其他选项。

122. 考点：痈的并发症

解析：E。由于面部"危险三角区"内的静脉没有瓣膜，感染易向颅内扩散引起海绵窦静脉炎。

123. 考点：痈的局部治疗

解析：C。痈的局部治疗宜保守，避免损伤，严禁挤压、挑刺、热敷或用苯酚（石碳酸）、硝酸银烧灼，以防感染扩散。可用高渗盐水或含抗菌药物的盐水纱布局部持续湿敷，可促进早期痈的局限、软化和穿破。

124. 考点：医疗人际关系伦理
答案：C。

125. 考点：医疗人际关系伦理
答案：D。

126 ~ 128.
考点：牙本质的类型
解析：E，D，A。牙髓损伤后，也能分化成牙本质细胞样细胞，但常常是先形成骨样牙本质，然后在骨样牙本质下方形成管样牙本质，小管数量少而弯曲，内含细胞。刚形成尚未钙化的牙本质，在成牙本质细胞和矿化牙本质之间是一层未钙化的牙本质，称为前期牙本质。在镜下观察牙本质的横剖磨片时，可清楚见到围绕成牙本质细胞突起周围的间质与其余部分不同，呈环形的透明带，构成牙本

质小管的壁，称为管周牙本质，钙化程度高。

129 ~ 131.
考点：口腔黏膜上皮细胞的功能
解析：B，A，C。梅克尔细胞分布于基底细胞层内，可能来自神经嵴或上皮细胞，因此是有感觉功能的细胞。朗格汉斯细胞表达多种与免疫反应相关的抗原，被认为与口腔黏膜上皮的免疫功能有关。口腔黏膜上皮由角质形成细胞和非角质形成细胞构成，其中绝大多数细胞为角质形成细胞。

132 ~ 133.
考点：口腔黏膜病
解析：A，D。原位癌就是指癌细胞只出现在上皮层内而未破坏基底膜，或侵入其下的间质或真皮组织，更没有发生浸润和远处转移。基底细胞癌是皮肤癌肿最多见的一种，一般仅在局部呈浸润性生长，很少发生转移。

134 ~ 135.
考点：免疫组织化学的应用
解析：B，C。淀粉酶是用来标记唾液腺腺上皮细胞的，可用来标记透明细胞型腺泡细胞，可在鉴别腺泡细胞癌中透明细胞时选用。细胞角蛋白是一种中间丝蛋白，主要表达于上皮细胞，有很高程度的组织特异性和分化特异性作用，可在鉴别未分化癌与恶性淋巴瘤时选用。

136 ~ 137.
考点：抑制剂作用的类型
解析：D，E。有些可逆性抑制剂与底物结构相似，能和底物竞争酶的活性中心，使酶不能与底物结合，抑制酶促反应，称为竞争性抑制。竞争性抑制作用的特点是K_m增大，V_{max}不变。有些非竞争性抑制剂可与活性中心外的必需基团结合，而不影响底物与酶的结合，两者在酶分子上结合的位点不同。这样形成的酶－底物－抑制剂复合物不能释放产物，这种抑制作用不能用增加底物的浓度消除抑制，故称非竞争性抑制。由于抑制剂不影响酶对底物的亲和力，故其K_m值不变。但由于它与酶、ES复合物结合，等于减少了活性酶分子或酶分子总量，使V_{max}降低。

138 ~ 141.
考点：口颌面颈部肌
答案：D，A，C，B。

142~144.

考点：殆的发育阶段

解析：B，D，A。完整的乳牙殆约在2岁半时建成，并形成稳定的乳牙殆关系。2.5~4岁期间牙排列紧密而无明显间隙；切缘及殆面尚无显著磨耗；乳牙位置较正，没有明显的近远中向或唇（颊）舌向倾斜；覆殆较深，覆盖较小，殆曲线不明显；上、下颌第二乳磨牙的远中面彼此相齐，成一垂直平面称为齐平末端。4~6岁随着颌骨的长大，牙排列不紧密，前牙间隙逐渐形成；牙的切缘及殆面产生显著磨耗；下颌第二乳磨牙移至上颌第二乳磨牙的稍前方（近中）；随下颌升支发育，暂时性深覆殆减小。

145~147.

考点：神经末梢释放的递质

解析：A，C，C。交感缩血管神经节后纤维末梢释放的递质是去甲肾上腺素。副交感神经节前纤维释放的递质是乙酰胆碱。交感舒血管神经节后纤维末梢释放的递质是乙酰胆碱。

148~150.

考点：患者的权利和义务

答案：A，B，E。

第二单元

1. 考点：牙周病的促进因素

　　解析：A。吸烟是牙周病尤其是重度牙周炎的高危因素。吸烟与维护期中牙周炎的复发有关，为剂量依赖性。重度吸烟者疾病进展较快，戒烟者较低吸烟者复发的危险性低。牙槽骨的吸收程度与吸烟量有关。吸烟增加了附着丧失和骨丧失的危险性，使牙周组织的破坏加重。吸烟状况可作为评估个体牙周炎危险因素的一个重要指标。

2. 考点：牙周组织概述

　　解析：A。通常将龈沟底与牙槽嵴顶之间的恒定距离称为生物学宽度，包括结合上皮和牙槽嵴顶上方的结缔组织，约2mm。随着年龄的增大或在病变情况下，上皮附着向根方迁移，牙槽嵴顶亦随之下降，沟（袋）底与牙槽嵴顶间的生物学宽度保持不变。

3. 考点：牙槽骨吸收的辅助检查

　　解析：A。曲面体层片可在一张片子上显示全口牙及牙周组织，可观察全口牙槽骨吸收方式和程度，以及根周牙槽骨的骨密度情况，还能显示颌骨、髁突的情况等，但显示细微结构较根尖片差，再加上有时体层域与牙槽骨厚度不完全吻合，必要时需再加拍某个牙位的根尖片。

4. 考点：牙菌斑生物膜的概念

　　解析：D。牙菌斑生物膜是口腔中不能被水冲去或漱掉的细菌性斑块，是由基质包裹的互相黏附或黏附于牙面、牙间或修复体表面的软而未矿化的细菌性群体。细菌凭借牙菌斑生物膜这种独特结构，黏附在一起生长，相互附着很紧，难以清除；牙菌斑生物膜使细菌能抵抗表面活性剂、抗菌药物或宿主防御功能的杀灭作用，使各种细菌长期生存，在合适的微环境中发挥不同的致病作用，A、B、C、E均正确。

5. 考点：根管冲洗液

　　解析：E。根管冲洗液：种类甚多，如0.5%～5.25%次氯酸钠、17% EDTA（乙二胺四乙酸）、2%氯胺‑T、3%过氧化氢及生理盐水。

6. 考点：局限型侵袭性牙周炎的病理

　　解析：D。侵袭性牙周炎与慢性牙周炎的病理改变无明显区别，都是以慢性炎症为主。免疫组织化学研究发现侵袭性牙周炎牙龈结缔组织内仍以浆细胞浸润为主，但其中产生IgA的细胞少于慢性牙周炎者，游走到袋上皮内的中性粒细胞数目也较少，这两种现象可能是细菌易于入侵的原因之一。

7. 考点：牙周基础治疗

　　解析：D。牙龈切除术是在牙周基础治疗之后针对还存在深牙周袋并炎症的牙龈进行的手术，不属于牙周基础治疗，而牙周基础治疗内容包括菌斑控制、龈上洁治术、龈下刮治术和根面平整术、口腔卫生指导。

8. 考点：口腔生态系统的组成

　　答案：A。

9. 考点：牙周病的病因

　　答案：B。

10. 考点：牙槽骨吸收方式

　　解析：A。牙槽间隔、唇颊侧或舌侧的牙槽嵴顶呈水平吸收，而使牙槽嵴顶的高度降低。通常形成骨上袋，即牙周袋底在牙槽嵴顶的冠方。

11. 考点：局限型青少年牙周炎

　　解析：C。在局限型青少年牙周炎患者的深牙周袋中能分离出特异的细菌，即伴放线放线杆菌。

12. 考点：牙周膜的主要成分

　　解析：A。牙周膜的纤维主要由胶原纤维和不成熟的弹力纤维组成，其中胶原纤维数量最多，是构成牙周膜的主要成分，主要为Ⅰ型胶原，少部分为Ⅲ型胶原。

13. 考点：沙比纤维

　　解析：C。沙比纤维是在牙发育阶段由牙周膜成纤维细胞产生，垂直穿过牙骨质、牙周膜和牙槽骨的内板部分，故又称穿通纤维。在牙釉质、牙本质不可能出现，排除A、B，牙槽骨只有密质骨的内板部分有沙比纤维，排除D、E。

14. 考点：Glickman分度

　　解析：C。Glickman分度Ⅱ度指根分叉区的骨吸收仅局限于颊侧或舌侧，或颊舌侧均有吸收但尚未与对侧相通，根分叉区内尚有部分牙槽骨和牙周膜存在。临床探查时探针可从水平方向部分地进入分叉区内，**但与对侧不相通，X线片一般仅显示分叉区的牙周膜增宽，或骨质密度有小范围的降低。**

15. 考点：急性坏死性溃疡性龈炎的优势菌

解析：A。**梭形杆菌、螺旋体与中间普氏菌是急性坏死性溃疡性龈炎的优势菌。**

16. 考点：牙周病全身治疗

解析：E。牙周炎全身的常用药物包括抗菌类、非甾体类抗炎药和中药等，其中抗炎类包括硝基咪唑类、四环素类、青霉素类和大环内酯类。

17. 考点：牙龈炎症和牙周破坏的原因

解析：B。牙周疾病的局部促进因素：牙石、解剖因素、错殆畸形、不良修复体或填充体（银汞悬突、边缘不密合的全冠）、咬合创伤和食物嵌塞等，而深沟主要是使龋病易于发生而不会造成牙龈炎症和牙周破坏。

18. 考点：边缘性龈炎的治疗

解析：E。菌斑性龈炎局限于边缘龈称为边缘性龈炎，牙菌斑是其最重要的始动因子，通过龈上洁治术清除菌斑、牙石，去除造成菌斑滞留和刺激牙龈的因素，牙龈的炎症可在一周左右消退。

19. 考点：急性牙间龈乳头炎的病因

解析：B。龈乳头炎是伴有局部促进因素的菌斑性龈炎，个别龈乳头受到机械或化学刺激，如食物嵌塞、充填物悬突、不良修复体、不正确地剔牙等。局部用药不会引起龈乳头炎。

20. 考点：牙周脓肿形成后处理原则

解析：B。牙周脓肿的处理原则是止痛、防止感染以及使脓液引流。

21. 考点：氟牙症的分类

解析：D。氟牙症的 Dean 分类：①正常：牙釉质表面光滑、有光泽，通常呈乳白色。②可疑：牙釉质半透明度有轻度改变，可从少数白纹斑到偶见白色斑点。③极轻症：有白垩色条纹或不规则散布的小面积不透明区，整个面积不超过牙面的1/4。④轻症：白垩色区扩大，但整个面积不超过牙面的1/2。⑤中度症：牙齿的牙釉质表面有明显磨损，棕染。⑥重症：牙釉质表面严重受累，严重发育不全，以致可能影响牙齿的整体外形，有几颗缺损或磨损区，棕染广泛，牙齿常有侵蚀现象。

22. 考点：龋病的发展

解析：D。乳杆菌在深龋中大量存在，具有较强的发酵力，在加速龋病的发展中可能起主要作用，D正确。变链菌是主要致龋的细菌，黏附于牙釉质表面是产酸脱矿引发龋病的主要细菌；放线菌与根面龋和牙龈炎有关；韦荣菌在菌斑内起到减少乳酸的脱钙作用，从而减缓龋病的发生；拟杆菌属与龋病的关系不是很密切。

23. 考点：冠龋的诊断

解析：D。用 CPI 探针探到牙的点隙裂沟或光滑面有明显龋洞、牙釉质下破坏，或可探到软化洞底或壁部，可以诊断为冠龋。

24. 考点：中龋临床表现特点

解析：C。中龋病变前沿位于牙本质浅层，牙颈部牙本质厚度最小，因此龋损最接近髓腔，故症状最明显，C正确；殆面窝沟、颊面、舌面、接触点牙本质较颈部厚，中龋表现为洞口和窝沟边缘釉质墨浸样改变，对刺激症状较颈部轻，不选A、B、D、E。

25. 考点：龋齿的发病特点

解析：D。龋病是一种以细菌为主要病原体，多因素作用下的，发生在牙体硬组织的慢性、进行性、破坏性疾病。

26. 考点：牙本质龋的病理变化

解析：C。牙本质脱矿后，由于细菌产物与牙本质中蛋白质相互作用的结果，色素容易沉着，脱矿层可被染成棕黄色。

27. 考点：玻璃离子粘固粉

解析：B。玻璃离子可释放氟离子，有一定防龋作用，A正确；玻璃离子与牙釉质和牙本质有一定的粘接性，但粘接力不如复合树脂，B错误；色泽接近于牙齿，C正确；由于其抗压强度不大，适用于充填在受力不大的牙齿缺损区，如牙颈部缺损修复，效果较好，还可用于预防性充填等，临床应用较广泛，E正确；玻璃离子体对牙髓有轻度刺激性，D正确。

28. 考点：激光防龋的主要功能

解析：D。经激光照射后的牙釉质，可形成抗酸性强的玻璃样物质（A对），可减少牙脱钙量（B对），它与氟化物结合，可促进氟透过牙骨质、牙本质小管，促进钙化，封闭牙本质小管，提高抗酸蚀效果（E 对）。经激光照射的致龋菌变形链球菌生长可受到抑制（C 对）。

29. 考点： 急性龋的临床表现

解析： C。急性龋的病变进展快，多发生在儿童和易感个体，如存在唾液分泌障碍的个体。龋洞内软化牙本质较多，病变组织着色浅，质地软而湿润，易受感染而引起牙髓病变。

30. 考点： 复合树脂修复窝洞

解析： E。洞缘斜面是横断釉柱，釉柱的末端较轴向酸蚀对提高粘接力更有效，使粘接树脂可以更深入地渗入到柱间质中，同时增加了牙釉质的酸蚀面积，使树脂和牙釉质间的结合更牢固。

31. 考点： 嵌体的修复材料

解析： B。嵌体是一种嵌入牙体内部，用于恢复牙体缺损的形态和功能的修复体或冠内固位体。制作嵌体的材料应使用机械性能优良的金属材料和耐磨性能较好的瓷材料与复合树脂，A、C、D、E均正确。自凝塑料耐磨性能差，不是永久修复体的材料，不宜用作嵌体修复的材料，B错。

32. 考点： 窝洞的固位形

解析： B。鸠尾大小与邻面缺损大小相适应；鸠尾要有一定深度，特别在峡部，以获得足够抗力；制备鸠尾应顺拾面的窝沟进行扩展，避开牙尖、嵴和髓角；鸠尾峡的宽度一般在后牙，相当于所在颊舌尖间距的 1/4 ~ 1/3；鸠尾峡的位置应在轴髓线角的内侧。

33. 考点： 龋病病因

解析： B。20 世纪 60 年代，Keyes 在此基础上提出了龋病的"三联因素"理论，明确提出龋病是由细菌、食物和宿主三方面的因素共同作用产生的、缺一不可。除此之外，20 世纪 70 年代有学者认为时间因素也必须考虑在内，因此，将"三联因素"理论发展成"四联因素"。

34. 考点： 窝沟封闭的临床操作步骤和注意事项

解析： E。清洁牙面后即用棉纱球隔湿，将牙面吹干后用细毛刷、小棉球或小海绵块蘸上酸蚀剂放在要封闭的牙面上。酸蚀剂使用磷酸液或含磷酸的凝胶，酸蚀面积为接受封闭的范围，一般为牙尖斜面 2/3，恒牙酸蚀 20 ~ 30s，乳牙酸蚀 60s。因此

A、B、C 和 D 均正确。擦拭酸蚀牙面容易破坏被酸蚀的牙釉面，降低粘结力，E 错误。

35. 考点： 氟牙症的病理改变

解析： A。过多的氟在牙齿发育矿化期进入机体，导致氟牙症。当氟浓度增高时，可抑制碱性磷酸酶的活力，引发牙釉质发育不良、矿化不全和骨质变脆等骨骼疾患，结果是柱间质矿化不良和釉柱的过度矿化，A 错误。

36. 考点： 根尖周致密性骨炎

解析： A。根尖周致密性骨炎是根尖周组织受到轻微、缓和、长时间的刺激后产生的骨质增生反应，属于防御性反应，周围有少许慢性炎细胞浸润。X 线片示根尖部局限性不透射影像，说明牙周组织处于慢性炎症中。

37. 考点： 牙髓感染的途径

解析： D。龋病是引起牙髓感染最常见的途径，细菌在感染牙髓之前，毒素就可以通过牙本质小管引起牙髓的炎症反应，细菌离牙髓越近，炎症反应越明显，D 正确。外伤、牙周炎和牙体发育畸形也是牙髓感染的途径，但没有龋病常见，不选 A、B、E。血源感染引起的牙髓炎症称为血源性牙髓炎，但临床极为少见，不选 C。

38. 考点： 急性化脓性牙髓炎的表现

解析： B。急性牙髓炎到了化脓阶段，牙髓病变产物有气体产生，气体受热膨胀受冷体积收缩，表现为热痛冷缓解，B 正确、C 错误。另外，主要有自发的搏动性跳痛，A 错误。疼痛在同侧放射，D 错误。刺激除去后疼痛持续，E 错误。

39. 考点： 牙髓活力的检测

解析： C。正常牙髓对外界温度有一定的耐受能力，对牙面受到的 20℃ ~50℃ 范围内的温度变化并不感到疼痛。牙髓有病变时，对低于 10℃ 的冷刺激和（或）高于 60℃ 的热刺激可能表现出异常的反应，因此，临床上可利用冷刺激或热刺激对患牙进行测试，观其反应帮助诊断牙髓状态。

40. 考点： 间接盖髓术的适应证

解析： B。间接盖髓术的适应证包括深龋、外伤等引起的近髓患牙，深龋引起的可复性牙髓炎。慢性牙髓炎时牙髓已发生不可复性炎症，合理的治疗措施是根管治疗术。

41. 考点： 乳牙牙髓感染

解析： B。乳牙牙髓病临床症状不明显，以慢性炎症为主，急性炎症往往是慢性炎症急性发作引起。乳牙的牙髓组织细胞和血管成分多、血运丰富、活力旺盛、抗感染能力及修复能力均强，从而牙髓感染易转为慢性，常处于持续状态，易成为慢性牙髓炎。乳牙牙髓神经纤维少，对外来刺激上的反应不如恒牙敏感。

42. 考点： 牙本质敏感症的治疗

解析： A。症状较轻者、敏感区广泛或位于龈下者，可首选家中自用脱敏剂，如抗牙本质敏感牙膏或漱口液等；中重度患者，可由医生使用药物脱敏治疗或激光治疗；长期不愈的重症患者，必要时采取有创的治疗，如根管治疗等。

43. 考点： 急性化脓性牙髓炎的特点

解析： B。急性化脓性牙髓炎时患牙出现自发痛、夜间痛、热加剧痛、放散性痛，疼痛不能定位。

44. 考点： 牙髓失活法的并发症

解析： B。牙髓失活剂因其毒性可能会引起严重的并发症，亚砷酸烧伤牙周组织导致牙周组织的坏死，坏死组织必须彻底取出才能阻止病变的继续发展，结果往往产生组织无法修补的缺损，B正确。

45. 考点： 牙髓温度测验

解析： A。正常牙髓对冷热刺激有一定的耐受阈，对20℃～50℃的水一般无明显反应，10℃～20℃的冷水和50℃～60℃的热水很少引起疼痛，故以10℃为冷刺激，高于60℃为热刺激，因此常用温度范围为<10℃。

46. 考点： 急性牙髓炎的诊断

解析： D。急性牙髓炎诊断时一般先问诊，然后检查可疑牙齿，再进一步进行牙髓温度测验进行验证。

47. 考点： 牙髓炎症的处理

解析： B。急性牙痛且患牙未明确多数系牙髓炎症，止痛、无痛操作固然重要，但在未明确患牙时局麻止痛会导致牙髓活力测试等检查失去效果，更加无法确定患牙，所以禁忌局麻止痛。

48. 考点： 泪液检测

解析： B。泪液分泌检查亦称 Schirmer 试验，目的在于观察膝状神经节是否受损。用滤纸两条（每条为0.5cm×5cm），一端在2mm处弯折。将两滤纸条分别安置在两侧下睑结膜囊内做泪量测定。正常时，在5分钟末的滤纸沾泪长度（湿长度）约为2cm。

49. 考点： 失活剂应用

解析： B。三氧化二砷作为失活剂一般封药24～48小时，必须及时取出，B正确。

50. 考点： 牙髓钙变的诊断

解析： E。牙髓钙变病理表现为牙髓内的钙盐沉积，X线片表现为髓腔内有阻射的钙化物或弥散性阻射影像而致使髓腔处的投射区消失。

51. 考点： 急性牙髓炎的鉴别诊断

解析： C。鉴别急性牙髓炎和三叉神经痛的要点是扳机点的有无，三叉神经痛有扳机点，急性牙髓炎无扳机点。余选项都可能在急性牙髓炎和三叉神经痛中出现，没有鉴别意义。

52. 考点： 平均数的概念
答案： C。

53. 考点： 影响间接盖髓术预后的因素

解析： D。与间接盖髓术预后有关的因素：适应证的选择，操作时牙髓损伤的程度，患牙牙髓的修复能力，盖髓剂的选择和患者的全身健康状况。边缘渗漏的存在属于与直接盖髓术预后有关的因素。

54. 考点： 根管充填的标准

解析： A。恰填在X线表现为根管内充填物恰好严密填满狭窄部以上的空间，充填物距离根尖0.5～2mm，且根尖部无X线投射的根管影像，恰填视为根管充填合格。

55. 考点： 临床试验的设计原则
答案： D。

56. 考点： 医学伦理学

解析： D。《大医精诚》篇出自《备急千金要方》，被誉为是"东方的希波克拉底誓言"。作者为隋唐名医孙思邈。

57. 考点： 一级预防

解析： A。一级预防是针对致病因素所采取的措施，地方病、传染病、职业病均属于病因明确的疾病，应进行一级预防。

58. 考点：卫生系统功能

答案：D。

59. 考点：三级预防

解析：A。一级预防，也称病因学预防，主要针对无病期。二级预防也称临床前期预防，即做好"三早"预防措施。三级预防又称临床预防，主要是对已患病者进行及时治疗、防止恶化、预防并发症和伤残。

60. 考点：恶性肿瘤的危险因素

答案：A。

61. 考点：年轻恒牙牙髓病的治疗

解析：C。①直接盖髓术适用于穿髓孔直径不超过 0.5mm 者；年轻恒牙的急性牙髓炎；或无明显自发痛的患牙，在除腐质穿髓时，其穿髓孔小，牙髓组织鲜红而敏感者。②活髓切断术是除去已有病变的冠髓，保留健康根髓的治疗方法，适用于乳牙、年轻恒牙，深龋去除腐质露髓，不适于盖髓时，或有过牙齿疼痛病史的磨牙、前磨牙；年轻恒牙牙根尚未完全发育完成的单根管牙，因外伤牙冠折断露髓，或意外穿髓孔较大者。③根管治疗术适用于牙髓炎、根尖周炎、牙髓外露。④根尖诱导成形术适用于牙髓病已波及根髓，而不能保留或不能全部保留根髓的年轻恒牙，牙髓全部坏死或并发根尖周炎症的年轻恒牙。

62. 考点：牙齿固连

解析：C。牙齿固连是指牙骨质与牙槽骨的直接结合，固连部位牙周膜丧失，患牙的殆面低于正常殆平面，C 正确。A 项为乳牙滞留，B 项为融合牙，D 项是牙龈退缩的表现。

63. 考点：恒牙根尖发育完成的时间

解析：D。在恒牙萌出后，前牙还需要2~3年、后牙还需3~5年来完成恒牙根尖发育，D 正确。

64. 考点：年轻恒牙的牙根形成

解析：D。年轻恒牙的牙根一般在萌出后 2~3 年达到应有长度，3~5 年后根尖孔才缩窄。在此期间，若因外伤等因素引起牙髓坏死或根尖周炎，可致该牙根发育停止。

65. 考点：年轻恒牙的龋齿治疗

解析：C。年轻恒牙在混合牙列时期，有活跃的垂直向和水平向的移动，所以尽量恢复牙冠外形，不强调恢复接触点，C 正确。年轻恒牙牙根尖口没有完成，不用牙髓摘除术，A 错。年轻恒牙硬组织比成熟恒牙差，弹性、抗压力低，应用低速去龋，B 错。氟化氨银使牙齿染色，禁用于恒牙，D 错。如果龋齿被龈袋覆盖应去除龋蚀，E 错。

66. 考点：疱疹性龈口炎的病因

解析：B。疱疹性龈口炎是由单纯疱疹病毒引起的口腔病损，单纯疱疹病毒通过飞沫、唾液及疱疹液直接接触传播进入人体引发临床症状，B 正确。

67. 考点：原发性疱疹性龈口炎的易感人群

解析：A。原发性疱疹性龈口炎多见于 6 岁以下儿童，尤其是6个月至 2 岁更多见，A 正确。多数婴儿生后即有对抗单纯疱疹病毒的抗体，4~6 个月自行消失，2 岁前不会出现明显的抗体效应。

68. 考点：轻型阿弗他溃疡

解析：D。轻型阿弗他溃疡好发于唇、舌、颊、软腭等无角化或角化较差的黏膜，附着龈及硬腭等角化黏膜很少发病。溃疡一般为3~5 个，散在分布，一般无全身症状与体征。

69. 考点：急性疱疹性龈口炎的临床特征

解析：B。急性疱疹性龈口炎的临床特征是局限于口腔黏膜和附近皮肤出现簇集的小水疱，B 正确。小水疱为上皮内疱，可以溃破形成大面积糜烂，不形成溃疡；口腔黏膜上白色凝乳状的绒膜常见于鹅口疮；疱疹沿神经排列，不超过中线见于带状疱疹；口腔黏膜、手掌、足底出现水疱、丘疹等病损见于手-足-口病。

70. 考点：口角炎的治疗

解析：E。口角炎可根据发病原因分为营养不良性口角炎、感染性口角炎、接触性口角炎和创伤性口角炎。可由多种病因单独或协同所致，治疗应针对病因进行治疗。

71. 考点：球菌性口炎

解析：B。球菌性口炎是急性感染性口炎的一种，主要致病菌有金黄色葡萄球菌、草绿色链球菌等，临床上以形成假膜损害为特征，故又称为假膜性口炎，B 正确。

72. 考点：慢性唇炎的病因

解析：C。慢性唇炎的病因不明，可能与温度、化学、机械性等长期持续性的局部刺激因素有关，一般由于舔唇不良习惯引起，是常见病因。

73. 考点：扁平苔藓的发病部位

解析：D。扁平苔藓的发病部位包括：①指甲与（或）趾甲损害；②口腔黏膜损害：多见于颊黏膜及前庭沟，其次是舌、唇、牙龈；③生殖器黏膜损害。

74. 考点：氟康唑的应用

解析：D。氟康唑为广谱抗真菌药物，特别对念珠菌、隐球菌的抗菌活性高，临床用于慢性皮肤黏膜念珠菌感染、AIDS 患者口咽部念珠菌感染疗效好，D 正确；口腔结核给予抗结核治疗，可采用异烟肼等药物；带状疱疹由水痘 - 带状疱疹病毒引起，应用抗病毒药物如阿昔洛韦治疗；球菌性口炎应在明确病原菌后选择针对性的抗菌药物治疗；急性疱疹性龈口炎是由 HSV 引起的口腔病损，选择阿昔洛韦等核苷类抗病毒药物治疗。

75. 考点：口腔白斑病的治疗

解析：B。口腔白斑病尚无根治方法。治疗原则：①卫生宣教是口腔白斑病早期预防的重点；②去除刺激因素，提倡健康生活方式，如戒烟、停止咀嚼槟榔等；③维生素 A 和维甲酸，维生素 A 能保持上皮组织的正常功能；④维生素 E，属于抗氧化剂；⑤局部涂鱼肝油；⑥对癌变倾向的病损类型，应及时手术切除并活检；⑦中医中药治疗。

76. 考点：顽固性牙周炎的诊断

解析：E。顽固性牙周炎指的是尽管患者很好地遵从医嘱，并接受了对大部分患者来说有效的牙周治疗措施，但牙周炎却仍为持续进展的类型。由于临床病情及治疗方法的不同，导致这些患者的牙周炎未能控制。该患者表现符合顽固性牙周炎的特点。

77. 考点：慢性龈炎的诊断

解析：A。慢性龈炎又称边缘性龈炎，常在刷牙或咬硬物时牙龈出血，但一般无自发性出血；游离龈和龈乳头变为鲜红或暗红色，炎性水肿明显者牙龈表面光亮，尤以龈乳头处明显；龈乳头圆钝肥大，有时可呈球状增生，甚至可覆盖部分牙面；龈沟探诊深度（PD）正常或增加，无附着丧失。患者表现符合边缘性龈炎。

78. 考点：急性坏死性溃疡性龈炎诊断

解析：E。坏死性溃疡性龈炎的易感因素包括精神因素、吸烟等，表现为起病急，疼痛明显，自发出血，口臭明显，检查可见个别牙间乳头顶端坏死，牙间乳头中央凹陷如火山口状，上覆灰白色污秽物。结合该患者表现，初步诊断为急性坏死性溃疡性龈炎，E 正确；急性发病，排除 A、B；龈乳头炎龈红肿探痛，排除 C；快速进展性牙周炎表现为牙周的严重迅速病损，排除 D。

79. 考点：局限型侵袭性牙周炎的诊断

解析：B。局限型侵袭性牙周炎是发生在青少年时期的一种牙周炎，病情发展较快。牙龈表面的炎症轻微，但却已有深牙周袋。典型的患牙局限于第一恒磨牙和上下切牙，多为左右对称。在炎症不明显的情况下，切牙和第一恒磨牙可出现松动，自觉咀嚼无力。切牙可向唇侧远中移位，出现牙间隙。患者表现符合青少年牙周炎的临床特点，B 正确。

80. 考点：药物性牙龈肥大的病因

解析：D。引起药物性牙龈增生的药物主要有苯妥英钠、环孢素、硝苯地平。这三种药物治疗的疾病分别为：癫痫、器官移植（主要为肾移植）后的免疫排斥反应及高血压。结合患者有高血压病史，考虑最有可能服用硝苯地平，D 正确。

81. 考点：慢性根尖周炎急性发作的治疗

解析：C。根据本题题干描述，此患者符合慢性根尖周炎急性发作的表现。因此处理原则为建立引流，抗菌止痛。虽然 5 个选项都符合这个原则，但是治疗中还应注意尽量保存患牙的原则，只有在患牙无法保住，或有中心性颌骨骨髓炎时才进行拔牙引流。

82. 考点：药物性牙龈肥大的诊断

解析：B。该患者有长期服用大仑丁史，全口牙龈肿大，$\underline{2|2}$ 唇侧牙龈覆盖1/2 牙冠，质硬，X 线片示牙槽骨无吸收，诊断为药物性牙龈肥大。

83. 考点：慢性龈炎的治疗

解析：A。慢性龈炎是菌斑性牙龈病中最常见的疾病，又称边缘性龈炎和单纯性龈炎，临床上有一部分患者以牙龈组织的炎性肿胀为主要表现。慢性龈炎患者经过治疗可消除牙龈炎症，不会遗留附着丧失。

84. 考点：**牙髓炎的诊断**

解析：C。患者上中切牙因冠折1/4，未露髓，行金属烤瓷冠修复。在修复过程中由于刺激引起的牙本质敏感，出现短时疼痛，但此种疼痛数日内即自行消失，E错误。若粘固后1个多月，自诉遇冷热刺激的疼痛明显，说明牙髓受激惹严重，或已发展为牙髓炎，则C正确。创伤性咬合会出现咬合痛，A错误。根尖周炎和牙周炎没有冷热刺激痛，B、D错误。

85. 考点：**漱口剂的成分**

解析：D。氯己定溶液含漱，可明显抑制牙表面菌斑，常用作漱口剂，但长期使用可出现牙冠、舌变黑、味觉失调，少数人口腔黏膜剥脱，一般停药后可以自愈。金银花、大黄、茶多酚有防龋作用，但不会使舌背着色。乙酰甲壳胺没有防龋作用。

86. 考点：**中龋的诊断**

解析：C。中龋龋损的前沿位于牙本质的浅层，又称为牙本质浅龋。牙面发黑，无明显疼痛症状，右下6𬌗面窝沟深，卡探针，底软，达牙本质浅层，余无异常，诊断为中龋，C正确。牙釉质发育不全和四环素牙表现为牙釉质的变色和实质的缺损，局限于牙釉质层，不达牙本质浅层，A、E错误。浅龋龋损在牙釉质或根面牙骨质层内，B错误。深龋达牙本质中深层，D错误。

87. 考点：**慢性牙髓炎的治疗**

解析：C。患者有自发痛和夜间痛，检查有深龋，怀疑是慢性牙髓炎急性发作，确定牙位用温度测验，患牙表现为敏感，C正确。慢性牙髓炎急性发作叩诊和探诊有一定帮助，但没有温度测验好，A、B错误。电活力测验无异常，D错误。X线片检查多数无异常，E错误。

88. 考点：**急性化脓性根尖周炎的诊断**

解析：C。急性化脓性根尖周炎根尖周脓肿阶段的特点：患牙有自发性、持续性、定位性剧烈跳痛，伸长感加重，患牙浮起，咬合痛；检查患牙叩痛、松动明显，根尖部牙龈潮红，但无明显肿胀，有轻度扣痛，牙髓无活力。

89. 考点：**氟斑牙的诊断**

答案：B。

90. 考点：**深龋的治疗原则**

解析：C。深龋的治疗原则：①停止龋病发展，促进牙髓的防龋性反应。②保护牙髓；备洞尽量减少产热，应有冷却；以球钻做间断磨除，不向洞底加压；深洞行双层垫底；洞底可保留脱矿软化牙本质。③深龋治疗成功的基础是正确判断牙髓状况。安抚治疗：备洞时，洞深近髓角较敏感者选用氧化锌丁香油糊剂充填，观察1～2周，无症状才做永久性充填。

91. 考点：**牙隐裂的诊断**

解析：B。患者有固定位置的咬合痛，冷热刺激敏感，叩痛明显，无龋坏，牙齿不松动，可排除牙周炎。牙隐裂患者最常见的主诉是较长时间的咀嚼不适或咬合痛，病史可长达数月甚至数年。咬在某一特殊部位可引起剧烈疼痛是该病具特征性的症状。

92. 考点：**光化学烟雾**

解析：E。光化学烟雾是大气中存在的碳氢化物和氮氧化物等在强烈日光紫外线作用下，经过一系列光化学反应而生成的烟雾。人和动物受到的主要伤害是眼睛和黏膜受刺激、头痛、呼吸障碍、慢性呼吸道疾病恶化、儿童肺功能异常等。

93. 考点：**汞中毒的诊断**

答案：D。

94. 考点：**三级预防策略**

答案：B。

95. 考点：**矽肺发病特点**

解析：E。通常持续吸入矽尘5～10年可发生矽肺，有的发病前吸入时间长达20年以上。但有的患者持续吸入高浓度、高游离二氧化硅含量的粉尘，经1～2年即可发病，称为"速发性矽肺"。

96. 考点：**窝沟封闭的应用**

解析：A。患儿6岁，第一磨牙刚萌出不久，由检查可见，窝沟深，这是初萌牙的解剖特点，余无异常，说明并无龋病，但是深窝沟不易清洁，容易患龋，窝沟封闭可以隔绝细菌进入窝沟内，有效预防龋病的发生，A正确。

97. 考点：**牙龈纤维瘤病**

解析：B。牙龈纤维瘤病的临床表现：①可在幼儿时就发病，最早可发生在乳牙萌出后，一般开始于恒牙萌出之后。②牙龈广泛地逐渐增生，可累及全口的牙龈缘、龈乳头和附着龈，甚至达膜龈联合处，以上颌磨牙腭侧最为严重。增生的牙龈可覆盖部分或整个牙冠，以致妨碍咀嚼。增生牙龈的颜色正常，组织坚韧，表面光滑，有时也呈颗粒状或小结节状，点彩明显，不易出血。③牙齿常因增生的牙龈挤压而发生移位。④由于牙龈的增厚，有时出现牙齿萌出困难。

98. 考点：统计图形的类型及选择

解析：E。普通线图是用线段升降来表示数值变化，适用于描述某指标随另一连续型数值变量变化而变化的趋势，常用于描述某指标随时间变化而变化的趋势。

99. 考点：环境污染物的慢性损伤

解析：B。二氧化硫遇水可产生酸性物质，长期对上呼吸道刺激，造成上呼吸道抵抗力下降。因此，在冬季上呼吸道感染发病率明显升高。

100. 考点：龋面均的概念计算

解析：E。龋面均指受检人群中每人口腔中平均龋、失、补牙面数，龋面均＝龋失补牙面数/受检人数，龋失补牙面数＝（210＋10＋15）/50=4.7。

101. 考点：实验观察期限

解析：E。实验流行病学研究根据试验的目的决定试验观察期限，如氟防龋效果观察，至少应持续2年，一般为2～3年。牙周病预防措施的效果观察可为6周到18个月。

102. 考点：预防接种

答案：D。

103. 考点：选择性偏倚

解析：C。选择性偏倚指在调查过程中样本人群的选择不是按照抽样设计的方案进行，而是随意选择，由于调查对象的代表性很差，破坏了同质性，使调查结果与总体人群患病情况之间产生的误差。

104. 考点：慢性根尖周炎的治疗

解析：E。由题目可诊断为年轻恒牙的慢性根尖周炎，因为年轻恒牙的牙根尚未发育完全，但发生严重牙髓病变，如牙髓坏死，盖髓术不可用时，根尖诱导形成术可以促进年轻恒牙的牙根继续发育

和根尖形成。

105. 考点：乳牙早失的处理

解析：C。乳牙早失后，牙齿间隙缩窄最快发生在乳牙缺失后的6个月内，若无异常的话，6个月内可以先行观察，该患者上颌乳中切牙脱落2个月，C正确。没有必要切开导萌、局部用药、修复治疗，A、D、E错误。增加营养没有对症处理乳牙早失，B错误。

106. 考点：牙内陷

解析：C。患儿牙龈无明显撕裂伤，牙槽突无折断，恒牙胚未受波及，定期复诊观察即可，在不影响恒牙胚发育的前提下，监测乳牙状态，并及时发现任何进一步的问题。立即复位固定可能造成牙周感染；该牙无需立即拔除，若随访时发现恒牙不能自行萌出则应予以拔除原位乳牙，以免影响恒牙发育。

107. 考点：三叉神经带状疱疹的诊断

答案：B。

108. 考点：重型阿弗他溃疡的诊断

解析：C。重型阿弗他溃疡的溃疡呈弹坑状，深及黏膜下层直至肌层，表面有灰黄色假膜或灰白色坏死组织。多单发，疼痛重，病程长。

109. 考点：腺周口疮的诊断

解析：C。重型复发性阿弗他溃疡又称腺周口疮，溃疡大而深，外观似弹坑，直径可大于10mm，周围组织红肿微隆起，基底微硬，表面有灰黄色假膜或灰白色坏死组织，溃疡期持续时间较长，可达1～2个月或更长，通常是1～2个溃疡，疼痛剧烈，愈合后可留瘢。颊部鳞癌常发生于磨牙区附近，呈溃疡型或外生型，生长较快，向深层浸润，穿过颊肌及皮肤，可发生溃破。坏死性涎腺化生多发生于腭部，一般无痛或偶有刺激痛。口腔结核有结核病史。创伤性溃疡有创伤史。

110. 考点：口腔白斑病

答案：C。

111. 考点：牙髓温度测验的应用

解析：B。56龋深，叩痛阳性，可怀疑有牙髓炎症，需要鉴别可逆性牙髓炎或者牙髓充血或者急性牙髓炎，所以需要做牙髓温度测验。

112. 考点：慢性牙髓炎的诊断

解析：D。此患者疼痛持续一年，所以不是急性牙髓炎，应该为慢性牙髓炎，C 错误。深龋不会夜间痛，A 错误。慢性鼻窦炎有流鼻涕，上颌窦区压痛，B 错误。<u>可复性牙髓炎没有自发疼痛，E 错误</u>。

113. 考点：慢性牙髓炎的治疗

解析：B。盖髓治疗用于深龋未穿髓或深龋露髓孔比较小，C 错误。垫底充填是在根管充填之后垫底充填，A 错误。此患者牙冠完整，不需要拔除残根，D 错误。不需要耳鼻喉科就诊，E 错误。慢性牙髓炎需要进行彻底的根管治疗，去除感染，然后进行严密充填，预防再感染。

114. 考点：慢性根尖周炎的诊断

答案：B。

115. 考点：慢性牙槽脓肿的检查

解析：D。由题意可知，右下第一磨牙咬合面龋深，但右下第二磨牙根尖处牙龈有瘘管开口，不能确定瘘管来自哪颗牙，瘘管诊断丝穿过瘘管，直达患牙，而且有 X 线阻射性，可以通过拍 X 线片显示，D 正确。瘘管探诊、牙周袋探诊无法确定软组织覆盖下的瘘管走向，A、C 错误。X 线片检查不能显示瘘管，B 错误。牙周袋诊断丝 X 线片对瘘管诊断意义不大，E 错误。

116. 考点：慢性牙槽脓肿的治疗

解析：C。慢性根尖周炎一般临床选用根管治疗，无法完成根管治疗、根尖周病变顽固不愈或牙体组织破坏严重不足以修复的患牙予以拔除。

117. 考点：牙间乳头炎的诊断

答案：B。

118. 考点：牙间乳头炎的病因

答案：A。

119. 考点：牙间乳头炎的治疗

答案：D。

120. 考点：龋病病因

解析：D。<u>变异链球菌为革兰染色阳性菌</u>，是口腔天然菌群中占比例最大的链球菌属中的一种。<u>变异链球菌的致龋性主要取决于其产酸性和耐酸性</u>。在菌斑中生存的变异链球菌可使局部 pH 下降至 5.5 以下，并能维持相当长时间，避开了唾液的缓冲作用，从而造成局部脱矿，龋病变过程开始。

121. 考点：龋病病因

解析：E。龋病活跃者口腔中的乳酸杆菌数量很大，且能在血液中产生针对乳酸杆菌的抗体，同时，随着龋病严重程度加重，乳杆菌数量亦随之增加。

122. 考点：牙髓诊断试验

解析：B。牙髓诊断试验又称牙髓活力测验，包括牙髓活力温度测验和牙髓活力电测验。牙髓活力温度测验主要用于反映患牙牙髓的病变状态，牙髓活力电测验则用于确定牙髓的死、活。牙髓诊断试验对鉴别牙髓是否受累以及受累程度很有帮助。患牙深龋损时，用牙髓活力温度测验可对牙髓的炎症进行鉴别，牙髓活力电测验则可对牙髓坏死、根尖周炎进行鉴别。

123. 考点：根尖 X 线片的应用

解析：B。年轻恒牙外伤的治疗应根据外伤程度进行，检查时一定注意有无牙根折断，所以 X 线片是必要的，依据牙冠、牙根的情况再决定治疗方案。

124. 考点：牙外伤的诊断

答案：D。

125. 考点：牙外伤的治疗

答案：E。

126. 考点：牙外伤的治疗

答案：D。

127. 考点：根尖周病变的检查

解析：D。该患者牙龈长期流脓，查深龋，探无穿髓孔，松动Ⅱ度，叩（±），温度测验无反应，唇侧根尖处有一瘘管。可怀疑此患者有根尖周病变，为确诊需要进行 X 线片检查，若发现根尖周低密度影则可确诊。

128. 考点：根尖周病变的治疗

解析：D。根管治疗是在急性期缓解后，彻底清除根管内感染物，严密充填根壁，作永久性治疗，该患者适合，D 正确。

129. 考点：急性化脓性根尖周炎的诊断

答案：B。

130. 考点：急性化脓性根尖周炎的治疗

答案：D。

131~133.

考点：牙髓疾病的临床表现

解析：C，A，D。可复性牙髓炎受到温度刺激尤其是冷刺激时，可产生短暂、尖锐的疼痛，当刺激除去后，疼痛很快消失或仅延续数秒钟；急性牙髓炎表现为阵发性的自发性疼痛，疼痛不能定位，有放散性痛；龈乳头炎有自发性胀痛和明显的探触痛。

134~135.

考点：牙外伤、牙再植

解析：A，C。年轻恒牙冠折牙本质暴露首选活髓保存治疗。盖髓术为主要活髓保存方法之一，氢氧化钙是首选的盖髓剂。牙完全脱位，最好在脱位后2小时内再植，可防止日后牙根吸收的发生。15~30分钟之内再植成功率较高。除特别污染时，一般不处理牙周组织和牙髓组织。再植术后1周，做根管治疗。

136~139.

考点：各种牙龈疾病的好发年龄

解析：B，A，D，A。急性坏死性溃疡性龈炎和急性多发性龈脓肿的好发年龄都是青壮年。慢性龈炎好发于儿童及青少年。青春期龈炎好发于青春期，即11~18岁。

140~142.

考点：农药中毒的治疗

答案：E，D，C。

143~144.

考点：龋病治疗后并发症

解析：D，C。远期出现自发痛的原因可能是充填材料对牙髓的慢性化学刺激，使牙髓逐渐发炎甚至坏死，或者是洞底留有较多的龋坏组织而致病变继续发展累及牙髓。近期出现自发痛的主要原因包括对牙髓状态判断错误、小的穿髓孔未被发现。

145~147.

考点：生理间隙

解析：A，B，C。颌间间隙：上下颌关系相当于第一乳磨牙处上下颌接触，其余部均无接触，故从正中观察有一间隙，称为颌间间隙。灵长间隙：存在于上颌乳侧切牙与乳尖牙之间，下颌乳尖牙与第一乳磨牙之间的间隙，存在于灵长类动物牙列中的这种间隙叫灵长间隙。发育间隙：3~4岁乳牙列中出现的生理间隙称为发育间隙。

148~150.

考点：口腔黏膜大疱类疾病的病理变化

解析：C，D，B。良性黏膜类天疱疮的病理表现可见上皮与结缔组织之间有水疱或裂隙，为上皮下疱。慢性红斑狼疮的病理可见基底层显著液化变性，上皮与固有层之间可形成裂隙和小水疱。棘细胞层内疱是天疱疮的主要病理表现。

第三单元

1. **考点：** 慢性支气管炎的临床表现

解析： D。慢性支气管炎一般为白色黏液或浆液性泡沫样痰，合并感染时痰液转为黏液脓性或黄色脓痰；且咳嗽加重，痰量随之明显增多，偶带血，常以清晨排痰较多。晚期患者支气管黏膜腺体萎缩，咳痰量可减少，且黏稠不易咳出，给患者带来很大痛苦。

2. **考点：** 支气管哮喘的体征

解析： D。支气管哮喘非发作期可无异常体征。发作时胸部叩诊呈过清音，可闻及广泛的哮鸣音，呼气相延长。重度哮喘发作时，哮鸣音也可消失，被称为寂静胸，常提示病情危重。同时还可出现心率增快、奇脉、胸腹矛盾运动和发绀。

3. **考点：** 原发性高血压

解析： C。长期高血压者，应用降压药使血压短时间内骤降至正常水平，虽有助于改善衰竭脏器的功能，但降压过快过度又会显著减少脏器的灌注，加重和诱发靶器官的功能障碍，如肾功能不全。

4. **考点：** 妊娠晚期心血管系统生理功能变化

解析： E。心率于妊娠晚期休息时每分钟增加 10～15 次，心脏容量增加 10% 左右，叩诊心浊音界向左上扩大，心尖部可闻及柔和吹风样收缩期杂音，虽然增大的子宫压迫下腔静脉使血液回流受阻，但心搏量并无减少。

5. **考点：** 溃疡性结肠炎的临床表现

解析： C。溃疡性结肠炎是慢性非特异性炎症性疾病，表现为腹泻、黏液脓血便、腹痛。黏液脓血便是本病活动期的重要表现。糊状便是克罗恩病的典型粪便表现，需与溃疡性结肠炎相鉴别；稀水样便、黏液便、蛋花汤样便多见于肠感染性疾病。

6. **考点：** 血胸活动性出血的征象

解析： D。血胸活动性出血的征象包括：持续性脉搏加快、血压下降，或虽经补充血容量血压仍然不稳定；闭式胸腔引流量每小时超过 200ml，持续 3 小时；血红蛋白、红细胞计数、红细胞压积进行性下降，引流的胸腔积液中血红蛋白、红细胞计数与外周血相接近且迅速凝固；胸片阴影继续增大。而穿刺液涂片红细胞与白细胞之比为 100∶1 提示感染性血胸。

7. **考点：** 肠易激综合征的临床症状

解析： C。肠易激综合征分为便秘型和腹泻型：①便秘型伴有周期性便秘与较频繁的正常大便交替，大便经常有白色黏液，疼痛呈绞窄样阵发性发作，或持续性隐痛，排便后可缓解。②腹泻型：特别是在进食刚开始或结束时出现突发性腹泻。夜间腹泻很少，常有疼痛、腹胀和直肠紧迫感，也可出现大便失禁等情况。最主要的临床表现是腹痛与排便习惯的改变。几乎所有肠易激综合征患者都有不同程度的腹痛，以下腹部痛为多，部位可不固定。常在排便或排气后缓解。

8. **考点：** 重型病毒性肝炎的出血原因

解析： C。重型病毒性肝炎时有严重的肝功能异常，肝是许多凝血因子制造的场所，因此，重症病毒性肝炎时凝血因子合成必然减少，因而成为其出血的主要原因。其他原因可能也与出血有关，但均不是主要原因。

9. **考点：** 易侵犯中枢神经系统的白血病

解析： D。易侵犯中枢神经系统的白血病是急性淋巴细胞白血病，儿童尤甚。常发生在治疗后缓解期，这是由于化疗药物难以通过血－脑屏障，隐藏在中枢神经系统的白血病细胞不能被有效杀灭所致。

10. **考点：** 中央型肺癌的组织学类型

解析： B。肺癌的组织学类型包括鳞状细胞癌、腺癌、小细胞癌和大细胞癌，其中鳞状细胞癌最常见，占 50%～70%，发病居第二位的是小细胞癌，因此 B 正确。

11. **考点：** 人工被动免疫

解析： D。人工被动免疫是采用人工方法向机体输入由他人或动物产生的免疫效应物，如免疫血清、淋巴因子等，使机体立即获得免疫力，达到防治某种疾病的目的。特点是产生作用快，输入后立即发生作用。但由于免疫力非自身免疫系统产生，易被清除，故免疫作用维持时间较短。主要用于治疗和应急预防。本题只有注射免疫球蛋白是被动免疫，其他选项都是主动免疫。

12. 考点：小儿死亡率最高的时期

解析：A。新生儿期是指自胎儿娩出后脐带结扎至生后28天，该期不仅发病率高，死亡率也高，故A正确。婴儿期为小儿生长发育最迅速的时期。幼儿期应预防发生意外伤害和中毒，预防传染病等。学龄前期应重视眼和口腔卫生。学龄期应预防龋齿，保护视力。

13. 考点：碘伏的作用

解析：C。碘伏有广谱杀菌作用，可杀灭细菌繁殖体、芽孢、真菌和部分病毒。A说法正确，C说法错误。碘伏是碘与表面活性剂形成的不定型络合物，表面活性剂为碘的载体和增溶剂，碘元素以络合或包结的形式存在于载体中，B说法正确；可配成水或乙醇溶液使用，可提高碘伏的杀菌效力，D说法正确；器械消毒应以1~2mg/ml浸泡1~2h，E说法正确。

14. 考点：普鲁卡因的特点

解析：D。普鲁卡因属酯类。常见不良反应有：①过敏反应；②毒性反应，一旦血药浓度骤然升高，可引起一系列中枢神经系统和心血管系统的毒性症状，用前需常规皮试。因弥散力差，临床上常用普鲁卡因进行局部浸润麻醉、神经阻滞麻醉。其表面麻醉和硬膜外阻滞效果差，一般不采用。丁卡因常用于表面麻醉。

15. 考点：拔牙禁忌证

解析：C。拔牙术的禁忌证也是相对的，对于有系统性疾病的患者拔牙时，应结合病情、牙本身情况等综合考虑，慎重决定。必须拔牙时，应做好充分准备，以防意外发生后能及时正确处理。糖尿病患者抗感染能力差、易发生感染、术后创口愈合差，应注意预防术后感染。

16. 考点：拔牙创的处理

解析：C。牙拔除后应该用刮匙去除异物、肉芽组织及根端小囊肿，A正确；检查牙槽骨有无折断，折断骨片有骨膜的要予以复位，B正确；扩大的牙槽窝用手指垫以纱卷，压迫复位，D正确；牙龈若游离外翻应拉拢缝合，E正确；拔牙创不应该用生理盐水冲洗以免冲出凝血块，造成拔牙窝出血。

17. 考点：拔牙后处理

解析：B。拔牙后发现口腔上颌窦有小的穿孔，可按拔牙后常规处理，使牙槽窝内形成高质量的血凝块，此血块的存在有保护创口、防止感染、促进创口正常愈合的功能。

18. 考点：牙挺的支点

解析：B。用牙挺拔牙时，要合理选择牙挺的支点，既要便于牙挺的用力以利牙的挺出，又不能损伤邻牙或骨板骨折。牙挺置于第二、三磨牙之间，以邻牙为支点，不可取，排除C。一般不用颊侧骨板和腭侧骨板做支点，排除D、E。上颌第三磨牙近中有第二磨牙，故不能从远中向近中挺出，排除A。比较合理的方法是以近中牙槽嵴为支点，将牙向远中方向挺出。

19. 考点：血友病患者拔牙注意事项

解析：E。血友病是遗传性血液凝固异常，多为第Ⅷ因子缺乏的出血性疾病。如必须拔牙，术前术后输少量新鲜血（或新鲜血浆），或输入抗血友病球蛋白，以补充患者体内的第Ⅷ因子，达到促进凝血的目的，E正确。

20. 考点：颌骨囊肿临床表现

解析：D。角化囊肿现称牙源性角化囊性瘤，具有潜在的侵袭性和浸润性生长的生物学行为，其生长方式特殊，术后有较高的复发倾向，可以癌变。

21. 考点：失血性休克的救治原则

解析：B。失血性休克的救治原则是完善止血，消除休克原因，恢复有效血容量，合理使用药物治疗以改善组织灌注，保持呼吸通畅，保证有效氧，防止感染。抗休克治疗的目的在于恢复组织灌流量，补充血容量为基本措施。C、E正确。抗休克还需要补液和安静止痛，缓解紧张压力。A、D正确。休克治疗需要维持颅内压，而不是降低颅内压，B错误。

22. 考点：颌面外科手术特点与麻醉的关系

解析：B。由于麻醉插管要经由鼻或者口腔，A正确。颌面部手术很多在口腔内操作，常会引起呼吸道的问题，B错误。颌面部先天畸形如唇腭裂大多为小儿，而肿瘤手术多为老年人，C正确。颌面部血供丰富，故手术相对出血较多，D正确。颌面的外科手术麻醉深度要求为三期一级，即无记忆缺失和镇痛。

23. 考点：面部疖痈感染特点

解析：B。面部静脉多无瓣膜，比较容易发生逆行性感染，B 正确；病原菌毒力强是面部疖痈并发症好发的原因之一，A 错误；颜面部血液循环丰富也是造成感染容易扩散的重要原因，C 错误；颜面部的表情肌活动频繁，容易引起感染的扩散，D 错误；感染侵入面静脉时血栓形成，致静脉回流受阻也是感染扩散引起并发症的重要原因，E 错误。

24. 考点：舌损伤的处理

解析：D。舌组织有缺损时缝合创口应尽量保持舌的长度，将创口按前后纵行方向缝合。不要将舌尖向后折转，以防舌体缩短，影响舌功能。

25. 考点：颧弓骨折手术指征

解析：B。手术指征是明显的面部畸形和功能障碍，包括张口受限和眼球内陷，B 正确。颌骨膨胀，没有明显畸形就不需要手术，A 错误。轻度复视没有功能障碍不符合手术指征，C 错误。眶下区麻木没有功能障碍不符合手术指征，D 错误。轻度面部畸形不符合条件，E 错误。

26. 考点：颌面部创口缝合

解析：E。由于口腔颌面部血运丰富，组织再生力强，在伤后 24 ~ 48 小时之内，均可在清创后行严密缝合；即使伤后超过 48 小时，只要创口无明显化脓感染或组织坏死，在充分清创后，仍可行严密缝合。

27. 考点：牙槽突骨折的表现

解析：D。牙槽突骨折的表现：多见上颌前部，摇动损伤区牙时，可见邻近数牙及骨折片随之移动。骨折片可移位，咬合错乱，牙折或牙脱位，可伴唇及牙龈撕裂伤。伴牙缺失，可以出现在多种口腔颌面的损伤中。伴有唇和牙龈的肿胀和撕裂，撕裂口与牙相对应是牙槽突骨折的临床表现，但不是特征性表现。咬合错乱是颌骨骨折的特征性表现。伴牙折或牙脱位，不能说明一定有牙槽突骨折。故只有 D 是牙槽突骨折的特征性表现。

28. 考点：头皮冠状切口复位固定法的适用范围

解析：C。颧弓骨折复位方法包括单钩复位法，经喙突外侧复位法和颞部切开复位法，其中颞部切开复位法又称为头皮冠状切口复位法。

29. 考点：游离皮片

解析：B。一般而言，皮片越薄越易成活，但耐磨擦性也就越差，收缩率也相应增大；相反皮片越厚，质地、色泽、耐磨性及收缩率等方面的性能就越好，但成活能力则下降。

30. 考点：痣样基底细胞癌综合征

解析：C。痣样基底细胞癌综合征表现有：多发性角化囊肿同时伴发皮肤基底细胞痣、分叉肋、眶距增宽、颅骨异常、小脑镰钙化、脊柱畸形。痣样基底细胞癌综合征不伴发成釉细胞瘤。

31. 考点：牙龈瘤病因

解析：C。牙龈瘤来源于牙周膜及颌骨牙槽突的结缔组织，大多数学者认为是由于机械刺激及慢性炎症刺激形成的反应性增生物。

32. 考点：成釉细胞瘤的诊断

解析：D。成釉细胞瘤一直被视为易复发、易恶变，具有高度局部侵袭性，因多房性及一定程度的局部浸润性，周围囊壁边缘常不整齐，呈半月形切迹。

33. 考点：唾液腺炎最主要的感染途径

解析：E。唾液腺炎可以由血源性、淋巴源性、邻近组织炎症波及、损伤及逆行性感染等多种原因造成。其中最主要的原因是逆行性感染。可因为全身疾病、涎石病及导管口狭窄等导致唾液流率降低，冲洗作用减弱，发生逆行性感染。上呼吸道感染及口内炎性疾病等也可导致逆行性感染。

34. 考点：冷脓肿出现于何种疾病

解析：B。治疗以全身抗结核药物为主，也可做病灶清除术。可出现于结核性淋巴结炎。其他非结核性疾病不出现。

35. 考点：舌下腺囊肿的治疗

解析：A。舌下腺囊肿的囊壁无腺上皮细胞，没有分泌囊液的功能，其囊液完全来自舌下腺腺体的分泌，因此只有摘除舌下腺腺体才能根治舌下腺囊肿。

36. 考点：舍格伦综合征的临床表现

解析：C。唾液腺肿是舍格伦综合征的临床表现之一，肿大以腮腺最为常见，也可伴下颌下腺、舌下腺及小唾液腺肿大。多为双侧，也可单侧发生。腮腺呈弥漫性肿大，边界不明显，表面光滑，与周围组织无粘连。

37. **考点**：急性化脓性腮腺炎的感染途径

解析：A。急性化脓性腮腺炎感染主要在严重全身性疾病，高热脱水，腹部大手术禁食情况下引起的唾液量分泌下降，导致口腔内致病菌金黄色葡萄球菌或少数链球菌引起的逆行性感染导致化脓性腮腺炎感染。

38. **考点**：慢性阻塞性腮腺炎的病因

解析：B。大多数患者由于如智齿萌出时导管口黏膜被咬伤，或是不良义齿修复后造成导管口黏膜和颊黏膜的损伤，使得瘢痕愈合后引起导管口或是导管的狭窄。导管系统较长、较窄，唾液易于滞留也是病因之一，但不是最常见的。导管异物和导管结石也是少见的病因。增龄性改变不会造成慢性阻塞性腮腺炎。

39. **考点**：儿童复发性腮腺炎的发病年龄

解析：B。儿童复发性腮腺炎的发病因素包括腮腺发育不全及儿童期的免疫系统发育不成熟造成免疫功能低下，其发病年龄从婴幼儿至15岁均可发生，但以5岁左右最为常见，男性稍多于女性。

40. **考点**：腮腺的良性肿瘤的手术原则

解析：E。位于腮腺的良性肿瘤的手术原则是从包膜外正常组织进行，同时切除部分或整个腺体，如良性肿瘤位于腮腺浅叶，则做肿瘤及腮腺浅叶切除，不需同时切除腮腺深叶，E错误。在切除的同时还应行面神经解剖术，术前注入亚甲蓝可协助判断肿瘤的范围。

41. **考点**：急性化脓性腮腺炎

解析：E。急性化脓性腮腺炎的病原菌主要是金黄色葡萄球菌，肿胀以耳垂为中心，局部皮肤红、热现象显著，呈硬性浸润，触痛明显。腮腺导管口红肿，轻轻按摩腺体可见脓液自导管口溢出，有时甚至可见脓栓堵塞于导管口。患者全身中毒症状明显，有高热、脉率及呼吸加快、白细胞总数增加、中性粒细胞比例显著上升、核左移，并可出现中毒颗粒。

42. **考点**：口腔颌面部肿瘤的治疗原则

解析：A。恶性肿瘤治疗原则应根据组织来源、生长部位、分化程度、发展速度、临床分期、患者机体状况决定。而患者机体状况不包括患者的经济状况。

43. **考点**：腮腺区低分化黏液表皮样癌的治疗

解析：B。黏液表皮样癌根据黏液细胞的比例、细胞的分化、有丝分裂的多少，以及肿瘤的生长方式，分为高分化和低分化两类，分化程度的不同肿瘤的生物学行为和预后差别很大，相应的治疗也不同。对于低分化者，恶性程度很高，与周围组织粘连，常累及面神经，淋巴结转移率较高，且可出现血行性转移，故需要作颈淋巴清扫术，其余选项都是降低肿瘤复发率的必需措施。

44. **考点**：口腔颌面恶性肿瘤远处转移发生率

解析：E。舌癌是发生率最高的口腔癌之一。由于舌血供淋巴回流丰富，发生于舌的鳞状细胞癌易出现淋巴结转移，转移率最高。牙龈癌、颊癌也多为鳞状细胞癌，A、B、D错误。黏液表皮样癌很少发生转移，C错误。腺样囊性癌易血行转移到肺。

45. **考点**：颞下颌关节紊乱的病因

解析：B。颞下颌关节紊乱病的病因复杂，目前尚未完全阐明。一般认为与下列因素有关：①心理社会因素；②𬌗因素：咬合关系紊乱引起关节内持续的微小创伤；③免疫因素；④关节负荷过重；⑤关节解剖因素；⑥其他因素。前两者是主要致病因素，其余都是促进因素。

46. **考点**：口内法复位

解析：A。正常情况下大开口末，髁突和关节盘从关节窝向前滑动，止于关节结节下方或稍前方，有咀嚼肌紊乱的患者，大开口末翼外肌继续收缩把髁突过度向前拉至关节结节，使髁突脱位于关节结节前方不能自行恢复。所以复位的时候使髁突后斜面沿关节结节前斜面向后滑动，用力方向为向下、后、上，A正确。

47. **考点**：三叉神经第三支的特点

解析：D。三叉神经的三条神经干分别称为眼神经、上颌神经和下颌神经，前两支为感觉神经，后者（第三支）为混合性神经，含大的感觉根和小的运动根。

48. **考点**：面瘫病人相关检查意义

解析：D。味觉检查反映舌神经受损情况；泪液检查目的在于观察膝状神经节是否受损；听觉检查主要检查镫骨肌的功能状态。根据味觉、听觉及泪液检查结果，还可以明确面神经损害部位，而定分支检查没有这个检查项目，可排除 A、B、C、E。

49. 考点：贝尔征的定义

解析：A。由于眼轮匝肌瘫痪后，失去了与受动眼神经支配的上睑提肌保持平衡协调的随意动作，致睑裂扩大、闭合不全、露出结膜；用力紧闭时，则眼球转向外上方，此称贝尔征。

50. 考点：隐性唇裂表现

解析：B。隐性唇裂表现唇部皮肤完整，而皮下组织或肌肉组织裂开，皮肤表面上为一浅表性凹陷。有一道沟或瘢痕超过了上唇的垂直长度，红唇有一切迹，白唇有缺陷，出现不同程度的上唇垂直短缩。黏膜属于表层组织，在隐裂中不应出现。

51. 考点：牙颌面畸形的临床分类

解析：E。牙颌面畸形系因颌骨发育异常引起的颌骨畸形和其伴发的咬合关系以及颜面形态异常。常见的颌骨发育畸形包括发育过度与发育不足两大类，可以单独或同时发生在上颌骨及下颌骨。畸形可以是对称的，也可能是非对称性的。

52. 考点：腮腺造影

解析：D。推注造影剂时其量可根据患者年龄及病变性质而略有不同。成人一般用量为 1.5 ~ 1.8ml。腮腺良性肥大或肿瘤等用量为 2.0ml。腮腺淋巴上皮病变，炎症等用量为 1.3 ~ 1.5ml。儿童用量酌减，例如 5 岁、6 岁、7 岁、8 岁，可分别注入 0.5ml、0.6ml、0.7ml、0.8ml。如推注中造影剂有外溢时应酌情加量。

53. 考点：唾液腺黏液表皮样癌的临床特征

解析：D。唾液腺黏液表皮样癌在大唾液腺多见于腮腺，小唾液腺多见于腭腺，A 正确。高分化黏液表皮样癌临床上与多形性腺瘤相似，生长缓慢，淋巴结转移率低，预后佳，E 正确。低分化黏液表皮样癌生长迅速，与正常组织界限不清，活动度差，不少病例见颈淋巴转移，B、C 正确。无论高分化或低分化黏液表皮样癌很少血行转移。

54. 考点：窒息的前驱症状

解析：B。窒息发生之前会发生烦躁不安，呼吸短促，口唇发绀，血压下降，甚至出现"三凹"体征，甚至发生窒息危险，A、C、D、E 正确。脉搏慢而弱为全身中毒反应的症状，而不是窒息的前驱症状。

55. 考点：三叉神经痛的特点

解析：E。三叉神经痛是指在三叉神经某分支区域内，骤然发生闪电式的极为剧烈的疼痛。痛性抽搐表现为痛区潮红、结膜充血、或流泪、出汗、流涎以及患侧鼻腔黏液增多等症状。

56. 考点：唾液腺造影检查禁忌证

解析：A。唾液腺造影技术用于检查唾液腺的慢性炎症、肿瘤、涎瘘以及唾液腺周围组织病变是否已侵入腺体与导管，并决定病变位置和性质。对于急性炎症应视为禁忌，因易引起感染扩散，同时造影操作会给患者增加痛苦。

57. 考点：颌骨骨髓炎 X 线检查

解析：C。颌骨骨髓炎的急性期 X 线上不表现为骨质破坏。一般在发病后 2 ~ 4 周，进入慢性期，颌骨已经有明显破坏后 X 线片摄片检查才具有诊断的价值。通过 X 线检查可以鉴别诊断是中央型或是边缘型骨髓炎。

58. 考点：常用消毒药物

解析：D。碘酊消毒颌面颈部的浓度为 2.0%，消毒口腔内为 1.0%，消毒头皮部为 3.0%。

59. 考点：舍格伦综合征的病理检查

解析：B。舍格伦综合征临床上为明确诊断，往往选择唇腺进行活体组织检查。唇腺活检主要表现为腺小叶内淋巴、浆细胞浸润、腺实质萎缩、导管扩张、导管细胞化生。

60. 考点：干热灭菌法使用范围

解析：B。指在 160℃ ~ 170℃ 温度下，利用热辐射和灭菌器内热空气的对流以杀灭微生物及其芽孢的方法。干热灭菌法在灭菌温度下应保持 2h 以上，适用于油脂、粉末和金属、玻璃等。由于灭菌过程时间长，因此有些物品不宜采用此法，如纤维织品 160℃ 以上开始变焦。

61. 考点：皮肤创口缝合

解析：D。缝合时如皮肤切口两侧进针间距大于皮下间距会出现皮肤内卷，如果小于皮下间距会出现皮肤外翻。

62. 考点：上颌结节手术的影响因素

解析：B。取印模与上颌结节是否要手术没有直接影响。上颌结节较大，其颊侧骨突，形成明显的组织倒凹，同时在上颌前部牙槽嵴的唇侧也有明显的倒凹时，可影响上颌义齿的就位。如两侧上颌结节均较突出时，可以只选择结节较大的一侧作外科修整。上颌结节下垂时有可能与下颌磨牙后垫接近，有时需将上颌结节的高度减低。

63. 考点：拔牙术后细菌性心内膜炎的致病菌

　　解析：C。牙拔除术及口腔手术能引起暂时菌血症发生，先天性心脏病、风湿热引起瓣膜损害、曾做过心脏修补手术的患者，在有菌血症发生时，皆有导致细菌性心内膜炎的可能。引起发病的最重要因素之一是绿色链球菌（甲型溶血性链球菌）菌血症。<u>绿色链球菌在正常情况下对青霉素高度敏感，但使用青霉素24小时后，即产生耐药菌株。</u>

64. 考点：血友病患者拔牙的禁忌证

　　解析：A。<u>血友病患者必须拔牙时，应将凝血因子Ⅷ浓度提高到正常的30%。</u>

65. 考点：口腔颌面部损伤

　　解析：B。口腔颌面部创伤常会伴有牙损伤。牙在受到高速弹丸、弹片打击时会发生折断或脱位，牙碎片向周围组织内飞溅，造成继发损伤这被称为"二次弹片伤"，是口腔颌面部创伤的特点之一。

66. 考点：骨移位的最佳复位时间

　　答案：E。

67. 考点：影响骨折移位的因素

　　解析：B。下颌骨有多组咀嚼肌附着，是影响骨折移位的主要因素。

68. 考点：等渗性缺水的治疗

　　解析：B。<u>目前主张治疗等渗性脱水用平衡盐溶液</u>，如1.86%乳酸钠和复方氯化钠1：2或1.25%碳酸氢钠和等渗盐水1：2。如果仅用等渗盐水，因溶液中的Cl^-含量比血清Cl^-含量高（分别为154mmol/L及103mmol/L），大量输入后会导致血Cl^-过高，引起高氯性酸中毒的危险。

69. 考点：清创的原则

　　解析：E。清除伤口内异物和切除失去活力的组织是清创术最重要的原则。细菌与异物或坏死组织并存时，感染发生率显著增高；伤口应彻底止血，以免术后继续出血，形成血肿影响愈合；清创完成后应根据情况缝合伤口，若受伤时间已超过

8～12小时，伤口污染较重时，可行延期缝合；感染伤口需引流，但并非所有的伤口都必须放置引流。

70. 考点：低钾血症的临床表现

　　解析：B。低钾血症时最早出现肌无力，先从四肢肌，逐渐延及躯干和呼吸肌。有时有吞咽困难、进食及饮水呛咳，可有软瘫、腱反射减弱或消失；有口苦、恶心、呕吐和肠麻痹等；心脏受累主要表现为传导和节律异常；典型的心电图改变为：早期出现T波降低、变宽、双相或倒置；随后出现ST段降低、Q－T间期延长和U波；患者可出现低钾性碱中毒症状，但尿呈酸性（反常性酸性尿）。

71. 考点：原发性妄想

　　解析：D。原发性妄想是突然发生，内容不可理解，与既往经历当前处境无关，也不是来源于其他异常心理活动的病态信念。

72. 考点：抑郁症的临床表现与鉴别

　　解析：D。抑郁症的核心表现为心境低落、兴趣和乐趣降低、精力下降。还可有其他伴随症状，如早醒是其典型的睡眠障碍，食欲和性欲下降是典型的生物学症状，还有自信心下降、自责和自杀观念等。国际诊断标准要求至少有两条核心症状和两条其他症状，此患者完全符合。抑郁症的诊断优先于神经症。

73. 考点：脑血栓形成的表现

　　解析：E。患者肢体感觉运动障碍持续存在，可排除C。头颅CT未见异常，可排除A。无栓子来源，可排除B。蛛网膜下隙出血无肢体活动障碍，可排除D。该患者有高血压、糖尿病多年，出现偏瘫等症状，最可能的诊断是脑血栓形成。

74. 考点：腹外伤的治疗

　　解析：C。根据患者肝右叶8cm长裂口，诊断为肝外伤破裂，开腹后若发现肝破裂出血凶猛，可用纱布压迫创面暂时止血，同时阻断肝十二指肠韧带以控制出血。如裂口内存在不易控制的动脉性出血，考虑行肝动脉结扎。

75. 考点：尿路结石的治疗

　　解析：A。肾结石的治疗：直径<0.6cm保守治疗，<2.5cm选用体外冲击波碎石，>2.5cm选用经皮肾镜取石。因为该患者肾结石大小为2cm×

1.5cm，故选用体外冲击波碎石。体外冲击波碎石的禁忌证：①妊娠；②凝血机制异常；③急性尿路感染（尤其血尿常规提示炎症及胃寒发热的），结石梗阻并肾积脓，慢性尿路感染（需要用敏感抗菌药物3天以上）；④结石远端尿路器质性梗阻，非梗阻性肾功能不全，双侧上尿路结石梗阻并肾功能不全者；⑤严重心血管疾患（高血压未控制，心律失常），严重糖尿病患者，带有心脏起搏器的患者；⑥传染病活动期；⑦复杂性结石；⑧结石梗阻并肾中重度积液。

76. 考点：支气管哮喘急性发作的临床表现

解析： D。支气管哮喘可引起反复发作的喘息、气促、胸闷和（或）咳嗽等症状，多在夜间或凌晨发生。本题中患者有喘息病史，故最可能的诊断是支气管哮喘，而哮喘急性发作是指气促、咳嗽、胸闷等症状突然发生或加重，常有呼吸困难和喘鸣，伴有呼气流量降低，故此时患者是支气管哮喘的急性发作。

77. 考点：气胸的诊断

解析： D。青年男性，突发右侧胸痛，气促，大汗淋漓，且有活动作为诱因，应考虑气胸。进一步的体检发现气管左偏，右胸叩空瓮音，呼吸音消失支持此诊断。

78. 考点：子宫肌瘤的诊断

答案： A。

79. 考点：急性心肌梗死后综合征

解析： C。心肌梗死后综合征于心肌梗死后数周至数月内出现，可反复发生，表现为心包炎、胸膜炎或肺炎，有发热、胸痛等症状，可能为机体对坏死物质的过敏反应。患者症状体征符合急性心肌梗死后综合征。

80. 考点：胃溃疡急性穿孔的临床表现

解析： A。患者突发上腹疼痛，转移至右下腹，右下腹压痛及反跳痛，考虑为急性阑尾炎或胃溃疡急性穿孔；据肝浊音界消失进一步考虑为胃溃疡急性穿孔，需再次手术做根治切除。

81. 考点：小儿年龄的判断

解析： C。小儿1岁身高是75cm，2岁身高87cm，2岁以后每年增加6~7cm，现小儿身高90cm，约为3岁。前囟在1~2岁闭合。该小儿前

囟已闭，年龄应大于2岁。1岁时头围46cm，2岁时头围48cm，现小儿头围48.5cm，年龄应大于2岁。乳牙20枚，已出齐，乳牙3岁出齐。综上分析得出，小儿的年龄最大的可能是3岁。

82. 考点：佝偻病的分期

解析： C。佝偻病分为初期、激期、恢复期、后遗症期。初期：一般发病时间为3个月龄，有夜惊、烦躁、多汗、枕秃症状，BALP（骨碱性磷酸酶）增高；25-（OH）-D$_3$下降；无骨骼改变。激期：一般发生在3个月至2岁，出现典型骨骼改变，方颅、串珠肋、肋膈沟、O、X形腿，血钙、磷低，维生素D降低，碱性磷酸酶增高。恢复期：症状消失，体征逐渐减轻或恢复，血钙、磷正常，ALP恢复慢，BALP恢复正常。后遗症期：一般已>3岁，仅遗留骨骼畸形，无其他改变。病例中患儿有骨骼改变，血清钙稍低，血磷降低，碱性磷酸酶增高，故应处于激期。

83. 考点：腹部挤压伤的治疗

解析： E。腹部挤压伤后，患者目前体温升高，腹部压痛明显，无明确考虑腹腔内脏器损伤的体征，应及时明确是否有内脏的损伤。当一切辅助检查手段未能排除腹内脏器损伤时，或在观察期间全身情况恶化趋势，才可终止观察，及时手术探查。

84. 考点：亚急性感染性心内膜炎的临床表现

解析： A。环形红斑可见于风湿热及SLE等，患者仅拟诊为亚急性感染性心内膜炎。其余选项均为亚急性感染性心内膜炎的临床表现和并发症。

85. 考点：前置胎盘的诊断

答案： E。

86. 考点：宫颈癌的分期

解析： D。0期：原位癌；Ⅰa期：肉眼未见癌灶，显微镜下可见浸润癌；Ⅰb期：临床可见癌灶局限于宫颈或显微镜下可见病变>Ⅰa期；Ⅱa期：无宫旁浸润；Ⅱb期：有宫旁浸润；Ⅲa期：癌累及阴道下1/3，但未达盆腔；Ⅲb期：癌已达盆腔壁；Ⅳa期：癌播散超出真骨盆或癌浸润膀胱黏膜或直肠黏膜；Ⅳb期：远处转移。根据题干所给信息，其分期为Ⅱb期。

87. 考点：原发性慢性肾上腺皮质功能减退症

解析： A。Addison病最具特征的为全身皮肤色

素沉着，并有多系统症状。神经系统表现为精神萎靡，乏力、淡漠；消化系统表现为食欲减退，消化不良；心血管系统表现为血压低、心脏缩小、心音低钝、可有头晕、眼花、直立性低血压；代谢障碍如容易出现低血糖。本例患者符合 Addison 病的临床表现。

88. 考点：致发音障碍的疾病

解析：B。发音时需要腭咽闭合，即软腭向后上运动，抬高至硬腭水平或以上向后向上在第一颈椎水平及以上咽后壁接近并接触形成腭咽闭合，将鼻腔与口腔分开，如果腭咽闭合不全，将会使气流从口腔流向鼻腔，导致发音不清，A、D 正确。舌系带过短，导致舌头无法伸出和上抬，卷舌音无法发出或发出不清，导致发音不清，C 正确。智力低下导致接受能力障碍或学习能力障碍，引起发音不准致发音不清，E 正确。颌骨发育异常对于 8 岁儿童罕见，因为未到生长发育期，生长不显著，B 错误。

89. 考点：先天性完全性唇腭裂的临床表现

解析：D。先天性完全性唇腭裂常伴随上颌发育不全表现为上颌发育不足，出现上颌后缩，面中 1/3 凹陷或碟形脸，A、B、C 正确。但下颌骨发育不受影响，表现出正常的颏部突度，E 正确。由于上颌骨发育不足，下颌骨正常，因此磨牙表现为近中关系，并非远中关系。

90. 考点：先天性双侧唇裂混合型的临床表现

解析：E。先天性唇裂一般可分为单侧唇裂、双侧唇裂及正中裂。单侧唇裂又可分为完全型与不完全型；双侧唇裂又分为完全型、不完全型与混合型。混合型指的是一侧完全，另一侧不完全唇裂。

91. 考点：贝尔麻痹与中枢性麻痹的鉴别诊断

解析：E。贝尔麻痹与中枢性面神经麻痹均出现面瘫，但此两种疾病鉴别点是贝尔麻痹是面神经核下瘫，面神经 5 个分支功能障碍，而中枢性面经麻痹是面神经核上瘫，患侧额纹不消失、能皱眉，其余面神经 4 个分支均有麻痹。当病变发生在面神经核以上的上位神经元引起眼裂以下表情肌瘫痪。面神经病变在中耳或腮腺部位时为核下瘫，其临床表现为损伤侧面部全部表情肌瘫痪。贝尔麻痹属非中枢性即周围性面神经麻痹，系茎乳突孔内的面神经急性非化脓性炎症所致的面瘫。

92. 考点：右关节内强直的诊断

解析：C。关节内强直多数发生在 15 岁以下的儿童，临床表现有开口困难，面下部发育障碍畸形，𬌗关系错乱，髁突活动减弱或消失，符合此患者症状，C 正确；右喙突肥大会发生张口受限，但不会出现右髁突无滑动，排除 A；关节外强直很少发生于儿童，排除 B；左髁突肥大，开口型左偏，排除 D；右关节盘不可复性前移位开口度不会到 10mm，排除 E。

93. 考点：阻生牙的牙根形态

解析：D。X 线检查对阻生牙的诊断和治疗非常重要，通过 X 线检查，可以确定阻生智牙的位置、方向、形态、牙根数目及形态、与邻牙的关系、与下牙槽神经管的距离和磨牙后间隙的大小等。该患者 X 线检查的目的是阻生牙的牙根形态。

94. 考点：骨化性纤维瘤的诊断

解析：B。"磨砂玻璃"样改变可见于"骨纤维异常增殖症"和"骨化性纤维瘤"。"骨纤维异常增殖症"与正常骨质无明确边界，颌骨膨胀性生长明显；"骨化性纤维瘤"与正常骨质边界清楚。

95. 考点：皮肤移植方法

解析：D。临床常用的皮片分为表层皮片、中厚皮片和全厚皮片三类。全厚皮片为最厚的皮片，包括表皮和真皮的全层。全厚皮片因为富有真皮层内的弹力纤维、腺体和毛细血管等组织结构，其优点为成活后收缩少、色泽好、坚固柔韧、能耐磨压和负重。

96. 考点：镇静

解析：B。苯巴比妥钠属于巴比妥类药物，对严重肺功能不全（如肺气肿）、支气管哮喘及颅脑损伤而致呼吸中枢受抑制者慎用或禁用。其他药物都有镇痛效果，且没有相关禁忌证。

97. 考点：颌骨骨折复位后的固定

解析：E。颌骨骨折复位后的固定是治疗中的重要环节。常用的固定方法有单颌牙弓夹板固定法、颌间固定法、颌间结扎固定法、小钢板或微型钢板固定法、颅颌固定法，其他方法还有颌周固定法、加压钢板固定法等。颌间固定常用的方法是在上、下颌牙齿安置带钩牙弓夹板，然后用小橡皮圈作颌间固定，使颌骨保持在正常咬合关系的位置上。缺点是伤员不能张口进食，也不易保持口腔清洁卫生。本例患者没有必要采取颌间结扎。

98. 考点：双侧髁突颈部骨折的诊断

解析：B。颞下颌关节脱位主要是过度张口引起，A错误。C、D、E均会出现张口受限，但是这三者均不会出现双侧后牙早接触、前牙开𬌗的情况。因此，结合患者受钝器打击史考虑患者为髁突颈部的间接性骨折。

99. 考点：止血方法的应用

解析：D。舌体是血液循环十分丰富的器官，裂伤后出血明显而且容易致口底肿胀或血肿，造成上呼吸道梗阻，因此最佳处理是创口缝合止血，D正确。其余方法如注射止血针、用纱布块填塞止血、指压患侧颈总动脉、颈外动脉结扎术均不是最有效方法。

100. 考点：牙的拔除方法

解析：B。劈开法主要用于解除根部骨阻力及邻牙阻力。劈开法成功的关键：①牙冠发育沟要清晰；②牙冠无龋坏；③根分叉明显，分叉较高；④牙不松动；⑤锐利而合适的器械；⑥工具放置的方向，要用手作为支点，使其不滑动；⑦劈开时，牙冠应有足够的显露。此患者是成年女性，近中阻生，所以需要劈开，分根拔除。

101. 考点：外伤缝合

解析：D。未完全缝合软组织切口、损伤下牙槽动脉、牙槽骨内小血管破裂、患者未遵医嘱都可能是右下颌中位水平阻生第三磨牙拔除术后4h伤口仍出血的原因，A、B、C、E正确。而拔牙术后才4h，不会这么快就出现伤口感染，D错误。

102. 考点：眶下间隙感染症状

解析：B。眶下区肿胀范围常波及内眦、眼睑、颧部皮肤，肿胀区皮肤发红、张力增大，眼睑水肿、睑裂变窄、鼻唇沟消失。脓肿形成后，眶下区可触及波动感，口腔前庭龈沟处常有明显肿胀、压痛，极易扪到波动。少数可由此自行穿破，有脓液溢出。感染期由于肿胀及炎症激惹眶下神经，可引起程度不同的疼痛，B正确。

103. 考点：低血容量性休克的诊断

解析：D。大面积烧伤后体液丢失过多，可致低血容量休克，注射吗啡后可减少神经性休克，发病时间短，已经应用抗菌药物，暂不考虑感染性休

克，虽经补生理盐水1000ml，但补充量远远不足。

104. 考点：细菌性痢疾的诊断

解析：E。阿米巴痢疾主要累及右半结肠，大便呈果酱样，不伴脓血便和里急后重，A错误；食物中毒没有脓血便和里急后重，B错误；消化不良性腹泻主要见于婴幼儿，C错误；急性肠炎不会出现脓血便，D错误。患者有发热、畏寒、腹痛、腹泻、脓血便和里急后重，提示主要受累部位是直肠。脓血便是细菌性痢疾的主要症状之一，应诊断为细菌性痢疾。

105. 考点：甲状腺癌

解析：B。根据临床表现考虑为颈部淋巴结转移癌，根据淋巴结部位考虑来自头颈部肿瘤，查体鼻咽未见异常，排除鼻咽癌，甲状腺峡部可触及结节，因此考虑甲状腺癌转移。

106. 考点：急性呼吸窘迫综合征的诊断

解析：E。创伤是ARDS的诱因，SpO_2 87%相当于PaO_2 54mmHg。吸入氧的比例是（21＋4×5）％＝41％，$PaO_2/FiO_2 \leq 200$，故患者是发生了ARDS。患者因为没有出现胸疼，肺血栓栓塞可以排除。患者无呼吸音降低，排除气胸。腹腔内出血不会出现顽固性呼吸困难。没有出现血压下降和肺部急性肺水肿，可以排除急性左心衰竭。

107. 考点：难免流产的诊断

解析：B。先兆流产者，宫颈口未开，妊娠产物未排出，与题干不符，排除A；难免流产者，宫颈口已扩张，可见胎囊堵塞于宫颈口内，符合本题患者情况；不全流产者，妊娠产物已部分排出体外，与题干不符，排除C；稽留流产者，宫颈口未开，胚胎或胎儿已死亡滞留在宫腔内未排出，与题干不符，排除D；复发性流产指连续2次或2次以上自然流产，排除E。

108. 考点：脾破裂的诊断

解析：E。腹腔穿刺抽出不凝血为实质性脏器破裂。一般外伤伤处疼痛明显，加之患者存在低血容量性休克，上腹部中度压痛，故考虑脾破裂。

109. 考点：补液种类

解析：E，患者幽门梗阻引起反复呕吐使酸性胃液大量丢失，可致代谢性碱中毒，目前血钾低，pH增高，多数经补生理盐水和氯化钾后情况可改善，因此首选葡萄糖盐水、氯化钾溶液。

110. **考点：**脑转移瘤的诊断

　　答案：D。

111. **考点：**痈的诊断

　　解析：E。蜂窝织炎是皮下蜂窝组织的急性弥漫性化脓性感染，发生在颈部易引起喉头水肿而致呼吸困难。痈的好发部位在颈项，中毒症状较重，为多个相邻的毛囊及汗腺、皮肤腺的急性化脓性感染，肿胀处的中央部位出现多个脓头。根据患者表现，最可能是痈。

112. **考点：**痈的检查

　　解析：D。患者考虑可能为痈，炎症会导致红细胞沉降率加快，但红细胞沉降率对诊断没有特异性；痈多由于金黄色葡萄球菌感染，抗链球菌溶血素"O"检查意义不大；CEA 为癌胚抗原，是肿瘤标志物，该病为感染性疾病，意义不大；本病不由结核菌感染所致，结核菌素试验意义不大；空腹血糖可检查患者是否有糖尿病，糖尿病可导致免疫力低下，引起炎症发生，可作为痈的病因诊断检查手段。

113. **考点：**痈的治疗

　　解析：A。炎症的治疗需要局部处理及全身治疗，全身治疗包括休息、抗感染及营养支持等。患者考虑为痈，根据病情，可给予"抗感染治疗，营养支持，镇痛"。本病不由结核菌感染或肿瘤引起，无需抗结核治疗或抗肿瘤化疗。应用皮质类固醇激素会导致免疫力下降，加重感染。脓肿形成后必须进行切开引流。

114. **考点：**头颅 CT 的应用

　　解析：A。急症患者存在昏迷史，并且怀疑是 Le FortⅢ型骨折，常伴有颅脑损伤，需要行头颅 CT 检查颅脑情况。

115. **考点：**Le FortⅢ型骨折的诊断

　　解析：C。Le FortⅢ型骨折常形成颅面分离，导致面中份凹陷和拉长。

116. **考点：**出现呼吸困难的原因

　　解析：D。上颌骨骨折常伴有组织向后下移位引起阻塞性窒息，在治疗过程中要予以重视，及时处理。

117. **考点：**出现呼吸困难的紧急处理

　　解析：A。主要处理措施为向前上方上提移位组织，解除阻塞性窒息。

118. **考点：**即刻再植定义

　　解析：A。牙齿再植术分为即刻再植与延迟再植。牙齿脱位后 1~2 小时予以复位者称即刻再植术。对于误拔的牙齿需要尽快再植，所以需要即刻再植。

119. **考点：**牙再植的条件

　　解析：D。牙再植的条件是根尖无病变，牙周无病变，牙根尚未完成时可不做牙髓处理，患者年龄小也是应满足的条件，不包括 D。

120. **考点：**即刻再植得愈合方式

　　解析：A。即刻再植愈合方式包括牙周膜愈合、骨性愈合、纤维性愈合，而骨性粘连是骨性不良愈合。没有骨结合这种方式。

121. **考点：**面神经损伤的表现

　　解析：C。面神经损伤，茎乳孔以外为：面瘫；鼓索与镫骨肌神经节之间为：面瘫 + 味觉丧失 + 唾液分泌障碍；镫骨肌与膝状神经节之间为：面瘫 + 味觉丧失 + 唾液分泌障碍 + 听觉改变；膝状神经节为：面瘫 + 味觉丧失 + 唾液分泌障碍、泪腺分泌障碍 + 听觉改变；脑桥与膝状神经节之间为：除面瘫外，感觉与分泌功能障碍一般均较轻；如损害影响听神经时，尚可发生耳鸣、眩晕。核性损害：面瘫 + 轻度感觉与分泌障碍，但往往影响展神经核而发生该神经的麻痹，若损害累及皮质延髓束时可发生对侧偏瘫。

122. **考点：**面神经损伤后的治疗

　　解析：B。起病 1~2 周可视为急性期，此阶段主要是控制组织水肿，改善局部血液循环减少神经受压。此期应用糖皮质激素联合抗病毒治疗及促进神经髓鞘修复的神经营养药效果最佳。第 2 周末至 1~2 年为恢复期。此期的治疗主要是尽快使神经传导功能恢复和加强肌肉收缩。2 年后面瘫仍不能恢复者可按永久性面神经麻痹处理。

123. **考点：**特发性血小板减少性紫癜的诊断

　　解析：D。特发性血小板减少性紫癜（ITP）是一组因外周血中血小板减少而导致皮肤、黏膜或内脏出血的疾病。分为急性型、慢性型。慢性型 ITP 多为皮肤黏膜出血，表现瘀点、瘀斑及外伤后出血不止，鼻出血、牙龈出血也甚常见，严重内脏出血少见，脾不大或轻度大（病程超过半年者）。高出皮面的紫癜见于过敏性紫癜。

124. **考点：**ITP 诊断的实验室检查

解析：E。①ITP 骨髓检查巨核细胞数增多或正常；②有成熟障碍；③有血小板形成的巨核细胞显著减少；④红系及粒、单核系正常。

125. 考点：ITP 的治疗

解析：A。ITP 治疗，一般情况下首选糖皮质激素，近期有效率约为 80%。

126. 考点：等渗性脱水的诊断

答案：C。

127. 考点：酸碱平衡

答案：B。

128. 考点：血清钠浓度和公式

答案：C。

129. 考点：口腔颌面部软组织创伤的诊断

解析：D。挫裂伤一般有裂口，表面组织完整性破坏，不符合该患者的表现。患者无下颌下腺破裂，涎液外渗表现。患者开口度和咬合关系均正常，不会存在下颌骨骨折。钝器伤与患者的病史不符合。软组织挫伤无开放性伤口，常常由于组织内渗血形成瘀斑，甚至发生血肿，局部皮肤变色、肿胀和疼痛。

130. 考点：口腔颌面部软组织创伤的局部检查

解析：C。软组织挫伤区域的小血管和淋巴管破裂，常有组织内渗血形成瘀斑，发生血肿。穿刺检查不仅可以明确诊断，对于较大的血肿，还可将淤血同时抽出，然后加压包扎，促进血肿吸收和恢复功能。

131～134.

考点：触诊位置

答案：B，C，D，E。

135～137.

考点：口腔颌面部影像

解析：E，D，A。骨硬板即固有牙槽骨，为牙槽窝的内壁，围绕牙根，X 线片上显示为包绕牙根的，连续不断的高密度线条状影像。牙周膜 X 线片上显示为包绕牙根的，连续不断的低密度线条状影像，厚度为 0.15～0.38mm，宽度均匀。牙釉质为人体钙化程度最高者，在牙体线片上影像密度也最高。

138～141.

考点：口腔颌面部肿瘤

解析：E，A，C，D。含牙囊肿是由于缩余釉上皮与牙冠面之间出现液体渗出而形成的囊肿，囊壁常常同牙冠颈缘相连。舌下腺囊肿主要是由于导管堵塞使得唾液滞留而产生囊肿，舌下腺分泌的唾液为蛋清样黏稠拉丝状。皮脂腺囊肿囊壁与皮肤紧密粘连；且囊肿的中央有一白色的小色素点，为皮脂腺的开口。角化囊肿的囊壁中常有小的囊腔出现，可表现为多发囊肿。

142～145.

考点：子宫切除术的适应证

答案：D，E，B，A。

146～148.

考点：血液系统疾病的临床表现

解析：B，A，C。再生障碍性贫血是由于骨髓造血功能障碍引起的贫血，虽然血小板减少引起的出血也可导致贫血，但贫血和出血程度不一致。原发免疫性血小板减少症（以往称特发性血小板减少性紫癜）一般没有贫血，但当出血明显时，可有与出血程度一致的贫血。溶血性贫血是由于红细胞破坏过多引起的贫血，一般临床无出血表现，所以是有贫血而无出血。

149～150.

考点：肺结核

解析：A，C。原发型肺结核包含原发综合征及胸内淋巴结结核，多见于少年儿童；成人也可发生急性血行播散型肺结核（急性粟粒性肺结核）可由病变中和淋巴结内的结核分枝杆菌侵入血管所致。

第四单元

1. 考点：**𬌗关系检查**

解析：D。𬌗关系检查内容包括：①正中𬌗位的检查，上、下颌第一磨牙是否为中性𬌗关系，上、下颌牙列中线是否一致，前牙覆𬌗的覆盖是否在正常范围内，左、右侧𬌗平面是否匀称，上、下颌牙列是否有广泛均匀的𬌗接触关系；②息止颌位的检查，比较息止颌位与正中𬌗位时上、下颌牙列中线是否有变化，𬌗间隙的大小有无异常；③𬌗干扰检查。牙列检查是口腔内检查的一部分，但不包括在𬌗关系检查内。

2. 考点：**冠内固位体**

解析：A。冠内固位体包括两面嵌体、三面嵌体、多面嵌体及针型固位高嵌体等，因受到牙体组织的限制，固位力较弱。一般适用于基牙已有龋病，去腐后将洞形略加修整，可获得嵌体的固位形；缺牙间隙窄，咬合力小，对固位体的固位力要求不高者。

3. 考点：**修复治疗原则**

解析：C。全冠修复对患牙预备时，应尽可能保存、保护牙体、牙髓组织健康，争取保留足够的牙体组织，减少患牙破坏，获得修复体远期疗效。预备成较宽的肩台显然违反了上述原则。

4. 考点：**义齿基托磨光面的制备原则**

解析：A。磨光面是指义齿与唇、颊和舌肌接触的部分，磨光面的倾斜度、义齿周围边缘的宽度和人工牙的颊舌位置正常时，舌和颊才有帮助义齿稳定和抵抗脱位力的作用。磨光面制成斜凸形斜面，则肌肉组织不能帮助义齿固位和稳定，可使义齿脱位。

5. 考点：**可摘局部义齿取印模要点**

解析：A。可摘局部义齿印模有两种，一种是解剖式印模，另一种是功能性印模。无论采用哪种方法制取印模，在印模材料固化以前都应该保持稳定不动，以避免印模发生变形。印模由口内取出时，应该先取脱后部，再沿牙长轴方向取下印模。动作轻缓，防止印模材和托盘分离（脱模）或印模材撕裂、变形。

6. 考点：**隙卡沟**

解析：E。隙卡沟通过基牙与其相邻牙𬌗面外展隙区，用相应直径的柱状金刚砂车针沿颊舌向在两牙相邻边缘嵴之间预备"U"形沟，隙卡沟底要圆钝，不要破坏两个相邻牙的接触点，以免形成楔力使基牙移动。

7. 考点：**无牙颌的功能分区**

解析：E。无牙颌的功能分区有主承托区、副承托区、缓冲区、边缘封闭区。缓冲区包括：上颌隆突、颧突、上颌结节的颊侧、切牙乳突、下颌隆突、下颌舌骨嵴、牙槽嵴上的骨尖、骨棱等部位需要缓冲处理。颊棚区是主承托区，不是缓冲区。

8. 考点：**舌板的应用**

解析：B。舌板是金属铸成的舌基托，为舌杆上缘向上延伸，覆盖至下前牙的舌隆突区。常用于口底浅，舌侧软组织附着高（口底到龈缘的距离在7mm以下）。

9. 考点：**口腔修复应用材料的性能**

解析：A。某些口腔材料在口腔中会吸附唾液或其他生理性液体，同时还会有部分材料被溶解。过量的吸水和溶解都会使其性能降低直至其功能丧失，A错误。因为修复材料要承受咀嚼，因此必须保证良好的机械和物理性能，B、C正确。而且口腔材料位于人口腔中，要求其具有良好的化学稳定性及良好的生物性能，D、E正确。

10. 考点：**口腔条件**

答案：E。

11. 考点：**粘接力**

解析：C。影响粘接力的因素：粘接面积（B正确）；粘接力与粘固剂的厚度成反比；粘接面适当粗糙可增强粘接力（A正确）；粘接面应保持清洁（E正确）；粘固剂调拌的稠度应适当（D正确）。而调拌粘接材料的速度与其固化时间有关，与粘接力大小无关。

12. 考点：**𬌗面大小**

解析：A。一般要求桥体的颊舌径略窄于原缺失的天然牙，以减轻基牙的负担。桥体的颊舌径宽度依基牙的情况而定，一般为天然牙宽度的1/2～

2/3。

13. 考点：3/4 冠修复的适应证

　　解析：A。3/4 冠的轴沟即邻面沟，对固位有重要意义，凡舌面严重缺损及邻面无法预备出具有足够抗力形和固位形、牙髓病或根尖周病未彻底治愈者不能做 3/4 冠修复；扭转前牙行 3/4 冠修复后美观效果差。综上所述，邻面有较大的缺损、舌面有广泛龋、扭转前牙、死髓牙均属于 3/4 冠修复的禁忌证。

14. 考点：基牙的选择

　　答案：E。

15. 考点：桩冠根管预备

　　答案：D。

16. 考点：牙龈组织的保健

　　解析：D。修复体要高度磨光，可减少全冠对牙龈组织的刺激。人造冠龈边缘与患牙十分密合，边缘无悬突，无台阶，对牙龈组织有保健作用。正确恢复牙冠外形高点，保证食物流对牙龈的生理刺激。修复体龈边缘必须位于龈嵴顶以下，龈下边缘容易造成牙龈的炎症和牙龈退缩，对牙龈组织产生损伤。修复体轴面形态有助于对牙龈组织给予功能性刺激。

17. 考点：基牙条件

　　解析：C。对于倾斜的基牙，为了求得共同就位道，需磨除较多的牙体组织，可能需先经过活髓摘除，牙髓治疗后，方可作为基牙。

18. 考点：张口度的测量方法

　　解析：A。是指患者大张口时，上下中切牙切缘之间的距离。

19. 考点：上无牙颌的解剖标志

　　解析：C。上无牙颌的解剖标志包括：上唇系带、上颊系带、颧突、上颌结节、切牙乳突、皱襞、上颌硬区、颤动线、翼上颌切迹、翼下颌韧带。

20. 考点：藻酸盐类印模材料的凝固原理

　　解析：C。粉剂型藻酸盐印模材料与水混合及糊剂型与半水硫酸钙混合后的凝固反应是置换与交联。以藻酸钠为例，当藻酸钠与硫酸钙互相作用时，藻酸钠中的钠离子与硫酸钙中的钙离子互相置换，生成硫酸钠和藻酸钙。

21. 考点：龈缘炎的发生

　　解析：C。修复体粘固后也可出现龈缘炎，表现为修复体龈边缘处的龈组织充血、水肿、易出血、疼痛等。其原因可能是：①修复体轴面外形不良，如短冠修复体轴面突度不足，食物冲击牙龈；②冠边缘过长，边缘抛光不良，修复体边缘有悬突或台阶；③试冠、戴冠时对牙龈损伤；④嵌塞食物压迫；⑤倾斜牙、异位牙修复体未能恢复正常排列和外形。

22. 考点：杆形卡环的优、缺点

　　解析：B。杆形卡环的形状和种类很多，其主要优点是：弹性好，与基牙的接触面积小，故对基牙的损伤小，固位作用强等。其主要缺点是稳定作用不如圆形卡环，可能是因为杆形卡环与基牙的接触面积小，仅有尖端接触，而圆环形卡环一直与牙面保持接触。

23. 考点：预防性扩展的主要目的

　　解析：A。牙体修复预备的预防性扩展，有利于自洁和防止继发龋，修复体殆面应覆盖牙体的点隙裂沟，邻面应扩展到自洁区。

24. 考点：桩冠修复的时间

　　解析：B。根尖周病变范围过大的患牙，应在根管治疗后，等待根尖病变明显减小，并且待愈合后再开始桩冠修复，桩冠修复应在根管治疗 1 周后进行为好。

25. 考点：面部的发育

　　解析：D。面部是由下颌突、上颌突、侧鼻突和中鼻突（包括球状突）联合而形成的。胚胎第 7～8 周，面部各突起已完成融合。

26. 考点：银汞合金修复术

　　答案：D。

27. 考点：附着力

　　解析：E。全口义齿的固定力包括吸附力、表面张力、大气压力、肌肉作用力。吸附力是两种物体分子之间相互的吸引力，包括附着力和内聚力。附着力是指不同分子之间的吸引力。内聚力是指同种分子之间的内聚力。全口义齿的基托组织面和黏膜紧密贴合，其间有一薄层的唾液，基托组织面与唾液、唾液与黏膜之间产生了附着力，唾液本身分子之间产生内聚力（粘结力），而使全口义齿获

得固位。

28. 考点：临床牙冠

解析：C。临床牙冠是暴露于口腔，能被眼睛直视的牙体部分，C正确。被牙龈覆盖的牙体部分是临床牙根，被牙骨质覆盖的部分是解剖牙根。

29. 考点：全口义齿印模

解析：E。先用印模膏或海藻酸印模材料制取初印模，用该印模灌注石膏模型，在其上制作个别托盘，然后再用终印模材料（流动性好的印模材料）取得精度高的终印模。

30. 考点：下颌前伸位记录的目的

解析：C。确定前伸髁道斜度是下颌前伸颌位记录的目的。

31. 考点：桥体

解析：E。固定桥由固位体、桥体、连接体三部分组成。固位体是固定桥粘固于基牙上的那部分构成，包括冠内固位体、冠外固位体、桩核冠固位体。桥体是恢复缺牙间隙的结构。连接体是桥体与固位体的连接部分。

32. 考点：全口义齿的终印模材料

解析：C。全口义齿二次印模法的终印模材料是使用弹性胶体印模材、藻酸盐、硅橡胶、聚醚橡胶、氧化锌丁香油印模材料，能够更好地取出口内的解剖标志。印模膏是非弹性印模材，不能满足二次印模的精度要求。

33. 考点：金瓷冠金属基底冠的厚度

答案：A。

34. 考点：三型卡环的特点

解析：D。一型观测线的特点：固位、稳定、支持作用均好；二型观测线的特点：固位和支持作用好，稳定作用稍差；三型观测线的特点：固位和支持作用较好，稳定作用较差。

35. 考点：龈上边缘的优点

解析：D。龈上边缘或与龈缘平齐不仅容易制备，不会损伤软组织，而且容易保持清洁，容易制备印模。

36. 考点：固位形的制备

解析：B。箱状固位形是固定修复体辅助固位形的一种，其固位力主要取决于洞的深度和形状，

洞深应在2mm以上，相对洞壁尽量保持平行，外展不应超过2°～5°。为了就位，洞壁要与就位道一致。虽然洞底追求形成一个平面，但是缺损深度不一时，可将洞底预备成不同水平的平面。洞形深时不必强调底平，以免穿髓。

37. 考点：婴幼儿氟防龋措施

解析：A。氟滴剂是一种含氟的溶液，每滴含氟离子0.125mg，适用于2岁以下的幼儿。每日睡前将氟滴剂滴于幼儿颊黏膜或舌部，不漱口、不饮水，可获得全身和局部的双重作用。

38. 考点：实验设计

解析：B。实验设计首先选择研究对象，进行预防措施的疗效观察应该选择健康人进行，设立对照组，随机分化组，确定干预方案，盲法实验，选择评价指标。

39. 考点：牙膏的基本成分

解析：B。洁净剂又称表面活性剂，具有降低表面张力的功能，并可渗透、疏松牙面污物，使之成为乳化状或悬乳状，易被牙刷和摩擦剂从牙面上洗刷下来，随漱口水吐掉。表面活性剂在刷牙时能产生泡沫，便于清洁牙面。

40. 考点：饮水氟化预防龋病的适宜氟浓度

解析：C。饮水的适宜氟浓度一般应保持在0.7～1.0mg/L。饮水氟含量在0.5mg/L以下时，应根据该地区氟牙症和龋病的流行情况决定是否需要加氟。饮水氟含量超过1.5mg/L或氟牙症指数超过1时，应采取措施，减少氟的摄入量。

41. 考点：牙周疾病三级预防

解析：A。一级预防要是对大众进行口腔健康教育和指导，帮助人们建立良好的口腔卫生习惯，通过个人和专业的方法清除菌斑和其他刺激因子，定期进行口腔保健，维护口腔健康。B、C、D、E都属于二级预防。

42. 考点：口腔健康教育的方法

解析：C。口腔健康教育一般采取4种方法：个别交谈、组织小型讨论会、借助大众传媒和组织社区活动。本题除了C是口腔健康教育方法，其他备选答案都是口腔健康促进的方法。

43. 考点：口腔癌的体征

解析：A。口腔癌的体征：①口腔内溃疡2周

以上尚未愈合；②口腔黏膜有白色、红色和发暗的斑；③口腔与颈部有不明原因的肿胀和淋巴结肿大；④口腔内有不明原因的反复出血；⑤面部、口腔、咽部和颈部有不明原因的麻木与疼痛。

44. 考点： 妊娠期口腔预防

解析： B。妊娠期妇女生活规律改变，进食的次数增多，爱吃零食又偏爱酸甜食物且常忽略口腔卫生保健。此外，孕妇由于内分泌的改变，若不注意口腔卫生容易患妊娠期牙龈炎。孕前已患牙龈炎者，牙龈炎症状可加重。有吸烟嗜好的孕妇，牙龈炎的情况一般较重，甚至可出现牙周袋，导致牙齿松动。

45. 考点： 1981 年 WHO 制定的口腔健康标准

解析： B。WHO 制定的口腔健康标准是：<u>牙齿清洁，无龋洞、无痛感，牙龈色泽正常，无出血现象</u>，B 正确；A 中颌面组织结构功能不是 WHO 口腔健康标准，排除 A。C 的标准不完全，排除 C。D 的标准太笼统，不够具体，排除 D。E 不符合 WHO 制定的标准，排除 E。

46. 考点： 表面消毒剂

解析： A。现在美国环境保护署（EPA）与牙医协会（ADA）注册与接受的三种表面消毒剂为碘伏、次氯酸钠和酚类合成物。

47. 考点： 封闭剂的主要成分

解析： A。封闭剂一般由三部分组成：<u>树脂基质、稀释剂和引发剂</u>，D、E 错误。其中树脂基质是最主要的成分，A 正确。稀释剂是为增加流动性，常用甲基丙烯酸甲酯。引发剂的作用是引发反应，使封闭剂固化。

48. 考点： 牙膏摩擦剂的作用和性质

解析： E。牙膏摩擦剂的作用和性质：<u>摩擦剂是洁牙剂中含量最多的成分</u>（为 25% ~ 60%）；用以加强洁牙剂的摩擦作用、去污及磨光牙面；摩擦剂要有一定摩擦作用，但又不损伤牙组织；含氟牙膏多用与氟离子有相容性的不溶性偏磷酸钠、焦磷酸钙或氧化铝、二氧化硅作摩擦剂。但牙膏的各种摩擦剂都是不含酸性物质的。

49. 考点： 预防性树脂充填的适应证

解析： D。预防性树脂充填的适应证：①𬌗面窝沟和点隙有龋损能卡住探针；②深的点隙窝沟有

患龋倾向，可能发生龋坏；③沟裂有早期龋迹象，牙釉质浑浊或呈白垩色。

50. 考点： 自我口腔保健措施

解析： A。良好的刷牙方法能去除约 50% 的牙面菌斑，是机械性去除菌斑和软垢最常用的有效方法。遗留在牙邻面接触点以下或其他不易洁净的区域内的菌斑可用牙线、牙间隙刷、牙间冲洗器、牙签、漱口水等去除。

51. 考点： 龋病修复性治疗

答案： A。

52. 考点： 牙体预备

答案： D。

53. 考点： 非金属全冠

解析： D。全冠根据材料不同可分为金属全冠、非金属全冠和金属非金属混合全冠。非金属全冠主要有树脂全冠和瓷全冠，锤造全冠属于金属全冠。

54. 考点： 铜基合金的特点

答案： D。

55. 考点： 全口义齿的固位和稳定

解析： B。全口义齿的边缘形态是义齿得以固位的关键因素之一，它是客观存在的，印模时应完整准确的取得，印模面积过大易造成伸展过长，面积不足则导致边缘封闭不良。

56. 考点： 黏膜支持式义齿

解析： B。黏膜支持式义齿适用于缺牙多、基牙健康差的牙列缺损情况，余留的天然牙不能承受额外的咬合力，义齿的𬌗力由黏膜和牙槽骨承担。

57. 考点： 固定义齿修复

解析： C。<u>牙周储备力又被称为牙周潜力，是指在正常咀嚼运动中，咀嚼食物的𬌗力大约只为牙周组织所能支持的力量的一半，而在牙周组织中尚储存有另一半的支持能力，即牙周储备力。</u>固定桥修复中正是动用了基牙的部分，甚至全部牙周储备力，以承担桥体的额外负担来补偿缺失牙的功能，故牙周储备力是固定桥修复的生理基础。

58. 考点： 杆形卡环的优点

解析： D。卡环分为杆形卡环和圆形卡环。<u>杆形卡环弹性好，与基牙的接触面积小，推型固位作用强，对基牙的损伤小，美观，基牙可保持生理运</u>

动。主要缺点是稳定作用不如圆形卡环，易存积食物，卡环坏了不易修理。

59. 考点：可摘局部义齿的稳定

解析：B。消除可摘局部义齿不稳定的方法有：①增加对抗平衡固位体；②平衡法；③消除支点。设计黏膜支持式义齿可造成义齿因无支持而形成均匀的下沉性不稳定，不能避免产生支点。

60. 考点：固定义齿连接体的横截面积

解析：D。固定连接体应位于基牙的近中或远中面的接触区，其面积不应小于4mm²。

61. 考点：固定桥的特点

解析：B。在咀嚼时，双端固定桥所承受的𬌗力全部通过固位体传递到两端基牙上，且两端基牙承受的𬌗力基本相等，该固定桥形式是较理想的一种。半固定桥一端的固位体和桥体形成不动式连接，另一端形成活动式连接，活动连接体可分散固定桥所承受的部分𬌗力。单端固定桥桥体的一端有固位体，为不动式连接，而另一端无固位体。单端固定桥的桥体受力时，以桥体为力臂，以基牙为旋转轴产生杠杆作用，而使基牙的牙周受到损害或固位体松动脱落。

62. 考点：冠外固体位

解析：A。冠外固定体固位作用与基牙的牙冠形态有密切关系，当基牙牙冠有足够的牙体组织、适当的形态和良好的牙体结构时，能够获得理想固位。

63. 考点：预备嵌体洞缘斜面的目的

解析：B。防止无支持的牙釉柱折断，也保护薄弱的洞壁和脆弱牙尖，增加嵌体的边缘密合性，使粘固剂不易被唾液所溶解，防止微渗漏。

64. 考点：活动连接体

解析：D。半固定桥的两端有不同的连接体，桥体的一端为固定连接体，与固位体固定连接；另一端为活动连接体，多为栓体栓道式结构，通常栓体位于桥体一侧，栓道于固位体一侧。当半固定桥就位后，位于桥体上的栓体嵌合于同位体上的栓道内，形成有一定动度的活动连接。半固定桥一般适用于一侧基牙倾斜度大，或者两侧基牙倾斜方向差异较大，设计双端固定桥很难取得共同就位道时，用于减少一端基牙的扭力。

65. 考点：基托的要求

解析：D。基托的伸展范围，根据缺牙的部位、基牙的健康状况、牙槽嵴吸收的程度、𬌗力的大小等情况而定；厚度要适宜；与软硬组织准确贴合；基托致密，磨光面外形光滑美观，便于自洁；具有热传导性，重量轻；有利于重衬。塑料基托一般厚2mm，铸造基托厚约0.5mm，均是正确的基托厚度，A、B正确。基托不应进入基牙的倒凹区，C正确。基托应在硬区进行缓冲处理，以免基托压迫软组织产生疼痛，D错误。金属网状物应放在基托应力集中处，符合要求，E正确。

66. 考点：冠核桩的外形要求

解析：E。冠桩外形的要求：桩的直径应为根径的1/3，从根管口到末端逐渐缩小呈锥形，与牙根外形一致，与根管壁密合。

67. 考点：金属烤瓷冠的适应证

解析：C。青少年恒牙，由于其髓腔的特点，以及牙根尚未发育完全，故禁忌做金属烤瓷冠。冠部短小的磨牙，不能提供足够的固位力，禁忌做金属烤瓷冠。轻度腭向错位的上前牙，可通过做金属烤瓷冠以纠正错位。重度深覆𬌗，无法获得足够修复空间，禁忌做金属烤瓷冠。乳牙，其髓腔的特点以及要被恒牙替换，故不适宜做金属烤瓷冠，多选用预成冠。

68. 考点：支点线和牙弓的关系

解析：B。肯氏三类牙列缺损，牙弓一侧后牙缺失，且缺隙两端均有天然牙。因为没有末端游离缺失，故在近缺隙侧可设立支托，支点线与牙弓的关系即两支托连线和牙弓的关系，为支点线纵切牙弓。

69. 考点：全口义齿修复

解析：B。全口义齿的垂直距离过低时，患者戴入义齿并咬合时，下颌髁突会明显向后上方移位；而垂直距离过高时，下颌髁突会向前下方移位，B正确，C错误。正中𬌗错位应该会造成下颌偏斜，A错误。咬合关系不佳一般会出现义齿固位不良，在没有影响到垂直距离的情况下不会出现髁突移位，D错误。E选项不明确是怎样变形，也错误。

70. 考点：牙槽骨的吸收

解析：C。牙缺失后，牙槽骨逐渐吸收形成牙槽嵴，上下颌骨逐渐失去原有形状和大小。牙槽嵴的吸收速度与缺失牙的原因、时间及骨质致密程度有关。牙列缺失后骨组织改变主要是牙槽嵴的吸收，在不同个体，其吸收结果不同，在同一个体的不同部位，剩余牙槽嵴吸收的程度也不同。

71. 考点：根管暂封的药物

解析：D。基底桩蜡型完成后，应将根管壁仔细冲洗、消毒、除湿、吹干，封入 75% 酒精小棉球，以牙胶暂封。

72. 考点：义齿折裂的原因

解析：C。患者的腭中缝较平，所以腭中缝不是造成义齿折裂的支点。排除 D。而腭侧基托未描述有厚薄不均，基托厚 2mm 也属正常，基托使用 2 年不会出现材料老化、变脆，排除答案 A、B、E。该义齿折裂主要是由于人工牙排列位于牙槽嵴顶外，此时的牙槽嵴形成了义齿受力的支点，造成义齿折裂。

73. 考点：桩冠修复

答案：D。

74. 考点：固定义齿的设计

解析：D。一般情况下，牙排列位置正常，顺着各桥基牙的长轴方向做牙体预备，即可获得共同就位道。对有轻度倾斜移位的牙，可适当消除倒凹，或稍微改变就位道方向，即可获得共同就位道。对于严重倾斜移位的牙，为了求得共同就位道，必须磨除过多的牙体组织，这样容易造成牙髓损伤，而且严重倾斜的牙，𬌗力不易沿着牙体长轴传导，牙周组织易受损伤。

75. 考点：桩冠修复的时间

解析：C。根管治疗后做桩冠修复的时机，一般在经过成功的根管治疗后 1~2 周，确定无临床症状时，才可以做桩冠修复。如果有瘘管，需要瘘管完全闭合后，而且无根尖周症状时才开始做桩冠修复。尖周病变较大者需做较长时间的观察。此患者无叩痛，无松动，牙片示根充完整，所以在根管治疗后 1 周可进行桩冠修复。

76. 考点：可摘局部义齿的修复

解析：B。患者连续缺失三颗牙，而间隙正常，缺隙两侧基牙也正常，应设计成双端固定桥。基牙的牙周膜面积之和要大于或等于缺失牙的牙周膜面积之和。而侧切牙的牙周膜面积较小，应增加一个邻牙作为基牙，故宜选 3|23 做基牙的双端固定桥。

77. 考点：桩冠适应证

78. 考点：义齿的原因

答案：A。

解析：D。任何使全口义齿脱位的情况，都是由于破坏边缘封闭，使空气进入基托与黏膜之间，才能使义齿脱位。本题所述咳嗽时义齿脱位，是由于后堤区封闭性不好，所致咳嗽时边缘封闭破坏，导致义齿脱落。

79. 考点：疼痛的原因

解析：A。分析疼痛原因时应鉴别疼痛是由义齿组织面局部压迫造成的还是由于咬合因素使义齿移动而摩擦造成的，大范围、连续性压痛多因咬合因素引起。其余条件为组织面局部压迫因素。

80. 考点：桩核修复

解析：C。该患者左上颌第一前磨牙做过完善的根充治疗，为了增加固位力和抗力需要桩核修复，C 正确。嵌体的固位力要差于全冠，而且该患者近中𬌗远中汞充填物部分脱落，不推荐使用嵌体，排除 D、E。全冠固位力好可以有效保护死髓牙防止劈裂，但死髓牙牙根抗力不足，容易根部折断，需要进行桩核修复，排除 A、B。

81. 考点：轴面突度

解析：B。轴面突度使食物滑下时对牙龈起按摩作用；唇（颊）舌面突度过小时，牙龈会受到食物过度冲击创伤；唇（颊）舌面突度过大时，牙龈会因失去食物按摩而萎缩。邻面的突度有防止食物嵌塞的作用。对于下颌第一磨牙，轴面突度应恢复到颊侧颈 1/3。

82. 考点：可摘局部义齿的支点线的设计

答案：E。

83. 考点：补偿曲线曲度

解析：B。全口义齿出现补偿曲度过小时，会造成后牙过平，前牙覆𬌗覆盖深，C 错误。发音与义齿补偿曲线大小无关，D 错误。面容苍老是垂直距离过低造成，而不是补偿曲线过小造成，E 错误。义齿后缘压痛是义齿基托缓冲不够，A 错误。补偿曲线曲度过小，会导致前伸𬌗，后牙离开较晚，引起后缘的撬动。

84. 考点：固定桥设计

解析：E。此患者 2|1 缺失，中间有孤立基牙，需要一侧是双端固定桥，一侧是单端固定桥，采用

复合固定桥。

85. 考点：全口义齿戴入后出现的问题

解析： B。全口义齿确定的垂直距离过高，咬合位时面下1/3变长，唇颊部肌肉较紧张，上下唇不能闭合，鼻唇沟、颏唇沟变浅，好像口内含有东西；说话时上下牙列常有碰撞声，义齿就位不良；咬合时有压痛，双侧颞部有不适感。

86. 考点：卡环的设计

解析： C。延伸卡环适用于基牙松动或牙冠外形差者，将卡环固位臂伸到第二个牙齿的倒凹区，获得固位和夹板固定的作用。

87. 考点：人工牙牙尖斜度

解析： C。减小人工牙牙尖斜度可以减小侧向𬌗力，达到咬合平衡，减少水平方向移动。

88. 考点：义齿性口炎的诊断

解析： E。义齿性口炎损害部位常在上颌义齿腭侧面接触的腭、龈黏膜。黏膜呈亮红色水肿，或黄白色的条索状或斑点状假膜。可查见白色念珠菌丝和孢子。有念珠菌唇炎或口角炎的患者中，80%有义齿性口炎。根据该患者的症状及涂片结果，考虑为义齿性口炎。

89. 考点：修复体粘固后出现疼痛的原因

解析： C。修复体粘固后出现自发性疼痛，其常见原因为牙髓炎、根尖周炎或牙周炎。该患者为活髓，故为牙髓炎。

90. 考点：牙列缺失的修复

解析： D。牙尖斜度恢复较好者，咀嚼效能较高；斜度过小则咀嚼无力。基托面积大小可影响基牙的负荷，但对咀嚼力无影响。垂直距离过高会使咀嚼力过大，提高咀嚼效能；但将会使得基牙和缺牙区牙槽嵴负荷过重。

91. 考点：全口义齿戴入后出现的问题

解析： B。当口腔处于休息状态时，义齿容易松动脱落，这是由于基托组织面与黏膜不密合或基托边缘伸展不够边缘封闭作用不好造成，题目中基托边缘伸展达到要求，主要是因为吸附力差引起的义齿脱落。

92. 考点：桩核冠修复的牙体预备

答案： B。

93. 考点：全冠修复粘固后引起的牙龈炎

答案： D。

94. 考点：固定义齿基牙

解析： B。此患者 1| 缺失，2| 残根短，32|1 为固定义齿基牙，其中 2| 为残根，支持力不足，需要增加一个基牙 3|，以辅助支持作用，B 正确。

95. 考点：全口义齿戴入后出现的问题

解析： B。垂直距离恢复得过大，表现为面部下1/3距离增大，面部肌肉紧张，表情僵硬，上下唇张开，勉强闭合上下唇时，鼻唇沟变浅，颏部皮肤呈皱褶状，肌肉张力增大，容易出现肌肉疲劳感。息止𬌗间隙过小，说话和进食时可出现后牙相撞声，义齿容易脱位，咀嚼效能下降。

96. 考点：上颌义齿摘戴困难的原因

答案： D。

97. 考点：取得就位道的方法

解析： C。对有轻度倾斜移位的牙，在有条件情况下，最好经正畸治疗改正牙位，可适当消除倒凹，或稍微改变就位道方向，便可获得共同就位道。

98. 考点：基托折断的原因

解析： A。该患者大面积远中游离缺失，制作黏膜支持式义齿，3 处舌侧基纵折说明应力集中在此处，断端厚度较小，这个是造成义齿折断的原因，所以基托过薄是造成折断的原因。

99. 考点：重度四环素牙的治疗

解析： B。在牙齿发育、矿化期间服用四环素类药物，牙齿的颜色和结构发生改变的疾病称为四环素牙。在重度四环素牙直接做全瓷冠修复，颜色恢复不理想，戴入后能透出底层重度四环素牙牙质颜色。应漂白后全瓷冠修复。

100. 考点：桩核冠修复

解析： A。患者为年轻人，应尽量选择固定修复。残根位于龈下2mm，直接桩核冠修复将无法形成足够的牙本质肩领，修复远期效果不理想。因此将残根根管治疗后，用正畸方法将残根牵引至平齐龈缘或者龈缘以上，可以获得更稳定的冠根比，同时可以提供更美观的正常的牙冠长度。

101. 考点：活动义齿设计

答案： A。

102. 考点：侧方殆

解析：B。侧方殆时，工作侧上牙颊尖舌斜面均与下牙颊尖颊斜面接触，上牙舌尖舌斜面与下牙舌尖颊斜面接触，平衡侧上牙舌尖舌斜面与下牙颊尖舌斜面接触。若平衡侧翘动、脱落，则该侧有支点，侧方殆不平衡。

103. 考点：咬合痛的治疗

解析：D。咀嚼压力大导致咬合痛，检查时未发现黏膜有明显改变，产生的原因可能是由于正中关系不正确等咬合因素使义齿摩擦造成的，而不是由于义齿基托组织面局部压迫造成的，因此需要找出早接触点和殆干扰部位，给予磨除达到平衡殆。而不能用局部缓冲的方法解决。

104. 考点：基牙选择

解析：C。可摘局部义齿基牙的选择原则，它的作用为可摘局部义齿提供固位、支持与稳定作用。首先要选择健康的基牙，其次要选择固位形好的基牙，基牙的数目也不宜过多，一般情况下以2~4个为宜。还要选择位置恰当的牙做基牙，首选近缺牙间隙的牙做基牙，为了稳定，还要在对侧设固位体以对抗义齿扭转力。

105. 考点：义齿翘动的原因

解析：A。多个前牙越过中线连续缺失，应设计牙和黏膜共同支持义齿，必须在牙弓后方增加间接固位体，形成面式固位，以增加基托面积，增加义齿固位支持稳定作用。

106. 考点：Dean 氟斑牙分类

解析：D。Dean 氟斑牙分类按最严重的一颗牙计算，由于此患者牙釉质明显磨损的牙要比其他两颗牙釉质白色不透明区严重，故本患者应该按牙釉质明显磨损的牙来计算氟斑牙严重程度。在 Dean 氟斑牙分类标准中当釉质表面有显著磨损时，氟斑牙指数算为3，D 正确。

107. 考点：龋病的预防

解析：B。一级预防：①促进口腔健康普及口腔健康教育，制定营养摄取计划，定期口腔检查；②实行特殊防护措施在口腔专业医生的指导下，合理使用各种氟化物防龋措施，进行窝沟封闭，应用防龋涂料。二级预防：早期诊断，包括定期检查，X 线片等辅助诊断，在检查诊断基础上做早期充填等治疗。三级预防：①防止龋的并发症：对龋病引起的牙髓及根尖周病的病牙进行牙体牙髓治疗以保存自然牙列，阻止炎症向牙槽骨、颌骨深部扩展，对于严重破坏的残冠残根应拔除，防止牙槽脓肿及颌面化脓感染及全身感染；②恢复功能：修复牙体组织的缺损和牙的缺失，以恢复牙颌系统的生理功能，保持身体健康。

108. 考点：感觉测定法

解析：D。检测前3周避免使用抗菌药物，检测前48小时不吃含大蒜、洋葱和香料的食物，检测前12小时禁食、禁饮、禁烟。

109. 考点：不同浓度含氟漱口水的使用方法

解析：C。氟化钠漱口水的浓度常用的为0.05%和0.2%两种。0.05%的用于每天含漱1次，0.2%的用于每周含漱1次。一般来说，浓度越高应用间隔越长，C 正确。

110. 考点：口腔健康目标

解析：A。口腔健康目标应包括四项基本内容，即特定人群、具体指向、可被衡量的尺度和目标预期实现的时间。

111. 考点：氟水漱口的氟化物种类

解析：E。氟化亚锡会对牙有轻度着色，排除A，氟水漱口的氟化物种类主要是中性或酸性氟化钠，B、C、D 为酸性氟化物。

112. 考点：使用氟水漱口的剂量

解析：C。使用漱口水时，根据儿童的年龄，用量筒或注射器取 5ml 或 10ml 配好的溶液于漱口杯中，5~6 岁儿童每次用 5ml，6 岁以上儿童每次用 10ml，嘱儿童将溶液含入口中，鼓漱1分钟后吐出，半小时内不进食或漱口。

113. 考点：使用氟水漱口的时间

解析：D。使用氟水漱口的时间规定为 1min，漱口水的含漱时间 <1min 达不到防龋的效果，如果含漱时间过长达不到增长防龋效果的作用，氟漱口水达到防龋效果的最佳含漱时间是 1min。

114. 考点：根管治疗后桩冠修复的适宜时间

解析：B。无根尖病变者根充后3天无临床症状可以开始修复，有根尖病变者要观察一周以上，没有临床症状方可开始修复。该患者已治疗2周，且没有根尖病变和临床症状，牙周情况好，所以可以在初诊时修复。

115. 考点：桩核冠的固位形与抗力形要求

解析：B。为确保根管治疗效果和预防根折，一般要求根尖部保留 3～5mm 的充填材料作为根尖封闭，桩的长度为根长的 2/3～3/4。对于根比较短的情况，应尽量保证让桩的长度大于等于临床冠的长度，并且保证桩处于牙槽骨内的长度大于根在牙槽骨内的总长度的 1/2。

116. 考点：修复体粘固前处理

解析：D。修复体的一般处理：修复体在试验满意后，应仔细清洗，去除油污、残留的抛光剂及切割碎屑，再用 75% 乙醇消毒、吹干。有条件者可用超声清洁器处理 5 分钟，以清洁修复体粘接面。

117. 考点：固定桥修复的设计

解析：A。因为 $\overline{7}$ 向近中倾斜，因此在采用固定桥修复时，获得残根和 $\overline{7}$ 的共同就位道会比较困难。$\overline{7}$ 向近中倾斜虽也会导致基牙支持力减弱，因为倾斜后承受殆力的牙周膜面积减小，但这不会成为修复的难点，B 错误。恢复咬合关系，桥体设计，固定桥的强度都不是固定桥修复的难点。

118. 考点：固定桥修复的设计

解析：E。因 $\overline{78}$ 均近中倾斜并接触良好，所以与取得共同就位道会出现困难，因此可将 $\overline{7}$ 的固位体设计为保留远中邻面的改良 3/4 冠，这样可减少牙体组织的磨除，并易取得共同就位道。铸造金属全冠和金属烤瓷全冠不易取得共同就位道，A、B 错误。嵌体与高嵌体固位力较弱，C、D 错误。

119. 考点：固定桥修复

解析：E。$\underline{6}$ 殆向伸长，将造成上颌殆曲线形状异常，最终造成修复失败。故该患者的修复采取的最佳措施应是调磨 $\underline{6}$，使其长度恢复正常，即恢复上颌正常的殆曲线。

120. 考点：固定义齿脱落的原因

解析：E。基牙两端的固位体固位力应基本相等，若两端固位体的固位力相差悬殊时，固位力较弱的一端固位体与基牙之间易松动。

121. 考点：基牙松动的原因

解析：D。牙周膜面积与基牙的牙周储备力呈正变关系，即牙周膜面积越大，牙周储备力越大。该患者牙周储备力不足，支持力弱，使基牙松动。

122. 考点：基牙的处理

123. 考点：修复前的检查和治疗

答案：C。

124. 考点：固定桥修复

答案：C。

125. 考点：桩核

答案：C。

126. 考点：全冠修复

解析：D。该患者左上 6 近中殆面远中大面积银汞合金充填，死髓牙，如果不进行根管治疗，桩冠修复会造成牙体的折断。嵌体修复对于大面积银汞充填不合适，容易造成折断。

127. 考点：造成食物嵌塞现象的原因

解析：C。在咀嚼过程中，由于咬合压力使食物碎块或纤维嵌入相邻两牙的牙间隙内，称为食物嵌塞。临床上造成食物嵌塞的原因有牙修复后形态不良，牙龈退缩，对殆牙有充填式牙尖，拔牙后未能及时修复而导致邻牙向缺牙间隙倾斜或对殆牙下垂（或挺出）、牙齿边缘嵴高度不一致、有邻面龋等原因。而殆平面与邻牙一致与食物嵌塞现象无关。

128. 考点：预制桩核的优点

解析：C。预制桩核的优点有：具有各种尺寸的标准化桩，操作方便，可一次完成桩核，且费用低。

129. 考点：固定桥修复

答案：C。

130. 考点：半固定桥

答案：B。

131. 考点：复合固定桥

答案：D。

132. 考点：种植固定桥

答案：E。

133. 考点：实验流行病学

解析：C。实验流行病学研究是指在研究者的控制下对人群采取某项干预措施（施加某种因素或消除某种因素）以观察其对人群疾病发生或健康状态的影响。确定样本含量时，要根据试验组和对照组之间差异的大小程度；检验的显著性水平和单尾或双尾检验，样本量过小，检验效能偏低，结论不可靠；样本量过大，则造成浪费。可以参考一定的样本含量计算公式进行计算。

134. 考点：实验性研究参照的原则

解析：B。临床试验的设计应符合三个基本原则，即随机、对照和盲法。随机不是随意，随机也是有一定规则的选取。

135. 考点：实验流行病学持续时间

解析：C。一般根据试验的目的决定试验观察期限，如氟防龋的效果观察，至少应持续2年，一般为2~3年，牙周病预防措施的效果观察可以为6周到18个月。

136~138.

考点：全冠修复外形恢复的意义

解析：B，C，A。全冠修复体轴面外形恢复不良将会影响食物的排溢，从而引起食物滞留。全冠边缘过长，粘固后会有悬突残留，刺激黏膜而引起黏膜苍白。全冠修复体接触点恢复不良会引起食物嵌塞在邻间隙。

139~141.

考点：固定义齿

解析：E，C，A。固定义齿基牙牙冠形态佳，则其提供的固位力大。桥体𬌗面形态恢复得较为自然，则咀嚼效能高。固位体轴面形态恢复佳，则咀嚼时食物流溢顺畅，且对牙龈有良好的按摩作用，有利于保持良好的牙周状况。

142~144.

考点：可摘局部义齿戴入后的问题及处理

解析：D，B，A。义齿的𬌗支托未起到支持作用，支托折断使义齿下沉压迫软组织，卡环压迫牙龈连接体压迫软组织，咬合高，咀嚼时义齿不稳定，均可导致大范围的弥漫性疼痛。翘动、摆动、上下动原因是卡环体与基牙不贴合，间接固位体放置的位置不当，支托、卡环在牙面形成支点，卡环无固位力。弹跳是卡环臂尖未进入基牙的倒凹区，而是抵住邻牙，咬合时基托与黏膜贴合，开口时卡环的弹力使基托又离开黏膜。只要修改卡环臂即可纠正。

145~146.

考点：确定髁导斜度与垂直距离的方法

解析：E，A。前伸颌位记录可确定髁道斜度。B、C、D三种都是确定水平颌位关系的方法，息止颌位法用于确定垂直距离。

147~148.

考点：卡环的类型及其适应证

解析：C，D。圈形卡环，只有一个卡臂，几乎围绕整个基牙，多用于远中孤立的磨牙上。回力卡环常用于远中游离牙列缺损的义齿，基牙多为前磨牙或尖牙，牙冠较短或呈锥形牙。对半卡环，由颊、舌侧两个相对的卡环臂和近远中支托组成，有近远中两个小连接体，每个小连接体支持一个𬌗支托及一个卡臂，用于前后有缺隙、孤立的前磨牙或磨牙上。RPI卡环常用于远中游离牙列缺损的义齿。三臂卡环多用于后牙非游离端缺失侧的基牙上。

149~150.

考点：信息偏倚

解析：E，D。报告偏倚是指由于研究对象有意夸大或缩小某些信息而导致的误差，产生因素包括主观愿望、暴露因素涉及生活方式或隐私、研究对象遇到某些敏感问题或社会不认同行为。在询问疾病的既往史和危险因素时，调查对象常常因时间久远而难以准确回忆，使回答不准确产生的误差，称回忆偏倚。

模拟试卷（三）答案与解析

第一单元

1. 考点：牙的发育

解析： E。牙胚中的成釉器形成牙釉质，牙乳头形成牙本质和牙髓，牙囊形成牙骨质、牙周膜和固有牙槽骨。

2. 考点：牙的发育

解析： E。下颌牙萌出略早于上颌同名牙。

3. 考点：畸形中央尖

解析： E。畸形中央尖指在牙中央窝或接近中央窝的地方突起一个圆锥形的牙尖，最多出现于下颌第二前磨牙，其次为下颌第一前磨牙、上颌第二前磨牙、上颌第一前磨牙，磨牙也偶有所见，上颌第二侧切牙不常见。

4. 考点：牙釉质龋的病理变化

解析： D。牙釉质龋由深层至表层的病变可分为四层，即透明层、暗层、病损体部、表层。病损体部中釉柱和釉柱间隙之结合处的釉柱横纹和生长线变得明显。

5. 考点：牙槽骨的组织结构

解析： B。固有牙槽骨位于牙槽窝内壁，包绕牙根并与牙周膜相邻。它是一层多孔的骨板，所以又称筛状板。在 X 线片上表现为围绕牙周膜外侧的一条白色阻射线，称硬骨板，是检查牙周组织的重要标志，牙周膜发生炎症和外伤性变化时，硬骨板首先消失。当牙周治疗后，硬骨板重新形成，且致密连续，说明破坏已停止或略有修复。因此，对于牙周维护期患者，应定期复查 X 线，观察硬骨板的变化可以间接判断病情的恢复及稳定性。

6. 考点：牙体组织

解析： C。牙本质小管不与牙齿表面相通，而与牙体内侧的牙髓腔相通，牙髓的感受是痛觉，并没有压力感觉。

7. 考点：牙体组织

解析： E。在冠部靠近牙釉质和根部靠近牙骨质最先形成的牙本质，胶原纤维的排列与小管平行，且与表面垂直，矿化均匀，镜下呈现不同的外观，在冠部者称罩牙本质。

8. 考点：牙釉质牙本质界

解析： B。牙釉质牙本质界的形态不是一条直线，而是由许多小弧形相连而成。小弧形线的凸面朝向牙釉质，凹面朝向牙本质。此种连接增大了牙釉质与牙本质的接触面，有利于两种组织间更牢固地结合。

9. 考点：口腔黏膜的分类

解析： B。口腔黏膜根据所在部位和功能可以分为 3 类：咀嚼黏膜、被覆黏膜和特殊黏膜。其中咀嚼黏膜包括牙龈和硬腭黏膜；被覆黏膜包括唇、颊黏膜、口底和舌腹黏膜；特殊黏膜即舌背黏膜。

10. 考点：决定牙齿形态的结构

解析： C。成釉器与牙釉质的形成有关。牙乳头形成牙髓和牙本质，是决定牙齿形态的重要因素。牙囊形成牙骨质、牙周膜和部分牙槽骨。成釉细胞、中间层细胞与外釉上皮细胞结合，形成一层鳞状上皮覆盖在釉小皮上，称为缩余釉上皮，在牙颈部形成牙龈的结合上皮。上皮根鞘与牙根的发育有关。

11. 考点：牙槽骨的生物学特点

解析： C。牙槽骨具有受压力被吸收，受牵引力会增生的特性。

12. 考点：牙釉质蛋白的分类

解析： A。发育中的牙釉质几乎全由蛋白质组成，可分为釉原蛋白和非釉原蛋白两类。其中釉原蛋白占牙釉质蛋白的 80% ~ 90%。

13. 考点：牙的发育

解析： D。最早形成的牙体组织为牙本质，当牙本质形成后，内釉上皮细胞分化为分泌功能的成釉细胞，并开始分泌釉质基质。

14. 考点：口腔黏膜结构

解析： B。口腔黏膜上皮角质细胞颗粒层位于角化层的深面，棘细胞层的浅面，一般由 2～3 层扁平细胞组成。胞质中有嗜碱性透明角质颗粒。

15. 考点：罩牙本质

解析：C。在冠部靠近牙釉质和根部靠近牙骨质最先形成的牙本质，胶原纤维的排列与小管平行，且与表面垂直，矿化均匀，镜下呈现不同的外观，在冠部者称罩牙本质。

16. 考点：牙周膜组织结构

解析：C。牙周膜纤维分为牙槽嵴组、水平组、斜行组、根尖组、根间组。斜行组是牙周膜中数量最多、力量最强的一组纤维。除牙颈部和根尖区外，纤维方向向根方倾斜约 45°，埋入牙槽骨的一端近牙颈部，将牙悬吊在牙槽窝内。

17. 考点：牙周炎的病理变化

解析：C。始发期，表现为急性渗出性炎症反应，并无牙周袋的形成；早期病变，为典型龈炎表现，结合上皮开始增殖；病损确立期，牙周袋形成，此期并无明显的牙槽骨吸收破坏；进展期形成深的牙周袋，牙槽骨吸收更明显，破骨细胞活跃。静止期炎症减轻，骨吸收停止，开始有类骨质或新骨生成。

18. 考点：腺泡细胞癌的免疫组化特点

解析：D。淀粉酶是由涎腺的腺泡细胞分泌的，其组织学基础是腺泡细胞的胞浆中含嗜碱性酶原颗粒，淀粉酶包含于其中。腺泡细胞癌是腺泡细胞发生的低度恶性肿瘤，其细胞中仍含有淀粉酶阳性的颗粒。

19. 考点：口腔黏膜

解析：D。唇红的上皮薄、有角化。固有层乳头狭长，几乎接近上皮表面，乳头中含许多毛细血管袢，血色可透过呈透明性的表面上皮使唇部呈朱红色。唇红部黏膜下层无小唾液腺及皮脂腺分布，故易干裂。

20. 考点：口腔颌面部发育

解析：A。在胚胎第 6～7 周时，面部各突起如未能正常联合，则形成面部发育异常。

21. 考点：必需氨基酸

解析：B。必需氨基酸是指体内不能合成，只有通过食物摄取。组成蛋白质的氨基酸超过 20 种；其中有 8 种体内不能合成，即亮氨酸、异亮氨酸、赖氨酸、蛋氨酸、苯丙氨酸、苏氨酸、色氨酸、缬氨酸。

22. 考点：维生素 E 的生理功能

解析：C。维生素 E 是最重要的天然抗氧化剂，它能对抗生物膜磷脂中多不饱和脂酸的过氧化反应，因而避免脂质过氧化物产生。

23. 考点：蛋白质变性

解析：C。引起蛋白质变性的常见理化因素有加热、高压、紫外线、X 线、有机溶剂、强酸、强碱等。球状蛋白质变性后，其溶解度降低，容易发生沉淀。一般认为蛋白质的变性主要发生二硫键和非共价键的破坏，不涉及一级结构中氨基酸序列的改变。蛋白质变性后，结晶性消失、黏度增加和易被蛋白水解酶水解等。

24. 考点：氨基酸代谢

解析：D。人体内 20 种氨基酸脱氨基的方式主要有氧化脱氨基、转氨基、联合脱氨基和非氧化脱氨基等，以联合脱氨基最为重要。联合脱氨基主要有两种反应途径：①L-谷氨酸氧化脱氨基作用，主要存在于肝、肾、脑等组织中；②嘌呤核苷酸循环；骨骼肌和心肌组织中 L-谷氨酸脱氢酶的活性很低，因而不能通过第一种形式的联合脱氨反应脱氨，此脱氨基方式成为肌肉组织中主要的脱氨基方式。

25. 考点：关键酶

解析：A。代谢途径中决定反应的速度和方向的酶称为关键酶，关键酶常催化不可逆的单向反应，调节该酶的活性能够改变整个反应的反应速率，关键酶的催化活性比较低。

26. 考点：细菌的特殊结构

解析：C。细菌毒力的物质基础是侵袭力和毒素，侵袭力包括荚膜、普通菌毛、侵袭性酶等，毒素包括内毒素与外毒素。芽孢是细菌的休眠形式，不直接引起疾病。

27. 考点：脂类代谢

解析：C。脂肪动员过程的关键酶为激素敏感性三酰甘油脂肪酶。当禁食、饥饿或交感神经兴奋时，肾上腺素、去甲肾上腺素、胰高血糖素、促肾上腺皮质激素等分泌增加，作用于脂肪细胞膜表面受体，激活腺苷酸环化酶，促进 cAMP 合成，激活

cAMP蛋白激酶，使胞液内三酰甘油的调控敏感，故称为激素敏感性脂肪酶。胰岛素没有此作用。

28. 考点：牙体解剖生理

解析：C。𬌗面两牙尖三角嵴斜形相连而成斜嵴，是上颌第一磨牙的解剖特征。

29. 考点：下颌第一磨牙髓腔解剖

解析：C。下颌第一磨牙髓室顶最凹处约与颈缘平齐，髓室顶和髓室底之间相距约1mm。近中根管较窄小其根尖向远中微倾斜，远中根管较大较直。第二磨牙髓腔近似第一磨牙，但小些。

30. 考点：下颌第一磨牙的特点

解析：A。下颌第一磨牙颊面约呈梯形，可见近中颊尖、远中颊尖和远中尖的半个牙尖；舌面外形高点在舌中1/3处；邻面外形高点在接触区靠近𬌗面；𬌗面呈长方形，有五个牙尖、三个点隙和五条发育沟。牙根多为双根，近远中向分根。

31. 考点：髓腔形态

解析：B。髓室增龄变化的继发性牙本质沉积方式因牙位而不同，上颌前牙继发性牙本质主要沉积在髓室舌侧壁，其次为髓室顶。磨牙主要沉积在髓室底，其次为髓室顶和侧壁。

32. 考点：口腔颌面部解剖

解析：C。翼颌间隙上通颞下及颞间隙；前通颊间隙；下通舌下及颌下间隙；后通咽旁间隙；外通咬肌间隙。一般来说，翼颌间隙感染不会累及眶下间隙。

33. 考点：替牙期间𬌗特征

解析：A。替牙期间𬌗特征：①暂时性错𬌗；②上中切牙间隙；③上切牙牙冠偏远中；④暂时性远中𬌗；⑤暂时性前牙拥挤；⑥暂时性深覆𬌗。上颌侧切牙牙根应向近中倾斜。

34. 考点：𬌗与颌位

解析：B。正中𬌗位：天然牙最广泛的𬌗接触位；正中关系：无或有牙𬌗正中、后退、非紧张的上下𬌗位；肌位：即肌接触位，下颌由姿势位轻轻闭合至上下颌牙最初接触时的位置（轻咬位）；下颌后退接触位：从牙尖交错位开始，下颌还可以向下移动少许（1mm左右），从该位置开始，下颌可以作侧向运动，以上四种牙位均有咬合关系。下颌姿势位即息止颌位指人直立或端坐，两眼平视前

方，不咀嚼、不吞咽、不说话，下颌处于休息状态，上下牙不接触时，下颌所处的位置。

35. 考点：𬌗面定义

答案：E。

36. 考点：咀嚼效能

解析：A。前牙切碎食物时是第三类杠杆，阻力臂长于动力臂，机械效能低。前牙所承受的咀嚼力较小，有利于维护单根前牙和其牙周组织的健康。

37. 考点：建𬌗的动力平衡

解析：C。𬌗的建立过程中，不断地受到咀嚼压力和周围肌肉压力的作用。牙列正常位置和正常𬌗关系有赖于适宜的动力平衡，即作用于牙列的向前力与向后力的平衡，向内力与向外力的平衡。

38. 考点：牙体解剖生理

解析：C。下颌第一磨牙髓腔颈部横剖面观，髓室底有2~4个根管口，近中根一般为颊、舌两个小而圆根管，远中根一般为椭圆形，A、B错；同样上颌第一磨牙髓腔颈部横剖面观，近颊根管较扁，远颊根管虽较远但较小，D、E错；从牙颈部横切面观根管口大而圆的是上颌第一磨牙腭侧根，C正确。

39. 考点：颌面部骨

解析：C。牙槽突为全身骨骼系统中变化最显著的部分，其变化与牙的发育、萌出、咀嚼功能，牙的移动以及恒牙的脱落等均有密切的关系。牙槽突上尚有一些解剖结构如牙槽窝、牙槽嵴、牙槽间隔和牙根间隔等与口腔科临床关系密切。

40. 考点：口腔前庭的解剖结构

解析：E。口腔前庭位于唇、颊与牙列、牙龈及牙槽骨弓之间的潜在间隙。其表面标志有：口腔前庭沟、上下唇系带、颊系带、腮腺导管口、磨牙后区、翼下颌皱襞及颊垫尖。翼下颌韧带位于翼下颌皱襞之深面，不属于口腔前庭的表面解剖标志。

41. 考点：间隙的交通

解析：C。翼下颌间隙向上与颞下间隙及颞间隙通连，向前通颊间隙，向下与舌下、下颌下间隙相通，向后与咽旁间隙相通，向外通咬肌间隙。一般说来，翼颌间隙感染不会累及眶下间隙。

42. 考点：下颌骨的解剖结构

解析：A。下颌骨的外侧面的结构有下颌切迹、正中联合、颏结节、颏孔和外斜线。而下颌舌骨线、下颌小舌、下颌孔、上颏棘、下颏棘、舌下腺窝、二腹肌窝、下颌下腺窝以及下颌隆突等结构均位于下颌骨的内侧。

43. 考点：面神经的成分

解析：E。面神经为混合性神经，含3种纤维，即运动纤维、副交感纤维和味觉纤维。

44. 考点：口角位置

解析：D。口角的正常位置相当于尖牙与第一前磨牙之间。

45. 考点：关节盘结构

解析：C。前带：较厚，有小动脉、毛细血管和神经，表面有滑膜覆盖。中间带：最薄，介于关节结节后斜面和髁突前斜面之间，是负重区，穿孔、破裂好发部位。B错误，C正确。后带：最厚，介于髁突横嵴和关节窝顶之间，后带的后缘位于髁突横嵴的上方，有滑膜囊附着，A错误。双板区：分上下层，上层止于鼓鳞裂，下层止于髁突后斜面的后端，中间充满神经、血管的疏松结缔组织，是关节盘穿孔、破裂的好发部位，D、E错误。

46. 考点：面神经的分支与分布

解析：C。颞支分布于额肌、眼轮匝肌上份、耳上肌和耳下肌；颧支分布于眼轮匝肌、颧肌和提上唇肌；下颌缘支配降口角肌、降下唇肌、笑肌及颏肌；颈支支配颈阔肌；颊支分布于颊肌、笑肌、提上唇肌、提口角肌、口轮匝肌和颊肌等。

47. 考点：下颌运动的制约因素

解析：D。下颌运动受4个因素的影响，即右侧颞下颌关节、左侧颞下颌关节、𬌗、神经肌肉因素。

48. 考点：咀嚼运动的生物力学

解析：A。咀嚼运动的3种生物应力为咀嚼力、𬌗力、最大𬌗力。咀嚼肌力是指参与咀嚼的肌肉所能发挥的最大力量，也称咀嚼力。咀嚼压力是指牙齿所承受的实际咀嚼力量，临床上称为咀嚼压力，又称为𬌗力。最大𬌗力是牙周膜的最大耐受力。

49. 考点：腭骨的构成

解析：B。腭骨为左右成对的L型骨板。外形分为水平与垂直两部分，并有三个突起结构。腭骨的垂直部构成鼻腔的外侧壁，其外侧面有翼腭沟与上颌体内面和蝶骨翼突前面的沟，共同形成翼腭管。两侧水平部的内缘在中线处相连，形成鼻嵴后部。

50. 考点：一级消除动力学

解析：B。一级消除动力学是单位时间内消除药物的比例恒定，药物的消除速度与体内血药浓度成正比，药物的消除半衰期恒定，与剂量或药物浓度无关。一级消除动力学为绝大多数药物在治疗剂量下的消除方式，体内药物经5个半衰期（$t_{1/2}$）后基本消除干净。

51. 考点：药物代谢动力学

解析：D。一般根据消除半衰期确定给药间隔时间，消除半衰期是血浆药物浓度下降一半所需时间。其长短反应体内药物消除的速度。根据半衰期可确定给药间隔时间。一般来说，给药间隔时间约为一个半衰期。

52. 考点：首过消除

解析：C。从胃肠道吸收的药物在到达全身血液循环前被肠壁和肝脏部分代谢，从而使进入全身体循环内的有效药物量明显减少，这种作用称为首过效应。有的药物在被吸收进入肠壁细胞内而被代谢一部分也属首过效应。

53. 考点：酚妥拉明的作用

解析：E。酚妥拉明能竞争性地阻断 α 受体，对 α_1、α_2 受体的亲和力相同。血管舒张作用是其直接作用，大剂量时能阻断 α 受体。可兴奋心脏，使心肌收缩力增强，心率加快，心排出量增加。这种兴奋作用部分由血管舒张、血压下降，反射性兴奋交感神经引起；部分是阻断神经末梢突触前膜 α_2 受体，从而促进去甲肾上腺素释放，激动心脏 β_1 受体的结果。大剂量的酚妥拉明可引起直立性低血压。

54. 考点：阿托品的药理作用

解析：A。阿托品能解除平滑肌痉挛，适用于各种内脏绞痛，对胃肠绞痛，膀胱刺激症状如尿频、尿急等疗效较好。对胆绞痛或肾绞痛疗效较差，需与阿片类镇痛药合用。

55. 考点：变态反应

解析：E。变态反应亦称过敏反应，常见于过敏体质的病人。其反应性质与药物原有效应有关，与所用药物的剂量大小无关，而且用药理性拮抗药解救无效。临床表现可因人、因药物而异，从轻微的皮疹、发热至造血系统抑制、肝肾功能损害、休克等。

56. 考点：细菌芽孢的特性

解析：C。芽孢是某些细菌在一定条件下，胞质脱水浓缩，在菌体内部形成一个圆形或卵圆形小体，是细菌的休眠形式。芽孢对热、干燥、辐射、化学消毒剂等理化因素均有强大的抵抗力。细菌芽孢最显著的特性是耐热性。

57. 考点：外毒素

解析：C。神经毒素主要作用于神经组织，引起神经传导功能紊乱，包括破伤风梭菌产生的痉挛毒素、肉毒梭菌产生的肉毒毒素等。

58. 考点：呼吸道病毒

解析：C。SARS 冠状病毒是严重急性呼吸综合征的病原体。SARS 的主要症状有发热、咳嗽、头痛、肌肉痛以及呼吸道感染症状。

59. 考点：卡介苗接种对象

解析：D。卡介苗（BCG）是一种预防接种疫苗，其接种的主要对象是新生婴幼儿以及结核菌素试验阴性的儿童，接种后可预防儿童结核病，特别是能防止那些严重类型的结核病，如结核性脑膜炎。其余四项均为卡介苗接种的禁忌证。

60. 考点：棒状杆菌属

解析：D。白喉棒状杆菌的菌体细长略弯，末端膨大呈棒状，常分散排列成 V 形或 L 形，无菌毛、鞭毛和荚膜，不形成芽孢。革兰氏染色为阳性，应用亚甲蓝（美蓝）染色或奈瑟染色，可见深染的异染颗粒。

61. 考点：细菌合成代谢产物

解析：E。在医学上有重要意义的细菌合成代谢产物中，热原质、毒素和侵袭性酶与细菌致病性有关，抗生素、维生素与治疗有关，色素用于细菌的鉴别，细菌素用于细菌的分型。

62. 考点：免疫反应性

解析：D。抗原通常具有两种基本性能：免疫原性和免疫反应性。免疫反应性是指抗原能够与相应免疫应答产物特异性结合、发生免疫反应的性能。

63. 考点：免疫细胞和膜分子

解析：D。辅助性 T 细胞（Th）表面 CD4 抗原阳性，活化的单核 - 吞噬细胞表面 MHC - Ⅱ 类抗原阳性，细胞毒性 T 细胞（CTL）表面 CD8 抗原阳性，NK 细胞表面 CD4 抗原阴性，成熟的人红细胞表面 MHC - Ⅰ 类抗原阴性。

64. 考点：补体系统

解析：D。依照激活补体的激活剂不同，补体的激活可分为三种途径：经典途径、旁路（替代）途径、凝集素（MBL）途径。旁路途径越过 C1、C4 和 C2 三种成分，直接激活 C3 继而完成 C5 至 C9 各成分的连锁反应；激活物是细菌的细胞壁成分——脂多糖（LPS）。

65. 考点：补体

解析：C。补体是广泛存在于正常人体和动物血清、组织液及细胞膜表面的，激活后具有酶活性和自我调节能力的一组蛋白质。补体是体内的重要的免疫分子，激活后不仅参与机体的免疫防御和自稳状态的维持，而且也参与机体的免疫病理反应。

66. 考点：细胞因子的作用

解析：B。肿瘤坏死因子（TNF）是能使肿瘤发生出血性坏死的细胞因子，可分为 TNF - α 和 TNF - β。TNF - α 是高活性的促炎症细胞因子，可促进巨噬细胞的吞噬功能，能杀伤肿瘤细胞，可直接作用下丘脑体温调节中枢引起发热。

67. 考点：肿瘤免疫

解析：D。肿瘤疫苗是能诱导机体的抗肿瘤免疫应答，实现阻止肿瘤生长、扩散和复发目的的免疫制剂，通常是以肿瘤细胞、源自肿瘤细胞的抗原物质或者肿瘤相关病毒蛋白为主要抗原成分。

68. 考点：免疫应答

解析：C。免疫细胞对抗原的识别、活化、增殖与分化，以及产生抗体与抗原作用，将其破坏、清除的过程称为免疫应答。免疫应答分为固有免疫应答和适应性免疫应答。适应性免疫应答可分为体液免疫应答和细胞免疫应答。这两种免疫应答的产生都是由多细胞系完成的，即由单核 - 吞噬细胞、T 细胞和 B 细胞来完成的。免疫应答过高会导致过敏性疾病，过低易导致严重的感染，对自身组织发生应答，导致自身免疫病，均会对机体有害。免疫应答发生在淋巴结、脾及扁桃体等外周免疫器官中。

69. 考点：心理现象的分类

解析：A。激情是一种猛烈、迅疾和短暂的情绪。心情是心神、情绪；兴致、情趣或精神状态。热情是一种强而有力、稳定、持久和深刻的情绪状态。应激是在出乎意料的紧迫与危险情况下引起的高速而高度紧张的情绪状态。心境是一种微弱、平静而持久的情绪状态。

70. 考点：认识过程

答案：E。

71. 考点：感知觉

解析：B。知觉是人脑对直接作用于感觉器官的客观事物的整体属性的反映。感觉是人脑对直接作用于感觉器官的客观事物的个别属性的反映。

72. 考点：C 型行为

解析：D。A 型行为：指容易发生冠心病的行为模式，其特征为：有时间紧迫感，行为急促，说话快，走路快，办事快；脾气暴躁，容易激动；争强好胜；人际关系不协调，对人有敌意等。B 型行为：与 A 型行为相反，缺乏竞争性，喜欢不紧张的工作，喜欢过松散的生活，无时间紧迫感，有耐心，无主动的敌意。C 型行为：性格压抑、过分合作、谨慎、社会化程度高、情绪表达障碍等，可使体内免疫功能抑制，导致肿瘤。

73. 考点：医德建设

答案：B。

74. 考点：医德情感

解析：E。医德情感中的同情感最为最基本的道德情感，表现为对患者的深切的同情，是促使医务人员为患者服务的原始动力；是发自内心的情感；而理性成分较大的责任感可弥补同情感的不足，使医务人员的行为具有稳定性。责任感比同情感更具有稳定性。

75. 考点：不伤害原则

解析：E。不伤害原则是医学伦理学的基本原则之一。医务人员为治疗疾病适当地限制或约束患者的自由不会对患者造成伤害，其他选项都会对患者造成伤害。

76. 考点：医学伦理学基本原则

解析：B。不伤害原则不是绝对的，但在医务人员的观念中，应该首先考虑到不能对患者造成伤害，包括生理和心理的伤害。临床中客观存在的很多对患者造成伤害的情况是可以避免的。

77. 考点：医务人员之间关系的伦理要求

解析：A。医务人员之间的彼此信任是互相协作的基础和前提。在彼此信任的基础上，医务人员才能产生协作的愿望和富有成效的合作。医务人员之间的协作是医疗、教学、科研的客观需要，临床实践只有通过协作才能提高医疗质量，科研只有协作才能高效出成果，教学只有协作才能培养高素质的人才。

78. 考点：医师的考核

答案：C。

79. 考点：医患沟通

解析：B。沟通障碍是指信息在传递和交换的过程中，由于受到干扰或误解而导致的沟通失真的现象。医患之间的信息往来有时并未被对方理解，甚至造成双方误解，这属于医患沟通障碍。

80. 考点：《医师法》的适用范围

解析：E。《医师法》规定：医师指依法取得医师资格，经注册在医疗卫生机构中执业的专业医务人员，包括执业医师和执业助理医师。

81. 考点：急性化学物中毒抢救原则

解析：D。急性吸入中毒现场空气中存在着毒物，应将急性中毒患者立即脱离现场、防止继续吸入有害化学物加深中毒，危害患者生命。

82. 考点：环境污染对健康的损害

解析：C。环境污染对健康的损害，包括特异损害（急性中毒、慢性中毒、致癌、致畸形、致突变）和非特异性损害（使人体免疫力下降）等。而儿童佝偻病是由于体内缺乏钙造成的。

83. 考点：常见的刺激性气体

解析：A。刺激性气体是一类对机体的眼、呼吸道黏膜和皮肤具有刺激作用的化学物。常见的有氯气、氮氧化物、光气、氧化氢、二氧化硫、三氧化硫、硫酸二甲酯等。

84. 考点：抽样方法

解析：B。单纯随机抽样是按照一定的技术程序的同等概率抽样的方法，A 错误；系统随机抽样是按一定比例或一定间隔抽取调查单位，B 正确；整群抽样是在总体中随机抽取若干群体之后调查群体内全部对象，C 错误；多级抽样是将几种方法综合运用，D 错误；分层抽样是将总体分成若干层，在层内随机抽样的方法，E 错误。

85. 考点：环境污染对健康影响的特点

解析：E。环境污染对人体健康影响的基本特征包括：作用广泛性和途径多样性；对机体危害的复杂性；低浓度长期作用；环境污染物的多变性和综合作用。人体对环境污染的反应包括：调节适应、机能代偿、代偿不能。有些病损是不可逆的，消除污染物后健康损害也不可恢复。

86. 考点：A 型行为与疾病

解析：A。A 型行为：指容易发生冠心病的行为模式，其特征为：有时间紧迫感，行为急促，说话快，走路快，办事快；脾气暴躁，容易激动；争强好胜；人际关系不协调，对人有敌意等。B 型行为：与 A 型行为相反，缺乏竞争性，喜欢不紧张的工作，喜欢过松散的生活，无时间紧迫感，有耐心，无主动的敌意。C 型行为：性格压抑、过分合作、谨慎、社会化程度高、情绪表达障碍等，可使体内免疫功能抑制，导致肿瘤。

87. 考点：意志特征

解析：E。意志是自觉地确定目的，并根据目的来支配自己的行动，克服困难以实现目的的心理过程。不良的意志品质有以下几种表现：①意志的自觉性差；②意志果断性差；③意志坚韧性差；④意志自制力差。

88. 考点：心理治疗技术

解析：B。此题中的患者诊断为"恋物癖"，其不良行为的矫治首先可以考虑的方法为厌恶疗法。此疗法主要是针对癖癖行为的。

89. 考点：心理治疗的原则

答案：B。

90. 考点：人本主义学派

解析：C。人本主义理论的观点是强调爱、创造性、自我表现、自主性、责任心等心理品质和人格特征的培育，充分肯定人的尊严和价值，积极倡导人的潜能的实现。题目中治疗师的行为体现了其对病人尊严的充分肯定。

91. 考点：医患沟通

解析：C。患者倾诉欲特别强，语速较快、逻辑欠清晰。为了节省时间，尽快了解其主要情况，抓住主要问题，医生应使用封闭式提问引导谈话主题并控制时间。

92. 考点：心理治疗的原则

答案：C。

93. 考点：病人的权利

解析：E。公民享有生命健康权，本题中医生不及时提供治疗，属于侵犯生命健康权的行为。

94. 考点：医学伦理学的基本原则

解析：C。医学伦理学的基本原则有：不伤害、有利、尊重、公正。有利原则是指医务人员的诊治行为要以保护病人的利益、促进病人的健康、增进病人的幸福为目的。有利原则的前提条件是：病人的确患有疾病；医务人员的行为与解除病人的疾苦有关；医务人员的行为使病人受益也不会给别人带来较大的损害。

95. 考点：医疗事故处理条例

解析：E。《医疗事故处理条例》第三十三条规定，有下列情形之一的，不属于医疗事故：①在紧急情况下为抢救垂危患者生命而采取紧急医学措施造成不良后果的；②在医疗活动中由于患者病情异常或者患者体质特殊而发生医疗意外的；③在现有医学科学技术条件下，发生无法预料或者不能防范的不良后果的；④无过错输血感染造成不良后果的；⑤因患方原因延误诊疗导致不良后果的；⑥因不可抗力造成不良后果的。

96. 考点：医疗机构执业登记的主要事项

解析：C。参见《医疗机构管理条例》第十八条：医疗机构执业登记的主要事项：①名称、地址、主要负责人；②所有制形式；③诊疗科目、床位；④注册资金。

97. 考点：医疗机构管理条例

解析：B。参照《医疗机构管理条例》第六章：罚则。本题中仅 B 选项所述情况可能构成刑法中的非法行医罪，从而被判处有期徒刑。而对于其他几项所述情况，法律中只规定了行政处罚方式。

98. 考点：医疗机构用血的来源、血液使用、无过错输血的责任等

解析：C。参见《献血法》第十三条：医疗机构对临床用血必须进行核查，不得将不符合国家规定标准的血液用于临床。第十五条：为保证应急用

血，医疗机构可以临时采集血液，但应当依照本法规定，确保采血用血安全。第十四条：公民临床用血时只交付用于血液的采集、储存、分离、检验等费用；具体收费标准由国务院卫生行政部门会同国务院价格主管部门制定。第十一条：无偿献血的血液必须用于临床，不得买卖。血站、医疗机构不得将无偿献血的血液出售给单采血浆站或者血液制品生产单位。

99. 考点：医师法

解析：C。《医师法》规定，医师在执业活动中履行下列义务：①遵守技术操作规范；②树立敬业精神，遵守职业道德，履行医师职责，尽职尽责救治患者；③关心、爱护、尊重患者，保护患者的隐私；④宣传推广与岗位相适应的健康科普知识等。

100. 考点：擅自从事母婴保健技术的法律责任

解析：A。未经卫生健康主管部门许可，取得国家颁发的有关合格证书，擅自从事婚前医学检查或者出具婚前医学检查证明、医学鉴定证明的，由县级以上卫生行政部门予以制止，并可以给予警告或处以500元以上2000元以下的罚款；情节严重的，可处以2000元以上10000元以下的罚款；构成犯罪的，由司法机关依法追究其刑事责任。

101. 考点：精神卫生法

解析：C。《精神卫生法》规定，医疗机构及其医务人员应当尊重住院精神障碍患者的通讯和会见探访者等权利。除在急性发病期或者为了避免妨碍治疗可以暂时性限制外，不得限制患者的通讯和会见探访者等权利。医生可以限制患者父母会见患者的理由是为了避免妨碍治疗。

102. 考点：医疗纠纷和处理条例

解析：E。《医疗纠纷预防和处理条例》规定，因紧急抢救未能及时填写病历的，医务人员应当在抢救结束后6小时内据实补记，并加以注明。患者要求复制病历资料的，医疗机构应当提供复制服务，并在复制的病历资料上加盖证明印记。复制病历资料时，应当有患者或者其近亲属在场。医疗机构应患者的要求为其复制病历资料，可以收取工本费，收费标准应当公开。医疗纠纷人民调解委员会调解医疗纠纷，需要进行医疗损害鉴定以明确责任的，由医患双方共同委托医学会或者司法鉴定机构进行鉴定，也可以经医患双方同意，由医疗纠纷人民调解委员会委托鉴定。

103. 考点：根尖周囊肿

解析：B。根尖周囊肿镜下见囊壁的囊腔面内衬无角化的复层鳞状上皮，厚薄不一，上皮钉突因炎性刺激发生不规则增生、伸长，相互融合呈网状，上皮有细胞间水肿和以中性粒细胞为主的炎症细胞浸润。纤维组织囊壁内炎症明显，炎性浸润细胞主要为淋巴细胞、浆细胞，也混杂有中性粒细胞浸润以及泡沫状吞噬细胞。囊壁内可见含铁血黄素和胆固醇晶体沉积而留下裂隙，裂隙周围常伴有多核靶细胞反应。晶体也可通过衬里上皮进入囊腔，故穿刺抽吸的囊液中有闪闪发亮的物质，涂片镜下可见长方形缺一角的晶体，即胆固醇晶体。有时衬里上皮和纤维囊壁内可见透明小体，为弓形线状或环状的均质状小体，呈嗜伊红染色。

104. 考点：多形性腺瘤的病理变化

解析：B。多形性腺瘤是最常见的唾液腺肿瘤，肿瘤多呈不规则结节状，有完整或不完整的包膜。肿瘤剖面多为实性，灰白色或黄色；部分病例见囊腔形成，囊腔内含透明黏液，有时可见浅蓝色透明的软骨样组织或黄色的角化物，偶见出血及钙化。腺淋巴瘤不呈结节状外观，切面为暗红色；基底细胞腺瘤、嗜酸性腺瘤和导管乳头状瘤切面多为实性，无浅蓝色表现。

105. 考点：神经损伤的表现

答案：A。

106. 考点：医学科研设计

解析：D。医生的医学科研设计不包括动物实验设计。

107. 考点：搜索资料的方法

解析：A。搜索资料需要把一些原始数据，如医疗卫生工作记录、实验数据、专题调查所得数据等录入计算机中。不包括统计报表。

108. 考点：分析资料的方法

解析：A。实验设计时必须遵守3个基本原则，即对照原则、随机化分组原则及重复的原则。统计分析的方法主要有描述统计、统计学推断及多因素分析几大类。如果不能正确的选用统计分析方法，就很难保证统计结果的准确性。

109. 考点：发病率的定义

解析：A。发病率指在一定期间内（一般为1年）特定人群中某病新病例出现的频率。分子是一定期间内的某病新发生的病例数，分母是暴露人口，指有可能发生该病的人群，对那些不可能患该病的人，如传染病的非易感者（曾患某病的人）、有效接种疫苗者，不能算作暴露人口。

110. 考点：患病率的定义

解析：D。患病率指某特定时间内，总人口中出现患某病者（包括新、旧病例）所占的比例。患病率的分子包括调查期间被观察人群中所有的病例，分母为被观察人群的总人口数或该人群的平均人口数。

111. 考点：死亡率的定义

解析：E。死亡率指在一定期间（通常为1年）内，某人群中死于某病（或死于所有原因）的频率。其分子为死亡人数，分母为可能发生死亡事件的总人口数（通常为年中人口数）。

112. 考点：统计推断

解析：C。统计推断是推断样本所属总体的总体率是否相等。对多个样本的资料来说，备择假设 H_0：总体率之间全相等，即 $\pi_1 = \pi_2 = \pi_3 = \pi_4 = \pi_5$；备择假设 H_1：总体率之间不全相等，即 π_1、π_2、π_3、π_4、π_5 之间不全相等。

113. 考点：统计图的类型

解析：B。直条图是在直角坐标系中，用相同宽度长条的不同长短来表示数量资料的多少，还可在同一张图表中用不同颜色或阴影的条形表示研究对象中不同的各组，能直观地进行数量多少的对比。直条图一般适用于内容较为独立，缺乏连续性的数量资料，用来表示有关数量的多少，特别适合于对各数量进行对比，如对比不同职业人群的冠心病患患病率的高低。

114. 考点：假设检验

解析：B。χ^2 检验又称卡方检验，是处理测试数据的一种常用方法，在分类资料统计推断中的应用，包括：两个率或两个构成比比较的卡方检验；多个率或多个构成比比较的卡方检验以及分类资料的相关分析等。

115. 考点：牙诊断

解析：B。该患者考虑是深龋引起的牙髓急性炎症，需要进行温度测验确诊，如果温度冷热刺激痛，与对照牙不同可以诊断为急性牙髓炎，B正确。松动度、牙周袋探诊对牙周病患有诊断意义，A、C不选。电活力测验用来测验牙髓活力，急性牙髓炎可检测出牙髓活力，D不选。X线检查对慢性根尖周炎有诊断意义，而对牙髓炎没有，E不选。

116. 考点：急性牙髓炎的诊断

解析：B。此患者右上后牙自发牙痛，夜间痛，牙体龋洞深，有叩痛，可怀疑是深龋引起的牙髓急性炎症，所以B正确。深龋会有食物嵌入引起的疼痛，但不会自发痛，所以A不选。牙龈乳头炎会误认为牙痛，但不会有病原牙，所以C不选。慢性牙龈炎有牙龈的色、形、质改变，不会自觉疼痛，所以D不选。急性根尖周炎为持续性痛咬合痛与此患者主诉不符，所以E不选。

117. 考点：急性牙髓炎的处理原则

解析：D。急性牙髓炎的处理原则是开放髓腔，去除牙髓。

118. 考点：轻型阿弗他溃疡的诊断

解析：E。轻型阿弗他溃疡的溃疡好发于唇、舌、颊、软腭等无角化或角化较差的黏膜，附着龈及硬腭等角化黏膜很少发病。初起为局灶性黏膜充血水肿，呈粟粒状红点，灼痛明显，继而形成浅表溃疡，圆形或椭圆形，直径 $5 \sim 10mm$。约5天溃疡开始愈合，此时溃疡面有肉芽组织形成、创面缩小、红、肿消退、疼痛减轻。约 $10 \sim 14$ 天溃疡愈合，不留瘢痕。轻型阿弗他溃疡一般为 $3 \sim 5$ 个，散在分布。

119. 考点：轻型阿弗他溃疡的病因

解析：B。复发性阿弗他溃疡病因不明，但存在明显的个体差异。

120. 考点：引起唇腭裂的药物

解析：D。四环素可致牙釉质形成不全，骨骼、心脏畸形，先天性白内障，肢体短小或缺损，新生儿溶血性黄疸。链霉素会引起先天性耳聋、骨骼发育畸形。庆大霉素会造成胎儿耳损伤，甚至引起先天性胃血管畸形和多囊肾。卡那霉素会致耳聋。苯妥英钠属于巴比妥类药物，巴比妥类可致胎儿心脏先天性畸形、面及手发育迟缓、唇裂和腭裂。

121. 考点：妊娠期间口腔治疗特点

解析：D。妊娠前3个月X线容易导致胎儿畸形。妊娠后3个月拔牙容易导致流产。妊娠结束后治疗会导致病情比较严重影响母亲的饮食和消化。出现口腔疾病没有很大必要减少运动。妊娠4～6个月是胚胎稳定期不容易受外界干扰，故此时是进行口腔治疗的最佳时机。

122. 考点：妊娠期口腔环境不良原因

解析：E。妊娠时血液中的女性激素特别是孕酮水平增高，使牙龈毛细血管扩张充血，血管通透性增加，牙龈内炎症细胞和液体渗出量增多，牙龈对局部刺激物更为敏感，加重了原有的病变。妊娠本身不是引起牙龈炎的直接原因，只是加重原有牙龈炎的一个因素。

123. 考点：《精神卫生法》

解析：C。《精神卫生法》规定：精神障碍患者在医疗机构内发生或者将要发生伤害自身、危害他人安全、扰乱医疗秩序的行为，医疗机构及其医务人员在没有其他可替代措施的情况下，可以实施约束、隔离等保护性医疗措施。实施保护性医疗措施应当遵循诊断标准和治疗规范，并在实施后告知患者的监护人。禁止利用约束、隔离等保护性医疗措施惩罚精神障碍患者。

124. 考点：患者的权利与义务

解析：D。医疗机构应尊重患者对自己的病情、诊断、治疗的知情权，在实施手术、特殊检查、特殊治疗时应当向患者做出必要的解释，因实施保护性医疗措施不宜向患者说明情况，应当将有关情况通知家属。

125. 考点：医患关系模式

解析：A。由于患者病情恶化，并出现伤人现象，所以完全需要医生进行治疗，主动－被动模式也可称为支配－服从模式，在这类模式中，医师处于主动或支配地位，患者完全是被动的。这种模式适用于昏迷、休克、精神病患者发作期、严重智力低下者以及婴幼儿等一些难以表达主观意志的患者。

126～128.

考点：牙髓组织结构

答案：B，A，D。

129～131.

考点：静脉回流途径

解析：B，A，D。翼静脉丛与颅内、外静脉有广泛的交通，向前经面深静脉通入面静脉，向上通过卵圆孔静脉网和破裂孔导血管等与海绵窦交通。下颌后静脉分为前、后两支，前支与面静脉汇合成面总静脉，后支与耳后静脉汇合成颈外静脉。

132～134.

考点：唾液腺组织的特性

解析：B，A，C。腮腺全部由浆液性腺泡组成，属于纯浆液腺。唇腺、颊腺、磨牙后腺均属混合性腺体，但以黏液性腺泡为主。舌腭腺、腭腺均属纯黏液腺。

135～136.

考点：酶的分子结构

解析：C，E。由酶蛋白和辅酶或辅基组成的酶为结合酶，也是结合蛋白质；不含辅助因子即有催化作用的酶是单纯酶，亦属于单纯蛋白质。一条多肽链具有多种催化功能的酶称为多功能酶。单体酶指由一条多肽链构成的酶；寡聚酶指由亚基（相同或不同）组成的酶。

137～138.

考点：抑制蛋白质的合成

解析：D，E。嘌呤霉素结构与酪氨酰－tRNA相似，在翻译中可取代酪氨酰－tRNA进入核糖体A位，中断肽链合成。嘌呤霉素对原核、真核生物的蛋白质合成均有干扰作用，难以用作抗菌药物。白喉毒素是一种修饰酶，可对真核生物的延长因子－2（EF－2）起共价修饰作用，从而使其失活，造成蛋白质合成终止。白喉毒素对人和哺乳动物的毒性极强。

139～141.

考点：牙的萌出及解剖

解析：D，C，B。最早萌出的乳牙是下颌乳中切牙，最早萌出的恒牙是下颌第一磨牙。下颌第二磨牙殆面可分为4尖型和5尖型，殆面4条发育沟呈"＋"字形。上颌第二磨牙牙冠的相对颊黏膜上是腮腺。

142～144.

考点：口腔颌面颈部解剖

解析：E，C，A。喙突又叫肌突，咬肌深层止于下颌支的上部和喙突。颞肌肌腱经颧弓深面止于喙突及下颌支前缘。上颌结节为翼内肌浅头的起点。下颌孔的前方有下颌小舌，为蝶下颌韧带附着处。

145～147.

考点： 药物选择

解析： A，C，B。四环素类药物首选治疗立克次体感染、支原体感染、衣原体感染及某些螺旋体感染。妥布霉素适合治疗铜绿假单胞菌所致的各种感染，通常应与能抗铜绿假单胞菌的青霉素类或头孢菌素类药物合用。利巴韦林为广谱抗病毒药，对多种 RNA 和 DNA 病毒有效。

148～150. 考点： 医学伦理学基本原则

答案： E，A，B。

第二单元

1. 考点：慢性牙周炎的临床表现

解析：B。慢性牙周炎可发生于任何年龄，但大多数患者为成年人（35 岁以上），随着年龄增长，其患病率和疾病的炎症程度相应增加；偶可发生于青少年与儿童。

2. 考点：龈沟液的叙述

解析：E。龈沟液指通过龈沟内上皮和结合上皮从牙龈结缔组织渗入到龈沟内的液体。龈沟液的液体成分主要来源于血清，其他成分则分别来自血清、邻近的牙周组织（上皮、结缔组织）及细菌。内容包括补体－抗体系统成分、各种电解质、蛋白质、葡萄糖、酶等，也含有白细胞（主要为通过龈沟上皮迁移而出的中性粒细胞）、脱落的上皮细胞等。

3. 考点：牙槽骨水平吸收

解析：B。复合性牙周炎的 X 线表现常有垂直骨吸收，A 错误。青少年牙周炎的特点之一为弧形吸收，C 错误。快速进展性牙周炎的牙槽骨常快速吸收，可形成垂直吸收，也可水平吸收，D 错误。牙周脓肿是牙周炎的伴发病变，不决定牙槽骨吸收的方式，E 错误。晚期成人牙周炎则以水平型牙槽骨吸收为主，B 正确。

4. 考点：慢性龈炎的病理变化

解析：B。慢性龈炎的病理变化与早期牙周炎的一致。始发期：急性渗出，中性粒细胞；早期病变：T 淋巴细胞，结合上皮增生；病损确立期：B 淋巴细胞，结合上皮无根方增殖。

5. 考点：牙髓失活剂

解析：B。牙髓失活剂指的是使用砷制剂使牙髓缓慢失活，如果封药时间过长会导致砷制剂烧穿髓腔底部，导致颌骨化学性骨髓炎直至颌骨化学性坏死。

6. 考点：侵袭性牙周炎

解析：E。侵袭性牙周炎的诊断特点：①年龄一般在 35 岁以下，但也可超过；②无明显的全身疾病；③快速的骨吸收和附着丧失；④家族聚集性；⑤牙周组织破坏程度与菌斑及局部刺激量不一致。

7. 考点：牙周病的局部致病因素

解析：D。延伸到龈下的修复体边缘对牙龈的危害较大，使菌斑增多，导致或加重牙龈炎症，而位于龈上的冠缘则不会出现此种现象，不是局部致病因素。

8. 考点：引起牙周膜损伤的力

解析：E。牵引力、斜向力、垂直压力、水平压力均能通过牙周膜纤维得到缓冲。但是牙周膜纤维中没有缓冲扭力和旋转力的纤维，因此扭力和旋转力对牙周组织损伤最大。

9. 考点：慢性牙周炎的基础治疗

解析：D。慢性牙周炎的治疗包括基础治疗、牙周手术、修复治疗和牙周支持治疗。因此慢性牙周炎的基础治疗不包括牙周手术。

10. 考点：地图舌的临床表现

解析：E。地图舌表现为舌背丝状乳头呈片状剥脱，微凹陷，形成光滑的红色剥脱区。但是菌状乳头常清晰可见，其边缘为白色微高起的弧形、圆形或椭圆形包绕。

11. 考点：牙周脓肿的病原菌

解析：C。牙周脓肿从牙周炎发展而来，脓肿组织中有革兰阴性厌氧菌及螺旋体等入侵，优势菌为牙龈卟啉菌、中间普氏菌、具核梭杆菌、螺旋体等。无芽孢厌氧菌包括牙龈卟啉菌、中间普氏菌、具核梭杆菌等。

12. 考点：牙周病的药物治疗

解析：E。甲硝唑是一种高效价廉、能杀灭专性厌氧菌的药物，但对兼性厌氧菌、微需氧菌感染无效。甲硝唑能有效地杀灭牙龈卟啉单胞菌、中间普氏菌、具核梭杆菌、螺旋体及消化链球菌等厌氧菌，对由这些细菌引起的牙周炎和坏死性溃疡性龈炎有良好的治疗效果，对 HIV 相关性牙周炎急性期症状的控制亦有效。

13. 考点：牙周脓肿的临床特点

解析：E。牙周脓肿是牙周炎发展到中、后期的常见伴发症状，有深牙周袋，牙龈呈椭圆形隆起，脓肿后期扪诊有波动感，有牙周炎后期的表现——

牙齿松动。牙周脓肿的脓肿部位局限在牙周袋壁，牙龈脓肿的脓肿局限在龈乳头及龈缘。

14. 考点： 垂直性食物嵌塞

解析： C。垂直性食物嵌塞的常见原因包括牙尖过于高陡、牙体不均匀的磨耗、咬合时水平分力使牙齿出现暂时缝隙、相邻牙边缘嵴高度不一致等。食物硬度不构成垂直性食物嵌塞的原因。

15. 考点： 磷酸钙盐的分泌

答案： C。

16. 考点： 急性坏死性溃疡性牙龈炎的治疗

解析： D。急性坏死性溃疡性牙龈炎的致病微生物是梭形杆菌和螺旋体，均是厌氧微生物，而甲硝唑是抗厌氧微生物的最佳药物，因此 D 正确。而其他的四环素、金霉素、磺胺类、青霉素都不是抗厌氧微生物的最佳药物。

17. 考点： 继发性牙本质

解析： E。当牙发育至根尖孔形成时，牙发育即完成，至此以前形成的牙本质称原发性牙本质。但此后牙本质仍在一生中不断形成，这种牙发育完成后形成的牙本质称为继发性牙本质。

18. 考点： 慢性龈炎的临床表现

解析： E。慢性龈炎是菌斑性牙龈病中最常见的疾病，又称边缘性龈炎和单纯性龈炎。牙龈炎的临床表现包括牙龈色、形、质的改变，牙龈出血，龈沟深度增加，假性牙周袋形成和龈沟液量增加。

19. 考点： 龈下牙石

解析： D。龈下牙石见于大多数牙周袋内，通常从牙釉质牙骨质界延伸至袋底附近，在由龈缘下分布较均匀，但以邻面和舌、腭面较多些。

20. 考点： 牙周疾病

解析： C。单纯性龈炎及牙周炎是局部的菌斑导致的，A、B 不选。龈乳头炎是伴有局部促进因素的菌斑性龈炎，如食物嵌塞，充填物悬突，不良修复体等，D 不选。肥大性龈炎是牙龈组织受局部刺激时发生的慢性炎症，E 不选。多发性龈脓肿的病因尚不清楚。

21. 考点： 龋损形成的机制

解析： E。龋损是一种牙齿在牙面菌斑和代谢产物作用下发生的慢性、进行性破坏的疾病。龋损形成的过程，有牙齿硬组织，包括牙釉质、牙本质

和牙骨质的脱矿和再矿化、色素沉着、硬组织崩解以及在龋损相应部位的牙髓组织有修复性牙本质的形成，故可排除 A、B、C、D。腐坏的牙本质不可能再矿化，E 错。

22. 考点： 窝沟龋的表现

解析： C。早期窝沟点隙龋清洗吹干后可见沟口白垩色，这是由于脱矿导致，进一步发展才出现墨浸样改变，这时龋已经位于牙本质深层，故 C 对、排除 D；早期龋并无牙硬组织缺损，因此没有龋洞，排除 A；探诊浅、中龋并无明显探痛，出现探诊酸痛说明牙本质暴露出现牙本质敏感症，排除 B；早期窝沟龋损害仅存于牙釉质，病变进一步发展侵及牙本质，沿牙釉质牙本质界进行，累及下方牙本质，排除 E。

23. 考点： 龋病

解析： B。釉板含有较多的有机物，成为龋致病菌侵入的途径。

24. 考点： 龋病治疗的注意事项

解析： B。窝洞制备前去净腐质，窝洞制备的范围由去净腐质后的范围而定，故 B 正确；窝洞外形线应圆缓，转折处勿形成锐角，因为锐角会导致传向牙体组织的应力集中，牙齿破裂，排除 A；切削时应尽量避让牙尖、嵴等抗力强大部位，避开咬合着力接触区，顺应沟窝形态，而不是避让沟窝，排除 C；如果龋坏已累及全部窝沟在内，仍应做典型的包括全部窝沟在内的预防性扩展，排除 D；窝洞的外形线应具备适宜的长度和宽度，以保证充填体的抗力足够，排除 E。

25. 考点： 静止龋

解析： B。静止龋由于局部环境发生变化，隐蔽部位变为开放状态，致龋因素消失，已有的病变停止进展并再矿化而形成，如患龋部位可以自洁或者暴露在菌斑不能聚集的环境，B 正确。与机体抵抗力关系不大，不选 A。口内的致龋菌数量没有减少，而是龋患部位的致龋菌不能聚集，不选 C。唾液流量的增加，有很好的冲刷作用，但是对于没有暴露的环境没用，不选 D。摄糖总量减少对龋患部位的开放无影响，不选 E。

26. 考点： 根尖诱导成形术

解析： C。根尖诱导成形术成功标准：根尖周病变消失，牙根延长，根尖形成或根端闭合。根据

Frank 研究，根尖诱导成形术牙根发育类型分为 4 类：①根尖继续发育，管腔缩窄，根尖封闭；②根管腔无变化，根尖封闭；③未见发育，根管内探测有硬组织屏障形成；④根端 1/3 处形成钙化屏障。

27. 考点： 四环素牙的病因

解析： E。四环素牙着色程度与四环素的种类、剂量和给药次数有关。一般认为，缩水四环素、去甲金霉素、盐酸四环素引起的着色比土霉素、金霉素明显；在恒牙，服用四环素的疗程长短与着色程度成正比关系，但短期内的大剂量服用比长期服用相等的总剂量作用更大。

28. 考点： 牙内陷的类型

解析： D。根据牙内陷的程度从浅到深分别是：畸形舌侧窝、畸形舌侧沟、畸形舌侧尖、牙中牙，A、B、C 错误，D 正确。釉珠不属于牙内陷，E 错误。

29. 考点： 牙震荡

解析： A。牙震荡表现为牙齿外伤后，主要影响牙周和牙髓组织，牙体组织完整或仅表现牙釉质裂纹，没有硬组织缺损及牙齿脱位。牙周膜表现为充血性水肿，没有重度撕裂的地步，影响范围不仅局限于根尖周膜，A 正确。

30. 考点： 牙外伤的治疗

解析： C。对于全脱位牙外伤，最好的治疗方法是即刻再植，C 错误，余选项均正确。

31. 考点： 根折临床表现

解析： A。外伤性纵折很少见，牙根纵裂多数由于创伤性𬌗力或者患牙形态异常等因素造成，根折中牙根横断或斜形根折较多见，A 描述错误；根折按其部位可分为近冠 1/3、根中 1/3 和根尖 1/3 折断（最常见），排除 B；根折多见于牙根完全形成的成人牙齿，排除 C；根折线感染时可导致牙髓坏死，坏死率 20%～24%，排除 D；根折牙可有牙髓及牙周膜的充血，牙髓活力测定结果不一，可有牙髓休克出现，排除 E。

32. 考点： 多生牙对牙列发育的影响

解析： B。多生牙一般会造成牙列的拥挤，引起正常牙的萌出障碍或错位，造成错𬌗畸形，B 错。余选项均符合题干的要求。

33. 考点： 牙髓疾病的临床特点

解析： B。慢性牙髓炎是临床最多见的一型牙髓炎，慢性牙髓炎的发生多为深龋所致，慢性牙髓炎也可从急性牙髓炎或其他类型的牙髓损伤转变而来。

34. 考点： 牙髓息肉

解析： C。龋洞内充满息肉组织提示为增生性疾病。慢性增生性牙髓炎又称牙髓息肉，多见于青少年患者，一般无自发痛；患牙大而深的龋洞中有红色的牙髓息肉，探之无痛，但极易出血；由于长期废用，常可见患牙及其邻牙有大量牙石堆积。

35. 考点： 牙髓电活力测试

解析： C。牙髓电活力测试的注意事项：先测对髓牙，后测患牙；不用单电极测试；测量前要吹干被测牙并隔离唾液；在牙面的中 1/3 部位测试；结果用读数表示或用"有、无"表示。

36. 考点： 逆行性牙髓炎的诊断

解析： E。逆行性牙髓炎的患牙有严重的牙周炎表现，如深达根尖区或根分叉的牙周袋、牙龈水肿充血、牙周袋溢脓；牙齿不同程度的松动；叩诊（+）～（++），有浊音。

37. 考点： 牙内吸收的特点

解析： D。牙内吸收指牙髓组织分化出破牙本质细胞，从髓腔内部吸收牙体硬组织，形成损害，其牙髓组织分化出类似破骨细胞的多形核巨细胞，持续性吸收牙本质，牙髓常伴有弥漫性炎症，为肉芽组织。

38. 考点： 间接盖髓术

解析： B。乳牙深龋近髓病变时可采用间接盖髓术，它是在洞底近髓的牙本质表面上覆盖一层护髓材料，以隔绝外界刺激通过牙本质小管影响牙髓，促进软化性牙本质再矿化和修复性牙本质形成的方法。

39. 考点： 根管机械预备

解析： C。根管机械预备的目的包括清洁根管系统的所有部分（清除主根管内感染、清除根管壁的感染），形成根尖孔至根管口的连续锥形的管形结构（减少弯曲根管的弯曲度、预备根管形态以利充填），预备后保持根管的原始形态，形成根充挡，适应根管自然弯曲，避免过度预备。为防止细菌和根管内容物被推出根尖孔外并在根尖孔形成根充挡，不可扩大根尖孔。

40. 考点：根管治疗

解析： E。根管闭锁的根尖周炎因根管闭锁，无法扩通根管，没有办法进行根管治疗，不属于根管治疗的适应证，E 正确。根管治疗的适应证中有牙髓坏死、急性根尖周炎非急性期、慢性根尖周炎、牙周－牙髓联合病变，不选 A、B、C、D。

41. 考点：调整咬合的目的

解析： C。造成咬合创伤的因素中以早接触最常见，且以侧向力对牙周组织的损伤最大；调整咬合时应将咬合力垂直向下传导，C 项说法错误。

42. 考点：牙周脓肿的鉴别诊断

解析： C。牙周脓肿和牙槽脓肿的鉴别：牙周脓肿的感染来源是牙周袋，而牙槽脓肿的感染来源是牙髓病或根尖周围病变。

43. 考点：超声根管治疗仪的作用

解析： D。超声根管治疗仪的高频震荡活化了根管内的冲洗液，产生声流效应、空穴效应、化学效应和热效应，不包括汽化作用。

44. 考点：根管预备器械性能的评定

解析： E。根管预备时需形成根充挡，有穿透力反而会侧穿或破坏根充挡。根管有弯曲，需要根管预备器械有弹性，根管预备要切割取出根管的感染侧壁，根管预备还需要在预备后带出碎屑，以防碎屑堵塞。工作端的长短需要标准化。

45. 考点：根管预备所需器械

解析： E。根管预备目的为形成自根管口至根尖孔连续锥形的管状结构，便于下一步充填，相应的选择合适的器械，机用扩孔钻用于扩大根管口，根管锉切割根管侧壁使之成形，根管扩大器旋转时有穿透和切割效果。

46. 考点：根管工作长度确定的时间

解析： C。根管工作长度确定需要在根管预备之前，以便指导根管预备。根管工作长度确定临床上多数用电测法确定，测量时要求根管锉逐渐深入到根尖狭窄部，所以牙髓没有拔除，根管锉没办法深入到根尖狭窄部。

47. 考点：根管钻的特点

解析： B。根管钻用来扩大根管，其特点是穿

进力强。螺刃较密、弹性较小、带碎屑能力强、侧壁切割力强是根管锉的特点。

48. 考点：根管消毒药的性能要求

解析： E。对于根管消毒药，要求有杀菌作用而不易产生耐药，能中和或破坏根管内的毒素，药效维持时间长，对活体组织无毒性作用，能有效渗透到根管、侧支根管，不刺激根尖周组织，不使牙着色。

49. 考点：根管充填的材料

解析： B。临床根管充填常用材料是以牙胶尖（硬性材料）为主，以根管封闭剂（糊剂）为辅。银尖过去曾用，现在不用；塑料尖无 X 线阻射性，临床不用；镍钛尖、钴铬合金丝临床不用。

50. 考点：标准差

解析： B。平均值常用于描述数值变量资料集中趋势；标准误差是用以说明抽样误差的大小；构成比和百分率主要描述事物的构成；标准差，可用来说明一组观察值的变异程度。

51. 考点：随机抽样调查

解析： D。进行随机抽样调查时，以随机抽取进行调查的人群为样本人群，根据样本人群的调查结果可推断目标地区的总体人群（也就是目标人群）的患病状况。

52. 考点：Ⅰ类错误

解析： B。Ⅰ类错误是指原假设为真而被拒绝的错误。而原假设被拒绝是在 $P < \alpha$ 时；当 $P > \alpha$ 时，是不会发生Ⅰ类错误的。所以Ⅰ类错误的大小可以用检验水准 α 表示。

53. 考点：概率与频率的概念

解析： E。描述随机事件发生可能性大小的度量为概率，常用 P 表示。P 值的范围在 0 和 1 之间，P 越接近 1，说明其发生的可能性越高；越接近 0，说明其发生的可能性越小；$P \leq 0.05$ 或 $P \leq 0.01$ 的随机事件，通常称作小概率事件。

54. 考点：抽样的随机化原则

解析： C。一般根据研究的目的选择研究对象，这些研究对象应该有统一的评价指标、统一的纳入标准和统一的排除标准。贯彻随机化原则是提高组间均衡性的一个重要手段。

55. 考点：环境污染物进入人体途径

解析：C。环境污染物进入人体的三大主要途径包括呼吸道、消化道和皮肤，这对于评价和预测污染物对人体健康的影响非常有意义。

56. 考点：乳牙滞留

解析：D。乳牙滞留包括：①继承恒牙已萌出、未按时脱落的乳牙；②恒牙未萌出，保留在恒牙列的乳牙。

57. 考点：乳牙根管治疗术常用药物

解析：A。乳牙根管治疗术常用药物是可吸收且不影响乳恒牙交替的糊剂填充，氧化锌丁香油糊剂符合要求，临床最常用。

58. 考点：窝沟封闭术

解析：B。窝沟封闭术是窝沟龋的有效预防方法，一般乳磨牙在3~4岁时适宜作窝沟封闭；第一恒磨牙在6~7岁时适宜作窝沟封闭。

59. 考点：年轻恒牙活髓切除术

解析：C。年轻恒牙的根尖孔尚未完全完成，保留健康牙髓可使根尖继续发育。选择年轻恒牙活髓切除术，可保留健康牙髓。

60. 考点：乳牙龋好发部位

解析：B。乳牙以下颌乳磨牙患龋多见（B对），其次是上颌乳前牙、上颌乳磨牙、上颌乳尖牙和下颌乳尖牙。

61. 考点：常用的乳牙治疗药物

解析：B。乳牙根尖孔大，血供丰富，药物扩散快，若使用三氧化二砷，很快扩散到根尖组织，引起化学性根尖周炎，而其毒性作用又无自限性，破坏深部组织，故乳牙禁用三氧化二砷。

62. 考点：恒牙龋嵌体修复的特点

解析：A。嵌体是一种嵌入牙体内部，用以恢复牙体缺损形态和功能的修复体。嵌体的殆面形态是在模型上精确雕刻形成的，殆面任何形态均可做出并与对殆协调。嵌体高度抛光，不易附着菌斑，容易清洁，不易产生继发龋。所以排除B、C、D。嵌体的强度和材料有关，合金嵌体的强度好于银汞充填体及树脂、玻璃离子充填体，排除E。嵌体需预备洞型，所以比充填去掉更多的牙体组织，也增加了穿髓的风险。

63. 考点：牙周翻瓣术

解析：D。内斜切口是翻瓣术中最关键的切口，

也是目前采用最多的切口。其优点是能彻底将袋内壁的上皮和炎症组织切除；保留相对完好的袋外侧面的角化龈；形成的龈瓣边缘薄，易于贴附牙面和骨面，愈合后牙龈外形良好。

64. 考点：乳牙龋齿的治疗目的

解析：B。乳牙龋齿治疗的目的是终止龋蚀的发展保护牙髓的正常活力，避免因龋导致的并发症；恢复牙体的外形和咀嚼功能，维持牙列的完整性，使乳牙能够正常替换，有利于颌骨的生长发育。

65. 考点：口腔念珠菌病的易感因素

解析：D。口腔念珠菌是条件致病菌，感染常发生于口腔念珠菌本身毒力增强、宿主的防御能力降低和有易感因素的时候，易感因素有长期使用广谱抗菌药物、长期使用免疫抑制、患有慢性消耗性疾病等，不包括长期精神紧张，D正确。

66. 考点：引起药物过敏性口炎的药物

解析：B。引起药物过敏性口炎的药物中，常见的有：①抗菌药物类，如青霉素、链霉素、四环素、磺胺类；②解热镇痛药，如阿司匹林等；③催眠与抗癫痫药，如苯巴比妥、苯妥英钠、卡马西平等。中成药有时也可引起过敏。

67. 考点：急性坏死性龈口炎的临床特征

解析：B。急性坏死性龈口炎起病急，病程较短。以龈乳头和龈缘的坏死为其特征性损害，龈乳头被破坏后与龈缘成一直线，如刀切状；患处牙龈极易出血，疼痛明显，有典型的腐败性口臭。

68. 考点：口腔念珠菌病的易感人群

解析：E。口腔念珠菌病的易感人群包括婴幼儿、衰弱者、长期使用激素者、HIV感染者、免疫缺陷者、戴义齿的人等。长期大量应用抗菌药物，可导致菌群失调，更易患本病，E对。

69. 考点：念珠菌病的主要致病菌

解析：C。口腔念珠菌病是由念珠菌属感染引起的口腔黏膜疾病，是人类最常见的口腔真菌感染。念珠菌是一种常见的条件致病菌，属于酵母样真菌，条件致病菌中白念珠菌和热带念珠菌致病力最强，引起口腔念珠菌病的主要致病菌为白色念珠菌。

70. 考点：口腔念珠菌病镜检

解析：A。口腔念珠菌病是真菌感染性疾病，病损区涂片直接观察，可见折光性强的芽生孢子和假菌丝，如查到大量的假菌丝，说明念珠菌处于致病状态；该方法对于确定念珠菌致病性有意义。

71. 考点：盘状红斑狼疮的临床特点

解析：B。盘状红斑狼疮是一种慢性自身免疫性疾病，病损特点为持久性红斑，中央萎缩凹下呈盘状。下唇唇红黏膜是好发部位。初起为暗红色丘疹或斑块，随后形成红斑样病损，片状糜烂，直径为0.5cm左右，中心凹下呈盘状，周围有红晕或可见毛细血管扩张，黏膜病损周边有呈放射状排列的细短白纹，病变亦可超过唇红缘而累及皮肤，唇红与皮肤界限消失。

72. 考点：氯喹的药理作用

解析：B。氯喹可以稳定溶酶体膜，减弱抗体对抗原的吸附能力，干扰抗原呈递细胞的功能，具有抗组胺及免疫抑制作用，还可促进卟啉排出体外；临床应用于治疗盘状红斑狼疮、口腔扁平苔藓、湿疹糜烂型唇炎等，B正确。

73. 考点：湿疹糜烂型唇炎的鉴别诊断

解析：A。慢性盘状红斑狼疮发生在唇部时特点为圆形红斑糜烂，病损可融合形成较大创面，易发生溢血溢脓、形成血痂，继发感染成脓痂，当其单独发生在唇部时与糜烂性唇炎很难鉴别，A正确；多形性红斑也可见糜烂、血痂，但还可见假膜，疼痛明显，较易鉴别，排除B；念珠菌性唇炎可见脱屑，排除C；糜烂型口腔扁平苔藓可见糜烂周围白色花纹或丘疹，排除D；药物过敏性口炎多累及上腭，排除E。

74. 考点：口腔白斑病的分型

解析：E。口腔白斑病指口腔黏膜上的白色斑块或斑片，不能以临床和组织病理学的方法诊断为其他任何疾病者，可分为均质型和非均质型两大类，前者如斑块状、皱纹纸状，后者如颗粒状、疣状及溃疡状等。但没有增殖型。

75. 考点：多形性红斑的临床表现

解析：C。多形性红斑典型的皮肤损害可见直径为0.5cm左右的圆形红斑的中心有粟粒大小的水疱，又称靶形红斑，C正确；盘状红斑狼疮皮肤表现为"蝴蝶斑"；口腔扁平苔藓表现为紫红色或暗红色多角形扁平丘疹，可见Wickham纹；天疱疮皮肤表现为大小不等的水疱，疱破形成溃疡；类天疱疮皮肤表现为张力性大疱，不易破。

76. 考点：急性牙周脓肿的诊断

解析：D。急性牙周脓肿发病突然，在患牙的唇颊侧或舌侧牙龈形成椭圆形或半球状的肿胀突起。牙龈发红、水肿，表面光亮。脓肿的早期，炎症浸润广泛，使组织张力较大，疼痛较明显，可有搏动性疼痛；因牙周膜水肿而使患牙有"浮起感"，叩痛、松动明显。脓肿的后期，脓液局限，脓肿表面较软，扪诊可有波动感，疼痛稍减轻。此时轻压牙龈可有脓液自袋内流出，或脓肿自行从表面破溃，肿胀消退。

77. 考点：急性牙龈乳头炎的诊断

解析：D。患者表现为自发疼痛，牙间乳头红肿、易出血，提示牙龈乳头发生炎症，牙体无龋坏和非龋性疾病，排除牙髓和根尖周病变，D正确，A、B、C错误。三叉神经痛的疼痛有扳机点，E错误。

78. 考点：中龋和龈乳头炎的诊断

解析：D。因患牙冷刺激同对照牙，故不存在牙髓炎症，牙周炎表现为牙周袋出现和牙槽骨吸收，患者查体未见，排除A、B、E。龋洞中等深度提示中龋，龈红肿探痛并出血是牙龈炎症的表现，患者有剔习惯，可导致龈乳头炎的发生，D正确、C错误。

79. 考点：慢性牙周炎的诊断

解析：C。慢性牙周炎多见于成人，明显菌斑、牙石等刺激因素，且与牙周组织的炎症和破坏程度一致，牙周袋>3mm，炎症出血，附着丧失，牙槽骨吸收，该患者症状符合上述特点，C对。

80. 考点：牙周-牙髓联合病变的诊断

解析：A。患者牙龈肿胀，探近中牙周袋深，牙松动，X线片示根端骨吸收区与近中侧牙槽骨吸收相通，远中侧牙槽骨无吸收，提示牙周炎；龋深、牙髓无活力提示牙髓病变，故诊断为牙周-牙髓联合病变，A正确。慢性牙周炎、根分叉区病变、牙周脓肿、青少年牙周炎不会出现牙髓坏死的表现。

81. 考点：边缘性龈炎的诊断

解析：D。妊娠期龈炎患者应处于妊娠期，A

错误。增生性龈炎表现为牙龈增生，B 错误。白血病的牙龈病损表现为牙龈肿胀，自发出血，C 错误。慢性牙周炎有附着丧失，E 错误。色暗红，轻度水肿，探诊出血，探诊深度 2～3mm，未探及牙釉质牙骨质界，符合边缘性龈炎的牙龈改变，并且没有附着丧失，所以诊断为边缘性龈炎。

82. 考点：急性坏死性龈炎的诊断

解析：C。急性坏死性龈炎表现为患处牙龈极易出血，患者常诉晨起时枕头上有血迹，口中有血腥味，甚至有自发性出血。患者常诉有明显疼痛感或有牙齿撑开、胀痛感。全身症状重症患者可有低热，疲乏等全身症状，部分患者下颌下淋巴结可肿大，有压痛。

83. 考点：慢性龈炎

解析：C。慢性龈炎临床表现为刷牙或咬硬物时牙龈出血，牙龈色鲜红或暗红，龈缘和龈乳头水肿、松软，探诊易出血，无牙槽骨吸收，无牙松动，考虑患者为慢性龈缘炎。

84. 考点：急性根尖周炎的急症处理

解析：C。急性根尖周炎的急症处理是建立引流，抗菌止痛，首选开髓拔髓开放，C 正确。单纯开髓开放没有清除根管系统内坏死的牙髓，A 错误。局部麻醉不是全部的处理，B 错误。因急性根尖周炎，牙髓坏死，不必封失活剂，D 错误。该患者没有拔除指征，E 错误。

85. 考点：根尖周炎开髓引流途径

解析：C。患儿出现牙龈充血肿胀扪痛，牙松动，牙髓探诊无反应，叩痛（＋＋＋），考虑化脓性根尖周炎，应对脓液进行引流，由于乳牙根尖孔粗大，根管通畅，龋洞开放，故可开放髓腔，使脓液从根尖孔，经根管由龋洞排出，C 正确；牙龈切开引流较髓腔开放引流加速牙周组织破坏，使牙齿松动加重，排除 D；患儿牙髓全部感染，探无反应提示可能坏死，活髓切断术已无意义，排除 E。

86. 考点：根尖周囊肿的诊断

解析：D。根尖周囊肿镜下见囊壁的囊腔面内衬无角化的复层扁平上皮，厚薄不一，上皮钉突因炎性刺激发生不规则增生、延长，相互融合呈网状，上皮有细胞间水肿和以中性粒细胞为主的炎症细胞浸润。囊壁内可见含铁血黄素和胆固醇晶体沉积而留下裂隙，裂隙周围常伴有多核巨细胞反应。

符合本病例的诊断。

87. 考点：慢性闭锁性牙髓炎的诊断

解析：E。深龋洞，无露髓孔，探稍敏感，叩痛（＋），热测引起迟缓性痛，应诊断为慢性闭锁性牙髓炎，E 正确。深龋、慢性龋无热测迟缓性痛，A、B 错误。急性牙髓炎有自发痛、夜间痛、冷热刺激痛，C 错误。可复性牙髓炎为冷刺激痛，刺激停止，疼痛消失，D 错误。

88. 考点：根尖周囊肿的诊断

解析：D。根尖周囊肿生长很慢，多无自觉症状，牙体变色、呈深灰色，牙体无光泽。囊肿大小可有豌豆大到鸡蛋大，囊壁厚薄不一样。根尖部的龈黏膜呈半球形隆起，手压时像有乒乓球感，有弹性；根管内可溢出黄色清亮液体。囊肿压迫邻牙时，有松动或移动。X 线片上可见到根尖有较大的圆形透明区，边界清楚，周围骨质致密呈清楚放射白线。

89. 考点：妊娠期龈瘤的诊断

解析：E。女性妊娠期牙尖乳头可出现局限性反应增生物，有蒂或无蒂，生长快，色红，质松软，易出血，分娩后自行消退，故本病例应根据患者性别年龄考虑为妊娠期龈瘤，为明确诊断应重点询问月经情况。

90. 考点：深龋的治疗

解析：A。窝洞近髓未穿髓，聚羧酸盐粘固剂因对牙髓刺激性小，为首选的单层垫底材料。

91. 考点：牙隐裂的辅助检查

解析：C。患者有固定位置的咬合痛，结合检查发现咬合面磨损和可疑隐裂，可初步诊断为牙隐裂；一般可用尖锐的探针检查，如隐裂不明显，可涂以碘酊，使渗入隐裂染色而将其显示清楚。

92. 考点：急性细菌性痢疾的诊断

解析：C。急性细菌性痢疾有不洁饮食史，表现为急性起病，恶寒发热，体温可达 39℃左右，全身肌肉酸痛、食欲缺乏等，继而腹痛、腹泻，可伴呕吐。腹痛位于脐周或左下腹，多呈阵发性，伴里急后重；腹泻初为稀便或水样便，以后转为黏液脓血便，大便每天 10 余次至数十次。左下腹可有压痛，肠鸣音亢进。

93. 考点：CO 中毒

答案：D。

94. 考点： 亚硝酸盐中毒的临床特点

解析： C。亚硝酸盐中毒的临床特点：潜伏期短则 10～15 分钟，长达 2 小时。临床主要症状为发病急、组织缺氧、口唇、指甲明显青紫，并有头晕、头痛、发热、心慌、呼吸急促、恶心、呕吐、腹胀、腹痛、腹泻等症状。严重者可出现皮肤青紫、心律不齐、心率变慢、昏迷、抽搐、休克，甚至呼吸循环衰竭死亡。

95. 考点： 蛋白质营养价值

解析： B。成人蛋白质摄入占膳食总能量的 10%～12%，儿童青少年为 12%～14%。蛋白质是人体发育必需的营养素，缺乏可导致机体免疫能力下降以及水肿等营养不良表现。

96. 考点： 中龋充填治疗

解析： C。患者患牙是乳前牙，中龋，玻璃离子水门汀具和复合树脂皆可选用，但复合树脂较美观，故选用复合树脂。因为发生在前牙，考虑到美观问题，A 错误。磷酸锌水门汀对牙髓刺激大，D 错误。氧化锌丁香油糊剂多用作垫底材料，作为充填材料强度不够，E 错误。

97. 考点： 氟牙症病因

解析： A。饮水氟浓度在 0.5mg/L 以下属于低氟地区，而恒牙牙釉质发育成熟时间是在 6 岁以前，故本少年在 15 岁前生活在低氟地区，所以患氟牙症的概率为 0，A 正确。

98. 考点： 逆行性牙髓炎的诊断

解析： B。逆行性牙髓炎的临床表现为患牙同时具有牙周炎和牙髓炎的临床表现。较长时间的牙齿反复肿痛病史，近期出现急性牙髓炎症状或慢性牙髓炎症状。

99. 考点： 药物过敏性口炎的诊断

解析： B。药物过敏性口炎临床表现为口腔表现为烧灼感，明显充血发红，水肿，红斑水疱，疱破形成溃疡糜烂，表面渗出物形成假膜，皮肤表现为红斑、丘疹、大疱，有时在红斑的基础上出现水疱，称疱性红斑，该患者有再次用药史，根据临床检查可诊断为药物过敏性口炎。

100. 考点： 抗基底膜区抗体的检查方法

答案： B。

101. 考点： 重型阿弗他溃疡的诊断

解析： C。该患者口腔溃疡发作频繁，面积大，持续时间 4 周，疼痛明显，有瘢痕形成，诊断为重型阿弗他溃疡。

102. 考点： 义齿性口炎的治疗药物

解析： D。戴全口义齿患者的黏膜充血发红，并有黄白色假膜，涂片镜检见菌丝阳性，很易作出义齿性口炎的诊断。应采取抗真菌治疗措施。青霉素是抗细菌药物，不能采用。制霉菌素、酮康唑、碳酸氢钠漱口液、克霉唑都可作为义齿性口炎的治疗药物。

103. 考点： 创伤性溃疡的治疗

解析： C。创伤性溃疡多由局部因素引起，主要的治疗措施为去除不良修复体。维 A 酸软膏主要用于非糜烂型白斑和扁平苔藓的局部治疗。

104. 考点： 地图舌的临床表现

解析： D。地图舌的病损部位由周边区和中央区组成，中央区表现为丝状舌乳头萎缩微凹，黏膜充血发红，表面光滑的剥脱样红斑；周边区表现为丝状舌乳头增厚，呈黄白色条状或弧线状分布，与周围正常黏膜呈明显分界。题中给出的症状符合地图舌的诊断，D 正确。A、B 和 C 都可出现舌背的红色剥脱区，但周围没有白色弧线围绕，A、B、C 错误。题干中并没有提到舌体的裂纹，E 错误。

105. 考点： 舌乳头炎

解析： C。舌乳头炎包括丝状乳头炎、菌状乳头炎、叶状乳头炎及轮廓乳头炎。轮廓乳头位于舌后 1/3 处，一般为 7～9 个，呈 "人" 字形排列。炎症时乳头肿大突起，轮廓清晰，发红。疼痛感不明显，手术患者有味觉迟钝。也有患者无意间发现而感到恐惧。根据患者的症状可诊断为轮廓乳头炎。

106. 考点： 急性根尖周炎的临床表现

解析： D。该患儿为牙髓炎症致牙髓坏死，同时感染致根尖周炎症，根尖周炎症急性发作，诊断应为急性根尖周炎。

107. 考点： 直接盖髓术的应用

解析： B。直接盖髓术适用于根尖孔未形成，因机械性、外伤或龋源性因素点状露髓的年轻恒牙，本病例为儿童意外露髓，符合直接盖髓术适应证，B正确。间接盖髓术适用于深龋近髓，去腐未见穿髓的患牙，排除C；干髓术只适用于感染局限在冠髓的患牙，需失活牙去除冠髓，排除A；根管充填术用于牙髓病、根尖周病变等牙髓存在感染的患牙，排除D；活髓切断术用于存在炎症的患牙保存活髓，或露髓孔面积大的患牙，本病例穿髓孔小，不宜活髓切断，排除E。

108. 考点：急性牙髓炎的诊断

解析：A。慢性牙髓炎、慢性根尖周炎无自发痛、夜间痛。急性根尖周炎表现为剧烈跳痛，冷测验无反应。牙髓坏死一般无自觉症状，冷测验无反应。检查有深龋，有自发痛、夜间痛、冷热刺激痛，冷测验敏感，所以诊断为急性牙髓炎。

109. 考点：牙内陷的临床类型

解析：D。患牙为上侧切牙，舌侧窝呈囊状深陷，变黑发软，冷热诊无异常，未穿髓，故诊断为畸形舌侧窝伴深龋，未出现牙髓病变，因此应间接盖髓处理。题干提到有舌侧窝，因此舌面点隙龋，充填治疗错误。上侧切牙舌侧窝内已经变黑发软，表明出现了龋损，因此畸形舌侧窝，预防性充填、牙中洞，间接盖髓错误。由于"叩痛（－）、冷热诊无异常，未穿髓"，所以牙髓无病变，无须考虑根管治疗。

110. 考点：慢性牙髓炎的诊断

解析：E。患者无自发痛，冷刺激痛，查右上第一前磨牙咬合面龋深达牙本质中层，冷测验引起尖锐痛，刺激去除后痛持续数十秒，所以诊断为慢性牙髓炎。深龋无冷测验敏感。牙本质敏感症为激发痛，刺激消失，疼痛立即消失。可复性牙髓炎冷测表现为一过性敏感。急性牙髓炎有自发痛。

111. 考点：急性龋的诊断

解析：C。该患儿下第一磨牙刚萌出1年，为年轻恒牙。该年轻恒牙深龋范围广，腐质软而湿润，易挖除，且洞底敏感等临床表现均提示患牙拟诊为急性龋；牙髓活力同正常牙，叩诊（－），排除了牙髓炎和根尖炎的可能性。

112. 考点：急性龋的治疗

解析：A。诊断为急性龋的患牙，治疗方案应考虑为间接盖髓术。因为急性龋未露髓，髓腔内也未出现炎症，因此不必打开髓腔处理牙髓，不需要

考虑活髓切断术、干髓术、根管治疗术及活髓摘除术。

113. 考点：间接盖髓术的应用

解析：C。首次就诊时，对患牙该做的处理为氧化锌丁香油糊剂暂封，以观察间接盖髓术的效果；2周后无症状，再换永久充填。因年轻恒牙急性龋较深，软腐质可能需分次去除，不适合选择双层垫底即刻充填。其他放置失活剂、活髓切断及局麻下活髓摘除均不是间接盖髓术的治疗方法。

114. 考点：牙髓炎的并发症

解析：C。激发痛和自发痛是诊断牙髓病的重要症状之一，充填后出现激发痛和自发痛说明充填后出现了牙髓炎的并发症，远期的牙髓炎并发症一般是由于继发龋或深洞未垫底，腐质未除尽导致。

115. 考点：根尖周炎的诊断

解析：A。慢性根尖周脓肿的临床特点：多无自觉症状，在患牙的根尖区黏膜处可有瘘管，瘘管口处常有肉芽组织增生，可有脓液自瘘管排出，因有瘘管引流，不易转为急性炎症，无窦型慢性根尖周脓肿则比较容易转化为急性根尖周脓肿；牙体变色，叩诊有不适感，牙髓活力试验无反应。该患者症状与此相符，诊断为慢性根尖周炎。

116. 考点：根尖周炎的治疗

解析：C。慢性根尖周炎在急性期缓解后，应行根管治疗，通过清创、机械和化学的预备，彻底清除感染的牙髓，牙本质行严密的充填根管，隔离对根尖周组织的不良刺激，从而达到防止根尖周组织再次感染、促进根尖周组织愈合的目的。有窦型慢性根尖周炎患牙在根管预备后，需行根管封药，以彻底清除根管系统的感染，待窦道口闭合后再行根管充填。

117. 考点：局限性青少年牙周炎的检查

解析：D。怀疑局限性青少年牙周炎，重点检查切牙以及第一磨牙邻面，拍摄X线片，有助于发现早期病变，有条件可以做微生物检查发现伴放线放线杆菌。故有助于确诊的是摄X线片。

118. 考点：药物性牙龈增生的诊断

解析：B。局限性青少年牙周炎的临床表现：好发于上下切牙和第一磨牙，第一磨牙近远中垂直骨吸收，牙龈炎症表现轻微，有深牙周袋，龈下菌

斑中查出大量的伴放线放线杆菌，切牙区水平吸收，但是不会侵犯全口牙。

119. 考点：局限性青少年牙周炎的治疗

解析： C。局限性青少年牙周炎的治疗：牙周基础治疗同慢性牙周炎，但是因病原微生物入侵牙周组织，单靠机械刮治不易彻底消除，有的患者还需要翻瓣手术清除组织内的微生物。需要反复进行口腔卫生指导。而且本病较易复发，要加强定期的复查和必要的后续治疗。本病常需要服用抗菌药，但是应该针对伴放线放线杆菌，常服有四环素，而不是甲硝唑。

120. 考点：急性坏死性溃疡性龈炎的诊断

解析： E。急性坏死性溃疡性龈炎与吸烟有关，临床表现包括牙龈自动出血、牙龈疼痛、腐败性口臭。龈乳头及龈缘坏死有溃疡，表面覆盖坏死假膜。

121. 考点：急性坏死性溃疡性龈炎的检查

答案： E。

122. 考点：急性坏死性溃疡性龈炎的检查

解析： A。病变区的细菌学涂片检查可见大量梭形杆菌和螺旋体与坏死组织及其他细菌混杂，这有助于急性坏死性溃疡性龈炎的诊断。

123. 考点：急性坏死性溃疡性龈炎的治疗

解析： C。该患者最佳首诊治疗措施是去除大块龈上牙石及坏死物，局部用 1% ~ 3% H_2O_2 冲洗。

124. 考点：牙髓电测试的应用

解析： D。外伤牙会出现"牙髓休克"导致牙髓电测试无反应，大多数牙齿 3 个月或半年左右恢复反应。

125. 考点：牙外伤的治疗

解析： A。根尖孔尚未发育完成的年轻恒牙应尽量保全根髓活力，待根尖孔发育完成后再行根管治疗。

126. 考点：无菌操作

答案： B。

127. 考点：X 线片的应用

解析： C。此患者牙床肿胀，左上 6 颊侧牙龈肿胀，窦道指向根尖，颊侧中央及近中、远中、舌侧均有深牙周袋，怀疑患者有牙周炎，所以需要摄

X 线片看牙槽骨是否有吸收，可以确诊，C 正确。探诊出血可以为牙龈炎，排除 A；牙齿松动和根分叉病变是牙周炎晚期特征，早期不会出现，排除 B、D；龈下牙石是牙龈炎牙周炎刺激因素不能帮助确诊，排除 E。

128. 考点：牙周 - 牙髓联合病变的诊断

解析： E。该患者颊侧中央及近中、远中、舌侧均有深牙周袋，怀疑有牙周炎，而牙床肿痛，左上 6 颊侧牙龈肿胀，有一瘘管，瘘管指向根尖，怀疑患者左上 6 有牙髓根尖周病变，由于题目未告知左上 6 牙冠是否完好，所以可高度怀疑此牙髓根尖周病变来源于牙周袋逆行性感染，E 正确。

129. 考点：妊娠期龈炎的临床表现

解析： D。妊娠期龈炎的临床表现为牙龈颜色鲜红、光亮，龈乳头肿胀圆钝，牙龈松软，探诊出血或者刷牙的时候容易出血，D 正确。妊娠期龈炎的临床表现一般没有恶臭、牙齿松动、牙龈纤维性增大、牙龈坏死等，A、B、C、E 错误。

130. 考点：妊娠期龈炎的诊断

解析： E。怀疑为白血病在口腔的表现，需要对白血病进行检查，查血象检测到血液中的癌细胞可以确诊。

131 ~ 132.

考点：龈下刮治的操作要点

解析： D，A。刮治器的工作面成 0°角度进入袋底，即刮治器工作端进入牙周袋时，其工作面与根面平行，轻轻放入袋底处牙石的基底部。刮治时要改变刮治器的工作面与牙面的角度至 45° ~ 90°，以 70° ~ 80°为最佳，形成适当的切割位置，并以此角度进行刮治。

133 ~ 135.

考点：消毒剂的应用

解析： B，E，C。丁香油酚有轻度镇痛、抗菌与防腐的功效，可用于急性牙髓炎开髓后的安抚小棉球。复方碘剂在临床上用于皮肤、黏膜、器械的消毒和局部感染的治疗，但会导致牙齿变色。75% 乙醇用于深龋洞消毒。

136 ~ 138.

考点：根管充填的 X 线片检查

解析： B，A，D。欠填在 X 线相片上表现为

根管内充填物距根尖端 2mm 以上或充填物的根尖部仍可见 X 线透射影像；恰填为充填合格，X 线相片上表现为根管内充填物恰好严密填满根尖狭窄部以上的空间，充填物距根尖端 0.5～2mm，且根尖部无 X 线投射的根管影像。超填分为两种情况，一种是根管内充填致密，但根充物超出根尖孔，另一种不但根充物超出根尖孔，而且根管内充填不致密。

139～142.

　　考点： 听力功能的影响

　　答案： B，C，A，D。

143～144.

　　考点： 化学物致癌

　　解析： A，E。环境污染物苯并（a）芘可致肺癌。石棉为主要的工业毒物，可致肺癌及间皮瘤，故 143 题选 A；水和土壤被砷污染可诱发居民的皮肤癌，故 144 题选 E。

145～148.

　　考点： 口腔材料

　　答案： D，E，C，B。

149～150.

　　考点： 天疱疮的分型

　　解析： E，A。增殖型天疱疮：口腔表现与寻常型天疱疮相同，只是在唇红缘常有显著的增殖。皮肤病损常见于腋窝、脐部和肛门周围等皱褶部位，仍为大疱，尼氏征阳性，疱破后在糜烂面上出现覃样及乳头瘤样增殖，其上覆以黄色厚痂以及渗出物，有腥臭味，周围绕有红晕，自觉疼痛。落叶型天疱疮：皮肤损害为松弛的大疱，疱破后有黄褐色鳞屑痂，边缘翘起呈叶状，类似剥脱性皮炎。口腔损害少见，或微有红肿，若有糜烂常不严重。

第三单元

1. 考点：结核病的传染源

解析：D。结核病的传染源主要是继发型肺结核病患者。慢性纤维空洞型肺结核长期不愈，空洞壁逐渐变厚，由于治疗效果和机体免疫力的高低，病灶吸收修补、恶化进展等交替发生，病程迁延，症状起伏，痰菌阳性，是结核病主要传染源。

2. 考点：慢性支气管炎的临床特点

解析：D。慢性支气管炎患者常在寒冷季节发病，出现咳嗽、咳痰，尤以晨起为重，痰呈白色黏液泡沫状，黏稠不易咳出。在急性呼吸道感染时，症状迅速加剧，痰量增多，黏稠度增加或为黄色脓性，偶有痰中带血。

3. 考点：心力衰竭的诱因

解析：E。心力衰竭患者症状加重的诱因包括过度劳累或情绪激动、摄入液体过多、心律失常、呼吸道感染、治疗不当和原有心脏病变加重或并发其他疾病等，其中最常见的诱因为呼吸道感染。

4. 考点：偏头痛的特点

解析：A。典型偏头痛：①前驱症状：在先兆发生数小时至一日前，患者感到头部不适、嗜睡、烦躁、抑郁或小便减少。②先兆：以视觉先兆最为常见。③头痛：先兆消退后，很快发生头痛。多在先兆症状对侧的眶后部或额颞部开始，逐渐加剧，扩展至半侧头部或整个头部。头痛常为搏动性，伴恶心、呕吐。患者面色苍白、精神萎靡，畏光、畏声（伴随症状）。持续 4～72 小时，睡眠后减轻。

5. 考点：镜下血尿的病因

解析：A。无痛性肉眼血尿应考虑肾肿瘤，B 不正确；肾结核多表现膀胱刺激症状，且抗生素无效，E 不正确；急性肾盂肾炎表现全身中毒症状，尿培养阳性，D 不正确。绞痛伴镜下血尿应考虑肾输尿管结石。

6. 考点：病菌的致病因素

解析：E。各种感染的发生与致病微生物的数量与毒力有关。病菌的致病因素：①病菌有黏附因子、荚膜或微荚膜等；②侵入组织的病菌数量和增殖速率；③致病菌的作用，致病菌的细胞外酶、外毒素、内毒素等可分解组织而使细菌扩散蔓延，通

常统称为病菌毒素。

7. 考点：体格生长常用指标

解析：E。体重、身高、头围是衡量小儿体格发育的主要指标。

8. 考点：系统性红斑狼疮的治疗

解析：E。糖皮质激素是系统性红斑狼疮治疗的主要药物。轻型系统性红斑狼疮可给予非甾体抗炎药，但效果不好时应及早服用小剂量的糖皮质激素治疗，较重的系统性红斑狼疮应给予大剂量的激素口服或冲击治疗。

9. 考点：细菌性痢疾的传播途径

解析：B。细菌性痢疾是通过消化道传播的，病原菌随患者粪便排出污染食物、水、生活用品或手，经口感染。虫媒如苍蝇可以传播，但亦通过污染食物经消化道传播。其余途径一般不会传播。

10. 考点：肾病综合征的诊断标准

解析：A。肾病综合征的诊断标准是：①尿蛋白定量超过 3.5g/d；②血浆白蛋白低于 30g/L；③水肿；④高脂血症。其中前两项为诊断所必须。

11. 考点：婴儿总热量分配

解析：D。婴儿的能量需求主要用于以下 5 个方面：基础代谢、生长发育、食物特殊动力作用、活动所需、排泄消耗。思维活动不包括在内。

12. 考点：止血方法的应用

解析：D。结扎止血是常用而可靠的止血方法，主要用于面部深区和颈部出血，由于结扎的是出血的血管，所以止血效果确切可靠，口腔颌面部较严重的出血如局部不能妥善止血时，可结扎颈外动脉。

13. 考点：皮肤切口缝合进针要点

解析：E。缝合皮肤切口时为了保证缝合后切口不内卷，进针方向应该与皮肤表面垂直。题干中问的是针尖与皮肤的关系，而不是针距的关系，C、D 错误。而 A 和 B 提供的缝合角度（15°和30°）是不能让切口缝合后不内卷的，A、B 错误。

14. 考点：口腔颌面部张力性创口的缝合方法

解析：E。口腔颌面部张力性创口的缝合方法

有：潜行分离、辅助减张法，附加切口减张法。同时张力过大的创口，不能强行拉拢缝合，应尽量进行适当的减张缝合。

15. 考点：牙根拔除术

解析：E。使用根挺拔出断根的关键是将挺刃插入牙根和牙槽骨板之间，如果牙根断面是斜面，应该把牙挺从斜面较高的一侧插入，充分利用牙根剩余的长度和牙槽骨板的高度，将挺刃插入牙根和牙槽骨板之间。

16. 考点：眶下间隙感染

解析：D。眶下间隙感染多来自于上颌尖牙、第一前磨牙和上颌切牙的根尖化脓性炎症和牙槽脓肿；此外，可因上颌骨骨髓炎的脓液穿破骨膜，或上唇底部与鼻侧的化脓性炎症扩散至眶下间隙引起，上颌第二磨牙根尖化脓性炎症离眶下间隙较远，炎症不会波及眶下间隙。

17. 考点：手术野铺巾法

解析：B。口腔门诊小手术常用孔巾铺置法；三角形手术野铺巾法适用于口腔、鼻、唇及颏部手术；四边形手术野铺巾法适用于腮腺区、下颌下区、颈部及涉及多部位的大型手术。

18. 考点：术后加压包扎的适应证

解析：B。皮片由于本身没有血供，移植成功的基本条件是受区毛细血管生长进入移植皮片，因此，需加压包扎，使皮片和受区紧密接触，防止两者之间出现积血或积液。

19. 考点：颌面部创伤患者伴发休克的抢救原则

解析：C。颌面部创伤患者伴发休克的抢救原则：①保持安静及保暖，禁止随意搬动伤员；②出血明显，需要迅速采取有效的止血措施；③补液尽量使血压维持在正常水平；④禁止使用吗啡类药物，防止抑制呼吸。

20. 考点：根尖片

解析：C。X线中心线与被检查牙长轴和胶片之间夹角的分角线的角度称为**垂直角度**，应尽量呈直角投照。X线中心线向牙近、远中方向所倾斜的角度称为X线水平角度。由于个体之间牙弓形态可有较大区别，X线水平角必须随患者牙弓形态进行调整。其目的是X线与被检查牙的邻面平行，以避免牙影像重叠。如X线中心线与被检查牙的邻面不

平行，向远中或近中倾斜，则在照片上所示牙的邻面影像将相互重叠，影响诊断。

21. 考点：造影剂

答案：D。

22. 考点：牙周膜注射浸润麻醉的适应证

解析：D。对于伴有血友病和类似出血倾向的病人，在牙治疗时采用牙周膜注射法，这种注射方法所致的损伤很小，可避免其他浸润麻醉或阻滞麻醉时所产生的血肿。

23. 考点：拔牙器械

解析：E。对牢固的或无法直接夹持的患牙，牙挺常为首选使用的器械。牙挺对牙槽突的创伤较大，术中要与牙钳配合使用。使用牙挺时应注意保护邻近组织。所谓增隙是指将骨凿紧贴根面凿入，利用松质骨的可压缩性，以扩大牙周间隙解除根周骨阻力的方法。增隙法是锤凿拔牙的重要手段。

24. 考点：分离牙龈的目的

解析：A。分离牙龈的目的是避免牙钳夹伤牙龈，或者拔牙时将牙龈撕裂，导致术后出血。分离牙龈要将牙龈分离器插入龈沟内直抵牙槽嵴顶，离断附着在牙颈部的牙龈纤维，不能仅分离至牙釉质牙骨质交界处。无论是乳牙的拔除还是正畸减数拔牙，均应该进行牙龈分离。分离牙龈并不是为了减少软组织阻力。

25. 考点：拔除阻生智齿的切口设计

解析：A。拔除阻生智齿的切口有远中切口、颊侧切口和角形切口3种。切开时应直达骨面，作黏骨膜的全层切开。①远中切口是自第二磨牙远中面后方约1.5cm处，由后向前切开，直抵第二磨牙远中面，切口不要偏舌侧或过偏向舌侧。然后转向颊侧直到第二磨牙颊侧远中角或第一、第二磨牙的牙间隙处。②颊侧切口：从远中切口的近中端开始，并与其成45°角，向下前方至前庭沟底的上方，不要超过前庭沟底。③角形切口：由远中切口和颊侧切口组成。只作远中切口就可以将阻生齿拔出，无需作颊侧切口。阻生齿拔除后缝合时要避免形成死腔，切口下应有足够的骨支持。

26. 考点：拔牙钳喙与牙长轴平行的目的

解析：C。拔牙时要求拔牙钳喙与牙长轴平行，这样就不会误将牙钳夹在邻牙上，从而防止邻牙损

伤，同时也可防止断根。其他选项都不是拔牙钳喙与牙长轴平行的目的。

27. 考点：牙种植术概念

解析：B。牙种植术是指应用生物或非生物材料预成的人工牙根，植入牙槽骨内的过程。该植入物称为种植体。临床上最常用的是骨内种植体。

28. 考点：阻生牙类型

解析：B。邻牙阻力是指第二磨牙对于第三磨牙拔除萌出所带来的阻力，这种阻力与阻生牙与第二磨牙的位置有关。选项所给的五个阻生类型中，只有近中阻生的阻生牙肯定有邻牙阻力的存在，需通过劈冠或者去骨的方法去除。其余四个类型均不一定有邻牙阻力的存在。

29. 考点：深部脓肿的特征性表现

解析：D。发热、局部淋巴结肿大、白细胞总数增高、中性粒细胞比例上升，不论脓肿发生位置的深浅，都有可能发生，故不是深部脓肿的特征性表现。浅部脓肿形成时表现为波动感。深部脓肿，尤其是位于筋膜下层的脓肿，则有压痛点并形成凹陷性水肿。

30. 考点：急性中央性骨髓炎的诊断

解析：A。急性中央性骨髓炎炎症常局限于骨髓腔内破坏骨板，可以造成受累区多个牙松动，下颌的炎症可沿下颌神经管扩散，使下牙槽神经受损，出现下唇麻木，A 正确。

31. 考点：化脓性下颌骨中央性骨髓炎的好发部位

答案：B。

32. 考点：智齿冠周炎的病因

解析：D。咀嚼器官发生退化，造成颌骨长度与牙列所需长度的不协调；下颌第三磨牙是牙列中最后萌出的牙，因萌出位置不足，可导致不同程度的阻生。阻生第三磨牙及第三磨牙萌出过程中，牙冠可部分或全部为龈瓣覆盖，龈瓣与牙冠之间形成较深的盲袋，食物及细菌极易嵌塞于盲袋内，加之冠部牙龈因咀嚼食物而易损伤，形成溃疡；当全身抵抗力下降、局部细菌毒力增强时可引起冠周炎的急性发作。

33. 考点：颌面部损伤后易引起窒息的部位

解析：E。由于解剖位置的关系，当口底、舌根、下颌下区以及颈部损伤后，组织水肿迅速发生，易影响呼吸道通畅，甚至引起窒息。而颧上颌部损伤，由于远离呼吸道，一般不影响呼吸。

34. 考点：Le Fort Ⅱ型骨折的诊断

解析：C。Le Fort Ⅰ型骨折：水平骨折，梨状孔水平、牙槽突上方两侧水平延伸到上颌翼突缝。Le Fort Ⅱ型骨折：锥形骨折，鼻额横过鼻梁、眶内侧壁、眶底、颧上颌缝、上颌骨侧壁至翼突。Le Fort Ⅲ型骨折：高位骨折，鼻额缝横过鼻梁、眶部、颧额缝、翼突，多出现脑脊液漏。题干中叙述的骨折线符合 Le Fort Ⅱ型骨折的表现。

35. 考点：颌外动脉

解析：B。颌外动脉（面动脉）供应面颊部软组织的血供，当颜面中下区域损伤出血较多时，可以压迫咬肌附着处前缘下颌骨体外面的面动脉。

36. 考点：脓肿切开引流的目的

解析：E。脓肿切开引流的目的：①使脓液或腐败坏死物迅速排出体外，以达消炎解毒的目的；②解除局部症状，以防发生窒息；③防止边缘性骨髓炎发生；④预防感染向颅内和胸内扩散或侵入血循环。切取组织送检不是脓肿切开引流的目的。

37. 考点：上颌骨血供特点及临床意义

解析：D。上颌骨的血液供应较下颌骨丰富，A 正确，其抗感染能力强，B 正确，骨折愈合也较下颌骨迅速，C 正确，但手术或外伤后出血多，E 正确。既接受骨内上牙槽动脉的血供，又接受来自上牙槽后动脉、眶下动脉、腭降动脉以及蝶腭动脉等分布于颊、唇、腭侧黏骨膜等软组织的血供。

38. 考点：腐败坏死性口底蜂窝织炎广泛切开引流的目的

解析：E。口底蜂窝织炎是颌面部最严重的炎症之一。切开引流的目的：暴露、减张、引流、毒素排泄。

39. 考点：口腔颌面部癌与肉瘤的区别

解析：E。颌面部癌和肉瘤最根本的区别是组织学来源，癌来源于外胚层，而肉瘤来源于间叶组织，在临床症状、生长方式、发病年龄上没有根本区别。

40. 考点：瘤样病变

解析：D。瘤样病变是慢性刺激和炎症引起的病理性组织增生，外观与肿瘤相似，但实质不是肿瘤。牙龈瘤只是一个形态学及部位命名的诊断学名词。牙龈瘤来源于牙周膜及颌骨牙槽突的结缔组织，大多认为是机械刺激、损伤及慢性炎症刺激形成的反应性增生物，因其无肿瘤特有的结构，故非真性肿瘤。

41. 考点：葡萄酒斑状血管瘤

解析：A。微静脉比毛细管静脉更细，传统分类中的葡萄酒色斑属于微静脉畸形，传统分类中的海绵状血管瘤属于静脉畸形。

42. 考点：下颌横断𬌗片的应用

解析：A。下颌横断𬌗片检查的适应证包括观察下颌骨体部颊舌侧骨质改变情况；异物及阻生牙定位；用于观察下颌骨骨折时颊舌向移位情况、颌下腺导管阳性涎石等，属于口内片，A 正确；下颌横断𬌗片不是口外片，B 错误；下颌横断𬌗片可用于腮腺导管阳性结石但不是根尖片，C 错误；检查邻面龋和牙槽嵴顶高度是咬合翼片，D、E 错误。

43. 考点：皮内痣的概念

解析：B。皮内痣为大痣细胞分化而来，是更成熟的小痣细胞，并进入真皮及其周围结缔组织中；原在交界处的痣细胞，由于发展为小痣细胞进入真皮而消失。在表皮基底膜和真皮内小痣细胞之间有一浅层狭长的结缔组织区，把痣和表皮层分开。

44. 考点：恶性肿瘤的区域性淋巴结转移

答案：B。

45. 考点：舌癌的淋巴结转移

解析：C。舌癌常发生早期颈淋巴结转移，且转移率较高，因舌体具有丰富的淋巴管和血液循环，加以舌的机械运动频繁，这些都是促使舌癌转移的因素。

46. 考点：口腔颌面部恶性肿瘤好发部位

解析：D。流行病学调查显示，我国口腔颌面部恶性肿瘤的好发部位依次是：舌、颊、牙龈、腭、上颌窦。

47. 考点：唇癌特点

解析：E。唇红部发生的癌几乎都为鳞癌，A 正确，唇癌上下唇均可发生，以下唇多见，B 正确。早期唇癌可采用外科手术治疗，C 正确。上唇癌转移率高于下唇，转移淋巴结多为颏下、颌下及

颈深上淋巴结，D 正确。唇癌的颈淋巴结转移率较低。

48. 考点：上颌窦癌的治疗

解析：B。在口腔癌中，均采用以手术治疗为首选的治疗方法，但是上颌窦癌可以术前放疗，提高术后效果。

49. 考点：腮腺

解析：B。面神经上颊支位于腮腺导管上 0.2 ~ 1cm 范围内，下颊支位于导管下 0.2 ~ 1.5cm 内。面神经上、下颊支与腮腺导管的关系恒定，以导管为标志，寻找解剖面神经较为安全、方便、可靠。

50. 考点：腮腺多形性腺瘤手术

解析：A。多形性腺瘤的治疗为手术切除，不能作单纯肿瘤摘除，即剜除术，而应作肿瘤包膜外正常组织处切除。腮腺肿瘤应保留面神经，下颌下腺肿瘤应包括下颌下腺一并切除。

51. 考点：唾液流量测定法

解析：C。舍格伦综合征临床检查中的唾液流量测定法，取 5g 白蜡咀嚼 3 分钟，全唾液量低于 3ml 即可以诊断为唾液分泌减少。

52. 考点：口腔颌面部肿瘤

解析：A。腮腺混合瘤为口腔颌面部最常见的肿瘤之一。肿瘤多表现为耳下区的质韧实性肿块，表面呈结节样，边界清楚，中等硬度，与周围组织不粘连，有移动性，无压痛。本例从发病部位考虑，腮腺混合瘤的发生概率较高。

53. 考点：舌下腺囊肿治疗

解析：E。舌下腺摘除后不需放置引流，E 错误。根治舌下腺囊肿的方法是切除舌下腺，A 正确。口外型可在颌下区作切口也可行口内切除舌下腺，B 正确。口外型将囊腔内的囊液吸净后在颌下区加压包扎，C 正确。舌下腺囊肿的囊壁可不完全去除，残留部分囊壁不致造成复发，D 正确。

54. 考点：潴留性囊肿

解析：A。皮脂腺囊肿主要是由于皮脂腺排泄管阻塞，是分泌物滞留于管内，其上皮被逐渐增多的内容物膨胀而形成。鳃裂囊肿和甲状舌管囊肿来源于胚胎发育时期遗留的上皮细胞，皮样和表皮样囊肿是由于损伤或手术使上皮细胞植入而形成。

55. 考点：舍格伦综合征的影像学表现

解析：E。扩张呈腊肠状以及导管系统表现为排列扭曲、紊乱和粗细不均的现象主要见于慢性阻塞性腮腺炎的腺体造影检查中，A、C错误。腺体形态正常，体积明显增大是涎石病的主要表现，B错误。导管系统完整，造影剂自腺体部外漏，说明有腺体的破损，与题意不符，D错误。舍格伦综合征的影像学表现为主导管扩张不整，边缘毛糙，呈羽毛状或葱皮样改变，大量末梢导管点状扩张。

56. 考点：Schinner 试验

解析：E。舍格伦综合征检查的 Schinner 试验，滤纸两条置于眼睑内 1/3 和中 1/3 交界处，闭眼 5 分钟后检查滤纸湿润长度，低于 5mm 则表明泪液分泌减少。

57. 考点：腮腺区肿物的检查

解析：D。腮腺和下颌下腺肿瘤禁忌做活检，因为无论良、恶性肿瘤，均有瘤细胞扩散的危险。细针吸活检常可结合临床作出明确诊断；影像学检查有助于腮腺区肿物的术前诊断，CT 或 MRI 可用于肿瘤定位及判断与周围组织关系；B 超对于腮腺病变较经济实用，亦可用于定位和肿物性质的初步判断。

58. 考点：慢性下颌下腺炎的治疗

解析：E。下颌下腺涎石病反复发作，使得下颌下腺继发慢性纤维硬化性下颌下腺炎，出现腺体萎缩。失去摄取和分泌功能时，即使摘除涎石，也已经不能使腺体的功能恢复，可摘除下颌下腺。

59. 考点：腮腺咬肌区手术的护理

解析：B。腮腺咬肌区手术后，一般都需要加压包扎，消灭死腔、防止积液。选项 A 和 C 的包扎方法，对术区的不能起到良好的加压效果。颅颌弹性绷带主要用于颌骨骨折或颞下颌关节脱位的包扎固定；石膏绷带不常用于口腔科。交叉十字绷带更适合对颌面和上颈部术后创口进行加压包扎。

60. 考点：牙源性角化囊肿易复发的原因

解析：E。牙源性角化囊肿是典型的牙源性囊肿，特点之一是较易复发，原因是可能存在子囊，手术时易残留；囊肿衬里上皮薄而脆，术中易残留；囊肿骨壁不光滑，不易刮净；且可能存在多发病灶，或一个病灶多个囊腔；与周围组织粘连，刮治不易彻底。

61. 考点：贝尔麻痹与中枢性麻痹在临床上的鉴别诊断

解析：D。贝尔麻痹与中枢性面神经麻痹均出现面瘫，但此两种疾病鉴别点是贝尔麻痹是面神经核下瘫，面神经 5 个分支功能障碍，而中枢性面神经麻痹是面神经核上瘫，患侧额纹不消失、能皱眉，其余面神经 4 个分支均有麻痹。

62. 考点：可复性关节盘前移位的症状

解析：B。开口初期或开口初、闭口末弹响是可复性关节盘前移位的主要症状。其机制是在闭口关节盘前移位，在开口运动的初期，髁突撞击关节盘后带的后缘，关节盘向后反跳，从而恢复正常的髁突－关节盘的结构关系，形成开口初的弹响。有的患者可有往返弹响即开口初和闭口末的弹响。

63. 考点：颞下颌关节强直的治疗

解析：E。颞下颌关节强直分为真性关节强直、假性关节强直和混合性强直。真性关节强直是由关节内纤维性或骨性粘连引起，也称关节内强直；假性关节强直是因软组织损伤产生的瘢痕限制下颌运动造成的，也称颌间挛缩。颞下颌关节强直需手术治疗。

64. 考点：典型的三叉神经痛

解析：D。典型的三叉神经痛的表现主要包括单侧阵发性的剧痛，间歇期无症状，睡眠时基本不发作，存在缓解期疼痛呈周期性发作，疼痛剧烈时可伴随面肌抽搐等交感神经症状。

65. 考点：全厚皮片概念

解析：B。全厚皮片包括表皮及真皮全层，这种皮片成活后，柔软而富有弹性，活动度大，能耐受摩擦和负重，收缩小，色泽变化也小，特别适合于面部植皮，全厚皮片不止包括表皮，包括真皮全层，全厚皮片不包括皮下组织和肌肉脂肪等。

66. 考点：改善微循环

答案：C。

67. 考点：休克的临床表现

解析：E。休克代偿期：当有效循环血容量的降低在 20%（800ml）以下时，出现微循环障碍，机体可通过提高中枢神经兴奋性刺激交感－肾上腺轴的活动代偿循环血容量的减少。临床上，患者表现为精神紧张、兴奋或烦躁不安、面色苍白、手足湿冷、心率加速、过度换气等。血压正常或稍高、反映小动脉收缩情况的舒张压升高，故脉压缩小。尿量正常或减少。若经及时处理，休克可得到纠正。否则病情继续发展，使进入休克抑制期。

68. 考点：体液平衡的调节

解析：A。细胞外液中最主要的阳离子是 Na^+，其正常值为 135～150mmol/L，在维持渗透压的平衡、保持血容量中起重要作用。

69. 考点：真菌感染的检验

答案：D。

70. 考点：慢性肾疾病肾功能恶化的诱因

解析：C。机体感染时常有高分解代谢，蛋白质分解代谢后的终末产物尿素增多，可加重肾负荷。肾毒性药物则直接损害肾组织和（或）功能。高血压、低血压与有效血液循环量不足均使肾的供血不足，影响肾功能。但饮食中蛋白质摄入量减少，其产生的代谢终末产物亦相应减少而减轻肾工作负荷，肾功能并不会因此恶化。临床上肾功能不全患者都采用低蛋白饮食。

71. 考点：重度缺钠的诊断

解析：C。①轻度缺钠：患者有疲乏感，头晕、手足麻木、口渴不明显，血清钠在 135mmol/L 以下，尿中钠减少。②中度缺钠：除上述症状外，常有恶心、呕吐、脉搏细速、血压不稳定，视力模糊，尿量少，血清钠在 130mmol/L 以下。③重度缺钠：患者神志不清、肌腱反射减弱或消失，出现木僵，甚至昏迷；常发生休克；血清钠在 120mmol/L 以下。

72. 考点：月经周期

解析：E。宫颈黏液是宫颈腺体的分泌物，反应卵巢功能的周期性变化。正常情况下，月经周期第 8～10 天，黏液涂片可见结晶，排卵期内雌激素水平达高峰，涂片出现典型的羊齿状结晶。排卵后结晶减少，至 22 天结晶不再出现。约在第 22 天后结晶又转为椭圆体。

73. 考点：关系妄想

解析：D。关系妄想是患者把一些无关自己的事和人，同自己联系起来。认为别人是针对自己做某事、说某些话。已经发生的某些事、出现的某些现象是和自己相关的，能影响自己。自己能影响别人。有的病友，把电视里的节目内容，认为和自己互动。

74. 考点：病毒性肝炎的诊断

解析：A。患者在慢性肝炎的基础上出现急性的重度肝炎的症状为病毒性肝炎乙型慢性重型。

75. 考点：异位妊娠的诊断

解析：C。异位妊娠的典型临床表现包括停经、阴道流血、腹痛、晕厥和休克，盆腔体征包括后穹窿饱满、宫颈举痛。根据题干，患者最可能是异位妊娠，因此最有价值的诊断体征是"宫颈举痛，后穹窿饱满"。

76. 考点：过敏性紫癜的诊断

解析：B。该患者的临床表现具有过敏性紫癜的特点，其血象及凝血时间基本正常，故应首先考虑过敏性紫癜。

77. 考点：传染病感染过程

解析：A。隐性感染又称亚临床型感染。病原体侵入人体后，不引起或仅引起轻微的组织损伤，故临床上无明显症状、体征及生化检测异常。仅引起机体产生特异性的免疫应答，诊断依赖免疫学检查检出特异性抗体。该患者有抗－HBs（＋），无任何临床症状，未注射乙肝疫苗，考虑隐性感染史。

78. 考点：子宫肌瘤的治疗

解析：A。子宫肌瘤手术方式选择：对于子宫肌瘤继发贫血，有生育要求者可行肌瘤切除术。

79. 考点：降压药的选择

解析：B。β受体阻断剂适用于各种不同严重程度高血压，尤其是心率较快的中青年患者或合并心绞痛患者，对老年人高血压疗效相对较差。

80. 考点：急性阑尾炎的治疗

解析：C。患者为妊娠中期的阑尾炎，宜手术治疗。围手术期加用黄体酮。手术切口必须偏高，操作要轻柔，以减少对子宫的刺激。尽量不用腹腔引流。术后适用广谱抗菌药物。加强术后护理。临产期的急性阑尾炎如并发阑尾穿孔或全身感染症状严重时，可考虑经腹剖宫产术，同时切除病变阑尾。

81. 考点：维生素 D 缺乏性佝偻病的诊断

解析：C。维生素 D 缺乏性佝偻病是小儿体内维生素 D 不足引起钙磷代谢失常的一种慢性营养性疾病。疾病初期主要表现为神经精神症状，如易激惹、夜惊、多汗、头部枕秃等。激期主要表现为骨骼改变，出现头部颅骨软化、方颅、前囟闭合延迟、出牙延迟；胸部肋骨串珠、肋膈沟、鸡胸或漏斗胸；四肢手镯或脚镯、O 形或 X 形腿；脊柱后凸或侧弯。另外，还可有激惹改变，大脑皮层功能异常等。

82. 考点：氧流量的调节

解析：A。一般采用鼻导管吸氧，氧流量为 0.5～1L/min，氧浓度不超过 40%；缺氧严重时可用面罩吸氧，氧流量为 2～4L/min，氧浓度为 50%～60%。高浓度（>60%）长时间给氧可损害脑、心、肺、肾等，在肺部可引起肺泡间质水肿，肺泡上皮增生，肺透明膜形成、肺出血等；在早产儿、新生儿导致晶体后纤维增生症，影响视力，吸氧时应注意防止氧中毒。患儿缺氧不十分严重，给予一般治疗，0.5～1L/min 即可。

83. 考点：重型再生障碍性贫血的诊断

答案：B。

84. 考点：肿物的性质

解析：A。患者腮腺区的肿物，生长缓慢，软硬不定，是良性肿物特点；而肿块边界不清，表面皮肤改变是恶性肿物特点。如果要确定肿物是良性还是恶性，还需要确定肿物是否对周围组织有侵袭性，所以需要问肿块是否疼痛，侵犯周围神经症状，A 正确；而其他服药、皮肤感觉、进食、感冒等与确定肿块良恶性无关。

85. 考点：放射性颌骨骨髓炎的诊断

解析：C。放射性颌骨骨髓炎是因鼻咽癌或口腔颌面部癌肿进行大剂量放射治疗后，引起放射性颌骨坏死，继发感染而形成骨髓炎，常在放疗后数个月至数年内发生。此患者因扁桃体癌进行放疗，放疗后 2 年出现骨坏死、牙松动等骨髓炎症状，符合放射性骨髓炎的特点。

86. 考点：下颌支切线位的应用

解析：E。B 超对水肿显示不清，排除 A。华特位对这些区域显示不清，排除 B。下颌横断𬌗片无法显示咬肌区，排除 C。此患者 CT 检查示未见肿物，表明并非肿瘤所致，而穿刺及细胞学检查用来诊断肿瘤，排除 D。此患者症状为间隙感染，需要

颞下间隙、翼下颌间隙、咬肌间隙鉴别，可拍摄下颌支切线位判断水肿位置。

87. 考点：成釉细胞瘤的诊断

解析：C。典型成釉细胞瘤的 X 线表现：早期呈蜂房状，以后形成多房性囊肿样阴影，单房比较少。成釉细胞瘤因为多房性及有一定程度的局部浸润性，故囊壁边缘常不整齐、呈半月形切迹。在囊内的牙根尖有不规则吸收现象。此患者的特点为成釉细胞瘤的典型表现。

88. 考点：颌骨骨髓炎的治疗

解析：C。颌骨骨髓炎进入慢性期有死骨形成时，必须用手术去除形成的死骨和病灶后方能痊愈。慢性中央性骨髓炎病灶清除以摘除死骨为主，C 正确。而及早拔出病灶牙是边缘性颌骨骨髓炎，A 错误。切开引流是脓肿的治疗方法，B 错误。颌骨骨髓炎急性期需要全身支持疗法和抗菌药物控制感染，D、E 错误。

89. 考点：智齿冠周炎切开引流的要求

解析：C。冠周炎症可直接蔓延或经由淋巴管扩散，引起邻近组织器官或筋膜间隙的感染。智齿冠周炎切开引流的要求：切口位置应在脓腔的重力低位；切口瘢痕隐蔽；切口长度以能保证引流通畅为准则；应尽力选用口内引流；顺皮纹方向切开，勿损伤重要解剖结构，此患者已经波及多间隙感染，切开引流的位置应选在口外下颌角下方。

90. 考点：下颌支边缘性骨髓炎的诊断

解析：C。边缘性骨髓炎多发生在下颌骨，多由于下颌智牙冠周炎波及咬肌间隙而继发，符合此患者症状；颞下间隙感染常由上颌磨牙根尖周感染引起；翼下颌间隙感染常不会发生弥漫性肿胀；下颌骨硬化性骨髓炎不会发生弥漫性肿胀；中央性颌骨骨髓炎不会由智牙冠周炎引起。

91. 考点：腺淋巴瘤的治疗

解析：D。腺淋巴瘤唯一的治疗方法是手术切除。因目前不断有报告其复发者，这可能与其具有肿瘤多发性的特征有关。保留面神经的腮腺浅叶切除或腺叶大部切除是最好的手术方法。手术中应将腺体内的淋巴结尽量摘除，以防以后发生新的病变。

92. 考点：切开引流术的操作

解析：B。脓肿切开后，冲洗脓肿后填入盐水纱条，次日换敷料时抽去纱条，换置橡皮管或橡皮条引流。如果有边缘性骨髓炎形成，引流后虽然创口内脓液减少，但不停有脓性分泌物涌出，所以需要注意排除下颌骨边缘性骨髓炎。

93. 考点：口底广泛水肿、炎症鉴别诊断

解析：D。腐败坏死性蜂窝织炎的特点：口底、面颊部、颈部下至锁骨水平广泛水肿，皮肤红肿坚硬，有可凹性水肿，并可扪及捻发音。腐败坏死性蜂窝织炎与化脓性口底蜂窝织炎区别主要是前者以厌氧、腐败坏死性细菌为主，肌肉腐败坏死，皮下组织明显软化，有气体存在因此触之有捻发音，其次肿胀范围广泛、坚硬。

94. 考点：上颌骨骨折的治疗

解析：D。上颌骨 Le Fort Ⅱ 型骨折时，可利用上颌义齿行颅上颌固定。

95. 考点：皮脂腺囊肿的诊断

解析：A。皮脂腺囊肿的临床表现为囊肿呈圆形，位于皮内，并向皮肤表面突出，囊壁与皮肤紧密粘连，中央可有一小色素点。皮样囊肿和表皮样囊肿与周围组织，皮肤或黏膜均无粘连，且无中央的小色素点。甲状舌管囊肿位于颈正中线。鳃裂囊肿发生于 20 岁以内。

96. 考点：左舌下腺及囊肿摘除术

解析：C。患者术后出现肿胀，在进食时加剧，则提示该症状主要是由于左下颌下腺导管阻塞引起，使下颌下腺分泌唾液不畅，考虑术中误结扎左下颌下腺导管。

97. 考点：右舌下腺囊肿口外型的诊断

解析：D。舌下腺囊肿诊断要点：①好发于儿童及青少年；②囊肿位于口底一侧黏膜下，呈淡蓝色肿物，囊壁薄，质地柔软；③较大舌下腺囊肿可穿入下颌舌骨肌进入颌下区，也可波及对侧口底；④囊肿可因创伤而破溃，流出黏稠蛋清样液体，囊肿暂时消失，数日后创口愈合囊肿长大如前；⑤囊肿继发感染时，可出现口底部肿胀疼痛，影响进食；舌下腺囊肿可抽出黏稠液体。

98. 考点：唇腭裂序列治疗时间
答案：C。

99. 考点：三叉神经痛的检查

解析：A。三叉神经痛可分为原发性三叉神经痛和继发性三叉神经痛两大类，其中原发性三叉神经痛较常见。原发性三叉神经痛是指找不到确切病因的三叉神经痛。可能是由于供应血管的硬化并压迫神经造成，也可能是因为脑膜增厚、神经通过的骨孔狭窄造成压迫引起疼痛。继发性三叉神经痛是指由于肿瘤压迫、炎症、血管畸形引起的三叉神经痛。此型有别于原发性的特点，疼痛常呈持续性，并可查出三叉神经邻近结构的病变体征。角膜反射可以初步检查出是否有神经系统疾病。

100. 考点：溃疡性结肠炎的诊断

解析：D。间断轻重不等的腹泻、血便、腹痛及全身症状，持续数周至数年等可能为慢性非特异性溃疡性结肠炎或者慢性阿米巴病，患者口服抗菌药物无缓解可排除阿米巴病。溃疡性结肠炎活动期时，结肠固有膜内弥漫性淋巴细胞、浆细胞、单核细胞浸润，黏膜糜烂、溃疡、隐窝炎、隐窝脓肿。慢性期时，隐窝结构紊乱、腺体萎缩变形、排列紊乱、数目减少、杯状细胞减少。

101. 考点：烧伤面积计算

解析：C。双足占成人体表的 7%，双小腿占成人体表的 13%，所以右足加右腿占 10%。水疱伴剧痛，创面基底部肿胀发红，应为浅Ⅱ度。深Ⅱ度则是有水疱，痛觉迟钝，创面微湿，红白相间。

102. 考点：破伤风的诊断

解析：E。头后仰、上肢屈曲、下肢伸直、手半握拳状是破伤风的典型表现。手足搐搦症：以腕、踝关节剧烈屈曲、肌肉痉挛为特征，可伴喉痉挛、惊厥。小儿癫痫：惊厥时绝大多数小儿昏迷、两眼紧闭或半睁，眼球上翻、牙关紧闭、口角抽动、头向后仰，四肢反复屈伸，口唇青紫，身体强直，持续十几秒钟到数分钟。

103. 考点：酸碱平衡失调的诊断

解析：D。该患者存在感染性休克，有效循环血量不足致机体内酸性代谢产物蓄积，使 HCO_3^- 减少导致代谢性酸中毒。本例中 HCO_3^- 13mmol/L，远低于正常值，pH 7.30 也小于正常 pH 的下限，因而判断患者存在失代偿性代谢性酸中毒。患者 $PaCO_2$ 正常，因而没有呼吸性酸中毒或呼吸性碱中毒的问题。

104. 考点： 破伤风的治疗

解析： A。患者刺伤右足后未就医，主要表现为张口困难、颈项紧、频繁抽搐，最可能为破伤风。其主要并发症有窒息、肺不张、肺部感染等。该患者有窒息的危险，应尽早进行气管切开，以便改善通气，清除呼吸道分泌物；必要时可进行人工辅助呼吸，还可利用高压氧舱辅助治疗。

105. 考点： 颈部淋巴结的处理

解析： C。颊黏膜癌的颈淋巴结转移率比较高，颈淋巴结肿大者需要进行治疗性颈淋巴结清扫术；淋巴结清扫不彻底容易复发；由于活检为鳞癌Ⅱ级，恶性度不高，不需要进行双侧的颈淋巴结清扫术。

106. 考点： 非霍奇金淋巴瘤和霍奇金淋巴瘤的鉴别

解析： A。非霍奇金淋巴瘤比霍奇金淋巴瘤更易有结外侵犯倾向，尤其是弥漫性组织细胞型淋巴瘤，结外累及以胃肠道、骨髓及中枢神经系统为多，同时可有咽淋巴环病变，多发生在软腭和扁桃体等，但均不能作为区分非霍奇金淋巴瘤和霍奇金淋巴瘤的依据。部分霍奇金淋巴瘤患者可有全身瘙痒，全身瘙痒可为霍奇金淋巴瘤的唯一全身症状；而非霍奇金淋巴瘤全身瘙痒很少见。因此全身瘙痒可作为霍奇金淋巴瘤与非霍奇金淋巴瘤的区别依据。

107. 考点： 宫颈癌的治疗

解析： A。根据病理及体检所见，本例应诊断为宫颈癌Ⅱa期，应行广泛子宫切除术及盆腔淋巴清扫术。

108. 考点： 口服避孕药

解析： B。短效口服避孕药服药过程中，月经前半周期出现少量阴道流血，提示雌激素量不足，应在服用避孕药的同时加服雌激素，直至停药。

109. 考点： DIC 的诊断

答案： C。

110. 考点： 膳食评价

解析： C。衡量营养素供能比例：蛋白质占10%～15%、脂肪25%～30%、碳水化合物50%～60%。儿童食物中应有50%以上的优质蛋白质以满足婴幼儿生长旺盛的需要。

111. 考点： 鳞状细胞癌的活检方法

解析： A。舌体鳞状细胞癌的活组织检查是在病变部位取一小块组织制成切片，在显微镜下观察细胞组织形态与结构，以确定病变性质，类型及分化程度，称为切取活检，切取范围不宜过大。

112. 考点： 鳞状细胞癌的药物治疗

解析： C。平阳霉素是中国于80年代开发研制成功的一种细胞毒性糖肽抗肿瘤抗菌药物，对鳞状细胞癌如对唇癌、舌癌、齿龈癌、鼻咽癌等头颈部鳞状癌有显著疗效，对皮肤癌、乳腺癌、食管癌、阴茎癌、外阴癌等有效，对肝癌、肺鳞癌有缓解作用，是治疗鳞状细胞癌首选的化疗药物。

113. 考点： 鳞状细胞癌的转移途径

解析： E。鳞状细胞癌最常见的转移是肺，而其他组织鳞状细胞癌比较少见。

114. 考点： 海绵状血管瘤的诊断

解析： B。由"头低位时肿块膨大，头恢复正常位时肿块亦恢复原状"可知体位移动试验阳性，是海绵状血管瘤的症状，B 正确。

115. 考点： 海绵状血管瘤的检查

解析： A。怀疑海绵状血管瘤时，为了确诊应采取穿刺的方法，穿刺可抽出可凝固的血液，A 正确。B 超和磁共振可用来确定海绵状血管瘤的部位、大小、范围等情况，但不能确诊，B、E 错误。X 线片不能检查出海绵状血管瘤，C 错误。海绵状血管瘤不能进行活体组织病理学检查，D 错误。

116. 考点： 海绵状血管瘤的治疗

解析： E。如果辅助检查穿刺抽出血性液体，则可确诊为海绵状血管瘤。对于海绵状血管瘤一般采取硬化剂治疗。

117. 考点： 下牙槽神经阻滞麻醉

解析： E。下牙槽神经阻滞麻醉口内法将注射器摆向对侧前磨牙区，与中线成45°角度，在下颌牙平面上方1cm平行进针，以颊脂垫尖为进针点；若颊脂垫尖不明显，可在翼下颌皱襞中点外方3mm作为进针点。

118. 考点： 拔牙并发症断根的处置

解析： B。根挺拔除断根是将挺刃插入牙根和牙槽骨板之间，如牙根断面是斜面，根挺应从斜面较高的一侧插入。

119. 考点： 拔牙后注意事项

解析：C。拔牙后患者咬住 1 ~ 2 条棉卷，作用是压迫止血、保护伤口，一般在拔牙后 30 分钟左右即可吐出。注意棉卷不要咬压过久，正常情况下，棉卷吐出后即不再出血。术后 1 天内唾液中带血丝是正常现象，拔牙后注意保护好血凝块；当天不要漱口，不要用拔牙侧咀嚼食物，不要频繁舔伤口，更勿反复吸吮、吐唾，以免由于口腔内负压增加而破坏血凝块。

120. 考点：牙龈癌的检查方法

　解析：B。活组织检查是指在病变部位取一小块组织制成切片，在显微镜下观察细胞组织形态，确定病变分期，是最为准确可靠的方法，B 正确。切除活检在确诊之前不能确定切除范围，造成早期手术创口过大，增加感染和扩散风险，A 错误。吸取活检同于细针穿刺细胞学活检，适用于唾液腺和某些深部肿瘤的诊断，C、E 错误。脱落细胞涂片镜检用于确诊天疱疮，E 错误。

121. 考点：肿瘤的分期

　解析：B。肿瘤的分期：T 表示原位癌的分期，以肿瘤最大直径的大小来评判，本患者肿瘤已经达到 3cm×3cm 大小，属于 T₂ 期；N 表示淋巴结转移分期，本患者同侧单个淋巴结转移，大小为 1.5cm×2.0cm，属于 N₁ 期；M 表示有无远处转移，此患者明显无远处转移。

122. 考点：牙龈癌辅助检查

　解析：D。牙龈癌辅助检查主要是 X 线检查，对牙龈癌有诊断意义，有助于确定病变范围和程度，表现为病变区的容骨性破坏，D 正确。B 超对深部软组织肿瘤有诊断意义，但对于口腔表面的肿瘤意义不大，排除 A，B、C、E 对口腔浅表肿瘤诊断花费过大，不建议使用，所以排除。

123. 考点：肾综合征出血热的辅助检查
　答案：C。

124. 考点：肾综合征出血热的治疗
　答案：B。

125. 考点：重度休克的诊断
　解析：D。意识模糊，甚至昏迷，皮肤显著苍白，肢端青紫，四肢厥冷，速而细弱，或摸不清，收缩压在 70mmHg 以下甚至测不到为重度休克。休克分为低血容量性休克、感染性休克、心源性休克、神经性休克和过敏性休克。低血容量性休克常因大量出血或体液丧失，或者体液积聚于第三间隙，导致有效循环血容量的降低引起。此患者应为重度低血容量性休克。

126. 考点：休克的治疗

　解析：C。休克的治疗包括一般的紧急治疗，补充血容，积极处理原发病，纠正酸碱紊乱，血管活性药的应用，治疗 DIC 改善微循环，皮质类固醇的使用和其他药物的应用等。其中，补充血容量是纠正休克引起的组织低灌注和缺氧的关键。

127. 考点：休克体位

　解析：D。休克的紧急治疗包括积极处理原发伤、病。如创伤制动、大出血止血、保证呼吸道通畅等，采取头和躯干抬高 20°~30°，下肢抬高 15°~20° 体位，以增加回心量。及早建立静脉通路，并用药维持或提高血压、保温、吸氧、适当镇痛。

128. 考点：气性坏疽的诊断

　解析：D。气性坏疽是气性坏疽梭状芽孢杆菌在缺氧环境中形成的感染。临床表现是病情急剧恶化，烦躁不安，恐惧或欣快感；皮肤、口唇变白，大量出汗、脉搏快速、体温逐步上升，皮肤表面可出现如大理石样斑纹，因组织分解、液化、腐败和大量产气（硫化氢等），伤口可有恶臭。

129. 考点：气性坏疽的治疗

　解析：B。应用抗菌药物首选青霉素，剂量需大，每天应在 1000 万 U 以上。

130. 考点：气性坏疽的病因

　解析：E。急性坏疽的致病菌广泛存在于环境中，故伤后污染此菌的机会很多，但发生此感染者不多，因此这类细菌在人体内生长繁殖需具备缺氧环境。

131 ~ 133.

　考点：拔牙创愈合

　解析：C，A，E。拔牙之后血块机化，肉芽组织形成约在 24h 开始，来自牙槽窝骨壁的成纤维细胞向血块内生长，同时来自邻近血管的内皮细胞增殖，形成血管芽，并联成毛细血管网。拔牙后 15 ~ 30min 后出血停止，形成血块封闭创口。拔牙后 3 ~ 4d，上皮自牙龈缘开始向血凝块表面生长。

134～137.

考点： 止血法的应用

解析： A，D，C，E。指压止血适用于现场无抢救器械及药品的紧急情况。颞浅动脉压迫法常用于颞部较严重的出血。结扎止血临床上最为常用且可靠。对于血液循环十分丰富而又不宜使用一般血管钳钳夹、结扎止血的组织，例如舌、头皮等部位，可采用区域缝扎止血预防和处理出血。填塞止血用于开放性和洞穿性创口、腔窦内出血、组织缺损或颈静脉破裂出血而不能缝合结扎的情况。

138～140.

考点： 麻醉药的选择

解析： D，C，B。普鲁卡因是属于短效脂类局麻药，作用时间短，弥散能力差，不用于表面麻醉；丁卡因属于长效局麻药，脂溶性高，穿透能力强，适用于口腔颌面部软组织范围较大的手术；利多卡因为酰胺类局麻药，麻醉强度大，起效快，弥散能力强，可引起心脏传导速度减慢、房室传导阻滞，可治疗室性心律失常；布比卡因属于长效局麻药，麻醉能力强，作用持久，适用于费时间较长的手术。

141～142.

考点： 面神经麻痹体征

解析： B，D。吉兰-巴雷综合征又称急性特发性多神经炎或对称性多神经根炎。临床上表现为进行性上升性对称性麻痹、四肢软瘫以及不同程度的感觉障碍。所以出现双侧面瘫，出现双眼闭合无力，露齿口角无歪斜。特发性面神经麻痹亦称周围性面瘫，右侧特发性面神经麻痹表现为右侧面部表情肌肉瘫痪，出现右眼闭合无力，右侧鼓腮无力，露齿时口角向左歪。

143～144.

考点： TMD封闭疗法

解析： B，C。2%普鲁卡因2～3ml用于翼外肌痉挛封闭。泼尼松龙加入2%利多卡因用于关节盘后区损伤封闭，有利于炎症消退和组织的恢复。

145～146.

考点： 消毒灭菌法的应用

解析： A，D。高压蒸汽灭菌是在高温高压条件下产生蒸汽，利用高压蒸汽的强穿透力进入器械内部结构深层杀灭病菌，是牙科手机的首选灭菌方法。酚类可用于表面和浸泡消毒，对细菌、病毒、结核分枝杆菌有效，对芽孢无效，可见光固化器手柄消毒推荐使用酚类消毒。

147～148.

考点： 颈部疾病的诊断

解析： E，D。甲状腺癌的放射性核素扫描多为冷结节，即无功能的甲状腺结节。而功能亢进性甲状腺腺瘤的放射性核素扫描多表现为热结节，即有功能的结节，能够分泌甲状腺激素，临床可有甲状腺功能亢进的症状。

149～150.

考点： 外科感染致病菌脓液的特点

解析： E，B。变形杆菌感染的表现是脓液具有特殊恶臭。溶血性链球菌感染的表现是容易扩散、缺乏局限化；脓液稀薄、量大、淡红色；虽易引起败血症，但一般不发生转移性脓肿。

第四单元

1. 考点：排牙原则

解析：B。排列上前牙的参考标志，上中切牙唇面到切牙乳突中点距离一般为 8~10mm，年龄大、牙槽嵴吸收严重者，此距离应当缩短；两侧上颌尖牙顶连线通过切牙乳突中点或后缘（年老者及牙槽嵴吸收严重者）；上颌尖牙唇面与腭皱的侧面通常相距 10.5mm；上前牙切缘在唇下露出 2mm，年老者、上唇长者露出较少。年轻人，上颌尖牙顶连线通过切牙乳突中点。

2. 考点：𬌗支托的作用

解析：A。𬌗支托可以支撑、传递𬌗力，通过它使义齿受力时不会向龈向下沉。𬌗支托可稳定义齿，阻止义齿游离端翘起或摆动。𬌗支托可防止食物嵌塞和恢复𬌗关系，若余留牙之间有间隙，则放置𬌗支托可防止食物嵌塞。

3. 考点：牙列缺失

解析：C。自然牙列完整者，舌体受到牙列的限制，不会向外扩展。患者息止颌位时，舌体前部边缘抵在上颌硬腭前缘。牙列缺失后短时间内，舌体前部边缘在牙槽嵴顶。

4. 考点：协调的𬌗关系内容

解析：E。正中𬌗时达到广泛的尖窝接触关系，A 正确。达到正中𬌗、前伸𬌗和侧𬌗没有早接触，B 正确。前伸𬌗时，上下前牙有接触，后牙无接触，是前伸𬌗平衡；侧𬌗时，上下颌牙呈组牙接触，非工作侧不接触，D 正确。

5. 考点：全口义齿人工排列成平衡𬌗的目的

解析：C。全口义齿的平衡𬌗是指下颌作前伸、后退或侧方运动时上下颌相关的牙都能同时接触。全口义齿的平衡𬌗可防止义齿基托翘动和防止无牙颌组织产生压痛，延缓牙槽骨吸收，C 正确；而提高咀嚼效率与上下牙齿的接触面积和颌位关系的正确与否等有关，A 错误；义齿的固位与基托的大小及与黏膜的密合程度等有关，B 错误；美观与人工牙的大小颜色及排列有关，D 错误；咬舌与后牙的排列及𬌗平面的高低等有关，E 错误。

6. 考点：牙冠缺损的修复

解析：B。问诊包括主诉，也就是患者就诊的主要原因和迫切要解决的问题。其次是现病史，一般包括主诉疾病开始发病的时间、原因、发展进程和曾经接受过的检查和治疗。然后是既往史，要侧重了解与本病有关的部分。

7. 考点：牙体缺损修复治疗的原则

解析：A。牙体缺损修复治疗设计时要遵循生物、机械与美观三大原则，B 符合生物原则，C 符合美观原则，D 符合生物原则，E 符合机械原则，而 A 不符合这三项原则。

8. 考点：间接固位体

解析：B。间接固位体的作用主要是防止翘起、摆动、旋转、下沉等不稳定因素。

9. 考点：全口义齿基托

解析：D。全口义齿基托的边缘伸展要求：在不妨碍周围组织功能活动的前提下，应充分伸展，并有适宜的厚度和形态。基托边缘伸展不足会减小基托的吸附面积，影响固位。而基托过度伸展则会妨碍周围组织的功能活动，对义齿产生脱位力，会破坏义齿的固位，并造成周围软组织的损伤。实践证明，为达到以上要求，上颌全口义齿的后缘应在腭小凹后 2mm，下颌后缘应覆盖整个磨牙后垫。

10. 考点：可摘局部义齿的稳定

解析：A。造成可摘局部义齿转动性不稳定的支点不包括切牙乳突。转动性不稳定可能是由于义齿的某些部位与口腔组织间形成支点导致的，可能有两种情形，一种是支托、卡环等在牙上形成支点；另一种是基托在其下方的组织上形成支点，如骨性突起、硬组织倒凹。切牙乳突是软组织，一般不会形成支点，但可能会引起局部压痛。

11. 考点：牙松动度的判定标准

解析：C。牙齿松动度检查是用镊子夹住牙齿切端或抵住面的面窝沟，做唇（颊）舌（腭）向、近远中向和上下推（摇）动，按不同的动度记录为Ⅰ度松动：唇（颊）舌（腭）向松动，或松动幅度小于1mm；Ⅱ度松动：唇（颊）舌（腭）向松动和近远中向松动，或松动幅度在1~2mm；Ⅲ度松动：唇（颊）舌（腭）向松动、近远中向及垂直方向也均有松动，或松动幅度大于2mm。

12. 考点：金瓷冠基底冠

解析：A。金瓷的交界处应该是清晰光滑连续的。金属和瓷是端对端对接，即金属基底在金瓷交界处的外形呈直角，但是内角是圆钝的。

13. 考点： 无牙颌口腔专项检查

答案： E。

14. 考点： 树脂粘接机制

解析： C。树脂粘接水门汀是近年来发展非常迅速的一种粘接水门汀，其粘接强度高、自身强度高、颜色美观、不溶于唾液，可用于固位性较差、需要提高粘接力的修复体的粘结，亦可用于贴面、粘接固定桥等以粘接固位力为主的修复体的粘接。但其费用较高、操作较复杂、技术敏感度高。对牙釉质的粘接需先使用磷酸等酸蚀。

15. 考点： 铸造卡环和锻丝卡环联合应用的目的

解析： A。铸造卡环和锻丝卡环联合应用的目的主要是联合双方的优点——既能够具有铸造卡环的强固位力，又能够具有锻丝卡环的强卡抱能力，A 正确。而 B、C、D、E 虽然也是铸造卡环或者锻丝卡环的优点，但不是联合应用的目的。

16. 考点： 卡环固位臂尖的位置

解析： E。导线的𬌗向部分为基牙的非倒凹区，导线以下龈向部分为基牙的倒凹区。卡环固位臂尖应位于基牙的倒凹区内，是卡环产生固位作用的部分，可防止义齿的𬌗向脱位。

17. 考点： 后牙𬌗面形态的选择

解析： C。后牙主要作用在于完成咀嚼功率，还要重视义齿承托组织的保健。重要的是选择与牙槽嵴状况相适应的后牙𬌗面形态。

18. 考点： RPI 卡环组

解析： E。邻面板是在与邻缺隙侧基牙的远中预备导平面，在卡环组上制作与之相接处的垂直型导板，该板向舌侧伸展至远舌轴面角。卡环组中的 I 杆对颊侧卡环臂起到对抗作用。

19. 考点： 卡环稳定作用

解析： A。卡环臂为卡环的游离部，富有弹性，起阻止义齿𬌗向脱位的作用，没有稳定作用。

20. 考点： 修复前外科处理

解析： C。义齿修复前应有充分的估计和判断，及时施行修整术。骨隆突常发生在：下颌前磨牙舌侧，一般双侧对称，也可为单侧；腭中缝处，也称为腭隆突；上颌结节，结节过度增生形成较大的骨性倒凹。牙齿拔除后由于骨质的吸收不均，常可形

成骨尖或骨突。而磨牙后垫属于软组织，并不能够进行义齿的骨性隆突修整术。

21. 考点： 平均倒凹法的应用

解析： E。对于缺牙间隙多、倒凹大的病例，应采用平均各基牙倒凹的垂直向就位道。

22. 考点： 𬌗支托尺寸要求

解析： A。𬌗支托要有足够的强度，同时又要保护基牙，少磨牙的原则，要求非贵金属应 1.5mm 厚，金合金应厚 2.0mm，A 错误。𬌗支托颊舌向宽度约为磨牙颊舌径的 1/3 或双尖牙颊舌径的 1/3 ～ 1/2。其长度为磨牙近远中径的 1/4 ～ 1/3 或双尖牙近远中径的 1/3 ～ 1/2，B、C、D、E 均正确。

23. 考点： 金瓷冠中合金与瓷粉的要求

解析： E。当烤瓷合金的热膨胀系数小于瓷时，瓷层内将形成不利的拉应力，容易发生瓷裂或剥脱。

24. 考点： 金属基托

解析： E。基托覆盖在无牙牙槽嵴上，其作用是供人工牙排列附着、传导了分散的𬌗力，并能把义齿各部分连成一整体。基托按材料不同可以分为塑料基托、金属基托和金属网加强塑料基托。金属基托多由金属铸造或锤造而成，因金属强度大，不易折断，且可以把基托做的较薄，较小，患者感觉舒适，排除 A、D；所用的合金化学稳定性好，为良导体，故温度传导作用好，但制作较复杂，而且修补和加补比较困难，排除 B、C。

25. 考点： 过敏性疼痛的原因

解析： E。粘固剂刺激产生的过敏性疼痛，应是在全冠粘固时出现的，而不是在粘固后较长时间之后才发生。

26. 考点： 可摘局部义齿基托伸展的范围

解析： D。可摘局部义齿主要依靠各种类型固位体的固位效果，尽管基托有一定的辅助固位效果但仍应该尽可能地缩小基托伸展范围，以便患者获得最佳的舒适感。

27. 考点： 卡臂尖的作用

解析： E。𬌗力通过人工牙、大小连接体、卡环体以及基托传导到颌骨硬组织以及基牙上。而卡臂尖位于倒凹区内，在卡环体受到𬌗力时或静止时，卡臂尖对基牙无作用力，只有当可摘局部义齿受到𬌗方脱位力时，才发生固位作用，防止𬌗向脱位。所以卡臂尖没有传导𬌗力的作用。

28. 考点：可摘局部义齿的组成和基本要求

解析：E。杆形卡环固位作用是由下向上呈推型固位，尤其适合后牙游离端缺失的末端基牙，它的对侧需要有平衡对抗臂。

29. 考点：可摘局部义齿

解析：A。可摘局部义齿连接体无弹性，是连接义齿各个组成部分的刚性结构，连接体位于基牙倒凹区则会出现义齿就位困难，如强行将义齿就位则出现摘取困难。

30. 考点：增强基牙与修复体抗力形的措施

解析：A。抗力指的是患牙和修复体具有良好的机械强度，能够行使正常的口腔功能，而不会发生变形折断的能力，包括患牙组织的抗力和修复体的抗力两方面。A说法不正确，因为无基釉不去除，容易在行使功能时折断，而影响抗力。

31. 考点：可摘局部义齿基托的功能

解析：A。基托的主要作用是供人工牙排列附着，传导和分散殆力；将义齿的各个部分连接在一起，修复缺损的软、硬组织，能够加强义齿的固位和稳定，也有防止义齿旋转和翘动的间接固位作用。

32. 考点：整体铸造支架式义齿的特点

解析：C。整体铸造支架式义齿具有坚固耐用、体积明显减小、增加美观和舒适感、温度传导性好，但同时对制作设备要求较高、适应证要求严格、戴用后修理与增补人工牙困难等特点。

33. 考点：冠修复体粘结力影响因素

解析：A。粘结力与粘结面积成正比，B正确。粘固剂的稠度应适当，过稀或过稠都影响粘结力，C、D正确。粘结面上有水分影响化学粘固剂的粘结作用，E正确。粘结力与粘固剂的厚度成反比，A错误。

34. 考点：RPI卡环组

解析：C。远中殆支托义齿受力后，基牙常向远中倾斜，而近中殆支托义齿受力后，即使有使基牙向近中倾斜的殆力，但由于得到近中余留牙的支持，可以保持不动。因此，用近中殆支托可消除或减少基牙所受的扭力。

35. 考点：全口义齿基托折裂的原因

答案：E。

36. 考点：口腔二级预防

解析：D。牙体外科属于三级预防；氟化物应用、饮食控制、封闭窝沟属于一级预防。二级预防旨在早期发现早期诊断、早期治疗，减轻已发生的牙周病的严重程度，控制其发展。

37. 考点：口腔流行病学的研究方法

解析：A。口腔流行病学的研究类型有描述性研究方法、分析性研究方法和实验性研究方法，第二次全国口腔流行病学抽样调查属于描述性研究方法，包括横断面研究、纵向研究及常规资料分析，D、E错误。横断面研究调查某一特定时间点上的情况，A正确。纵向研究调查某一人群随时间变化的情况，B错误。常规资料分析是对已有的资料或者疾病监测记录做分析或总结，C错误。

38. 考点：线性回归分析的相关系数

解析：B。欲了解两个随机变量X与Y之间的相关关系及密切程度，可用直线相关分析方法。两个变量之间的相互关联状况用相关系数（r）表示。r的绝对值大小表示两变量之间直线联系的密切程度。

39. 考点：龋病严重程度的指数

解析：A。龋均指受检查人群中每人口腔中平均龋、失、补牙数，反映受检查人群龋病的严重程度。无龋率主要用来表示一个地区人群中某些年龄组的口腔健康水平和预防措施的成果。患龋率用于比较和描述龋病的分布等。充填比率反映地区口腔保健工作的水平等。龋病发病率用于估计龋病流行强度等。

40. 考点：牙周病基础治疗

解析：B。牙周炎治疗应坚持以局部治疗为主的原则。局部治疗包括控制菌斑，彻底清除牙石，平整根面等。龈上洁治术和龈下刮治术是牙周病的基础治疗。

41. 考点：口腔癌的一级预防

解析：B。口腔癌的一级预防是以病因预防为主。在致癌因素中，烟草是最大的癌症诱发物，故吸烟是最危险的习惯。因此我国口腔癌的一级预防应着重从吸烟与饮酒的危害性方面进行教育，B正确。A、C、E虽然也是一级预防但比较烟酒不是着重预防的对象。二级预防是三早预防，早发现、早诊断、早治疗，D是属于二级预防。

42. 考点：影响口腔健康的因素

解析：A。影响口腔健康的因素有很多，但是意识是必不可少的，很多患者都表现出口腔健康知识的匮乏，还有很多民众对于口腔健康知识有很大的误区，要想提高民众的口腔健康水平，必须先从思想上进行武装。

43. 考点：学龄前儿童口腔保健
解析： A。学龄前儿童使用含氟牙膏，每次用豌豆粒大小的量，应在家长监督与指导下使用。

44. 考点：氟牙症
解析： D。氟牙症为慢性氟中毒早期最常见且突出的症状，慢性氟中毒的临床表现是氟牙症、氟骨症以及神经系统、骨骼肌和肾脏等非骨相伤害。

45. 考点：老年人口腔保健内容
解析： C。老年人牙周状况比较差，牙龈萎缩，牙槽骨退缩比较严重，所以牙间隙比较大，更需要清洁牙间隙，以免食物嵌塞，菌斑堆积，加重牙周炎，C正确。

46. 考点：医院感染的传播途径
解析： E。医院感染的传播途径主要分为：①接触传播：病原微生物从患者或带菌者直接传给接触者；②血液传播：乙型肝炎病毒、巨细胞病毒和人类免疫缺陷病毒等均可通过血液途径传播；③呼吸道传播：空气中飘浮着带病原微生物的气溶胶微粒和尘埃，被易感者吸入可能导致医院感染；④消化道传播：耐药性铜绿假单胞菌甚至葡萄球菌可随其污染的饮水或食物进入患者肠腔并定植，可发生自身感染；⑤经药品和医疗器械传播。

47. 考点：最佳窝沟封闭时间
解析： C。牙萌出后达到殆平面即适宜作窝沟封闭，一般是萌出后4年之内，乳磨牙在3～4岁，第一恒磨牙在6～7岁，第二恒磨牙在11～13岁为最适宜封闭的年龄。

48. 考点：巴斯刷牙法要领
解析： A。Bass刷牙要领：手持刷柄，刷毛指向牙根方向（上牙刷毛向上，下牙刷毛向下），刷毛约与牙长轴成45°，轻度加压使刷毛尖端进入牙齿和牙龈交界的地方（龈沟），以短距离（2～3mm）水平拂刷颤动牙刷，至少颤动10次。

49. 考点：信息偏倚
解析： E。信息偏倚又称观察偏倚，指在收集整理资料阶段由于观察和测量方法上有缺陷，使病例组和对照组获得不同的信息而产生系统误差。主要有回忆偏倚和调查偏倚。检查的器械不正确是测

量方法的问题，A正确。患者回忆偏差也属于观察方法，B正确。C掌握标准也属于观察方法，C正确。调查前标准性实验属于实验方法，D正确。E属于最后的病例的分析，不属于资料整理收集阶段，E错误。

50. 考点：口腔临床消毒液种类
解析： D。酚类溶液、乙醇溶液、碘伏溶液和次氯酸钠溶液是口腔常用临床消毒液。而煤酚皂溶液由于刺激性较大不用于口腔内的消毒。1%～2%水溶液用于手和皮肤消毒；3%～5%溶液用于器械、用具消毒；5%～10%溶液用于排泄物消毒。

51. 考点：覆盖式全口种植义齿的附着体
答案： B。

52. 考点：牙种植材料
解析： B。钛是一种活泼元素，在暴露于空气中的瞬间即可在其表面形成一层菲薄的二氧化钛氧化膜，后者很高的惰性确保钛的良好的生物相容性；钛密度低，机械强度高，弹性模量更接近骨组织，这就使得钛具有十分理想的生物力学相容性；钛还具有良好的机械加工性能。因此，钛及钛合金由于具有良好的生物学性能和理想的力学性能，成为目前应用最广、最常用的种植体金属材料。

53. 考点：舌杆距离龈缘的位置
解析： B。舌杆位于下颌舌侧龈缘与舌系带、黏膜皱褶之间，距龈缘3～4mm。

54. 考点：嵌体的适应证
解析： C。嵌体的适应证：各种严重的牙体缺损已涉及牙尖、切角、边缘以及殆面，需要咬合重建者，因牙体缺损导致的邻接不良或食物嵌塞者，作为固定桥的固位体。牙体预备后，剩余的牙体可以耐受功能状态下的各方向殆力不折裂，并能为嵌体提供足够的固位形，则为嵌体的适应证。

55. 考点：延伸卡环的作用
解析： B。延伸卡环用于基牙松动或基牙无法获得足够固位力，将卡环臂延长至邻牙倒凹区以获得固位，有固定基牙夹板的保护作用。

56. 考点：各型固位体固位力的比较
解析： B。传统的固位体有3种类型：冠内固位体、冠外固位体、根内固位体。全冠为临床上应用最广、固位力最强的修复体，包括金属全冠、金属烤瓷全冠、金属树脂全冠。

57. 考点：固位形的应用

解析： E。常用的固位形：环抱面固位形、钉洞固位形（针道形）、沟固位形、洞固位形（鸠尾），后三者作为辅助固位形，但鸠尾一般用于邻殆面缺损的修复，可增加修复体的固位力。

58. 考点：前腭杆

解析： B。前腭杆应位于腭皱襞之后、上腭硬区之前。后腭杆位于上颌硬区之后，颤动线之前，两端微弯向前至第一、第二磨牙之间。

59. 考点：复合固定桥

解析： E。固定桥的类型有双端固定桥、半固定桥、单端固定桥和复合固定桥。其中，复合固定桥是由前3种中的2种或3种基本类型的固定桥组合而成，包括的基牙数目多而且分散，要获得共同就位道比较困难。

60. 考点：可摘局部义齿最易造成疼痛的部位

解析： B。患者戴用可摘局部义齿后最易造成疼痛的部位是选项A、C、D、E所述的部位，因为这些部位是骨质突起的部位，该部位黏膜较薄、弹性差，不易缓冲殆力，所以容易出现戴牙后的疼痛。而选项B中的牙槽嵴表面有高度角化的复层鳞状上皮，其下有致密的黏膜下层，能承受咀嚼压力，该区是殆力主承托区，戴义齿后正常情况下不该出现疼痛。

61. 考点：全口义齿固位

解析： C。全口义齿基托边缘与周围的软组织始终保持紧密的接触，形成良好的边缘封闭，使空气不能进入基托与黏膜之间，在基托黏膜之间形成负压。没有良好的边缘封闭就无大气压力作用而言。

62. 考点：面弓转移的目的

解析： E。面弓转移的目的是将上颌与颞下颌关节的关系转移到殆架上，使固定于殆架上的上颌模型与殆架的髁球之间的位置关系与人体一致，以避免因转动中心位置的差异而导致全口义齿人工牙在殆架上的咬合接触关系和接触滑动运动轨迹与义齿戴入口内后的实际情况不一致。

63. 考点：全口义齿的排牙

解析： E。上颌第一人工磨牙的排列要点：近中邻面与上颌第二前磨牙远中邻面接触，两个舌尖均对向下后牙槽嵴连线，近中舌尖接触殆平面，B正确；近舌尖、近颊尖离殆平面1mm，C正确；

远颊尖离开殆平面1.5mm，D正确；颈部微向腭侧和近中倾斜，A正确。

64. 考点：固位形式

解析： A。牙槽嵴的形态可影响全口义齿的固位，而与固定义齿的固位无关系，即牙槽嵴的固位不属于固定义齿的固位形式。

65. 考点：卡环的应用

解析： D。回力卡环常用于后牙游离端缺失，基牙为前磨牙或尖牙，牙冠较短或呈锥形；延伸卡环用于基牙松动或基牙外形圆凸无倒凹无法获得足够固位力者；三臂卡环多用于位置较为正常的健康基牙；圈形卡环多用于最后孤立的磨牙上，牙向近中舌侧（多为下颌）或近中颊侧（多为上颌）倾斜；对半卡环主要用于前后有缺隙、孤立的前磨牙或者磨牙。

66. 考点：牙体预备

解析： B。高嵌体的固位主要靠钉洞或嵌体的箱状洞形固位。磨牙常采用4个钉洞固位形；如有局部缺损，也用小箱状固位形。钉洞应避开牙尖和髓角分散于近远中窝及颊舌沟内，深度超过釉质牙本质界（一般为2mm），直径为1mm。预备时沿牙长轴方向进行，钉洞之间必须相互平行，为此可采用带平行控制仪的弯机。

67. 考点：腭小凹

解析： C。腭小凹是口内黏膜导管的开口，位于上腭中缝后的两侧，数目多为2个，上颌义齿后缘一般应在腭小凹后2mm处。

68. 考点：全口义齿的固位

解析： A。全口义齿的固位是指义齿抵抗从口内垂直脱位的能力。如果全口义齿固位不良，患者在张口时即容易脱位。全口义齿的稳定是指：义齿对抗水平和转动的力量，防止义齿侧向和前后向脱位。如果义齿不稳定，在说话和吃饭时则会侧向移位或翘动，不仅造成义齿脱位，对牙槽嵴也将产生创伤性力量。全口义齿的稳定是在其有固位的前提下产生的。

69. 考点：义齿修复的影响

解析： E。积极乐观、富有耐心、持之以恒的患者对全口义齿能主动适应，对全口义齿易于满意；性格急躁、执拗性高、敏感精明的人则归咎于义齿的不适，对克服困难是消极的，对全口义齿满意度低。

70. 考点： 桩核冠的优点

解析： B。桩核冠的优点为：①如人造冠需要重做，可以换冠而不用换桩核；②如果需要作基牙，即使原牙长轴方向与其他基牙不一致，也可将核的方向略作调整而使其与其他基牙的就位道一致。牙的轻度错位也可用改变核的方向的办法使冠恢复到正常位置；③桩核与冠是分别完成的，可将不能做全冠大面积牙体缺损的以全冠形式进行修复。

71. 考点： 牙龈疼痛的原因

解析： D。前牙区牙槽较突，基托进入倒凹内，可引起戴义齿时前牙区牙龈疼痛，前牙区牙槽较突可以不放基托。

72. 考点： 修复体戴入后的问题和处理

解析： E。修复体穿孔或破裂等多由于厚度不足、𬌗力大或调𬌗过多所致。如不加以及时处理，就会造成继发龋，甚至发展成为牙髓炎。因此应及早发现，进行认真的检查和分析。修复体穿孔与破裂者，一般均应将修复体取下，根据具体原因可重新制备预备体，或是换用高质量的修复材料。修复体穿孔多因牙体预备不足所致。

73. 考点： 隐裂牙的治疗

答案： B。

74. 考点： 金属烤瓷冠修复的评价

解析： E。本题中已描述到"颈部探针可探入"表示该修复体颈部边缘与牙体组织不密合，即颈部与牙体间隙过大，E 正确。金 - 瓷结合区要求避开咬合功能区，该患者修复体正中𬌗时有上中切牙切端位于烤瓷区，即金 - 瓷结合区不在咬合功能区内，D 错误。而邻接处牙线勉强通过，说明邻接不紧不松，B、C 错误。

75. 考点： 固定桥的类型

解析： D。固定桥的类型有：①双端固定桥；②半固定桥；③单端固定桥；④复合固定桥。其中，复合固定桥是由①～③中的 2 种或 3 种基本类型的固定桥组合而成，固定桥包括 4 个以上的牙单位，为复合固定桥。

76. 考点： 磨牙纵向隐裂累及牙髓的修复

解析： B。此患者是磨牙纵向隐裂累及牙髓，所以需要制作全冠保护此牙，以免隐裂造成牙体折断，排除 C、E。锤造全冠现被铸造全冠取代，排除 A。此患者牙冠较短，咬合紧，所以咬合压力

大，瓷全冠不能耐受很大的咬合压力，排除 D。而铸造全冠既可以保护隐裂磨牙，又可以耐受较大的咬合压力。

77. 考点： 义齿咬合疼痛的处理

解析： E。义齿造成黏膜压痛是因为义齿在上腭部缓冲不足，导致在行使功能时，压迫黏膜导致上腭部疼痛，黏膜红肿，所以需要在上腭部缓冲不足的部位进行相应的缓冲，E 正确。调整咬合可以减少义齿的脱位，与黏膜压痛无关，排除 A。基托组织面重衬是增加边缘封闭，排除 D。硬腭区重衬对减轻压痛无关，排除 B。此患者不需要重新制作义齿，可以通过组织面缓冲处理解决压痛，排除 C。

78. 考点： 固定义齿修复印模

解析： B。硅橡胶印模材料是印模质量最佳的一种材料，适用于各种义齿修复印模，由于其价格较高，目前临床上多用于精密铸造和高档次义齿修复时的使用。印模膏不适宜作为工作印模材料，海藻酸盐是临床上应用最广泛的一种印模材料，但就精确而言，首选硅橡胶。

79. 考点： 可摘局部义齿戴入后出现的问题及原因

解析： B。咬唇是由于上下前牙的覆盖过小，使唇部软组织向内凹陷，造成咬唇，B 正确。而 A 是覆盖过大，A 错误。正常情况下，上前牙切端应在上唇缘下 2mm，前牙排成深覆𬌗后，上下前牙达到对刃时，下颌需要下降更多，因此不易咬下唇，C 错误。垂直距离低会导致鼻唇沟加深，面容苍老，D 错误。下唇是靠上下前牙来支持以保持正常的外形，E 错误。

80. 考点： 冠修复

解析： C。前牙的部分冠不覆盖唇面，当不影响固位力形与抗力形时，部分冠比全冠更符合保存修复原则，如能完整保留唇颊面，则保留了真实、自然的外观。使用金属全冠不美观，桩核应先做根管治疗。

81. 考点： 修复体戴入后的问题和处理

解析： D。修复体牙尖斜度大会导致承受大的侧向𬌗力，容易造成牙尖折裂；食物嵌塞、龈缘过长刺激、轴面突度过小，食物撞击牙龈，都会导致牙龈红肿。

82. 考点： Kennedy 分类

解析： C。第一类：双侧缺隙位于余留牙的远

中，即双侧远中游离缺失。第二类：单侧缺隙位于一侧余留牙的远中，即单侧远中游离缺失。第三类：缺隙位于牙弓一侧，缺隙前后均有余留牙，即单侧非游离缺失。第四类：单个越过中线的缺隙，位于所有余留牙的近中。缺隙的数目有亚类代表即另有一个缺隙为第一亚类，另有两个缺隙为第二亚类。

83. 考点： 烤瓷全冠修复

解析： D。前牙缺损在切 1/3，可做烤瓷熔附金属全冠、烤瓷全冠、复合树脂贴面、塑料全冠修复。金属全冠将影响美观。切 1/3 固位差，不能直接进行充填修复。嵌体修复因牙体固位的要求而需要去除一些组织，将使固位差。由于切 1/3 折裂，牙冠大部分保存，首选烤瓷全冠而不是烤瓷桩核冠。

84. 考点： 牙龈出血的原因

解析： B。由于接触点松引起食物嵌塞、龈红肿、牙龈出血。正常邻面接触应该是牙线进入邻间隙应受到与正常邻接关系相同的阻力。

85. 考点： 选择基牙的冠根比最低限度

解析： D。冠根比为 1：1 是选择基牙的最低限度，由于左下 1 冠根比为 1.5：1，根短，显然左下 1 不符合桥基牙的条件，无论另一端的基牙选择何种类型的修复体，都没有意义，只能增加该侧的基牙。

86. 考点： 桩核

答案： E。

87. 考点： 桩冠修复的牙体预备

答案： B。

88. 考点： 全口义齿戴入后出现的问题

解析： B。全口义齿咀嚼功能不好的原因，常常上下颌牙齿接触面积小，或在调磨咬合过程中磨去应有的尖窝解剖的形态，或垂直距离低。患者全口义齿使用了 7 年，已经存在很大程度的磨耗，进而导致患者的面下 1/3 距离减少，患者颏前突，口角下垂，咀嚼无力效率低，呈明显的苍老面容。

89. 考点： 修复体使用后出现的问题

解析： D。修复体戴用一段时间后出现的自发性疼痛，多见于继发龋引起的牙髓炎。该患者 2 年前做过全冠修复治疗，并且有牙颈部探诊空虚，探痛明显，符合颈部继发龋引起的牙髓炎。

90. 考点： 义齿制作

解析： B。患者缺 1268、| 8 一般情况下予不恢复，前后牙均有缺失，制作义齿时将模型向后倾斜，就位道为由前向后，此时，为基牙向缺隙相反方向倾斜时所画出的导线，基牙上主要倒凹区远离缺隙侧。卡环为正型卡环，卡环臂在倒凹区，卡环体在非倒凹区，卡环尖应向远中。

91. 考点： 全口义齿戴入后出现的问题

解析： D。义齿在正中咬合和侧殆时有早接触或殆干扰，殆力分布不均匀，在牙槽嵴顶或嵴的斜面上，产生弥漫性发红的刺激区域，引起疼痛。该患者上下全口义齿固位尚好，边缘伸展合适，人工牙排列正常，正中咬合也很好，只有在侧殆时义齿活动明显，是由于侧方运动时牙尖的殆干扰，必须找出早接触点和殆干扰部位，给予磨除达到平衡殆。

92. 考点： 沟固位形

解析： C。沟固位形是一种常用的辅助固位型，如用于部分冠的邻轴沟，还可用于全冠或嵌体的轴面用来增加固位。沟固位型可增加修复体与预备体的接触面积，使摩擦力和粘接力增加，但更重要的是增加了预备体对修复体的约束力，减少了修复体移位的自由度。

93. 考点： 全冠龈边缘的最佳位置

答案： B。

94. 考点： 可摘局部义齿的应用

解析： E。可摘局部义齿是指利用口内余留的天然牙、黏膜、牙槽骨作支持，借助义齿的固位体及基托等部件取得固位和稳定，用人工牙和基托恢复缺损的牙齿及相邻的软硬组织，患者可自行摘戴的一种修复体。

95. 考点： 义齿固位差的处理

解析： E。此患者义齿容易咀嚼时脱落，而不是佩戴时脱落，所以不能通过改变就位道增加固位力；固位倒凹尚够；磨薄基托抛光面会影响义齿强度；减小牙尖斜度会减少侧向力，而减小侧向脱位，但不能解决固位差的问题；增加卡环能够增加义齿的固位和稳定。

96. 考点： 金属舌面烤瓷桩冠的应用

解析： D。咬合在金属上与咬合在瓷上对于预备量的要求是不同的。对于后牙，殆面为金属覆盖者要求殆面有 1～1.5mm 的磨除量，而殆面为全瓷覆盖时则需要 2mm 的磨除量。因此，对于咬合紧或𬌗龈距小的牙齿选用咬合面为金属的部分瓷覆盖。

97. 考点：确定正中咬合关系的方法

解析：C。由于缺牙数目较多，故不能在模型上利用余留牙确定上下颌牙齿的𬌗关系，A 错误。另外患者口内右侧不能保持上下颌垂直关系，所以也不能采用蜡𬌗记录确定，B 错误。而𬌗堤记录法适用于单侧游离缺失，上下牙列所缺牙齿无对𬌗者，该患者缺失牙齿属于此种类型，C 正确。在可摘义齿修复中，不需要确定非正中𬌗关系，D、E 错误。

98. 考点：𬌗关系的处理

解析：E。口内做正中𬌗时，后牙𬌗接触，前牙开𬌗，或者前牙𬌗接触，后牙𬌗不接触，未能出现广泛的𬌗接触，为𬌗关系记录错误，需要重取𬌗关系记录。

99. 考点：牙体缺损的治疗

解析：C。纤维桩是由玻璃纤维或碳纤维增强的环氧树脂复合材料的预成品，适用于全瓷冠修复，避免金属核透色。前牙冠折近 1/2，可首选充填方法。

100. 考点：牙尖交错位

答案：A。

101. 考点：牙列缺失

答案：E。

102. 考点：初戴全口义齿后出现的问题

解析：D。全口义齿就位时疼痛，戴入后缓解，表明义齿就位时就位道有组织倒凹，义齿基托与组织摩擦产生疼痛，一旦越过倒凹区就位后疼痛即缓解。而 A、B、C、E 是全口义齿初戴后出现疼痛的原因。

103. 考点：固定义齿移动方向

解析：C。该患者 3̲4̲ 固定桥的修复，此处颊舌向的受力平衡，当固定桥接受垂直向均衡的力时，力基本沿基牙的长轴方向传导，两端基牙同时被压向牙槽窝，多数牙周膜纤维受到牵拉力，只要力度适当，有利于基牙的健康和固定桥的固位，如果设计不当，最容易发生𬌗向的脱位移动。

104. 考点：可摘局部义齿戴入后问题

解析：D。上前弓区基托伸展过长，影响唇、

颊、舌系带及周围肌的活动，使上唇向下活动时疼痛；卡环过紧，基托贴牙面，倒凹区基托缓冲不够，患者没有掌握义齿摘戴方向和正确方法，都可造成摘戴义齿困难。

105. 考点：前伸𬌗平衡

解析：B。切道斜度是指切道与𬌗平面相交所成的角度。其斜度大小，为上、下颌前牙间所存在的覆盖与覆𬌗程度所影响。前牙接触，左、右侧上、下第二磨牙不接触的原因是切道斜度偏大或牙尖平衡斜面斜度偏小，义齿选磨时只有将接触的切道斜度减小。

106. 考点：捷径调查概念

解析：C。捷径调查，是 WHO 推荐的一种调查方法，其目的是为了在较短的时间内了解某群体的口腔健康状况。这种方法只调查有代表性的指数年龄组（5 岁、12 岁、15 岁、35～44 岁、65～74 岁）的人群，经济实用，节省时间和人力。

107. 考点：龋病的治疗

解析：A。窝沟封闭术是窝沟龋的有效预防方法，能安全、有效地降低乳磨牙和磨牙的患龋率，大大地减少龋病对儿童身心发育的影响，节省因治疗而花费的时间和资源；窝沟封闭对年龄有一定的要求：乳磨牙，3～4 岁时适宜作窝沟封闭；第一恒磨牙，6～7 岁时适宜作窝沟封闭。该患儿 6 岁，第一恒磨牙发现似有初期龋损，应行窝沟封闭。

108. 考点：刷牙指导

答案：A。

109. 考点：窝沟封闭术的步骤

解析：C。窝沟封闭术步骤中酸蚀后用水彻底冲洗，通常用水枪或注射器加压冲洗牙面 10～15 秒，边冲洗边用排唾器吸干，去除牙釉质表面的酸蚀剂和反应产物。

110. 考点：氟中毒的急救处理

解析：D。一次性大量误服氟化物，可造成急性氟中毒，主要症状是恶心、呕吐、腹泻甚至肠道出血等；重者引起心、肝、肾器质性损害，以至昏迷。患者通常可在 4 小时内死亡或康复。急救处理原则是催吐、洗胃、口服或静脉注射钙剂、补糖、补液以及对症治疗。

111. 考点：残疾人口腔保健内容

解析：A。残疾人需要特殊的口腔保健和常规治疗，B 正确。对缺乏生活自理能力的残疾人，至

少应帮助他们每天刷牙或清洁口腔1次，有效地去除菌斑，必要时选用特殊的口腔保健用品例如电动牙刷，E正确。早期口腔卫生指导有助于提高残疾人及其护理人员的口腔保健意识，C正确。氟化物和窝沟封闭是口腔疾病的一级预防，有助于减少口腔疾病的发生，D正确。使用牙线是病人自身的操作属于比刷牙难度更高的动作，所以更不易被残疾人掌握。

112. 考点：中小学生中的口腔保健内容

解析：D。牙线由于操作比较复杂，不适合在中小学生中开展，而且牙间隙刷适合老年人清洁牙间隙，排除A。窝沟封闭的操作属于口腔医学生学习的内容，不适于中小学生掌握，排除B。德、智、体、美全面发展与口腔保健关系不大，排除C。饮水加氟的知识属于口腔保健原理的内容对于中小学生提高口腔保健意识没有作用，排除E。而学习口腔健康知识有助于提高中小学生口腔保健意识。

113. 考点：老年人口腔保健内容

解析：E。窝沟封闭和预防性充填适合于刚萌出的乳牙用于口腔疾病的一级预防和早期龋坏的治疗而不适合老年人的治疗，A，C错误。氟滴剂适合2岁以下的幼儿需要少量控制的氟摄入以防龋齿，不适于老年人使用，B错误。免疫防龋可阻止变形链球菌在口腔的定植，在儿童窗口感染期最有效，而对老年人效果不明显，D错误。由于老年人牙体缺失的比例比较大，所以需要宣传义齿的功能。

114. 考点：冠折露髓的治疗

答案：A。

115. 考点：根管治疗后桩冠修复的适宜时间

解析：C。经过成功的根管治疗后，应观察1~2周，确定无临床症状后，才可以开始做桩冠修复。如患者有瘘管，需等到瘘管完全闭合后，而且无临床根尖周症状时才开始做桩冠修复。

116. 考点：桩核的类型

解析：E。桩冠的固位力主要取决于冠桩与根管壁之间的摩擦力和粘固剂产生的粘结力，理想的冠桩外形应是与牙根外形一致的近似圆锥体，各部横径都不超过根径的1/3，而且与根管壁密合，所以只有个别铸造桩核可达到桩与根管壁密合。由于树脂核与金属核相比，其耐磨性、抗折裂性能均不

如金属，最佳桩核应选个别铸造桩核。

117. 考点：基牙松动的辅助检查

解析：D。摄X线牙片的目的是观察牙槽骨、牙根、根尖的情况，确定是否适合固定修复。

118. 考点：固定修复治疗

解析：B。5| 松动I度，支持力降低，需要增加基牙，增选4|和5|联合做基牙。5|的固位体还是应该选择与7|固位力相近的；缺牙间隙𬌗龈径短者需增加桥体的机械强度；增加桥体的牙尖高度会增大侧向力，不利于基牙牙周健康；增加桥体的颊舌径会增大基牙承受的力，此时都不应考虑。

119. 考点：操作者站位
答案：C。

120. 考点：全口义齿存在的问题
答案：C。

121. 考点：全口义齿存在的问题
答案：B。

122. 考点：全口义齿的修复

解析：D。该患者咀嚼无力，息止𬌗间隙为5mm（正常值为2~3mm），口角下垂，面下1/3高度变短，鼻唇沟变浅是垂直距离过低的表现；处理方法需增加义齿的高度，重新修复义齿。

123. 考点：牙列缺失
答案：C。

124. 考点：全口义齿修复
答案：D。

125. 考点：全口义齿修复
答案：D。

126. 考点：基托检查

解析：C。此患者义齿松动，有食物滞留基托内，可能基托与黏膜不贴合，所以基托与黏膜是否贴合需要检查；基托正中折断，其中有一块基托丢失，表明咬合压力可能较大，基托强度不足，所以咬合状况、基托的厚薄、应力集中区有无加强处理需要检查；夜间不停戴义齿会造成黏膜损伤和义齿不清洁，患者没有相关主诉，所以夜间是否停戴义齿不需要检查。

127. 考点：义齿折断的原因

解析：E。此患者双侧远中游离缺失，远中两侧咬合力传递到基托，导致基托压力较大。患者基

托正中折断，其中有一块基托丢失，腭隆突较大，容易使压力集中到腭隆突处，而引起义齿的折断。其余选项与导致义齿折断的承力无关。

128. 考点：义齿修复

解析：C。此患者义齿折断是因为应力集中于腭隆突处，所以在重新修复义齿时需要在应力集中的部位增加强度，采用金属网加强是一种方法，其余选项对增加义齿的强度无关。

129. 考点：义齿出现咀嚼无力的原因

答案：B。

130. 考点：义齿出现固位不良的原因

答案：D。

131. 考点：修复体带入后的问题与处理

解析：D。人工牙𬌗面过小、咬合过低、𬌗关系不好，义齿恢复的垂直距离过低，都可降低咀嚼效率。A 和 B 只能改善义齿的固位力但不能改善其咀嚼功能，C 则改善了义齿的咀嚼效率但不能改善固位。最好的办法是既改善义齿的固位力，又能提高义齿的咀嚼功能，只有重做义齿方能达到。

132. 考点：义齿的制作

解析：E。该患者牙列缺损属于 Kennedy 第二类第二亚类，且基牙情况较好，应设计为混合支持式义齿，由基牙和牙槽嵴共同承担义齿的𬌗力。由于存在游离端，义齿在行使功能时，游离端远端基托下沉的程度比基牙端多，此下沉使基牙受到向远中牵拉的扭力。为了减小基牙的这种不利扭力，须在游离端取压力印模（即功能性印模）以弥补鞍基远端下沉过多的影响。

133. 考点：口腔健康促进

答案：E。

134. 考点：口腔健康促进

答案：D。

135. 考点：口腔健康促进

答案：B。

136 ~ 138.

考点：固定桥的适应证

解析：B，D，E。前牙固位体既要求固位力好又要求美观，应该选金属烤瓷全冠。后牙临时固定桥固位体可选择塑料全冠，因作为临时牙，塑料材

料方便又经济，起临时保护作用。后牙固定桥咬合较紧，第二磨牙固位体可选择铸造金属全冠，固位力好且牙体预备量少，咬合紧时其间隙小可采用。

139 ~ 140.

考点：卡环

解析：C，D。间隙卡环是由舌侧通过基牙与邻牙间的舌、𬌗及颊外展隙弯向基牙的颊（唇）面，在外展隙部分具有支持作用。杆形卡环比圆形卡环与基牙接触的面积更小，而杆形卡环中以 I 型卡环的接触面积最小。

141 ~ 144.

考点：修复体戴入后的问题

解析：D，B，B，A。基牙过敏是由于𬌗支托凹过深，牙体预备造成牙本质敏感。食物碎屑易进入基托组织面，主要是由于基托与黏膜组织的不密合而引起。基托与黏膜组织的不密合可引起食物嵌塞。义齿松动是由于卡环不密合或未合理利用倒凹区，因而未能充分发挥卡环的环抱作用，可以调整卡环来改善固位；基牙固位形差，应增加或另行设计固位性强的固位体。

145 ~ 148.

考点：无牙颌的功能分区

解析：D，D，A，C。缓冲区主要指无牙颌上的上颌隆突、颧突、上颌结节的颊侧、切牙乳突、下颌隆突、下颌舌骨嵴以及牙槽嵴上的骨尖、骨棱等部位。主承托区包括后牙区牙槽嵴顶、腭部穹窿区、颊棚区等区域。边缘封闭区是义齿边缘接触的软组织部分，如黏膜皱襞、系带附着部、上颌后堤区和下颌磨牙后垫。

149 ~ 150.

考点：器械的分类

解析：B、A。低危器械指不接触患者口腔或间接接触患者口腔，参与口腔诊疗服务，虽有微生物污染，但在一般情况下无害，只有受到一定量的病原微生物污染时才造成危害的口腔器械。中危器械指仅接触完整的黏膜或破损的皮肤，而不进入无菌组织器官的口腔器械。高危器械指接触患者口腔伤口、血液、破损黏膜或进入口腔无菌组织、或穿破口腔软组织进入骨组织或牙齿内部的各类口腔器械。